Ernährung nach Lernfeldern

von

Cornelia A. Schlieper

3., aktualisierte Auflage

Dr. Felix Büchner · Handwerk und Technik · Hamburg

Vorwort

Das Buch „Ernährung nach Lernfeldern" ist für die duale lernfeldorientierte Ausbildung an Berufsschulen und für den Unterricht an Berufsfachschulen geschrieben.
Das Buch deckt die Unterrichtsinhalte der Lernfelder 3 bis 6 des KMK-Lehrplans für die Berufsausbildung in der Hauswirtschaft ab.

Der Bereich Ernährung ist ein Ausschnitt der umfangreichen, anspruchsvollen und zukunftsorientierten Ausbildung der Hauswirtschafterinnen und Hauswirtschafter. „Ernährung nach Lernfeldern" ist ein erweiterter Auszug aus dem Titel HT 4800 Lernfeld Hauswirtschaft, das die vielseitigen Anforderungen an eine moderne Hauswirtschafterin bzw. einen Hauswirtschafter abdeckt.

Im Unterschied zu anderen Ernährungslehrebüchern enthält dieses Buch sowohl die herkömmlichen theoretischen Inhalte der Ernährungslehre als auch Informationen und Aufgaben zur praktischen Umsetzung. Fachpraxis und Fachtheorie sind in diesem Buch also gleichermaßen angesprochen.

Die Fachmathematik wird ebenfalls durch zahlreiche Aufgaben umfangreich berücksichtigt. Ein weiterer Lerninhalt des Buches ist die Befähigung zu einer angemessenen, zielorientierten Kommunikation.

Die Auszubildenden und Schülerinnen und Schüler werden durch die Inhalte dieses Buches dazu befähigt, Waren angemessen zu lagern und Personen bedarfsgerecht zu verpflegen bzw. bei unterschiedlichen Anlässen angemessen zu versorgen oder zu bewirten. Die Bedeutung einer bedarfsgerechten Ernährung hinsichtlich der Gesunderhaltung der zu versorgenden Menschen hat heute eine besondere Bedeutung.

Das Buch enthält jeweils praxisnahe Kapiteleinstiegsseiten, die in die Thematik einführen und das Interesse der Auszubildenden und Schüler wecken. In den einzelnen Kapiteln befinden sich zahlreiche Aufgaben und Fallbeispiele, durch die das selbstständige Lernen unterstützt wird.

Mein besonderer Dank gilt meinem Schulleiter Herrn Hans Hermann Henken der Beruflichen Schulen in Schleswig und meiner Abteilungsleiterin Frau Waltraut Hansen, die mir durch einen entsprechenden schulischen Einsatz das Schreiben dieses Buches ermöglicht haben.

Kiel, 2007 Cornelia A. Schlieper

ISBN 978-3-582-04479-2

Verlag Dr. Felix Büchner – Verlag Handwerk und Technik G.m.b.H.,
Lademannbogen 135, 22339 Hamburg; Postfach 63 05 00, 22331 Hamburg – 2007
E-Mail: info@handwerk-technik.de – Internet: www.handwerk-technik.de

Technische Umsetzung: CMS–Cross Media Solutions GmbH, Würzburg
Druck und Bindung: Stürtz GmbH, Würzburg

Inhaltsverzeichnis

Anhang

Waren lagern

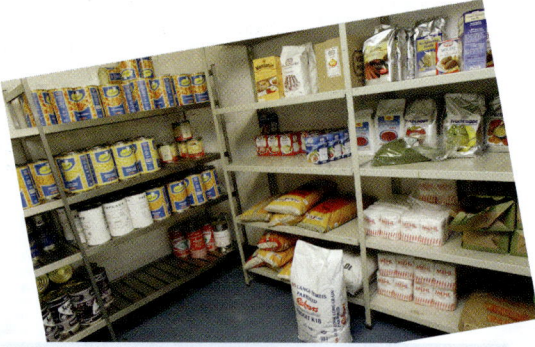

Sachgerechte Verpackung für das Tiefgefrieren

Ole Frey hat für ein Wochenende das Essen vorgekocht. Nun hat er den Auftrag, das Essen in das Tiefkühllager zu bringen.

Das hergestellte Gericht soll fachgerecht für das Tiefgefrieren verpackt werden.

Einsortieren von Lebensmitteln

Eine Auszubildende im dritten Ausbildungsjahr soll Cathrin Kühl erläutern, wie neu angelieferte Lebensmittel in das Trockenlager einsortiert werden.

Stellen Sie die Situation in einem Rollenspiel dar.

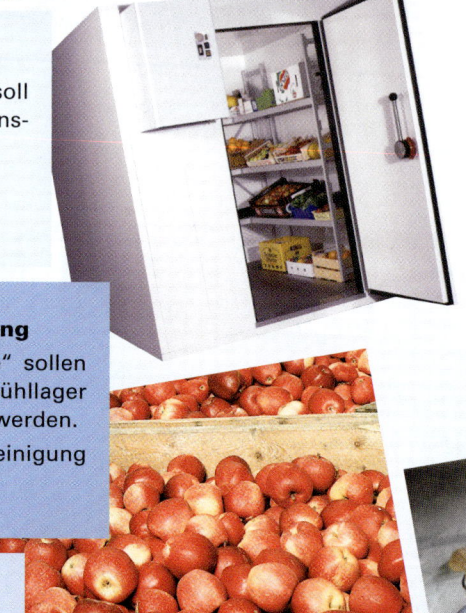

Arbeitsablaufpläne für die Reinigung

In der Behinderteneinrichtung „Drachensee" sollen das Kühllager für Molkereiprodukte, das Kühllager für Gemüse und das Trockenlager gereinigt werden.

Erstellen Sie Arbeitsablaufpläne für die Reinigung dieser Räume.

Konservieren bzw. Lagern von Äpfeln

Haus „Sonnenschein" bekommt eine Lieferung von Äpfeln geschenkt. Die Senioren erklären sich sofort bereit, bei der Verarbeitung zu helfen.

Machen Sie Vorschläge für die Verwendung der Äpfel und erstellen Sie Arbeitspläne für die Durchführung.

Maßnahmen gegen eine Salmonellose

Heike Fix weiß, wie gefährlich eine Salmonellose für ältere Menschen sein kann.

Sie bekommt die Aufgabe, für den Aufenthaltsraum ein Plakat zu erstellen, das die wichtigsten Maßnahmen zum Schutz vor einer Salmonellose enthält.

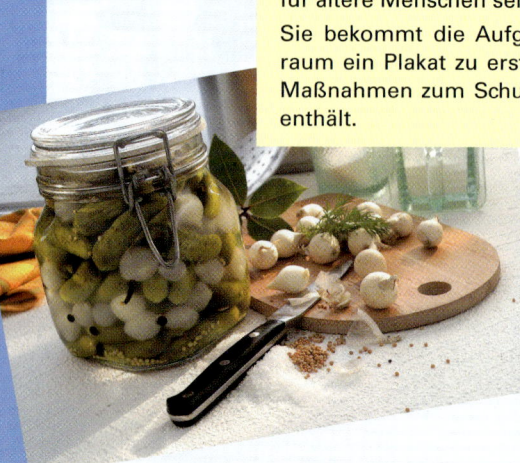

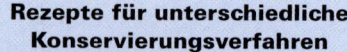

Rezepte für unterschiedliche Konservierungsverfahren

Sammeln Sie Rezepte für unterschiedliche Konservierungsverfahren:

Einkochen, Entsaften, Säuern usw.

Übertragen Sie die Rezepte in die Rezeptdatei.

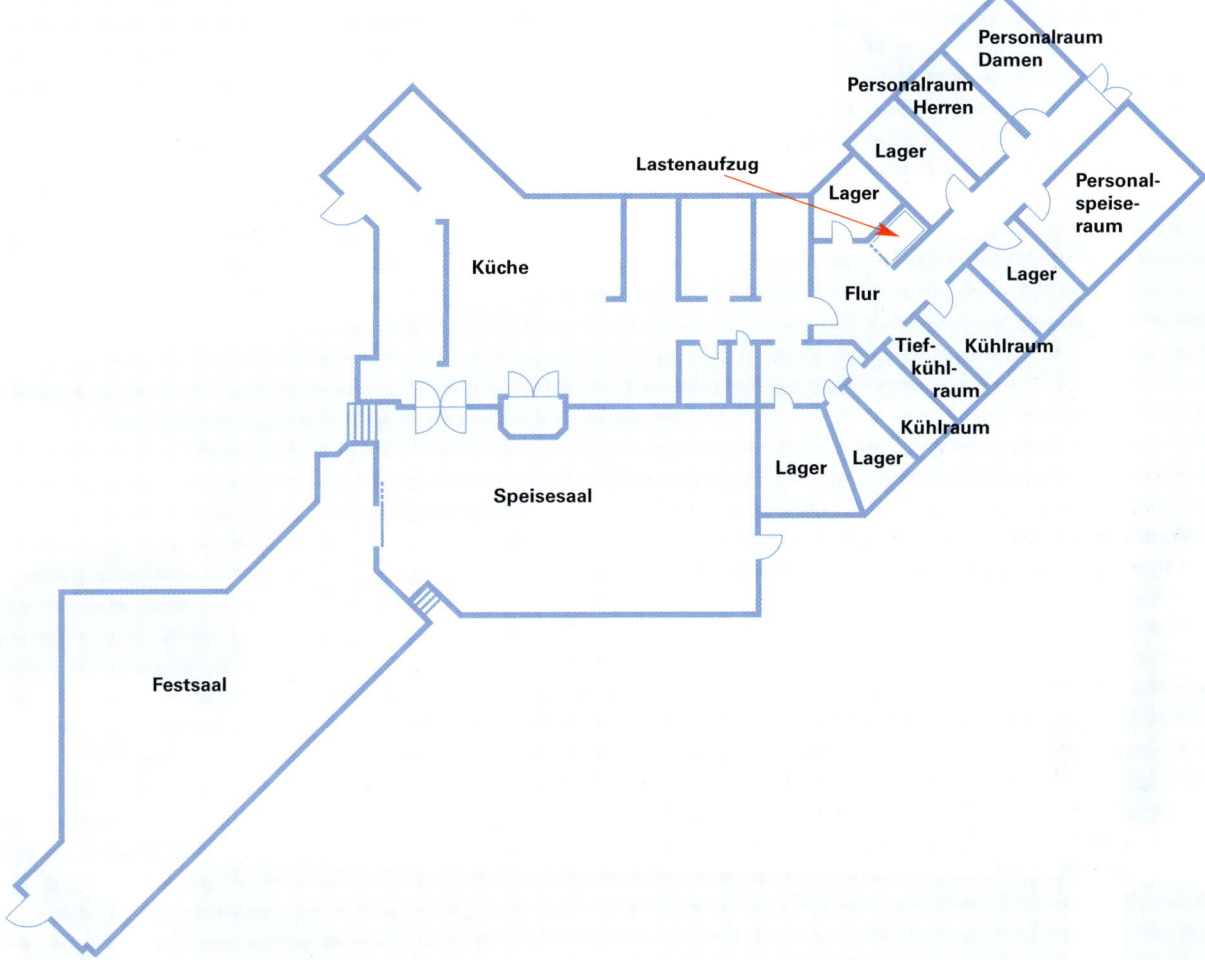

Küche

Lastenaufzug

Personalraum Damen

Personalraum Herren

Lager

Lager

Personal-speise-raum

Flur

Lager

Tief-kühl-raum

Kühlraum

Kühlraum

Lager

Lager

Speisesaal

Festsaal

Wir erstellen ein Quiz – „Waren lagern"

Bilden Sie je nach Klassengröße vier bis acht Teams.

Die Teams geben sich Namen und bereiten ein Quiz vor zum Thema „Waren lagern", indem sie zehn Aufgaben und die jeweiligen Antworten zusammenstellen.

Sind alle Gruppen mit ihren Fragen fertig, werden die Fragenkarten im Uhrzeigersinn an den nächsten Gruppentisch weitergegeben.

Der Kartenstapel liegt verdeckt auf dem Tisch.

Ein Gruppenmitglied nimmt eine Karte und liest den Text vor und legt die Karte dann offen auf den Tisch. Gemeinsam wird nun die Antwort gesucht.

Jeweils zwei Teams spielen gegeneinander, das Los entscheidet, welche Teams sich gegenübertreten.

Wer eine Zahl über sechs würfelt (zwei Würfel), muss eine Frage beantworten. Für jede richtig beantwortete Frage gibt es einen Punkt.

Diskutieren Sie, ob Sie diese Spielregeln befolgen wollen. Sie können sie auch abändern.

Wenn Sie entsprechende Fragen und Antworten auch zu den weiteren Lernfeldern zusammenstellen, haben Sie am Ende der Ausbildung Ihr eigenes Prüfungsbuch.

Dann viel Erfolg bei der Prüfung!

Mögliche Fragekarten

Nennen Sie drei Konservierungsverfahren und dazugehörige Lebensmittel.

Beschreiben Sie das Leben von zwei Vorratsschädlingen.

Erläutern Sie, was man unter Schockgefrieren versteht.

Erläutern Sie den Begriff Inventur.

Beschreiben Sie drei unterschiedliche Vorratsräume.

1.1 Frischhalten durch Kühlung

Kühlung kann die Vermehrung von krank machenden Mikroorganismen nur verzögern, aber nicht unterbinden. Gekühlte Lebensmittel bleiben also nur zeitlich begrenzt frisch.

Temperaturen im Kühlschrank
Im Kühlschrank herrschen Temperaturen zwischen +2 bis +10 °C. Direkt vor bzw. unter dem Verdampfer herrscht die niedrigste Temperatur. Der Verdampfer erzeugt die Kälte, er befindet sich im Boden des Tiefkühlfaches bzw. – im Kühlschrank ohne Tiefkühlfach – in der Rückseite des Gerätes.

Kompressionskühlung: Im Verdampfer wird ein flüssiges Kältemittel bei niedrigem Druck verdampft, dadurch wird dem Kühlschrank Wärme entzogen und nach außen abgegeben.

Die höchste Temperatur herrscht in bzw. direkt über der Gemüseschale.

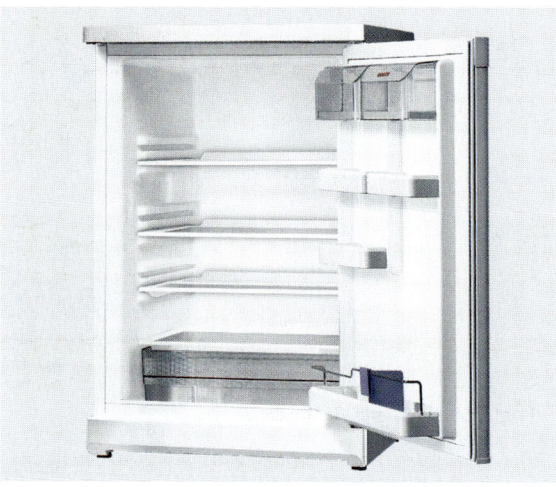

Kühlschrank

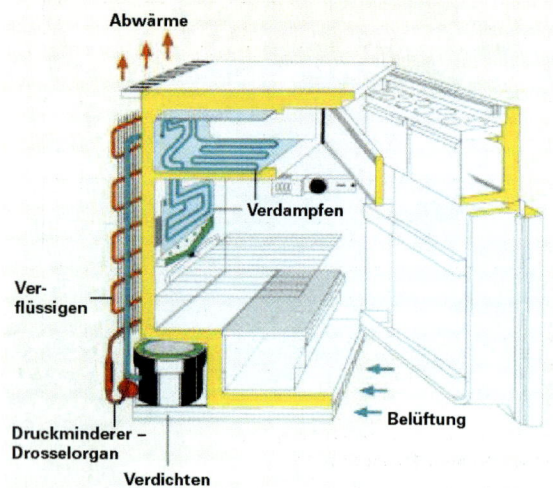

Prinzip der Kompressionskühlung

Lagern im Kühlschrank
▶ Speisen und Getränke abgedeckt in den Kühlschrank stellen. Flüssigkeit verdampft im Kühlschrank, die Lebensmittel trocknen aus. Der Kühlschrank vereist schneller, er muss öfter abgetaut werden. Außerdem können die Speisen und Getränke den Geschmack anderer Lebensmittel annehmen. Stark riechende bzw. geruchsempfindliche Lebensmittel müssen in fest verschlossenen Gefäßen gelagert werden.

▶ Speisen und Getränke erst abkühlen lassen, nie heiße Speisen in den Kühlschrank stellen. Die Temperatur im Kühlschrank steigt sonst zu stark an.

▶ Kühlschrank nicht unnötig öffnen oder offen stehen lassen. Kalte Luft ist schwerer als warme, die Kälte „fällt" aus dem geöffneten Kühlschrank, es wird mehr Energie benötigt.

▶ Obst und Gemüse usw. in der Gemüseschale lagern, hier sind sie vor dem Austrocknen geschützt.

▶ Leicht verderbliche Lebensmittel, z. B. Fleisch, direkt unter dem Verdampfer bzw. vor dem Verdampfer aufbewahren, hier herrscht die niedrigste Temperatur.

▶ Kühlschrank oder Gefriergerät regelmäßig abtauen. Eine Eisschicht wirkt isolierend, sie behindert die Kälteerzeugung. Ein abgetauter Kühlschrank benötigt also weniger Energie.

▶ Kühlschrank bzw. Kühlgerät regelmäßig reinigen. Dazu Wasser mit Spülmittelzusatz verwenden, das Gerät auswaschen und anschließend austrocknen. Verpackung und Sauberkeit sind entscheidend für die Lagerdauer von Lebensmitteln im Kühlschrank.

Lagern im Kühllager
Kühlräume dienen wie der Kühlschrank der Aufbewahrung von leicht verderblichen Lebensmitteln. Sie arbeiten ebenfalls mit Kompressionskühlung.

Es wird empfohlen, die Lebensmittel bei höchstens +7 °C zu lagern. Temperaturen für einzelne Lebensmittelgruppen: vgl. S. 30.

1. *Wo sollen folgende Lebensmittel im Kühlschrank gelagert werden?*
   a) Gemüse, Kartoffeln, Salat,
   b) Getränke, Flaschen,
   c) Butter,
   d) Eier,
   e) Käse,
   f) Wurst, Fleisch,
   g) Quark, Joghurt,
   h) Brot, Speisereste.

2. *Der Kühlschrank soll gereinigt werden.*
   a) Welche Arbeitsmittel und Reinigungsmittel werden benötigt?
   b) Erstellen Sie einen Arbeitsplan für die Durchführung der Reinigung.

1.2 Haltbarmachen von Lebensmitteln

Tiefkühlen

Tiefkühlen bedeutet ein langfristiges Haltbarmachen von Lebensmitteln bei mindestens –18 °C. Bei diesen Temperaturen wachsen die Mikroorganismen nicht mehr, die Enzymtätigkeit ist verlangsamt. Die Mikroorganismen sind jedoch nicht abgetötet, beim Auftauen der Lebensmittel vermehren sie sich wieder.

Nährstoffgehalt, Aroma und Aussehen bleiben beim sachgerechten Tiefkühlen weitgehend erhalten.

Beim **langsamen Einfrieren** bei Temperaturen über –25 °C wachsen große Eiskristalle in den Zellzwischenräumen. Hierdurch werden die Zellwände beschädigt. Beim Auftauen verlieren diese Lebensmittel viel Flüssigkeit, die Lebensmittelkonsistenz – Beschaffenheit – ist verändert. In einem Gefriergerät mit einem 3-Sterne-Symbol kann also nur Tiefkühlkost gelagert werden.

Beim **Schockgefrieren** in einem Gefriergerät mit dem 4-Sterne-Symbol bilden sich bei –25 bis –40 °C winzige Eiskristalle in den Zellzwischenräumen und in den Zellen. Hierbei gelangt kaum Zellwasser in die Zellzwischenräume. Beim Auftauen dieser Lebensmittel geht nur sehr wenig Zellwasser verloren. Die Konsistenz – Beschaffenheit – und der Nährstoffgehalt der Lebensmittel bleiben so besser erhalten.

Gefrierschrank und Gefriertruhe im Vergleich
Im Haushalt stehen Gefrierschrank und Gefriertruhe zum Einfrieren zur Verfügung.

► Gefrierschränke haben meist einen höheren Energieverbrauch, da die Kälte beim Öffnen des Schrankes herausfällt.

► Tiefgekühlte Lebensmittel müssen regelmäßig kontrolliert werden, damit eine Überlagerung vermieden wird. Gefrierschränke mit Schubladen erlauben dabei ein leichtes Sichten der Vorräte. Die Verpackungen werden dabei nicht beschädigt.

► Gefrierschränke benötigen weniger Stellfläche.

► Gefriertruhen sind im Energieverbrauch meist günstiger, da sie von oben geöffnet werden.

► Gefriertruhen bieten mehr Platz für große Teile, außerdem haben sie einen größeren Nutzraum – bei gleichem Nutzinhalt – als Gefrierschränke.

► Gefriertruhen sind aber umständlicher zu beschicken und zu entladen. Im unteren Bereich ist der Überblick über die vorhandenen Lebensmittel nicht immer gegeben. Beim Suchen können außerdem Verpackungen beschädigt werden.

Gefriergeräte haben wie die Kühlgeräte eine Kompressionskühlung.

Tiefkühlräume liegen zwischen den Kühlräumen. Die Temperatur muss mindestens –18 °C betragen. Für die Einrichtung gelten entsprechende Vorschriften wie für Kühlräume.

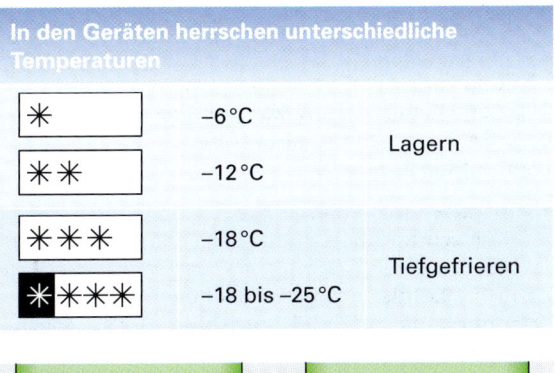

In den Geräten herrschen unterschiedliche Temperaturen

✳	–6 °C	Lagern
✳✳	–12 °C	
✳✳✳	–18 °C	Tiefgefrieren
✳✳✳	–18 bis –25 °C	

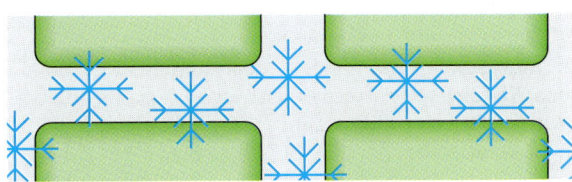

Eiskristallbildung beim langsamen Einfrieren

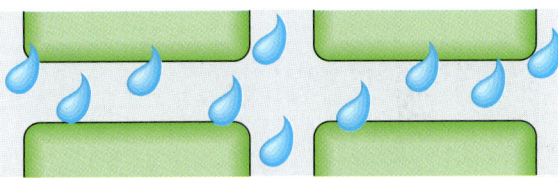

Auftauen langsam eingefrorener Lebensmittel

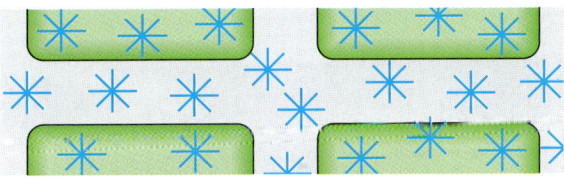

Eiskristallbildung beim Schockgefrieren

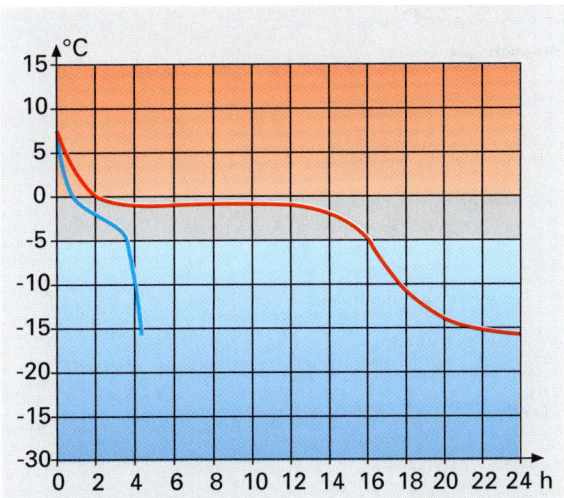

Temperaturverlauf im Gefriergut bei verschiedenen Temperaturen

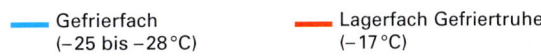

Gefrierfach (–25 bis –28 °C)   Lagerfach Gefriertruhe (–17 °C)

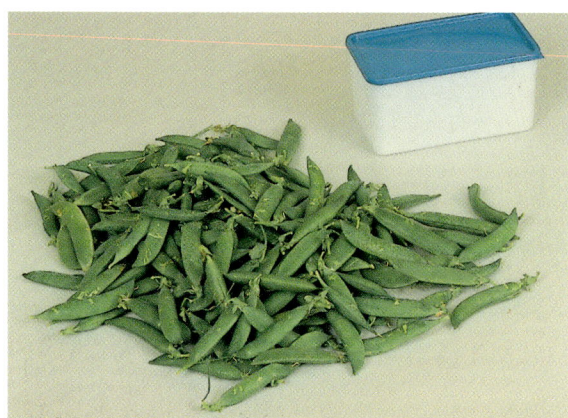

1. Es sollen
   a) Erdbeeren,
   b) Erbsen eingefroren werden.
   Beschreiben Sie die einzelnen
   Arbeitsschritte.

2. Zum Mittagessen sollen
   a) tiefgefrorene Erdbeeren,
   b) tiefgefrorene Erbsen
   zubereitet werden.
   Beschreiben Sie die einzelnen
   Arbeitsschritte.

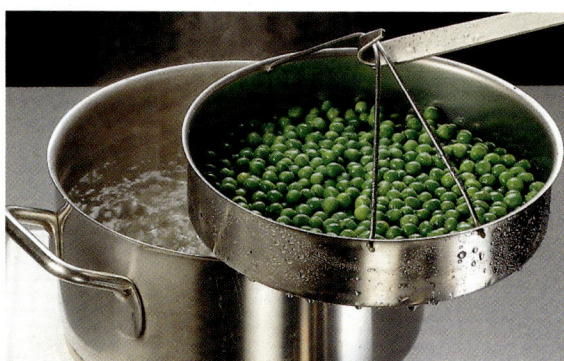

Blanchieren

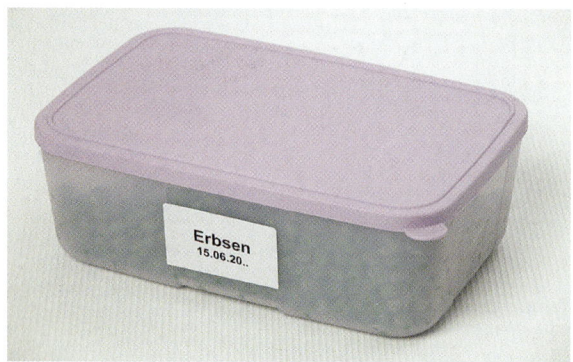

Kennzeichnung von selbst eingefrorenen Lebensmitteln

Einfrieren von Lebensmitteln

▶ Nur frische Lebensmittel bester Qualität verwenden.

▶ Obst und Gemüse durch Putzen und Waschen vorbereiten.

▶ Gemüse und Obst müssen teilweise vor dem Einfrieren blanchiert werden.

Blanchieren:

Die Lebensmittel werden 2 bis 4 Minuten in kochendem Wasser oder Wasserdampf vorgegart.

Durch das Blanchieren bleiben während der Lagerung Vitamine, Farbe, Aussehen und Geschmack besser erhalten.

▶ Beim **Blanchieren** gibt man 500 g Gemüse in 2 l kochendes Wasser. Das Gemüse muss im Wasser „schwimmen". Im geschlossenen Topf blanchieren.

Gemüse oder Obst nach dem Blanchieren schnell in kaltem Wasser abkühlen.

▶ Lebensmittel möglichst ungesalzen und ungezuckert einfrieren. Nach dem Auftauen abschmecken.

Salz und Zucker senken den Gefrierpunkt, Lebensmittel verderben schneller.

▶ Nicht zu große Lebensmittelmengen auf einmal einfrieren. Bereits eingefrorene Lebensmittel können sonst antauen bzw. die Lebensmittel werden nicht schnell genug eingefroren.

▶ Lebensmittel in angemessenen Portionen einfrieren, da leicht verderbliche, einmal aufgetaute Lebensmittel nicht zum zweiten Mal eingefroren werden sollten. Nach dem Auftauen ist das Wachstum der Mikroorganismen verstärkt. Lebensmittel sofort weiterverwenden.

▶ Wasserreiche Lebensmittel, z.B. Erdbeeren, erst waschen und auf einem Küchenpapier trocknen, dann einzeln – z.B. auf einem Tablett – schockgefrieren, danach verpacken und in Portionen im Gefriergerät lagern.

▶ Einwandfreie, luftdichte Verpackung verwenden wie Kunststoffgefäße usw. Es kommt sonst zum Austrocknen der Lebensmittel.

▶ Lebensmittel in Gefrierdosen, Gefrierbeuteln oder Spezialgefäßen, die auch für die Mikrowelle verwendet werden können, einfrieren.

▶ Auf der Verpackung Inhalt und Verpackungsdatum und evtl. die Portionsanzahl angeben. Eine Überlagerung kann so vermieden werden.

Nicht geeignet zum Einfrieren sind:

▶ wasserreiche Lebensmittel wie
  • Blattsalate,
  • Salatgurken,
  • Tomaten,

▶ rohe und gegarte Eier,

▶ Flammeris ohne weitere Zusätze.

Einkauf von Tiefkühlkost

▶ Beim Einkauf von Tiefkühlkost auf das Mindesthaltbarkeitsdatum achten.

▶ Durch vorsichtiges Schütteln kann, z.B. bei Erbsen, festgestellt werden, ob die Ware bereits angetaut war. Frische Ware befindet sich locker in der Packung.

▶ Tiefkühlkost in isolierten wiederverwendbaren Behältern oder eingewickelt in Zeitungspapier transportieren.

▶ Tiefkühlkost als Letztes vor dem Heimweg einkaufen. Tiefgekühlte Lebensmittel müssen so transportiert werden, dass ihre Temperatur nie über −18°C steigt. Sie können sonst antauen und dadurch verderben. Die Mikroorganismen in tiefgekühlten Lebensmitteln sind nicht abgetötet, ihre Wirkung – das Wachstum – ist ab −12°C ausgeschaltet.

▶ Zu Gefrierbrand kann es bei tiefgekühltem Geflügel, aber auch bei anderen Lebensmitteln, infolge einer Beschädigung der Verpackung oder ungenügender Verpackung kommen. Die Stellen zeigen eine hellgelbliche bis graue Farbe. Das Fleisch weist eine strohige Beschaffenheit auf und ist evtl. ranzig.

▶ Lagerzeit für Lebensmittel beachten.

Zubereitung von Tiefkühlkost

▶ Obst, das roh gegessen werden soll, langsam im Kühlschrank oder möglichst flach ausgebreitet in der Mikrowelle auftauen. Die Form bleibt so besser erhalten.

▶ Backwaren, z.B. einen Brotlaib, nach einstündiger Auftauzeit 10 Minuten im Backofen aufbacken oder unaufgetaut für etwa 10 Minuten in die Mikrowelle geben. Falls das Brot während des Gefrierens altbacken geworden ist, wird es nun wieder knusprig.

▶ Kleine Fleischstücke, Gemüse, Kartoffelklöße, Pommes frites usw. sofort unaufgetaut garen. Die Lebensmittel behalten so besser ihre Form, es geht weniger Zellsaft mit Nährstoffen verloren.

▶ Größere Fleischstücke, ganzes Geflügel usw. erst langsam auftauen lassen. Die Auftauflüssigkeit dabei getrennt auffangen.

Das aufgetaute Fleisch sofort gut durchgaren – Kerntemperatur 70°C.

▶ Auftauflüssigkeit sorgfältig weggießen. Mit reichlich Wasser nachspülen.

▶ Unaufgetautes Fleisch gart nicht vollständig durch. Es kann zu Lebensmittelvergiftungen kommen, da die Salmonellen, vgl. S. 23, im Fleischinneren nicht abgetötet werden. Die Auftauflüssigkeit muss getrennt aufgefangen werden, da sich darin reichlich Salmonellen befinden können, andere Lebensmittel könnten durch die Auftauflüssigkeit verunreinigt werden.

▶ Die verkürzte Garzeit von tiefgefrorenen Lebensmitteln beachten.

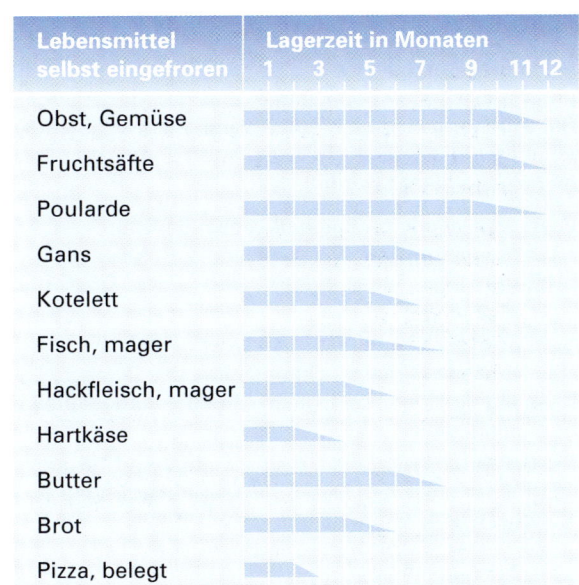

Lebensmittel selbst eingefroren	Lagerzeit in Monaten						
	1	3	5	7	9	11	12
Obst, Gemüse							
Fruchtsäfte							
Poularde							
Gans							
Kotelett							
Fisch, mager							
Hackfleisch, mager							
Hartkäse							
Butter							
Brot							
Pizza, belegt							

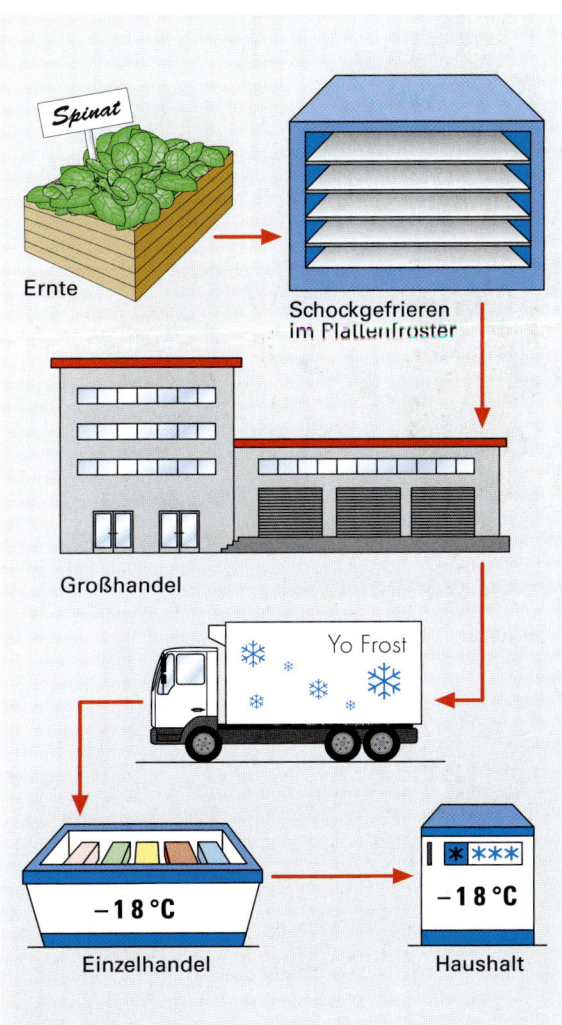

Spinat

Ernte

Schockgefrieren im Plattenfroster

Großhandel

Yo Frost

−18°C
Einzelhandel

−18°C
Haushalt

Tiefkühlkette

Hitzekonservierung

Pasteurisieren ist eine kurzfristige Hitzebehandlung unter 100 °C, die Lebensmittel sind begrenzt haltbar. Die Mikroorganismen werden dabei nicht vollständig abgetötet. Pasteurisierte Lebensmittel müssen deshalb kühl gelagert werden.

Pasteurisiert werden folgende Lebensmittel:
- hochwertige, stark wasserhaltige, z. B. Milch
- säurehaltige, stark wasserhaltige, z. B. Obstsäfte, Gurken
- Halbkonserven – Präserven, z. B. Würstchen

Die Haltbarkeit dieser Lebensmittel ist je nach Lebensmittelart unterschiedlich, Mindesthaltbarkeitsdatum beachten.

Die Lebensmittelqualität bleibt weitgehend erhalten, es treten nur geringe Geschmacksveränderungen und Nährstoffveränderungen auf.

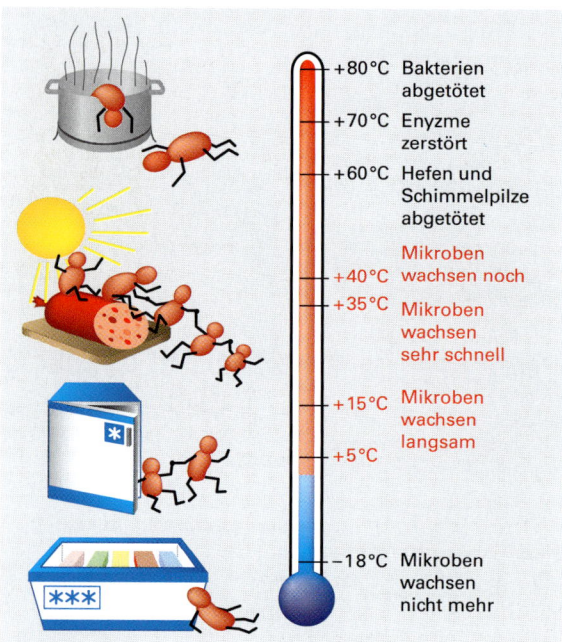

Mikroben wachsen nur bei bestimmten Temperaturen

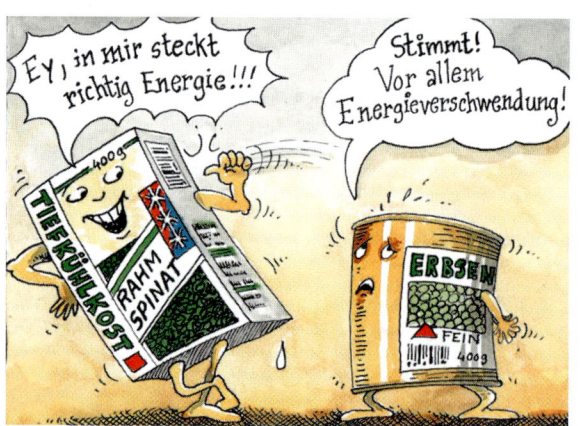

Sterilisieren ist ein langfristiges Haltbarmachen. Die Lebensmittel werden in der Industrie 15 bis 30 Minuten auf 110 bis 117 °C oder sogar bis 135 °C erhitzt.

Sterilisierte Lebensmittel sind unter Luftabschluss langfristig haltbar, es sind Vollkonserven. Die Produkte sind praktisch keimfrei und mehrere Jahre haltbar.

Die Qualität von Gemüse und Obst wird dabei im Gegensatz zum Tiefkühlen stark gemindert. Die Vitamine werden bis zu 60 % zerstört. Auch Farbe, Geschmack und Beschaffenheit werden negativ verändert. Gemüsekonserven haben außerdem meist einen hohen Kochsalzzusatz, Obstkonserven einen hohen Zuckerzusatz.

Beim **Einkochen** von Gemüse und Obst im Haushalt werden diese lediglich auf 100 °C erhitzt. Mikroorganismen werden dabei nicht völlig abgetötet, die Sporen einiger Mikroorganismen überleben. Deshalb werden Bohnen nach zwei Tagen zum zweiten Mal erhitzt. Die Sporen sind mittlerweile wieder zu Bazillen ausgekeimt, sie können nun abgetötet werden.

Beim Einkochen und industriellen Sterilisieren wird gleichzeitig ein Luftunterdruck im Glas oder in der Dose erzielt, es befindet sich also relativ wenig Sauerstoff in den Gefäßen, hierdurch wird die Haltbarkeit noch erhöht.

Ultrahocherhitzen: Durch Ultrahocherhitzen kann z. B. Milch keimfrei gemacht werden. Die Milch wird dabei zunächst auf 50 °C erhitzt, dann wird sie durch einen Dampfstoß – etwa 2 bis 4 Sekunden – auf eine Temperatur von 140 bis 150 °C gebracht. Die Milch ist dann mindestens 12 Wochen ohne Kühlung haltbar.

Bewertung: Sterilisieren und Tiefkühlen

Sterilisierte Gemüse- und Obstkonserven sind langfristig haltbar. Die Lagerung ist einfach. Die Verpackung – Gläser oder Dosen – kann wiederverwendet werden. Die Umweltbelastung ist also im Gegensatz zum Tiefgefrieren geringer. Bei Tiefkühlkost wird viel Energie zur Herstellung und Lagerung benötigt. Allerdings treten beim Sterilisieren größere Nährstoffveränderungen auf, während bei Tiefkühlkost die Nährstoffe erhalten bleiben.

Konservierung durch Hitze
- **Sterilisieren – längere Haltbarkeit**
- **Ultrahocherhitzen – längere Haltbarkeit**
- **Pasteurisieren – bessere Lebensmittelqualität**

Im Garten werden
a) Bohnen,
b) Kirschen geerntet.
Welche Konservierungsmethoden
wählen Sie für diese Lebensmittel?

Rezepte – Konservieren

Apfelgelee

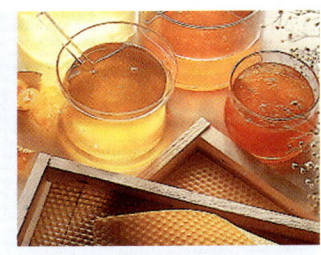

1 l Apfelsaft	mit
1 kg Gelierzucker	und
Saft einer Zitrone	und
1 TL gehackten Pfefferminzblättern	zum Kochen bringen.
	4 Minuten kochen lassen.
	In gut ausgespülte
Gläser mit Schraubverschluss	füllen, sofort verschließen.

Pflaumen- oder Zwetschenkonfitüre

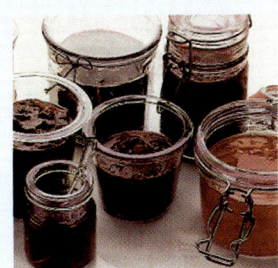

1 kg Pflaumen oder Zwetschen	waschen, entstielen, halbieren, entsteinen, in Streifen schneiden. Pflaumen mit
1 kg Gelierzucker	mischen. 30 Minuten stehen lassen. Mit
2 Vanillinzucker	zum Kochen bringen.
	4 Minuten kochen lassen.
	In gut ausgespülte
Gläser mit Schraubverschluss	füllen, sofort verschließen.

Mixed Pickles

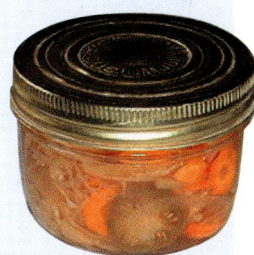

1 kl. Blumenkohl	waschen, putzen, in Röschen zerteilen.
500 g Möhren	waschen, schälen, waschen, in Scheiben schneiden.
250 g Schalotten	schälen.
300 g Zucchini	waschen, in Scheiben schneiden.
5 l Wasser	zum Kochen bringen. Blumenkohlröschen, Schalotten und Möhrenscheiben portionsweise 5 Minuten darin blanchieren. Zucchinischeiben 2 Minuten blanchieren.
	Gemüse bunt gemischt in gut ausgespülte
Gläser mit Schraubverschluss	schichten.
½ l Weinessig	mit
½ l Wasser	und
1 TL Salz, 25 g Zucker	zum Kochen bringen.
	Die kochende Flüssigkeit über das Gemüse gießen. Gläser verschließen.

Die Flüssigkeit muss am folgenden Tag nochmals abgegossen, erneut aufgekocht und wieder eingefüllt werden.

Gläser verschließen, kühl lagern, zwei Wochen durchziehen lassen.

Säuern

Durch eine Veränderung des pH-Wertes in den sauren Bereich kann das verstärkte Wachstum von krank machenden Mikroorganismen verhindert werden.

Es gibt zwei Möglichkeiten des Säuerns.

▶ **Zusatz von Genusssäuren**, meist Essigsäure.
  Erzeugnisse: Rote Bete, Mixed Pickles, Zwiebeln, saure Heringe usw.

▶ **Enzymatische Säuerung**, meist durch Milchsäurebakterien. Hier vergären Mikroorganismen in den Lebensmitteln, z. B. Zucker zu Milchsäure.
  Erzeugnisse: Sauerkraut, Dillgurken, Oliven usw.

Der Vitamingehalt bleibt beim Säuern erhalten, der Verzehr von Sauerkraut verhinderte so früher Skorbut – Vitamin-C-Mangel – bei Seefahrern.

Gesäuerte Lebensmittel sind auch bei kühler Lagerung nur etwa sechs Monate haltbar.

Eine längere Haltbarkeit der Produkte wird außerdem durch den Zusatz von Salz bzw. Zucker und evtl. durch Pasteurisieren erreicht.

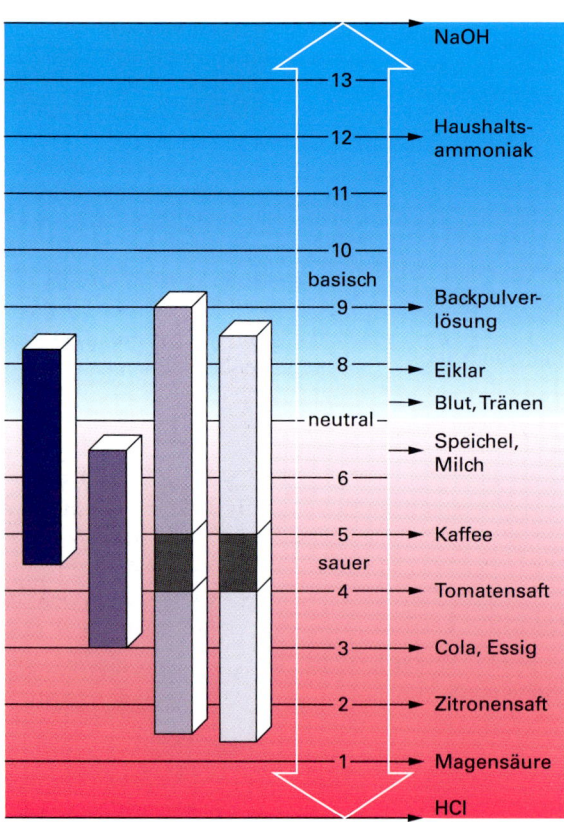

pH-Bereiche – Wachstum einzelner Mikroorganismen und pH-Wert einiger Flüssigkeiten

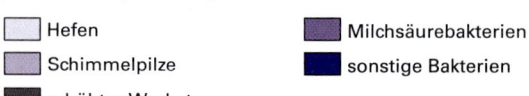

☐ Hefen		▨ Milchsäurebakterien	
☐ Schimmelpilze		■ sonstige Bakterien	
■ erhöhtes Wachstum			

Konservierung durch Wasserentzug

Trocknen: Gemüse und Obst werden zunächst blanchiert, vgl. S. 10, und dann bei 80 bis 100 °C getrocknet. Häufig werden Obst und Gemüse nach dem Trocknen geschwefelt, um die Farbe zu erhalten.

Verfahren: Flüssige Lebensmittel wie Milch und Kaffee werden entweder durch Sprühtrocknung oder Walztrocknung in Pulverform gebracht. Die Sprühtrocknung kann auch im Vakuum erfolgen.

Beim Trocknen treten Farbveränderungen und Aromaverluste auf, die zu einer Minderung der Lebensmittelqualität führen. Außerdem werden hitzeempfindliche Vitamine zu einem großen Teil – 80 % – zerstört. Die Lebensmittelqualität insgesamt wird beim Trocknen stark gemindert.

Getrocknete Lebensmittel sind z. B. Stockfisch, Sultaninen, Backobst, Gewürze und Hülsenfrüchte.

Gefriertrocknen: Feste Lebensmittel werden zunächst tiefgekühlt bei –20 bis –30 °C. Flüssige Lebensmittel werden vor dem Gefriertrocknen eingedickt, das Wasser wird ausgefroren.

Das Gefriertrocknen der tiefgekühlten Lebensmittel bzw. der eingedickten – konzentrierten – Lebensmittel findet dann in druckfesten Behältern unter Hochvakuum statt. Das Eis aus den Lebensmitteln verdampft, ohne vorher zu schmelzen. Die notwendige Wärme wird durch Wärmestrahlung zugeführt, die Lebensmittel werden während des ganzen Vorgangs bei –20 bis –30 °C gehalten.

Bei der Gefriertrocknung behalten die Lebensmittel ihr natürliches Aroma und es finden keine Farbveränderungen statt. Der Vitamingehalt der Lebensmittel wird beim Gefriertrocknen kaum gemindert. Die Lebensmittelqualität bleibt bei dieser Konservierungsmethode also – im Gegensatz zum Trocknen – weitgehend erhalten.

Gefriergetrocknete Lebensmittel sollten vakuumverpackt werden, damit während der Lagerung möglichst nur geringe weitere Veränderungen/Minderungen der Lebensmittelqualität eintreten. Im Übrigen sind für die Aufbewahrung von gefriergetrockneten Lebensmitteln keine besonderen Räume oder Geräte erforderlich.

Die Gefriertrocknung ist zwar ein kostspieliges Verfahren, wird aber als Konservierungsmethode heute immer häufiger angewandt.

Durch **Salzen, Pökeln und Zuckern** kann das Wasser in Lebensmitteln gebunden werden. Es steht den Mikroorganismen nicht mehr zur Verfügung, die Lebensmittel können also nicht so leicht verderben.

> **Wasserentzug erfolgt durch**
> • **Trocknen, Gefriertrocknen,**
> • **Salzen und Pökeln,**
> • **Zuckern.**

Räuchern

Fleisch und Fisch werden oft durch Räuchern konserviert. Hierbei werden die Lebensmittel dem Rauch eines Holzfeuers aus Weißbuche, Eiche, Erle, Birke oder exotischen Harthölzern ausgesetzt. Nadelhölzer sind aufgrund ihres hohen Harz- und Kiengehaltes zum Räuchern ungeeignet. Es dürfen nur naturbelassene Hölzer verwendet werden. Zur Aromatisierung werden Wacholderbeeren und -reisig sowie Gewürze zugesetzt.

Man unterscheidet je nach der angewendeten Temperatur Kalt- und Heißräucherung.

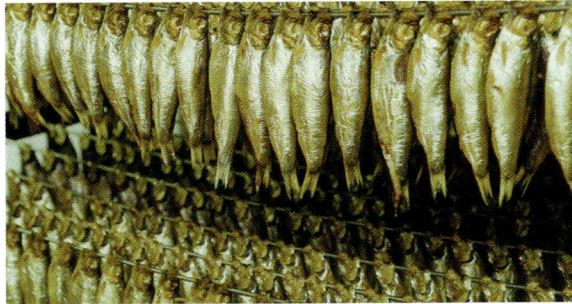

Kalträucherung

Beim Kalträuchern werden die Lebensmittel einem Rauch mit einer Temperatur von 22 bis maximal 28 °C ausgesetzt. Das Kalträuchern dauerte früher oft mehrere Wochen. Heute sind entsprechende Schnellverfahren entwickelt worden, sodass die Erzeugnisse je nach Größe, z. B. Fisch, evtl. bereits innerhalb eines Tages die gewünschte Beschaffenheit erreichen. Kalt geräucherte Produkte sind länger haltbar, die Haltbarkeit wird teilweise durch eine Vakuumverpackung verlängert.

Erzeugnisse: Rohwürste, Schinken, Lachs usw.

Heißräucherung

Die Rauchtemperatur beträgt bei diesem Verfahren 40 bis 80 °C. Die Lebensmittel werden bei diesen Temperaturen getrocknet und gegart. Die notwendige Erwärmung des Räuchergutes wird in Großbetrieben häufig durch Zusatzgeräte, z. B. Infrarotheizung, erzielt. Für das Heißräuchern werden ein bis zwei Stunden benötigt. Heiß geräucherte Erzeugnisse sind auch bei kühler Lagerung nur kurzfristig haltbar.

Erzeugnisse: Brüh- und Kochwürste, Bücklinge, Sprotten, Makrelen, Aal, Schillerlocken usw.

Stellen Sie Mixed Pickles her, vgl. S. 13.
Berechnen Sie die Kosten für
1 kg Mixed Pickles ohne Flüssigkeit.
Vergleichen Sie
a) Kosten,
b) Geschmack
von Mixed Pickles selbst hergestellt
und industriell hergestellt.

Konservierung durch Bestrahlung

Energiereiche Strahlung wird zunehmend dazu verwendet, Lebensmittel zu konservieren.

Hierbei werden die Lebensmittel mit einem automatischen Transportsystem um eine zentrale Strahlenquelle gefahren und von allen Seiten gleichmäßig bestrahlt. Die Bestrahlungsdauer für das Sterilisieren beträgt z. B. 15 Stunden. Als Strahlenquellen dienen radioaktive Stoffe. Die Lebensmittel werden dabei nicht radioaktiv, da die eingesetzte Energie nicht hoch genug ist.

Die Anwendungsmöglichkeiten der Lebensmittelbestrahlung sind vielfältig. Bisher wird dieses Verfahren in etwa 40 Ländern an etwa 170 Produkten durchgeführt. Europaweit dürfen getrocknete aromatisierte Gewürze und Kräuter bestrahlt werden.

Eine hohe Keimzahl zeigt z. B. schwarzer Pfeffer mit 350 000 bis 80 Millionen Mikroorganismen pro g. Die Keimzahl kann durch gesundheitlich nicht unbedenkliche Begasungsmittel oder durch Bestrahlung gemindert werden. Die Mikroorganismen könnten sonst beim Würzen andere Lebensmittel mit krank machenden Mikroorganismen infizieren. Weltweit werden jährlich etwa 100 000 Tonnen Gewürze bestrahlt.

Eine Einfuhr weiterer bestrahlter Lebensmittel nach Deutschland ist untersagt. In Deutschland spielt dieses Verfahren bisher praktisch keine Rolle. Die Vitaminverluste bei der Bestrahlung entsprechen den Verlusten bei anderen Verarbeitungsverfahren.

Kenntlichmachung von bestrahlten Lebensmitteln:
Folgender Wortlaut ist anzugeben: „bestrahlt" oder „mit ionisierenden Strahlen behandelt".

Es wurde eingehend untersucht, ob es durch die Lebensmittelbestrahlung zu gesundheitlichen Schäden kommen kann. Man kam zu dem Ergebnis, dass dieses Verfahren gesundheitlich unbedenklich ist.

Vakuumverpackung

Die meisten Mikroorganismen benötigen Sauerstoff.

Besonders durch Vakuumverpackungen kann also eine längere Lagerfähigkeit erreicht werden, da der Verderb durch die Verpackung verzögert wird.

Aufgeblähte Verpackungen dürfen nicht verwendet werden, da krank machende Mikroorganismen enthalten sein können.

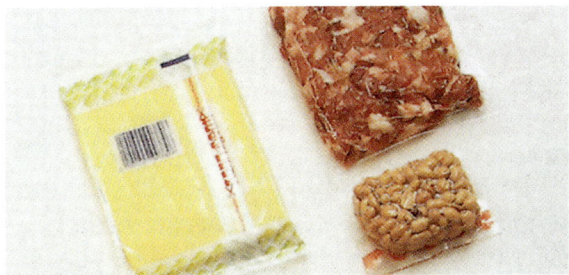

Vakuumverpackungen

Konservierungsverfahren – Übersicht

Konservierungs-verfahren	Konservierung durch	Lebensmittel z. B.	Bewertung	Lagerdauer
Kühlen	Wärmeentzug, Lagerung bei 2 bis +10 °C	Butter, Eier, Milch, Fisch, Fleisch, Obst, Gemüse	kurzfristige Lagerung, geringe Nährstoff-veränderungen	1 bis mehrere Tage
Tiefkühlen	Wärmeentzug, Lagerung bei −18 °C und kälter	Gemüse, Fisch, Fleisch, Obst, Fertiggerichte, Backwaren	geringe Nährstoff-, Farb- und Aroma-veränderungen, Textur wird gelockert	mehrere Monate bis 1 Jahr
Pasteurisieren	Hocherhitzung > 100 °C Kurzzeit-erhitzung < 100 °C	Milch, Sahne, Fruchtsäfte, Gurken	kurzfristige Lagerung, geringe Nährstoff-veränderungen usw.	einige Tage, 1 Jahr
Sterilisieren	Hitzeeinwirkung über 100 °C	Obst, Gemüse, Fleisch, Fisch, Fertiggerichte	Qualitätsminderung: Nährstoffe, Farb- und Aromastoffe	mehrere Jahre
Trocknen	Wasserentzug durch Sonne, Luft	Backobst, Kaffee, Tee, Hülsenfrüchte, Gewürze, Getreide	Qualitätsminderung: Nährstoffe, Farb- und Aromastoffe	mehrere Jahre
Gefriertrocknen	Wasserentzug im Vakuum bei −30 °C	Instantkaffee, Pilze, Kräuter	geringe Nährstoff-veränderungen usw.	mehrere Jahre
Salzen	Wasserentzug durch Kochsalz	Fisch, Käse	Qualitätsminderung	Wochen bis Monate
Pökeln	Wasserentzug durch Kochsalz, Nitrat/Nitrit	Fleischwaren	evtl. Gesundheits-gefährdung	Wochen bis Monate
Zuckern	Wasserentzug durch Zucker	Konfitüre, Gelee, Fruchtsirup	Qualitätsminderung	einige Monate
Säuern	Zusatz oder Bildung von Säuren, pH-Wert < 4,5	Sauerkraut, Mixed Pickles, Fischwaren	Qualitätsminderung: Nährstoffverluste	einige Monate
Räuchern	Wasserentzug, chemische Zusatzstoffe	Fleischwaren, Fischwaren	bei falscher Durch-führung können krebserregende Stoffe entstehen, Aromabildung	Wochen bis Monate
chemische Konservierungs-stoffe	chemische Zu-satzstoffe, z. B. Benzoesäure	Salate, Sauer-konserven, Marzipan, Schnittbrot	teils Gesundheits-gefährdung durch Allergien	Wochen bis Monate
Bestrahlung	Zellveränderung; dadurch sind Teilung und Vermehrung der Mikroorganismen gehemmt	Gewürze, Kräuter	geringe Vitamin-verluste, gilt als gesundheitlich unbedenklich	Monate bis Jahre

1.3 Schädlingsbekämpfung

Schädlinge sind Nager, Insekten und Ungeziefer, die Lebensmitteln oder Textilien Schäden zufügen.

Nager: Mäuse und Ratten

Mäuse und Ratten gelten als gefährliche Überträger zahlreicher krank machender Mikroorganismen und Würmer.

Mäuse und Ratten gelangen durch offene Türen, Kellerfenster, Rohrschächte in die Betriebsräume.

Mäuse versuchen in der kalten Jahreszeit in die Häuser zu gelangen. Sie verursachen in Küche und Lagerräumen durch Fraß und Verunreinigung große Lebensmittelverluste. Lebensmittel, die mit Mäusekot verunreinigt wurden, sind nicht mehr zum Verzehr geeignet, also von der Verwendung ausgeschlossen.

Wanderratten leben in Müllkippen und dem Abwasserkanalsystem. Durch z. B. Gullys können sie an die Oberfläche gelangen und dort auf die Suche nach Lebensmittel- und Speiseresten – pflanzlichen und tierischen Ursprungs – gehen. Früher übertrugen Ratten und Rattenflöhe die Pest. Lebensmittel, die mit Rattenurin verunreinigt wurden, sind auch heute noch gefährlich. Außerdem können Ratten krank machende Mikroorganismen aus dem Abwassersystem übertragen.

Schädigungen können erfolgen durch
- Fraßschäden,
- Verunreinigungen durch Urin und Kot,
- Übertragung von krank machenden Mikroorganismen auf Speisen oder andere Gegenstände.

Faktoren, die den Befall durch Nager begünstigen:
- offene Müllcontainer,
- offene Lebensmittel- und Speisereste, besonders über Nacht,
- falsch angelegte Komposthaufen mit Küchenabfällen – Tierkörperbeseitigungsgesetz,
- Vogelfütterung,
- defekte Abwasserleitung,
- schadhafte, gitterlose Kellerfenster.

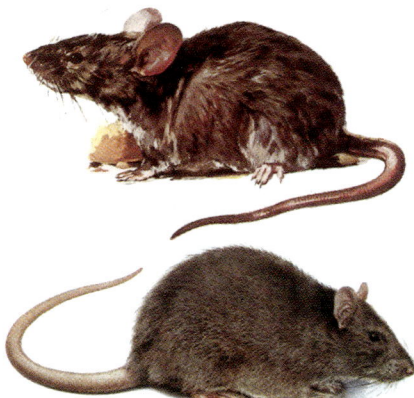

Maus und Ratte

Bekämpfung von Nagern
▶ Für Mäuse werden Fertigköder in Köderstationen und für Ratten in Köderboxen ausgelegt.
▶ Sie müssen mit dem Hinweis „Vorsicht, Mäusegift bzw. Rattengift" gekennzeichnet werden.
▶ Bei Verderb, Verschimmeln oder Ähnlichem müssen die Köder ausgewechselt werden.
▶ Die Köder werden so lange ausgelegt, bis kein Fraß mehr erfolgt.

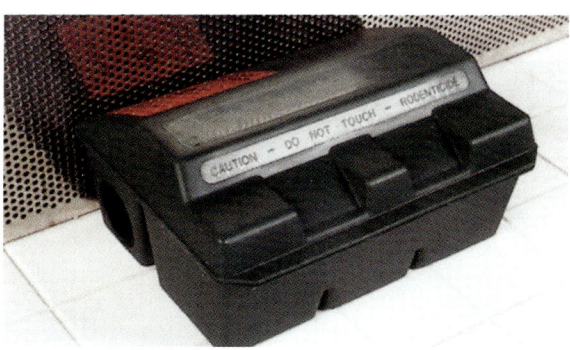

Rattenköderbox

Insekten: Schaben, Ameisen und Silberfischchen

Schaben, auch Kakerlaken genannt, stellen besonders in Großküchen ein Problem dar. Sie gelangen meist mit Eier- und Gemüsekisten in die Einrichtung. Tagsüber befinden sie sich in Ritzen und Hohlräumen im Mauerwerk und auch in Geräten, da sie lichtscheu sind. Schaben bevorzugen warme, feuchte Orte von 27 bis 29 °C. Sie sind in der Lage, lange Wege zurückzulegen von Abfallbehältern über Arbeitsflächen bis hin zu Koch- und Bratgeräten.

Schaben sind Allesfresser, sie fressen rohes Gemüse, gekochte Speisen und auch Fleisch. Sie brauchen jedoch nicht viel Nahrung. Die in Schmutzresten vorhandenen Nährstoffe genügen ihnen. Dabei verteilen sie gleichzeitig die dort enthaltenen Mikroorganismen, z. B. Salmonellen, auf gereinigten Arbeitsflächen und Geräten. Ein Schabenbefall bedeutet ein erhöhtes Gesundheitsrisiko.

Die Eiablage der Schaben erfolgt in Eipaketen an meist schwer zugänglichen Verstecken, sie können bis zu 135 Nachkommen darin ablegen.

Die **Bekämpfung ist schwierig**, durch Pestizide können nur die Schaben, nicht aber die Eiablagen vernichtet werden.

Mit der Bekämpfung muss deswegen ein sachkundiger Schädlingsbekämpfer – Kammerjäger – beauftragt werden.

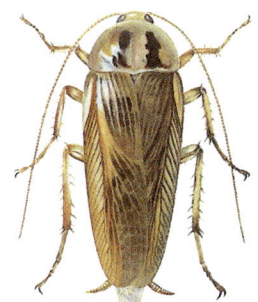

Schabe

Ameisen: Neben den einheimischen **Wegameisen** ist hier besonders die subtropische **Pharaoameise** zu nennen. Sie bevorzugt wie die Schaben warme, feuchte Orte. Aufgrund der geringen Größe – ca. 2 mm – werden die Pharaoameisen häufig übersehen, deshalb sind sie so gefährlich. Pharaoameisen gelangen ebenfalls mit Waren- und Materialtransporten in die Einrichtungen. Als Nahrung bevorzugen sie eiweißhaltige Lebensmittel wie Wurst, Käse und Fleisch, dabei können sie krank machende Mikroorganismen übertragen.

Schädigungen erfolgen durch
- Übertragung von krank machenden Mikroorganismen auf Speisen oder andere Gegenstände.

Faktoren, die den Befall durch Schaben und Ameisen begünstigen:
- feuchtwarmes Raumklima,
- offene Abfalleimer,
- Geschirrteile mit Lebensmittelresten, besonders über Nacht,
- unverschlossene Behälter mit Lebensmitteln, besonders über Nacht,
- mangelnde Hygiene,
- bauliche Mängel: Ritzen und Risse in den Wänden.

Bekämpfung von Ameisen:
- ▶ Fertigköder auslegen. Die Ameisen füttern dann die Königin mit dem Köder, die dadurch stirbt.
- ▶ Die Ködermethode ist zeitaufwendig – bis zu sechs Monate. Es kommt aber zu keiner Raumbelastung durch Giftstoffe.
- ▶ Die Köder müssen als solche gekennzeichnet werden.

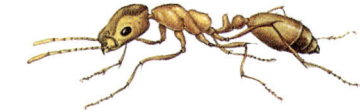

Pharaoameise

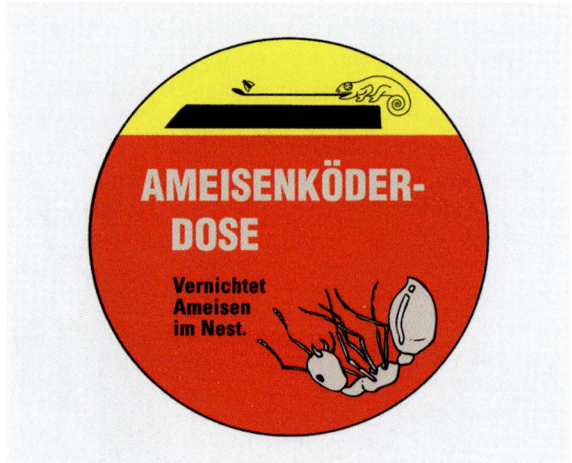

Ameisenköder

Silberfischchen sind flügellose Insekten. Sie scheuen ebenfalls das Tageslicht und kommen erst nachts aus ihren Verstecken. Sie benötigen Feuchtigkeit und halten sich daher in Badezimmern, Waschküchen und Küchen auf. Als Nahrung dienen ihnen Papier, Zucker und Abfälle. Wie Schaben und Ameisen können Silberfischchen krank machende Mikroorganismen übertragen.

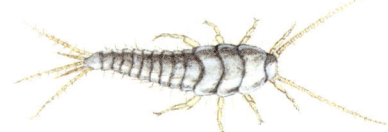

Silberfischchen

Fliegen, Wespen und ähnliche Insekten

Die Brutstätten von Fliegen sind Abfälle und Kot. Sie können so Krankheitserreger und Fäulniserreger übertragen.

Schädigungen erfolgen durch
- Übertragung von krank machenden Mikroorganismen auf Speisen oder andere Gegenstände.

Schutzmaßnahmen:
- ▶ Fliegengitter vor den Fenstern anbringen.
- ▶ Lebensmittel abdecken.
- ▶ Abfallbehälter verschließen und regelmäßig reinigen.

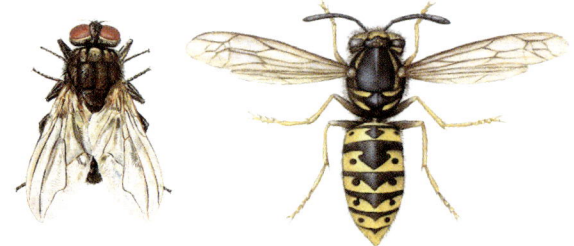

Stubenfliege und Wespe

Weitere Schädlingsarten

Speckkäfer, Mehlkäfer und **Mehlmotten** fressen bzw. befallen angetrocknetes Fleisch oder Mehl. Die Mehlmotte legt bis zu 300 Eier in Mehl. Raupen ernähren sich davon und von anderen Trockenvorräten.

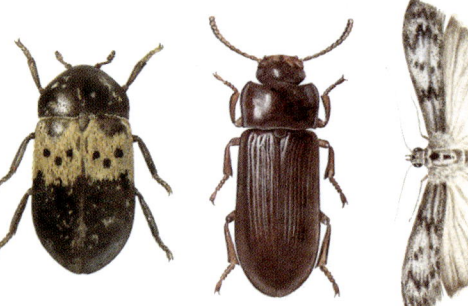

Speckkäfer, Mehlkäfer, Mehlmotte

Allgemeine Abwehrmaßnahmen gegen Schädlinge

Im Lagerbereich

▶ Lagerräume trocken und kühl halten. Nach einer Feucht- bzw. Nassreinigung besonders gründlich lüften.

▶ Unter den Regalen 25 cm Bodenfreiheit berücksichtigen, damit die Fußböden leicht und gründlich gereinigt werden können.

▶ Räume regelmäßig reinigen, mindestens einmal im Jahr eine Grundreinigung durchführen.

▶ Mauerritzen beachten und abdichten.

▶ Lebensmittel in dicht schließenden Gläsern oder Dosen aufbewahren.

▶ Verpackungen auf Beschädigungen überprüfen.

▶ Frischware, z.B. Obst und Gemüse, beim Empfang auf Schädlinge überprüfen.

▶ Vorräte sorgfältig überwachen.

▶ Befallene Vorräte in Folie einpacken und zehn Tage tiefgefrieren. Anschließend vernichten. Die Schädlinge, Larven und Eier sind dann abgetötet. Behälter und Regale gründlich reinigen.

Im Küchenbereich

▶ Lebensmittel- und Speisereste stets mit Folie abdecken oder in geschlossenen Behältern aufbewahren.

▶ Lebensmittelabfälle abdecken und schnell entsorgen.

▶ Fliegengitter vor den Fenstern anbringen.

▶ Türen nicht unnötig offen stehen lassen.

▶ Kontrollgänge bei Dämmerung ohne Licht durchführen.

▶ Auf Sauberkeit im Küchenbereich achten.

Qualitätsmanagement in der Bekämpfung von Schädlingen und Mikroorganismen

Das Lebensmittelhygienerecht in der EU und das Lebensmittel- und Futtermittelgesetzbuch verlangen, dass beim Herstellen, Behandeln und Inverkehrbringen von Lebensmitteln Schädlinge bzw. Mikroorganismen bekämpft werden. Die Maßnahme hat das Ziel, chemische Schädlingsbekämpfungsmittel auf ein absolut notwendiges Minimum zu beschränken.

Wer mit Lebensmitteln umgeht, muss durch entsprechende Maßnahmen sicherstellen, dass in keinem Fall gesundheitliche Gefährdungen auf diese einwirken. Dazu muss folgendermaßen nach dem HACCP-Konzept vorgegangen werden:

1. Analyse der Gefahren, auch beim Lagern von Lebensmitteln, zur Ermittlung möglicher Lebensmittelsicherheitsrisiken

2. Ermittlung der kritischen Kontrollpunkte zur Vermeidung solcher Risiken

3. Festlegung kritischer Grenzwerte

4. Überwachung der kritischen Kontrollpunkte

5. Abhilfemaßnahmen bei Zwischenfällen

6. Überprüfung, ob die Überwachung funktioniert, ob ggf. rechtzeitig und wirkungsvoll Abhilfe geschaffen wird usw.

7. Dokumentation

Nach folgenden Stufen sollte die Bekämpfung von Mikroorganismen und Schädlingen durchgeführt werden:

● Gefahrenanalyse
● Maßnahmen zur Ausschaltung von Mikroorganismen bzw. zur Ungeziefertilgung
● vorbeugende Maßnahmen
● Tilgungsnachweis und Früherkennung von Neubefall
● Dokumentation aller Maßnahmen und Ergebnisse

---

1. *Erläutern Sie, wie Sie die Lagerräume auf einen möglichen Schädlingsbefall überprüfen können.*

2. *Erkunden Sie, welche Schädlingsvernichtungsmittel angeboten werden. Überprüfen Sie die Gebrauchsanweisung und eventuelle gesundheitliche Gefahren.*

3. *Erläutern Sie an einem Beispiel den Zusammenhang zwischen Schädlingen und Lebensmittelvergiftung.*

4. *Erstellen Sie nach dem HACCP-Konzept, vgl. rechte Spalte, einen Plan zur Bekämpfung von Mäusen.*

5. *Erläutern Sie, warum das Sieben von Mehl nicht ausreicht, um sich vor Mehlkäfern zu schützen.*

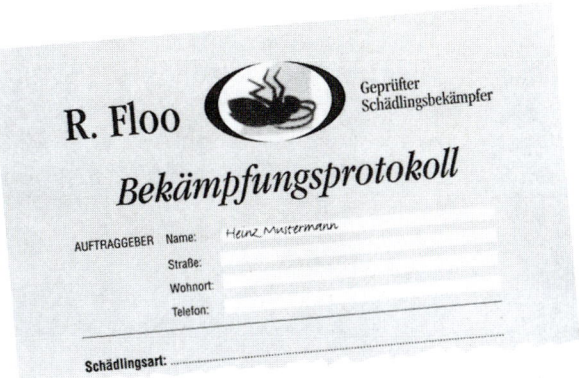

1. Führen Sie folgende Versuche durch:
Beimpfen Sie fünf Nährböden in Petrischalen durch Abklatsch – vorsichtiges Auftupfen – mit
a) Spüllappen, b) Finger,
c) Ring, d) Probierlöffel, e) ?
Verschließen Sie die Schalen mit Klebeband.

Beschriften Sie die Petrischalen.
Bebrüten Sie die Petrischalen drei Tage bei 28 °C.

2. Beschreiben Sie die Veränderungen.

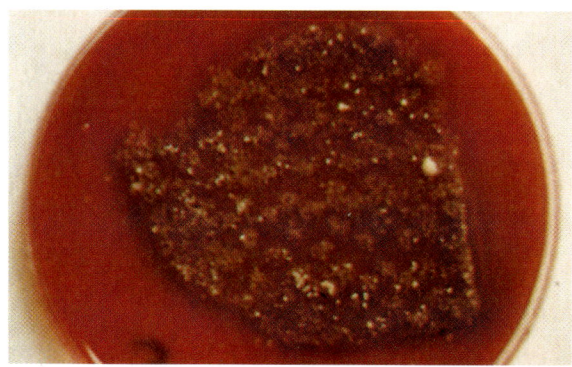

Bakterien auf einem „gut ausgespülten" Schwammtuch

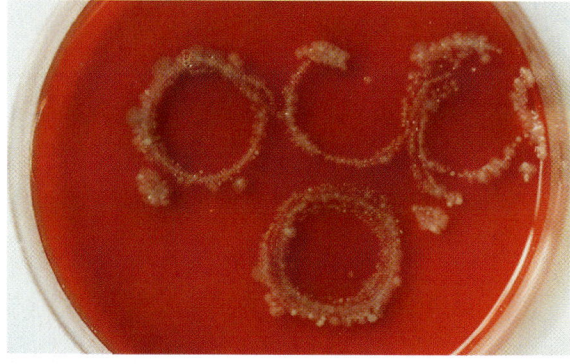

Bakterien an einem Ring (mehrmalig)

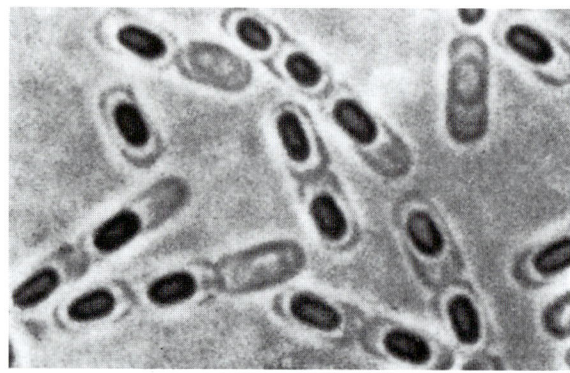

Unterschiedliche Stadien der Sporenbildung

1.4 Lebensmittelvergiftungen und -infektionen

Begriffserklärungen

Verunreinigung von Lebensmitteln mit krank machenden Mikroorganismen durch Tier oder Mensch, Boden, Staub, Wasser oder Fäkalien und anschließendes unkontrolliertes Wachstum der Mikroorganismen sind Ursache für Verderb und somit Lebensmittelvergiftungen, -infektionen.

Der Verzehr verdorbener Lebensmittel, die viele krank machende Mikroorganismen enthalten, kann zu Lebensmittelvergiftungen oder Lebensmittelinfektionen führen.

Lebensmittelvergiftungen treten auf, wenn von Mikroorganismen gebildete Toxine – Giftstoffe – mit den Lebensmitteln aufgenommen werden, z.B. durch Eitererreger gebildete Toxine.

Lebensmittelinfektionen treten auf, wenn krank machende Mikroorganismen mit Lebensmitteln aufgenommen werden, z.B. Salmonellen, die sich im menschlichen Darm ansiedeln, vermehren und Toxine – Giftstoffe – bilden.

Sporenbildung

Bei ungünstigen Lebensbedingungen können Bazillen, eine Untergruppe der Mikroorganismen, Sporen bilden. Bei Sporen ruhen alle Lebensvorgänge, ein Stoffwechselgeschehen ist nicht nachzuweisen. Sporen sind besonders widerstandsfähig gegenüber Hitze, Kälte, Trockenheit und Desinfektionsmitteln. Bei günstigen Lebensbedingungen keimen sie wiederum zu vermehrungsfähigen Mikroorganismen aus.

Bakterien vermehren sich unter günstigen Bedingungen bereits nach 20 Minuten durch Zellteilung. Aus einer Bakterie können so nach sieben Stunden bereits 2 Millionen Bakterien und nach zwölf Stunden 7 000 Millionen Bakterien entstanden sein.

Gesamtkeimzahl pro 10 cm²	
Kopfsalat (ungewaschen)	10 000 bis 1 000 000
Kopfsalat (gewaschen)	11 000 bis 100 000
Frische Erdbeeren	1 000 bis 100 000
Schweinefleisch (frisch)	~ 100 000
Schweinefleisch (abgehangen)	~ 100 000 000
Küchentisch	> 300
Küchenbesteck (sauber)	10 bis > 250
Handunterseite (gewaschen)	10 bis > 250

Gesamtkeimzahl pro g bzw. ml	
Tatar (mit Ei und Gewürzen)	100 000 bis 30 000 000
Leberwurst (auf Brötchen)	~ 500 000
Italienischer Salat (hausgemacht)	~ 3 000 000
Zwiebeln (gehackt)	~ 20 000
Pfeffer (gemahlen)	30 000 bis 1 000 000
Trinkmilch (pasteurisiert)	bis 10 000

Lebensmittelverderb durch Mikroorganismen

Mikroorganismen leben überall: in der Luft, im Wasser und in der Erde. Über verschmutzte Arbeitsflächen, Hände oder Geräte können sie auf die Lebensmittel gelangen.

Für die Herstellung sicherer Lebensmittel ist es notwendig, dass das Wachstum krank machender Mikroorganismen verhindert wird.

Mikroorganismen benötigen folgende Wachstumsbedingungen:

- Nahrung – vor allem Eiweiß und Fett,
- ausreichend freies Wasser. Wasser kann durch Salz oder Zucker gebunden werden,
- eine nicht zu saure Umgebung,
- eine günstige Temperatur, am besten zwischen 15 und 45 °C,
- ausreichende Zeit für die Vermehrung.

Krank machende Mikroorganismen müssen also am Wachstum – der Vermehrung – gehindert werden. Durch Säuern und Trocknen entstehen völlig veränderte Lebensmittel, z. B. Trockenobst und eingelegte Früchte.

Auch durch die „richtige Temperatur" können die Mikroorganismen jedoch an der Vermehrung gehindert werden, ohne dass die Lebensmittel stark verändert werden. Dies erfolgt also durch

- Kühllagerung unter 10 °C oder
- ausreichende Gartemperaturen über 70 °C.

Für den Herstellungsprozess bedeutet dies:

- ausreichende Kühlung bis zur Verarbeitung,
- ausreichende Kühlung nach der Herstellung bis zum Verzehr,
- ausreichendes Garen der Speisen,
- Vermeidung von Warmhaltezeiten.

Physikalische Veränderungen

Beim Lagern der Lebensmittel kann der Wassergehalt abnehmen bzw. zunehmen, die Lebensmittel trocknen aus oder werden feucht.

Außerdem kann es zu einem Verlust an Aromastoffen kommen.

Die Lebensmittel haben nicht mehr die vom Verbraucher gewünschte Beschaffenheit.

Verhinderung von physikalischen Veränderungen:

▶ Lebensmittel bei einer Luftfeuchtigkeit lagern, die dem natürlichen Wassergehalt entspricht. Die Luftfeuchtigkeit ist von der Umgebungstemperatur abhängig.
  - Zu geringe Luftfeuchtigkeit: Austrocknen von Lebensmitteln, z. B. Brot, Kuchen, Gemüse
  - Zu hohe Luftfeuchtigkeit: Feuchtwerden von Lebensmitteln, z. B. Kekse, Salz, Zucker

▶ Flüssigkeits- bzw. Aromaverluste teilweise durch eine entsprechende Verpackung verhindern.

Übersicht – Mikrobielle, biochemische Veränderungen

Mikroorganismen	Lebensmittelveränderungen
Enzyme 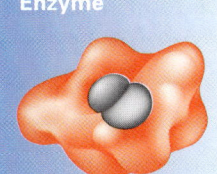	**erwünscht** z. B. Nachreifen von Obst, Fleisch **Verderb** z. B. Ranzigwerden von Fetten, Vitaminzerstörung
Schimmelpilze 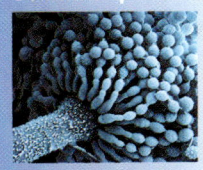	**erwünscht** z. B. Käseherstellung **Verderb** z. B. Schimmelbildung bei Nüssen, Obstsaft
Hefen 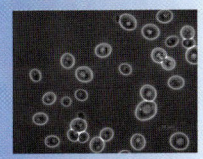	**erwünscht** z. B. Brotherstellung **Verderb** z. B. Kompott, Fruchtsäfte – alkoholische Gärung
Bakterien 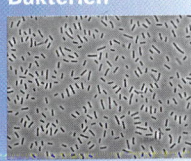	**erwünscht** z. B. Sauermilch, Sauerkraut **Verderb** z. B. Salmonellen in Eiern, Eitererreger in Kartoffelsalat

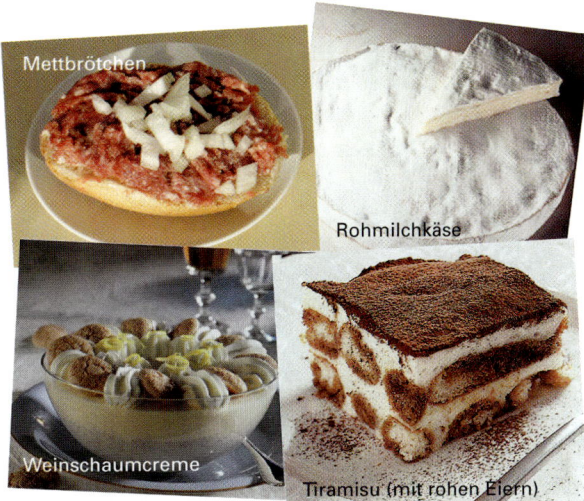

Mettbrötchen

Rohmilchkäse

Weinschaumcreme

Tiramisu (mit rohen Eiern)

Besonders problematische Lebensmittel in Einrichtungen, in denen Kinder, Kranke und alte Menschen verpflegt werden: Dort sollten Rohmilch und Rohmilcherzeugnisse, rohes Fleisch, wie Hackfleisch und Mett, auch roheihaltige Speisen nicht abgegeben werden.

Schimmelpilze

Schimmelpilze vermehren sich durch Sporen, z. B. beim Köpfchenschimmel kann man das Zerplatzen der Sporenkapseln beobachten. Die Sporen gelangen über die Luft auf Lebensmittel und Arbeitsgeräte.

Bildung von Mykotoxinen

Schimmelpilze bilden ein Fadengeflecht – Myzel – aus, das das ganze Lebensmittel durchdringen kann. Aus dem Myzel wachsen dann die neuen Sporenträger. Im Myzel bilden einige Schimmelpilzarten giftige Stoffe – Mykotoxine –, die wasserlöslich sind und das ganze Lebensmittel durchdringen können.

Aflatoxine sind die bekanntesten Giftstoffe von Schimmelpilzen.

Folgende Lebensmittel sind besonders oft infiziert:
- Erdnüsse, Erdnusserzeugnisse
- Haselnüsse, Walnüsse, Paranüsse, Mandeln
- Aprikosen- und Pfirsichkerne
- Kokosraspel, Mohn, Sesam und Getreide

Durch Futtermittel können Aflatoxine auch in die Milch gelangen.

So kann Schimmelbildung verhindert werden:
Gefährdete Lebensmittel
- kühl und trocken lagern,
- nur in kleinen Mengen einkaufen.

Verschimmelte Lebensmittel!
Wie soll man sich verhalten?
- ▶ Bei verschimmeltem Brot den „Schimmelrasen" großzügig ausschneiden bzw. das Brot nicht essen, da nicht festgestellt werden kann, wie weit das Brot bereits mit Giftstoffen durchdrungen ist.
- ▶ Beim Einkauf auf Schimmelbildung achten und gegebenenfalls Lebensmittel sofort umtauschen.
- ▶ In Konfitüre und anderen Lebensmitteln mit einem hohen Zuckergehalt können keine Giftstoffe nachgewiesen werden. Hier genügt ein großzügiges Entfernen des Schimmels.

Mutterkornpilz

„Die Getreideernte ist vorüber. Sie war in diesem Jahr nicht schlecht. Das neue Korn wird schon zu Brot verbacken. Plötzlich erkranken alle, die davon gegessen haben. Sie schreien, jammern, krümmen sich vor Schmerzen. Die Menschen glauben sich verhext. Vierzigtausend sterben – viele davon im Wahnsinn. Das war vor fast tausend Jahren in Frankreich."

Mutterkorn ist ein ca. 2 cm langer Pilz, der auf Getreideähren – meist Roggen, seltener Weizen – wächst. Mutterkorn ragt anstelle des Getreidekornes hornartig aus den Ähren des befallenen Getreides heraus.

Verpilztes Getreide bzw. daraus gewonnenes Mehl oder Brot kann toxisch – giftig – wirken. Der Getreidebrandpilz bildet in seinen Fruchtkörpern einen Stoff, der zu Mutterkornvergiftungen führt.

Vergiftungssymptome: Mehr als 1% Mutterkorn im Brot oder Müsli führt zu Erbrechen und Durchfall. Ca. 5 g frisches Mutterkorn sind tödlich, es kommt zu Bewusstlosigkeit und Herzkrämpfen.

Durch die heute übliche Saatgutreinigung und moderne Reinigungstechniken in den Mühlen schien dieses Problem bewältigt. In den letzten Jahren ergaben jedoch Untersuchungen, dass der „Bioroggen", der ohne den Einsatz von Pilzbekämpfungsmitteln reifte, einen Mutterkornanteil von 1,6% enthielt.

Der Mutterkornanteil in Getreide und Mehl darf nach dem Gesetz 0,05% des Getreidegewichtes betragen.

Vermeidung von Mutterkornvergiftungen
- ▶ Biogetreide vor dem Vermahlen im Haushalt bzw. Betrieb sichten.

  Mutterkörner sind 1 bis 2 cm lang, man erkennt sie an der schwarzvioletten Farbe.

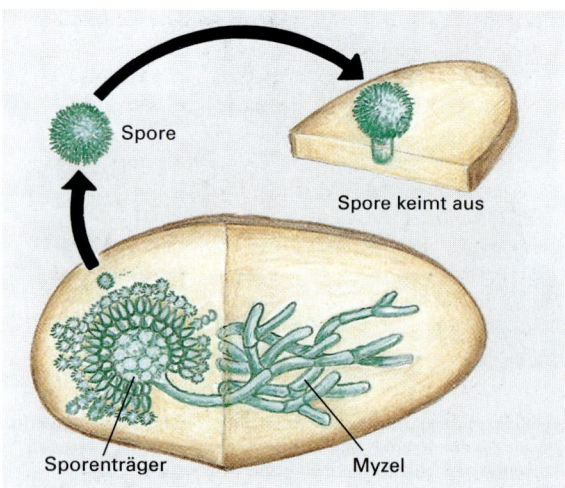

Vermehrung von Schimmelpilzen

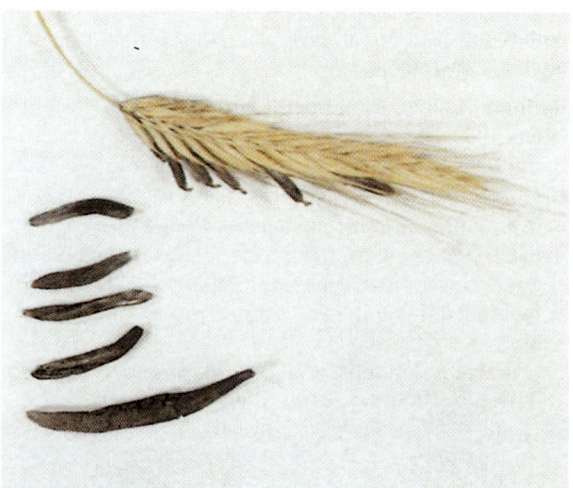

Mutterkorn am Roggen

Salmonellose

Salmonellen sind Mikroorganismen, d. h. winzig kleine Lebewesen, die im Dickdarm von Tieren, z. B. Geflügel, und auch Menschen leben.

Durch den Verzehr von rohen oder ungenügend gegarten Lebensmitteln, die mit Salmonellen infiziert – verunreinigt – sind, können diese auf Menschen übertragen werden.

Häufig infizierte Lebensmittel sind z. B. Geflügel, Eier, Fisch, Hackfleisch, Fleischwaren. Andere Lebensmittel können durch salmonelleninfizierte Lebensmittel oder Geräte infiziert werden.

Wenige Salmonellen verursachen im Allgemeinen noch keine Infektion, da sie im menschlichen Körper durch körpereigene Abwehrmechanismen sofort vernichtet werden. Erst wenn sich die Salmonellen in den Lebensmitteln vermehren konnten und in größeren Mengen aufgenommen werden, kann es zu einer Lebensmittelvergiftung bzw. Lebensmittelinfektion kommen. Deshalb muss bei der Lebensmittelverarbeitung bzw. -lagerung dafür gesorgt werden, dass sich die Salmonellen nicht vermehren.

Bei einer Lebensmittelvergiftung erkrankt der Mensch aufgrund der aufgenommenen Giftstoffe, die die Salmonellen gebildet haben.

Bei einer Lebensmittelinfektion gelingt es dem menschlichen Körper nicht mehr, die Salmonellen abzutöten. Die Salmonellen siedeln sich im Darm an und vermehren sich hier weiter. In dem Stuhl dieser Menschen sind Salmonellen vorhanden. Sie können nun andere anstecken, ohne selbst unter Vergiftungsanzeichen zu leiden.

Man fühlt sich nicht sofort krank, wenn man Speisen verzehrt, die mit Salmonellen infiziert sind. Nach der Aufnahme folgt eine Zeitspanne, in der sich die Mikroorganismen im menschlichen Körper vermehren und ihn, zunächst unbemerkt, zunehmend schädigen. Folgende Vergiftungsanzeichen treten nach 12 bis 36 Stunden auf: Fieber, Kopfschmerzen, Gliederschmerzen, Durchfall, Übelkeit und Erbrechen. Die Krankheitsdauer beträgt je nach Schwere der Erkrankung ein bis acht Tage.

Verhinderung von Salmonellose

▶ Nach der Toilettenbenutzung und vor der Lebensmittelverarbeitung die Hände waschen.

▶ Leicht verderbliche tierische Lebensmittel im Kühlschrank aufbewahren. Auch Eier gehören in den Kühlschrank, Mikroorganismen benötigen Wärme zur Vermehrung.

▶ Geräte, die mit Fleisch in Berührung gekommen sind, z. B. Messer, vor der weiteren Verwendung gründlich reinigen. Auch die Hände nach dem Hantieren mit Fleisch gründlich waschen.

▶ Größere Fleischstücke – besonders Geflügel ohne Plastikbeutel – vor dem Garen vollständig bei niedrigen Temperaturen, z. B. im Kühlschrank, auftauen lassen. Das Auftauwasser in einem Gefäß auffan-

gen, sorgfältig beseitigen. Das Gefäß gründlich reinigen. Auftauwasser kann Salmonellen enthalten.

▶ Fleischstücke gut durchgaren: 70 °C Kerntemperatur. Es darf kein roter Fleischsaft mehr austreten.

▶ Speisen nicht längere Zeit warm halten, sondern rasch in kaltem Wasser herunterkühlen. Zum Verzehr wieder aufwärmen, besser kurz durchkochen oder durchbraten.

▶ Spiegeleier von beiden Seiten bzw. mit dem Deckel auf der Pfanne braten. Wenn das Eigelb geronnen ist, besteht keine Salmonellengefahr.

▶ Bei Speisen mit rohen Eiern nur Eier verwenden, die nicht älter als fünf Tage sind (Legedatum). Ältere Eier nur durchgegart essen.

▶ Speisen mit rohen Eiern sofort verzehren. Salmonellen können sich sonst vermehren.

▶ In der Gemeinschaftsverpflegung keine Speisen mit rohen Eiern herstellen und essen, z. B. Weinschaumcreme.

▶ Bei Speisen, die in der Mikrowelle ungenügend erwärmt worden sind, können Erreger in kalten Stellen überleben. Speisen gleichmäßig in dem Gefäß ausbreiten und auf mindestens 70 °C erhitzen.

Hygiene schützt vor Salmonellose.

1. Lesen Sie folgende Fallbeispiele.
   Nennen Sie mögliche Gründe für die Erkrankungen.

2. Warum müssen die Hände vor dem Zubereiten von Speisen und Getränken gewaschen werden?

In einem Kinderheim soll es Hähnchen geben. Die tiefgefrorenen Hähnchen werden über Nacht auf der Abtropffläche der Spüle aufgetaut. Am nächsten Morgen werden die Hähnchen gegart. Die Abtropffläche wird kurz abgewischt. Danach werden die gekochten Kartoffeln zum schnelleren Abkühlen auf die Abtropffläche der Spüle geschüttet. Die Kartoffeln sollen möglichst bald zu einem Kartoffelsalat für den nächsten Tag verarbeitet werden.
Später erkranken die Kinder, die von dem Kartoffelsalat gegessen hatten.

Herr K. ist als Hauswirtschafter in einem Hotel tätig. Er hat gerade einen dreiwöchigen Urlaub in Spanien verbracht. In der ersten Woche hatte er unter einer schweren Durchfallerkrankung gelitten, inzwischen hat er sich davon gut erholt. Gemeinsam mit der Hauswirtschaftsleiterin stellt er für einen Empfang am Abend Platten mit belegten Broten her.
Am nächsten Tag erkranken viele Gäste, sie haben Durchfall bzw. müssen sich erbrechen.

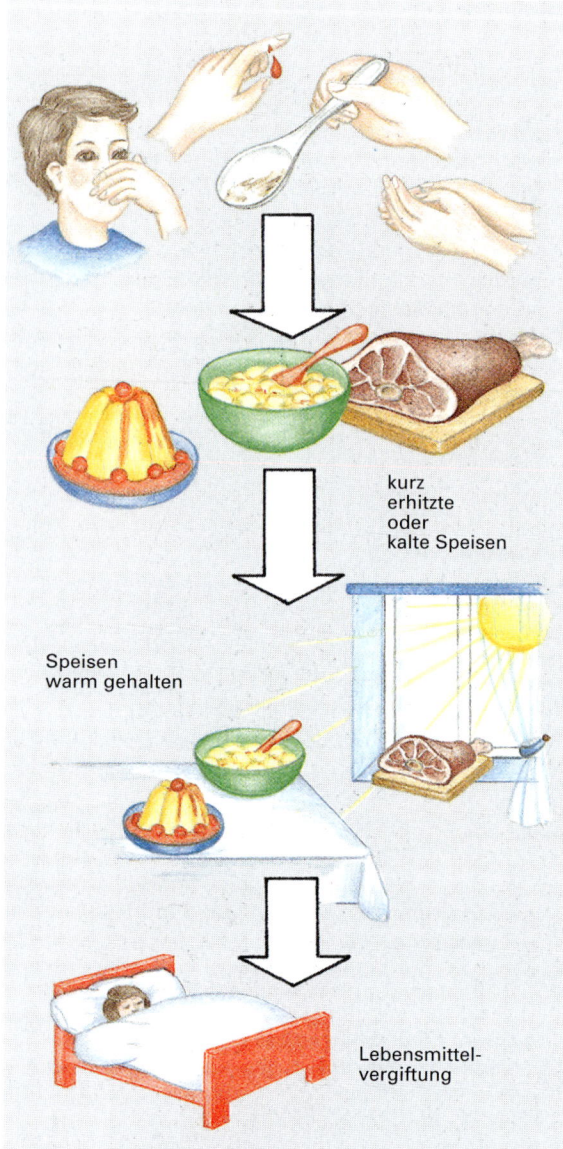

Übertragung und Vermehrung von Eitererregern

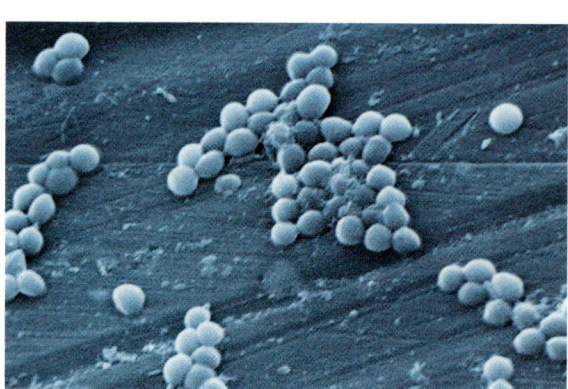

Eitererreger

Eitererreger – Staphylokokken

Vorkommen von Eitererregern:
- eiternde Wunden
- Nasen- und Rachenschleimhäute
- Speichel

Eitererreger bilden Toxine – Giftstoffe –, die sie an die Lebensmittel abgeben.

Lebensmittel, die besonders häufig infiziert sind:
- Kartoffelsalat
- Fleisch- und Geflügelsalat
- gekochter Schinken
- Cremes, Flammeris, Tortenfüllungen

Hauptursachen für Lebensmittelvergiftungen:
- unsaubere Lebensmittelverarbeitung
- eiternde Wunden usw.
- warme Lagerung von Lebensmitteln/Speisen
- die Vermehrung der Eitererreger erfolgt besonders rasch bei 20 bis 45 °C

Lebensmittelvergiftungen durch Eitererreger werden meist durch Menschen verursacht.

Die Giftstoffe sind sehr hitzebeständig. Erst nach einem 90-minütigen Erhitzen auf 100 °C sind die Giftstoffe zerstört.

Krankheitssymptome treten nach zwei bis sechs Stunden auf: Erbrechen, Durchfall, Leibschmerzen, evtl. Kreislaufstörungen. Die Erkrankung klingt rasch ab.

Vermeidung von Lebensmittelvergiftungen
- ▶ Nicht auf Speisen husten oder niesen.
- ▶ Wunden sauber abdecken.
- ▶ Personen mit Hautausschlag, eitrigen Entzündungen usw. dürfen nicht in Küchenbetrieben beschäftigt werden.
- ▶ Lebensmittel kühl lagern, nicht warm halten.
- ▶ Lebensmittel nur mit sauberem Löffel probieren.
- ▶ Gefährdete Lebensmittel, z. B. gekochten Schinken, nicht mit den Händen anfassen.

1. *Lesen Sie das Fallbeispiel.*
   Nennen Sie mögliche Ursachen für die Lebensmittelvergiftung.

2. *Erläutern Sie den Unterschied zwischen einer Lebensmittelvergiftung und einer Lebensmittelinfektion.*

Um 8.00 Uhr bereitet eine Hauswirtschafterin eine Weinschaumsoße zu. Um 9.00 Uhr probiert sie die Weinschaumsoße mehrmals mit dem gleichen Löffel, da sie sich nicht entscheiden kann, ob sie süß genug ist. Danach bleibt die Soße bis zum Servieren am Mittag in der Küche stehen.

EHEC

EHEC steht kurz für **e**ntero**h**ämorrhagische **E**scherichia **c**oli. Diese Bakterien kommen im Kot von Menschen und Tieren vor. Für eine Infektion reichen weniger als 100 Bakterien.

Die Übertragung der Bakterien erfolgt über

- rohe Salate,
- Rohmilch,
- Tatar und Mett,
- auch die direkte Übertragung von Mensch zu Mensch ist möglich. Kleinste Kotspuren auf den Händen können die Bakterien übertragen.

Vergiftungsanzeichen: Die Infektion kann ohne Symptome verlaufen. Bei leichteren Erkrankungen kommt es zu Durchfall. Bei Kindern und Kleinkindern ist der Krankheitsverlauf oft schwerwiegender. Drei Tage nach der Infektion treten Bauchkrämpfe, Durchfall und blutiger Kot auf. Es kann zu Nierenversagen kommen.

Vermeidung von Lebensmittelvergiftungen

Nach dem Toilettenbesuch und vor dem Arbeiten mit Lebensmitteln unbedingt die Hände sehr gründlich waschen.

Listeriose

Listerien sind sehr widerstandsfähige Bakterien, die selbst in Kühlräumen überleben. Durch Hitze – Garen – können die Bakterien abgetötet werden.

Übertragung der Bakterien erfolgt durch

- tierische Lebensmittel oder den Kontakt mit infizierten Rindern oder Schweinen,
- rohes Rind- und Schweinefleisch,
- nicht durchgebratenes Fleisch,
- rohe Eier und Rohmilch.

Vergiftungsanzeichen: Im Allgemeinen kommt es bei gesunden Erwachsenen lediglich zu Abgeschlagenheit und Leistungsschwäche.

Für ungeborene Kinder, Kleinkinder und alte Menschen kann der Krankheitsverlauf jedoch tödlich sein. Früh- oder Totgeburten können eine Folge sein. Bei Kindern treten Gehirnhautentzündungen auf, die zur geistigen und körperlichen Behinderung oder zum Tod führen können.

Vermeidung von Listeriose bei Schwangeren, Kleinkindern und alten Menschen

- ▶ Rohmilch und Speisen mit rohen Eiern meiden.
- ▶ Ungekochtes Gemüse von Feldern, die mit Gülle gedüngt wurden, meiden.
- ▶ Fallobst nur gegart verzehren.
- ▶ Rohes oder nicht durchgegartes Rind- und Schweinefleisch meiden.
- ▶ Arbeitsbereiche, in denen mit rohen und fertigen Lebensmitteln bzw. Speisen gearbeitet wird, müssen in Großküchen streng getrennt werden.

Toxoplasmose

Toxoplasmose ist eine weitverbreitete Infektionskrankheit, die meist unbemerkt verläuft und nur gelegentlich grippeähnliche Erscheinungen hervorruft.

Der Erreger der Toxoplasmose ist ein Einzeller – Sporentierchen.

Die Übertragung der Krankheit erfolgt durch

- Schmierinfektionen mit kranken Haustieren, vor allem durch Katzen,
- den Genuss von verunreinigtem rohen Fleisch, z.B. Tatar, oder ungenügend gegartem Schweinefleisch,
- verunreinigte Lebensmittel oder verschmutztes Wasser, z.B. durch Katzenkot.

Bei Erwachsenen verläuft die Infektion meist unterschwellig ohne Beschwerden. Nur bei geschwächten Personen können Entzündungen des Gehirns oder der Hirnhäute auftreten.

Gefährlich verläuft dagegen die frühkindliche Toxoplasmose. Nach einer Erstinfektion der Mutter in der zweiten Schwangerschaftshälfte kann der Erreger über die Plazenta auf das werdende Kind übertragen werden. Die erkrankten Kinder werden häufig zu früh oder tot geboren und weisen folgende Fehlbildungen auf: Entzündungen an Ader- und Netzhaut der Augen, Wasserkopf, Verkalkungen im Gehirn.

Auch über die Muttermilch kann die Toxoplasmose übertragen werden und schwere Erkrankungen hervorrufen.

Die Folge einer Toxoplasmose kann auch eine Totgeburt oder eine geistige Behinderung des Neugeborenen sein.

Auch bei Säuglingen und Kleinkindern kann die Toxoplasmose zu Schädigungen führen.

Vermeidung einer Toxoplasmose während der Schwangerschaft und Stillzeit

- ▶ Kein rohes bzw. halb durchgegartes Fleisch essen.
- ▶ Engen Kontakt mit Katzen meiden.
- ▶ Katzentoilette gar nicht bzw. nur sehr sorgfältig und vorsichtig mit Gummihandschuhen reinigen.

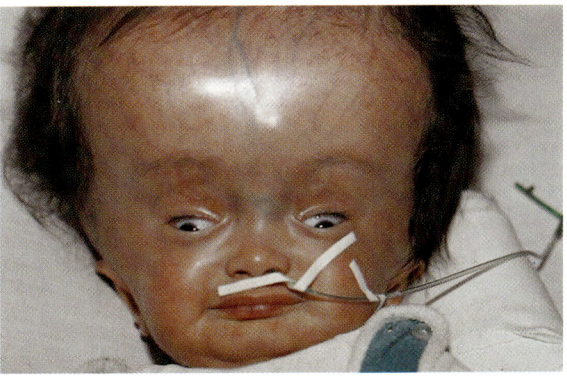

Wasserkopf bei einem Neugeborenen

1. Überlegen Sie, wie es in den folgenden Fallbeispielen zu einer Lebensmittelvergiftung kommen konnte.

2. Nennen Sie mithilfe der Abbildung Ursachen für Lebensmittelvergiftungen.

Der Einkauf – auch die leckeren Wurstscheiben – liegt im heißen Auto. Einfach vergessen. Abends beim Abendbrot fehlt die Wurst. Die Folienpackung mit den Wurstscheiben findet sich schließlich. Sie ist aufgebläht und der Geruch ist seltsam. Da es aber schnell gehen soll – der Sport wartet –, beachtet dies niemand. Am nächsten Tag kann Jochen nicht richtig sehen. Die Hauswirtschafterin geht mit ihm zum Augenarzt. Plötzlich sieht sie auch doppelt.

Das Gemüse für das Mittagessen fehlt noch. Im Keller findet Herr B. ein Glas „hausgemachte" Bohnen. Das Glas ist offen und die Flüssigkeit leicht trübe. Da die Bohnen ohnehin noch erhitzt werden, hat Herr B. keine Bedenken. Die Kinder stellen fest, dass die Bohnen nicht so wie sonst schmecken, und essen nicht weiter … Auch in diesem Fall kam es zu Sehstörungen.

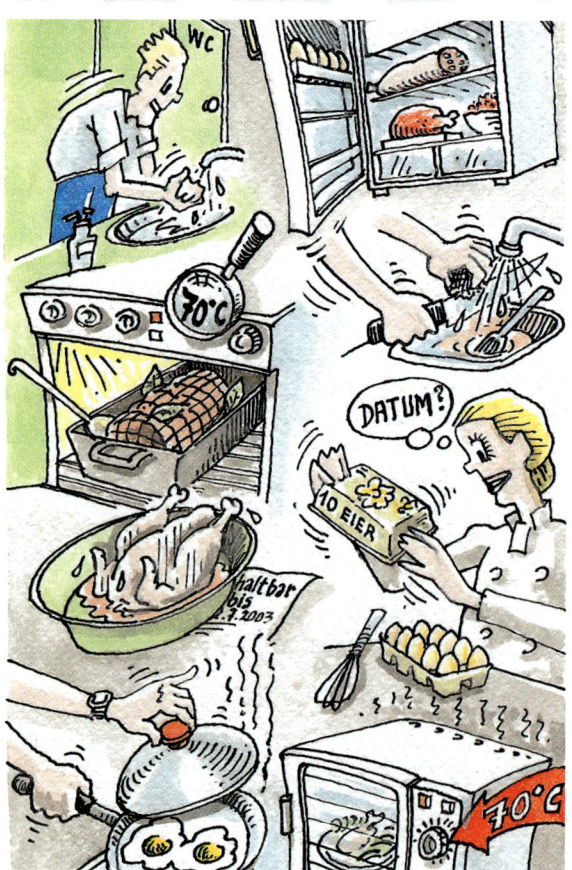

Botulismus

Botulismus wird durch einen Erreger hervorgerufen, der widerstandsfähige Sporen bildet, die über die Luft auf Lebensmittel gelangen und hier danach auch ohne Luft – unter Luftabschluss – z.B. in Einmachgläsern, Konserven oder Folienpackungen wachsen können. Sie bilden Toxine – Giftstoffe –, die zu den stärksten bekannten Giftstoffen in der Natur gehören.

Hauptursachen für Botulismus sind

- ungenügend sterilisiertes Gemüse, z.B. Bohnen,
- ungenügend gesäuerte Fischwaren,
- ungenügend geräucherte oder gepökelte Fleischwaren.

Aufgrund der Sterilisationsbedingungen der Lebensmittelindustrie und durch Pökeln der Fleischwaren mit Nitrat/Nitrit ist der Botulismus bei uns selten.

Im Haushalt oder Betrieb unsachgemäß konservierte Lebensmittel können jedoch zu Erkrankungen führen. Am häufigsten infiziert sind nicht genügend erhitzte eingekochte Bohnen, da hier die Sporen nicht abgetötet wurden. Die gebildeten Giftstoffe sind so stark, dass bereits ein einmaliges Probieren die Ursache für eine Lebensmittelvergiftung sein kann. Geruchsabweichungen halten im Allgemeinen vom Verzehr ab.

Vergiftungsanzeichen treten nach ein bis drei Tagen auf: Müdigkeit, Kopfschmerzen, allgemeine Schwäche, Doppeltsehen, Schluckbeschwerden, Sprechschwierigkeiten; Tod infolge Herzversagens und Atemlähmung.

Bei rechtzeitiger Verabreichung von Botulismus-Serum ist die Vergiftung meist nicht tödlich.

Krankheitsdauer: eine Woche oder länger.

Die Krankheit ist **meldepflichtig**, es gibt etwa 25 Erkrankungen pro Jahr.

Vermeidung von Lebensmittelvergiftungen

▶ Der Inhalt von Dosen mit Bombage bzw. von selbst aufgegangenen Einmachgläsern kann infiziert sein. Fleisch, Fisch, Gemüse aus solchen „Konserven" nicht verzehren, sondern vernichten.

▶ Aufgeblähte Vakuumverpackungen mit Wurst usw. nicht verwenden.

▶ Geruchsabweichungen bei Schinken und Wurst beachten. Bei Zweifeln nicht verzehren.

▶ Halbkonserven, z.B. Fleischsalat, kühl lagern (+4 bis +6°C), Mikroorganismen sind hier nicht völlig abgetötet.

▶ Bohnen beim Einkochen zweimal erhitzen, die Sporen werden durch das zweite Erhitzen abgetötet.

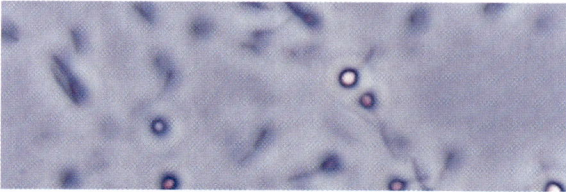

Sporen bildende Mikroorganismen

1.5 Amtliche Lebensmittelüberwachung

Lebensmittelüberwachung wird in dem Abschnitt 7 des Lebensmittel- und Futtermittelgesetzbuchs geregelt. Aufgabe der amtlichen Lebensmittelüberwachung ist es, Verbraucherinnen und Verbraucher vor gesundheitlichen Gefahren sowie vor Irreführung und Täuschung zu schützen, indem sie die Einhaltung des Lebensmittelrechts überprüft.

Die Durchführung ist Sache der Länder. Vor Ort übernehmen Lebensmittelüberwachungsbeamte die Kontrolle der Herstellungs- und Handelsbetriebe, Gaststätten und Großküchen. Tierärzte und Ärzte unterstützen sie dabei.

Jährlich werden in diesen Betrieben mindestens fünf Lebensmittelproben pro 1000 Einwohner entnommen. Beschwerdeproben machen im Durchschnitt nur einige Prozent der untersuchten Lebensmittelproben aus. Lebensmittelskandale führen zu einer gezielten Betriebskontrolle und Probenentnahme.

Mit dem Begriff „Probe" ist der Prüfgegenstand gemeint, z. B. der Kartoffelsalat, der hinsichtlich krank machender Mikroorganismen untersucht werden soll.

Amtliche Betriebsüberprüfung

Die zu überwachenden Betriebe werden jeweils in eine Risikokategorie eingestuft. Dabei werden folgende Kriterien besonders berücksichtigt:

1. Art und Produktionsumfang des Betriebes,
2. Effektivität und Eigenkontrollsysteme, insbesondere Anwendung des HACCP-Konzeptes,
3. Art und Herkunft der Erzeugnisse, insbesondere ihre Haltbarkeit,
4. Produkt-, Produktions- und Personalhygiene,
5. Qualifikation und Anzahl des Betriebspersonals,
6. der bestimmungsgemäße Verzehr der Erzeugnisse durch empfindliche Personengruppen und
7. Art und Anzahl der Verstöße gegen Rechtsvorschriften in der Vergangenheit.

Betriebe sind in der Regel in einem Abstand von drei Jahren zu kontrollieren.

Probenentnahme

Der Lebensmittelkontrolleur entnimmt in den Betrieben eine „amtliche Probe" zur Untersuchung sowie eine Zweitprobe, die er versiegelt im Betrieb zurücklässt. Die Erstprobe wird auf dem schnellsten Weg in die Untersuchungsstelle gebracht. Hier wird die Probe untersucht und ein schriftliches Gutachten erstellt. Das Gutachten sagt aus, ob ein Verstoß gegen das Lebensmittelrecht vorliegt.

Mögliche Beanstandungsgründe sind u. a. Gesundheitsschädlichkeit, mangelnde bzw. falsche Kennzeichnung, Überschreitung der erlaubten Höchstmengen.

Untersuchung von Lebensmittelproben

Folgende Kriterien werden u. a. untersucht:

- mikrobiologische Beschaffenheit,
- Gehalt an Rückständen und Verunreinigungen, z. B. Aflatoxine bei Nüssen, Benzo(a)pyren bei Rauchfleisch, Rückstände von Tierarzneimitteln und Pestiziden,
- Geruch und Geschmack der Lebensmittel,
- Zusammensetzung, z. B. mindestens 40 % Krabben im Krabbensalat bei entsprechender Angabe; Täuschung durch nachgemachte Lebensmittel, z. B. Sojaöl in Butter,
- die Herstellung, z. B. Personal- und Betriebshygiene,
- Kennzeichung und Aufmachung, z. B. Angabe von verwendeten Zusatzstoffen, Mengenangaben, Preisauszeichnung, verbotene gesundheitsbezogene Werbung,
- Vorhandensein gentechnisch veränderter Zutaten odert bestrahlter Zutaten.

Fast jeder fünfte Betrieb, der Lebensmittel herstellt, bearbeitet oder verkauft, ist im Jahr 2005 bei Lebensmittelkontrollen aufgefallen. Bei Beanstandungen wird ein Straf- oder Bußgeldverfahren eingeleitet.

„Das ist das erste Mal, dass so etwas passiert ist", erklärt der Leiter der Lebensmittelüberwachung im Ordnungsamt. Er hatte am Freitag im Vereinsheim des THW Kiel die Essensreste sichergestellt, die vermutlich die Lebensmittelvergiftung verursacht hatten. „Wir haben die Reste aus Mülleimern und Töpfen gekratzt und danach alles desinfiziert, damit nicht mehr passiert. Die Proben gehen an das Lebensmittel- und Veterinäruntersuchungsamt, wo sie ab heute bakteriologisch und chemisch untersucht werden. Gleichzeitig werden den Wissenschaftlern die Krankheitssymptome mitgeteilt. Es müssen Kulturen angelegt werden, die Bakterien müssen erst wachsen", schildert Herr Stoll den weiteren Fortgang der Untersuchungen. Er rechnet damit, dass am Mittwoch die Ergebnisse vorliegen.

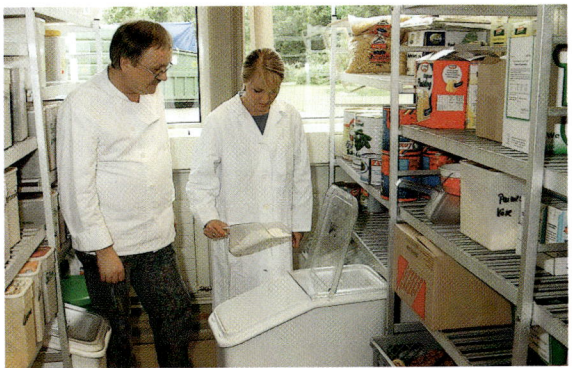

Überprüfung des Mehls auf Schädlingsbefall

1.6 Warenlagerung

Zur Warenlagerung gehören alle Tätigkeiten, die mit der Annahme, der Verwaltung, der Lagerung und der Ausgabe der Waren in Zusammenhang stehen.

Warenannahme

Alle Waren sollen nach der Eingangskontrolle zu den verschiedenen Lagerbereichen gelangen.

Qualitätskontrolle:
- Beschädigungen, Schädlinge, Farbveränderungen bei Obst und Gemüse
- Überprüfung des Verbrauchs- bzw. Mindesthaltbarkeitsdatums
- Temperaturkontrolle bei Kühl- und Tiefkühlerzeugnissen. Lebensmittel, deren Temperatur bei der Anlieferung zu hoch ist, dürfen nicht eingelagert werden
- Vorhandensein von Eiskristallen und Gefrierbrand

Mengenkontrolle
- Übereinstimmung mit der Menge auf dem Lieferschein und der bestellten Menge
- Aufdruck von Mengenangaben auf den Verpackungen
- Angabe der gelieferten Mengen in Stück, Liter, Kilogramm usw.

Kontrollliste Wareneingang				
Lieferant	Lieferdatum	Artikel-bezeichnung	Gründe für Annahme/ Annahme-verweigerung	Unterschrift Kontrolleur/in
Schmidt	13.5....	Weizenmehl	keine Beanstandung	✓
Bauer	13.5....	Möhren	nicht mehr knackig	✓

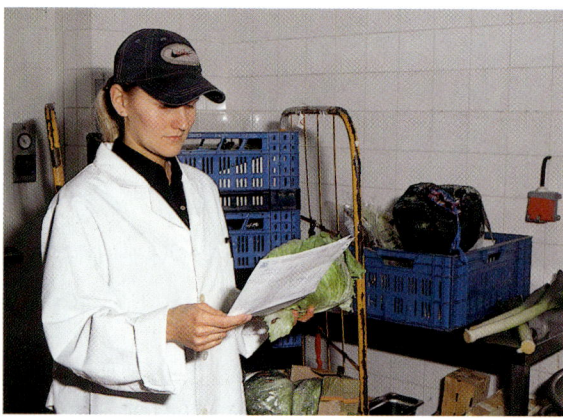

Wareneingangskontrolle

Lagerung von Lebensmitteln

Durch sachgerechte Lagerung wird versucht, die Lebensmittelqualität vom Einkauf bis zum Verbrauch möglichst gut zu erhalten.

Die Lagerbedingungen kennzeichnen die Art und Weise, wie die Lebensmittel zu lagern sind.

Lagerbedingungen sind
- Lagertemperatur,
- Luftfeuchtigkeit,
- hygienische Anforderungen.

Lagertemperatur
Besonders bei leicht verderblichen Lebensmitteln und Speisen muss die Lagertemperatur genau beachtet werden, da die Temperatur die Vermehrungsgeschwindigkeit von Mikroorganismen bestimmt.

Vom Gesetzgeber sind teilweise Höchsttemperaturen vorgeschrieben, die bei der Lagerung nicht überschritten werden dürfen.

Zu niedrige Temperaturen können ebenfalls einigen Lebensmitteln schaden, z.B. bestimmten Obst- und Gemüsesorten.

Luftfeuchtigkeit
Die Luftfeuchtigkeit muss dem Wassergehalt der Lebensmittel entsprechen. Einige Lebensmittel können austrocknen. Bei anderen Lebensmitteln wird durch zu hohe Luftfeuchtigkeit die Schimmelbildung gefördert bzw. sie können klumpen.

Produkthygiene bei der Lagerung
▶ Lebensmittel müssen bei der entsprechenden Lagertemperatur gelagert werden.
▶ Lebensmittel und Speisen abgedeckt oder in geeigneter Verpackung lagern.
▶ Unverpackte Lebensmittel mindestens 30 cm über dem Boden aufbewahren.
▶ Fertig zubereitete Speisen, die nicht sofort ausgegeben werden, müssen innerhalb von drei Stunden auf +10 °C abgekühlt werden.
▶ Haltbarkeitsfristen der Lebensmittel beachten.
▶ Leicht verderbliche Lebensmittel, z.B. Milchprodukte, Salat mit Mayonnaise, rohes Hackfleisch, Pilzspeisen, am Herstellungs- bzw. Anlieferungstag verwenden.
▶ Gegenseitige negative Beeinflussung vermeiden. Pflanzliche Lebensmittel können mit Erde behaftet sein. Im Erdreich befindet sich eine Vielzahl von Bakterien. Aber auch tierische Lebensmittel, z.B. ganze Fische, enthalten viele Mikroorganismen.
▶ Es muss vermieden werden, dass krank machende Mikroorganismen auf andere Lebensmittel übertragen werden.
▶ Eier separat und kühl aufbewahren.
▶ Lagerentnahme nach dem Prinzip: First in – First out vornehmen.
▶ Beim Einräumen der Ware wird Neues nach hinten gestellt und Altes nach vorne gerückt.

Lagerräume

Da die notwendigen Lagerbedingungen für die verschiedenen Lebensmittel und Speisen unterschiedlich sind, benötigt ein Betrieb für die Gemeinschaftsverpflegung mehrere Lagerräume. Die Lagerbedingungen für die einzelnen Lebensmittel sind ausschlaggebend für die Wahl des richtigen Lagerraumes.

Normallager

Die optimale Lagertemperatur liegt hier bei 10 bis 15 °C. Besonders geeignet sind also kühle, trockene, abgedunkelte, frostsichere und gut lüftbare Räume. Diese Anforderungen erfüllen z. B. Kellerräume.

Hier werden folgende Lebensmittel gelagert:

▶ feuchtigkeitsempfindliche Trockenprodukte: Teigwaren, Mehl, Reis, Zucker, Salz, Kaffee, Gewürze

▶ Konserven

Der Raum sollte möglichst kühl sein.

Die Luftfeuchtigkeit sollte nicht zu hoch sein, damit es nicht zur Schimmelbildung kommt.

Die Lebensmittel sollten verpackt sein, damit keine Gerüche übertragen werden.

Kühlräume

Viele Frischwaren müssen gekühlt werden.

Lagertemperaturen:

Aufgrund der Lagertemperaturen und der Hygienevorschriften müssen folgende Lebensmittelgruppen bzw. Lagerräume unterschieden werden:

▶ **Gemüsekühllagerräume:** Gemüse, Salat und Obst werden bei +6 bis +8 °C bei einer Luftfeuchtigkeit von 88 bis 90 % gelagert.

▶ **Milchkühllagerräume:** Milch und Milchprodukte werden bei +2 bis +4 °C gelagert. Geöffnete Produkte müssen getrennt untergebracht werden: gegarte Speisen, Salate und Desserts. Die Luftfeuchtigkeit beträgt 75 bis 80 %.

▶ **Fleischkühllagerräume:** Frischfleisch, Hackfleisch wird bei +2 °C gelagert. Die Luftfeuchtigkeit beträgt 85 bis 90 %.

▶ **Fischkühllagerräume:** Fische – ganze Tiere und Filets – werden am besten bei 0 °C zwischen Eis gelagert. Die Luftfeuchtigkeit beträgt 85 bis 90 %.

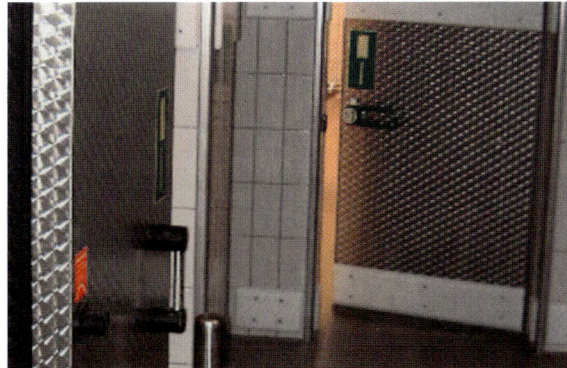

Entriegelungssystem

Räumliche Ausstattung der Lagerräume

▶ Kühlräume sollen leicht von der Küche zu erreichen sein.

▶ Die Kühlung von gegarten und rohen Lebensmitteln muss getrennt werden, d. h., es müssen mindestens zwei Räume vorhanden sein. So wird die Übertragung von Mikroorganismen von rohen auf gegarte Lebensmittel vermieden.

▶ Größere Portionen von heißen Speisen können die Kühlanlage überfordern. Lebensmittel sollten zum schnelleren Abkühlen in kleinere Behältnisse umgefüllt werden. Das Abkühlen heißer Speisen auf 10 °C sollte innerhalb von drei Stunden erfolgen, so wird die Vermehrung von Mikroorganismen gering gehalten.

▶ Breite Türen ohne Schwellen und breite Verkehrsflächen sind erforderlich, damit die Transportwagen ungehindert passieren können. Türen müssen eine glatte und leicht zu reinigende Oberfläche haben.

▶ Fenster, die geöffnet werden, müssen mit Insektengittern ausgestattet sein.

▶ Die Wände müssen bis zu einer Höhe von mindestens zwei Metern mit einem hellen, wasserundurchlässigen, glatten Anstrich oder Fliesen versehen sein. Stoßkanten vom Fußboden und an den Ecken müssen zur leichteren Reinigung durch Hohlkehlen abgerundet sein.

▶ Fußböden müssen aus rutschfestem und stabilem Material, z. B. Fliesen, bestehen. Die Verkehrswege müssen so ausgestattet sein, dass sie sicher begangen oder befahren werden können.

▶ Auf den Verkehrswegen ist eine ausreichende Beleuchtung vorgeschrieben.

▶ Decken müssen aus nicht abblätterndem und leicht erneuerbarem Material bestehen, so werden Schmutzansammlungen und Schimmelbildung verhindert.

▶ Leitungen müssen so verlegt sein, dass das Eindringen von Schädlingen vermieden wird.

▶ Die Lagerräume müssen über eine angemessene natürliche oder künstliche Belüftung verfügen.

▶ Das Kühlgut soll in leicht zugänglichen Regalen gelagert werden. Regale mit Breitrosten ermöglichen eine gute Luftzirkulation.

▶ Kühlräume müssen mit einer stromunabhängigen Temperaturkontrolle und -dokumentation ausgestattet sein.

▶ Kühlräume müssen auch bei verschlossenen Türen durch einen Entriegelungsmechanismus jederzeit verlassen werden können.

▶ Lagerbereiche mit Brandgefahr müssen mit Feuerlöschern ausgestattet sein.

▶ Lebensmittel und Speisen müssen in geschlossenen Behältern angeliefert werden, falls keine gesonderte Abladefläche vorhanden ist.

Überwachung der Lagerbestände – Warenpflege

Während der Lagerung müssen Lagerräume und Lebensmittel regelmäßig überwacht werden.

Kontrolliert werden dabei

▶ Lagertemperatur. Tiefgefrorene Lebensmittel müssen bei mindestens −18 °C gelagert werden. Auch für die Kühlräume gelten bestimmte Temperaturen.

▶ Luftfeuchtigkeit.

▶ Durchführung und Protokollierung der Reinigungsarbeiten und Schädlingsbekämpfung – Hygienepläne. Auf Sauberkeit und Ordnung in den Lagerräumen ist stets zu achten.

▶ Maßnahmen bei Befall durch Mikroorganismen oder Schädlinge. Mittel zu ihrer Bekämpfung dürfen nur von Personen mit ausreichenden theoretischen Kenntnissen und praktischen Fertigkeiten angewendet werden.

▶ Unversehrtheit der Verpackungen. Beschädigte Verpackungen müssen erneuert werden.

▶ Übertragung von Gerüchen auf andere Lebensmittel oder Speisen. Lebensmittel bzw. Speisen abdecken.

▶ Einhaltung der Lagerfristen. Lebensmittel mit abgelaufenem Mindesthaltbarkeitsdatum müssen aussortiert werden.

▶ Richtiges Einsortieren neuer Waren – nach hinten.

▶ Defekte Fugen, Löcher, abgeplatzte Fliesen oder Deckenteile, beschädigter Wandputz. Auch andere Mängel dieser Art müssen sofort behoben werden.

Besondere Mängel bei der Sichtkontrolle
Folgende Mängel weisen auf eine eventuelle Verunreinigung der Lagerbestände mit krank machenden Mikroorganismen oder falsche Lagerbedingungen hin:

• Dosen mit Bombage oder Gläser mit losen Deckeln
• fehlendes Vakuum, undichte Behälter, sogenannte Leckagen
• untypische Trübungen von Flüssigkeiten in Gläsern usw.
• Geruchsabweichungen
• Verflüssigung von festen Bestandteilen
• starke Rostbildung

Übersicht – Lagerung und Haltbarkeit von Lebensmitteln (Haushalt)

Lebensmittel		Lagerdauer	Ort	Temperatur/ Luftfeuchtigkeit
Frischvorräte	Hackfleisch Fleisch, Fisch, Milch Obst, Salat Wurzelgemüse Butter, Eier	bis 1 Tag 1 bis 2 Tage 2 bis 11 Tage 7 bis 30 Tage 20 Tage	Kühlschrank	+2 bis +8 °C/ 60 bis 70 %
	Kartoffeln Obst Gemüse	6 bis 8 Monate 3 bis 5 Monate 3 bis 4 Monate	Keller	+8 bis +12 °C/ 50 bis 60 %
Trockenvorräte	Mehl, Kakao, Schokolade Trockensuppen, Dauerwurst Hülsenfrüchte, Trockenobst Knäckebrot, Zwieback, Stärke Kartoffeltrockenprodukte Reis, Salz Zucker	6 Monate 1 Jahr 2 Jahre 3 Jahre	Speisekammer, Vorratsschrank	+15 bis +20 °C/ 50 bis 60 %
Halbkonserven	Fleisch Fisch Salate	2 Wochen bis 3 Monate Mindesthaltbarkeitsdatum beachten	Kühlschrank	+2 bis +8 °C
Vollkonserven		1 bis 4 Jahre Mindesthaltbarkeitsdatum beachten	Speisekammer, Vorratsschrank	+15 bis +20 °C
Eingemachtes	Gläser luftdicht verschlossen: Obst, Gemüse, Fleisch	1 bis 2 Jahre	Keller	+8 bis +12 °C
Tiefkühlkost		vgl. S. 11	Gefriergerät	−18 °C und tiefer

Warenausgabe

Die Warenausgabe erfolgt in größeren Betrieben nur gegen Beleg.

Die Warenbestellung ist auf einem Warenanforderungsschein spätestens am Vorabend abzugeben.

Alle ausgegebenen Waren werden täglich in die entsprechenden Lagerkarteikarten eingetragen.

Dafür entwickelte PC-Programme erleichtern diese Arbeit.

Die Lagerkarteikarten geben Auskunft über die Zu- und Abgänge der Waren und über den Warenbestand.

Man unterscheidet Lagerfachkarten und Lagerkarteikarten.

Lagerfachkarten enthalten meist keine Preisangaben und Angaben über die Lagerkennzahlen. Lagerfachkarten befinden sich im Lager bei den Waren.

Lagerkarteikarten sind im Büro untergebracht.

Warenanforderung

Nach erfolgter Menüplanung erstellt das Küchenverwaltungsprogramm eine Warenanforderungsliste für einen festzulegenden Bestellzeitraum.

Die Anzeige der Rohstoffe mit benötigter Menge kann sortiert nach Planungstag oder Rohstoff erfolgen. Die Verfügbarkeit des Rohstoffs wird angezeigt: Grün markierte Rohstoffe sind in ausreichender Menge auf Lager, gelbe müssen bestellt werden.

Die Schaltfläche *Bestellvorschlag* startet die Aufbereitung der Bestellungen.

Die Bestellungen können anschließend als Brief gedruckt oder als Telefax versendet werden (entsprechende Hardware vorausgesetzt).

Am Tag der Warenentnahme können die benötigten Lebensmittel anhand einer Warenanforderungsliste dem Lager entnommen und auf Wunsch automatisch aus dem Lager gebucht werden.

Lagerfachkarte Nr. 72

Lieferant: **Meier**	Artikel: **Kaffee**
Anschrift: **Kiel**	Mindestbestand: **7 kg**
Telefon: 01 23/38 59 76	Lieferfrist: **14 Tage**

Wareneingang   Warenausgabe

Datum	Eingang Menge	Ausgabe Menge	Verbrauchende Stelle	Bestand
4.5.	10 kg	0,500 kg	Küche	16,500 kg
5.5.		0,500 kg	Küche	16,000 kg

Tagungsstätte Martinshaus

Warenanforderung

Verbrauchende Stelle: _Küche_

Artikel	Menge	Lieferdatum	Preis in €	Anmerkung
Eierteigwaren	2500 g	8. 2....	5,10	
Äpfel	12 kg	8. 2....	14,50	
Mehl	10 kg	8. 2....	7,90	

Waren erhalten: _ve..._

Datum: _7. 2...._

Mikrobiologische oder chemische Bombage

Dabei kommt es zur Gasentwicklung in Dosen oder Gläsern. Der Dosendeckel wird dadurch hochgewölbt bzw. die Gläser sind nicht mehr verschlossen. Die Wölbung lässt sich bei Dosen nicht wieder eindrücken.

Der Doseninhalt ist nicht mehr genusstauglich!

Korrosion von Dosen

Durch Säuren und Sauerstoff kann es bei Zinn- und Aluminiumdosen zu stärkeren Zerstörungen des Metalls kommen. Der Doseninhalt erfährt eine Qualitätsminderung, die bis zur Genussuntauglichkeit führt.

Lagerbestände

Lagerbestände – Warenbestände – sind die vorhandene Vorratsmenge.

Die Lagerbestände müssen den betrieblichen Bedürfnissen angepasst werden.

Zu große Lagerbestände

▶ benötigen unnötig große Lagerräume,

▶ führen zu einer längeren Lagerdauer,

▶ bewirken unter Umständen Qualitätsverluste, Verderb,

▶ binden unnötig Betriebskapital, da die Waren eingekauft, aber nicht benötigt werden.

Zu geringe Lagerbestände können

▶ Mehrkosten und einen erhöhten Zeitbedarf bei einem spontanen Nachkauf nach sich ziehen,

▶ zu einer Nichterfüllung eines erforderlichen Angebotes führen, die Wünsche der Bewohner, Gäste usw. müssen unberücksichtigt bleiben.

In jedem Betrieb sind daher die erforderlichen Lagerbestände festgelegt. Dabei handelt es sich um Durchschnittswerte, die auf Erfahrungen beruhen.

Eine Hilfe bei der Festlegung der erforderlichen Lagerbestände sind die Lagerkennzahlen, die die Lagerbestände, den Warenumschlag und die notwendigen Bestellmengen deutlich machen.

---

1. Ermitteln Sie den Bestellbestand für Kaffee.
Täglich werden 0,500 kg Kaffee benötigt.
Die Lieferzeit beträgt zwei Tage.
Der Mindestbestand beträgt 7 kg.

2. Ermitteln Sie den Mindestbestand für Salami.
Täglich werden 1,500 kg Salami benötigt.

3. Bei der Inventur soll der durchschnittliche Lagerbestand ermittelt werden.
Der Warenanfangsbestand zu Beginn des Jahres betrug 22 300,00 €.
Der Warenendbestand bei der Inventur beträgt 21 900,00 €.

4. Täglich werden 10 kg Kartoffeln benötigt.
Die Lieferzeit beträgt 6 Tage.
Der Mindestbestand ist mit 60 kg angegeben.
Ermitteln Sie den Bestellbestand.

5. Peter erhält eine Warenanforderung aus der Küche. Welche Arbeiten hat er zu erledigen?

6. Erläutern Sie die Lagerkennzahlen:
a) Mindestbestand,
b) Bestellbestand,
c) durchschnittlicher Lagerbestand.

Lagerkennzahlen

Melde- oder Bestellbestand

Es handelt sich um den Lagerbestand, bei dem durch Meldung eine neue Bestellung ausgelöst wird, damit die Waren rechtzeitig eintreffen. Ein Fehlen von Waren soll hierdurch vermieden werden.

Der Bestellbestand muss so rechtzeitig erfolgen, dass die Vorräte aufgefüllt werden, bevor der Mindestbestand angegriffen wird.

Der Meldebestand wird bestimmt durch den Mindestbestand, den durchschnittlichen Tagesverbrauch und die Bestelldauer.

> **Bestellbestand =**
> Tagesverbrauch × Lieferzeit + Mindestbestand

Beispiel:
Der Tagesverbrauch an Emmentaler Käse beträgt 1,500 kg.
Die Lieferzeit beträgt 2 Tage.
Der Mindestbestand beträgt 6 kg.

Rechnung:
1,500 kg × 2 Tage + 6 kg = 9 kg

Sind noch 9 kg Emmentaler Käse im Lager, muss erneut bestellt werden.

Mindestbestand

Diese Warenmenge muss vorhanden sein, damit ein uneingeschränktes, risikoloses Angebot erfolgen kann.

Der Mindestbestand entspricht bei länger haltbaren Lebensmitteln in der Regel einem zweiwöchigen Warenverbrauch.

> **Mindestbestand =**
> durchschnittlicher Tagesverbrauch × 14 Tage

Beispiel:
Täglich werden durchschnittlich 0,500 kg Bohnenkaffee benötigt.

Rechnung:
0,500 kg Kaffee × 14 Tage = 7 kg Kaffee

Der Mindestbestand an Bohnenkaffee im Lager muss 7 kg betragen.

Durchschnittlicher Lagerbestand

Diese Warenmenge sollte möglichst gering gehalten werden.

> **Durchschnittlicher Lagerbestand =**
> $$\frac{\text{Warenanfangsbestand} + \text{Warenendbestand}}{2}$$

Bestandskontrolle – Inventur

Bei Bestandskontrollen – einer Inventur – wird der gegenwärtige Bestand aller Waren festgestellt. Bei dieser Überprüfung soll der tatsächliche Bestand mit den Angaben in den Lagerfachkarten übereinstimmen.

Bestandskontrollen sollten regelmäßig durchgeführt werden. Für die jährliche Bilanz muss eine Inventur in der letzten Woche des Jahres bzw. in der ersten Woche des neuen Jahres durchgeführt werden.

Bei der Inventur wird der Soll-Warenbestand, der in den Lagerfachkarten angegeben ist, mit dem wirklichen Ist-Warenbestand verglichen.

Der **Soll-Warenbestand** ist bei einer Inventur den Lagerfachkarten zu entnehmen. In den Lagerfachkarten sind für die verschiedenen Waren der Anfangsbestand, die Zugänge und die Abgänge sowie der Sollbestand notiert.

> **Anfangsbestand**
> **+ Zugänge**
> **– Abgänge**
> **= Sollbestand**

Soll-Warenbestand und Ist-Warenbestand können voneinander abweichen, deshalb wird der **Ist-Warenbestand** bei einer Inventur durch folgende Maßnahmen ermittelt:

- Zählen, z. B. Anzahl der geschlossenen Packungen, Dosen, Flaschen usw.,
- Messen, z. B. der Flüssigkeiten in geöffneten Behältern. Falls eine Skala an den Behältern angebracht ist, kann der Restinhalt abgelesen werden,
- Wiegen, z. B. geöffneter Verpackungen, das Gewicht der Verpackungen muss dabei abgerechnet werden.

Der jetzt ermittelte Ist-Warenbestand wird in die Lagerfachkarten eingetragen. Der Ist-Warenbestand wird dann mit dem Soll-Warenbestand verglichen.

Haben sich bei der Inventur Unterschiede zwischen dem Ist-Warenbestand und dem Soll-Warenbestand ergeben, so müssen die Differenzen aufgeklärt werden.

Fehlbestände können z. B. durch
- Verderb, Schwund,
- Bruch,
- ungenaue Eintragungen

entstanden sein.

Ist der Lagerbestand niedriger als in den Lagerfachkarten angegeben, wird die Differenz als Abgang in den Lagerfachkarten verbucht.

Ist der Lagerbestand höher als in den Lagerfachkarten angegeben, wird die Differenz als Zugang in den Lagerfachkarten verbucht.

Das Ergebnis der durchgeführten Inventur ist die mengenmäßige und wertmäßige Erfassung aller Warenbestände.

> Die Inventur ist die mengenmäßige und wertmäßige Bestandsaufnahme aller Vermögenswerte und Schulden eines Betriebes zu einem bestimmten Zeitpunkt.

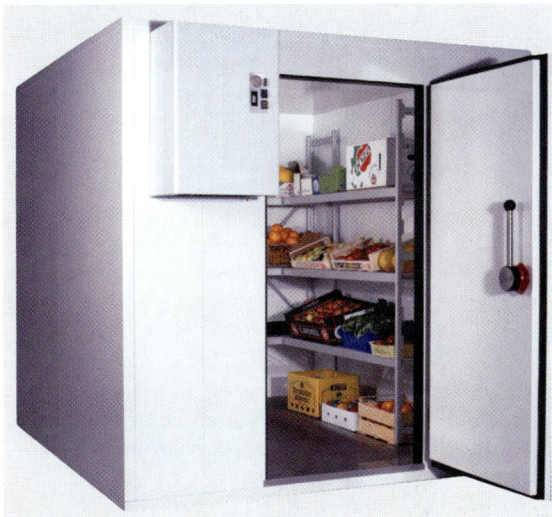

Kühllager

1. Führen Sie eine Inventur in einem Bereich Ihres Betriebes durch, z. B. Kühllager.

2. Erläutern Sie an konkreten Beispielen, wodurch es zu Verlusten – Abgängen – bei der Lagerhaltung kommen kann.

3. Ein Weizenmischbrot wiegt nach 2 Tagen 996 g. Der durchschnittliche Lagerverlust für Weizenmischbrot beträgt in diesem Zeitraum 6 %. Berechnen Sie das Frischgewicht des Weizenmischbrotes.

4. Erklären Sie, wie Unterschiede, die bei der Inventur zwischen dem Soll-Warenbestand und dem Ist-Warenbestand ermittelt werden,
   a) begründet werden können,
   b) in den Lagerfachkarten verbucht werden.

5. Erläutern Sie die Angaben auf
   a) einer Lagerfachkarte,
   b) einem Warenanforderungsschein.

6. a) Begründen Sie den Lagergrundsatz: First in – First out.
   b) Nennen Sie Verfahrensweisen, wie dies auch wirklich erreicht werden kann.

Speisen und Getränke herstellen und servieren

Wir erstellen eine Rezeptdatei

In den nächsten Jahren werden Sie viele verschiedene Rezepte kennenlernen.
Da lohnt es sich schon, eine Rezeptdatei anzulegen, damit man jederzeit die
Rezepte nachkochen bzw. -backen kann.

▶ Zunächst überlegen Sie sich eine Gliederung für die Rezeptdatei, z. B.

Inhaltsverzeichnis meiner Rezeptdatei

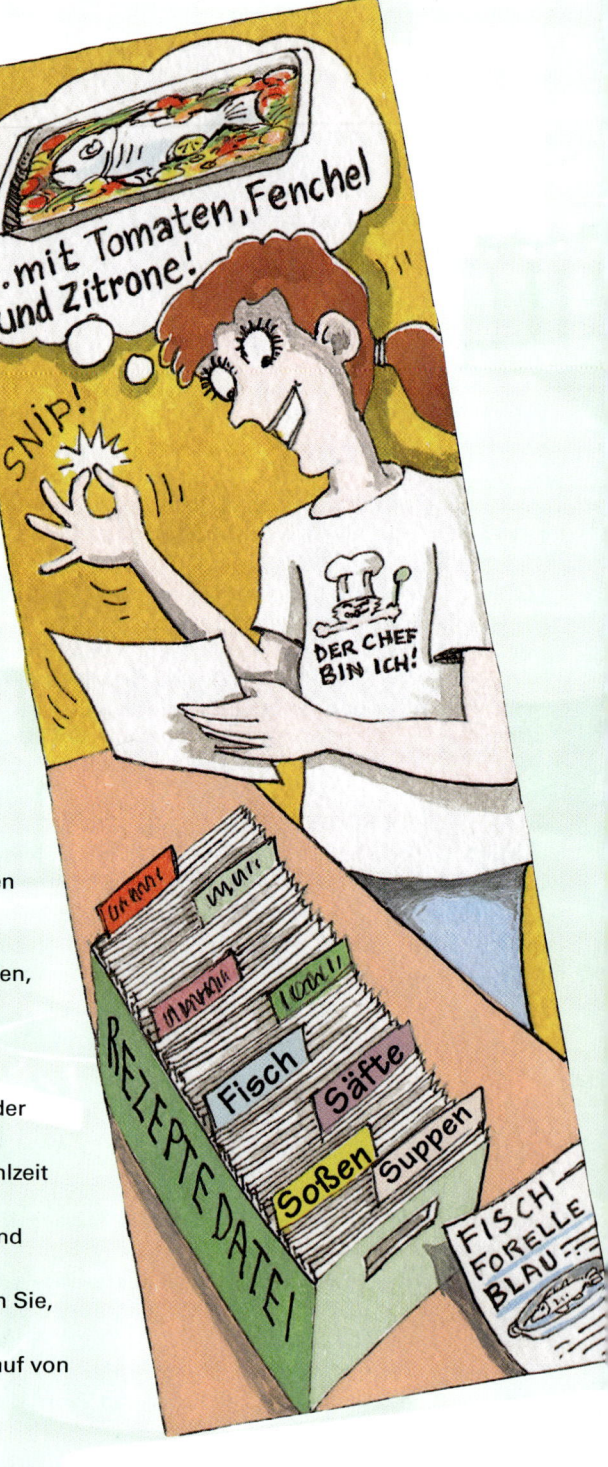

– *Suppen*

– *Soßen*

– *Beilagen*

– *Fleischgerichte*

– *usw.*

▶ Nun benötigen Sie einen Kasten, den Sie auch
selbst anfertigen können, oder einen Ordner für Ihre
Rezeptdatei. Den Kasten bzw. den Ordner können
Sie außen ansprechend gestalten, z. B. auf der
Vorderseite – Rezepte, die ich besonders gern mag –
und auf der Rückseite?

▶ Für die einzelnen Unterthemen müssen nun
Trennblätter gefertigt werden. Diese können mit Fotos
bzw. Zeichnungen von entsprechenden Gerichten und
Getränken verziert werden. Außerdem ist es sicher bald
ratsam, für die einzelnen Unterthemen Inhalts-
verzeichnisse anzulegen, damit Sie den Überblick
behalten.

▶ Schreiben Sie jedes Rezept auf ein Extrablatt und ordnen
Sie es an der richtigen Stelle ein. Beginnen können Sie
z. B. mit den Rezepten in diesem Buch, dann haben Sie
diese Rezepte auch noch, wenn Sie das Buch wieder
abgeben müssen.

▶ Fragen Sie im Betrieb nach weiteren Rezepten bzw. notieren
Sie diese jeweils, wenn sie erstellt werden.

▶ Die Rezepte können Sie auch jeweils für eine größere
Personenzahl, so wie sie in der Großküche zubereitet werden,
notieren.

Wir eröffnen ein Bistro

Die Rezeptdatei kann auch für die Eröffnung eines Bistros in der
Schule verwendet werden.

Sammeln Sie Rezepte für Pausensnacks, die als Zwischenmahlzeit
angeboten werden können und schnell zuzubereiten sind.

Welche Speisen und Getränke mögen Ihre Mitschülerinnen und
Mitschüler wohl am liebsten?

Beachten Sie dabei auch die Kosten für die Snacks. Überlegen Sie,
was der Snack kosten darf.

Planen Sie den Arbeitsablauf für die Erstellung und den Verkauf von
Pausensnacks in der Schule.

Viel Spaß und viel Erfolg!

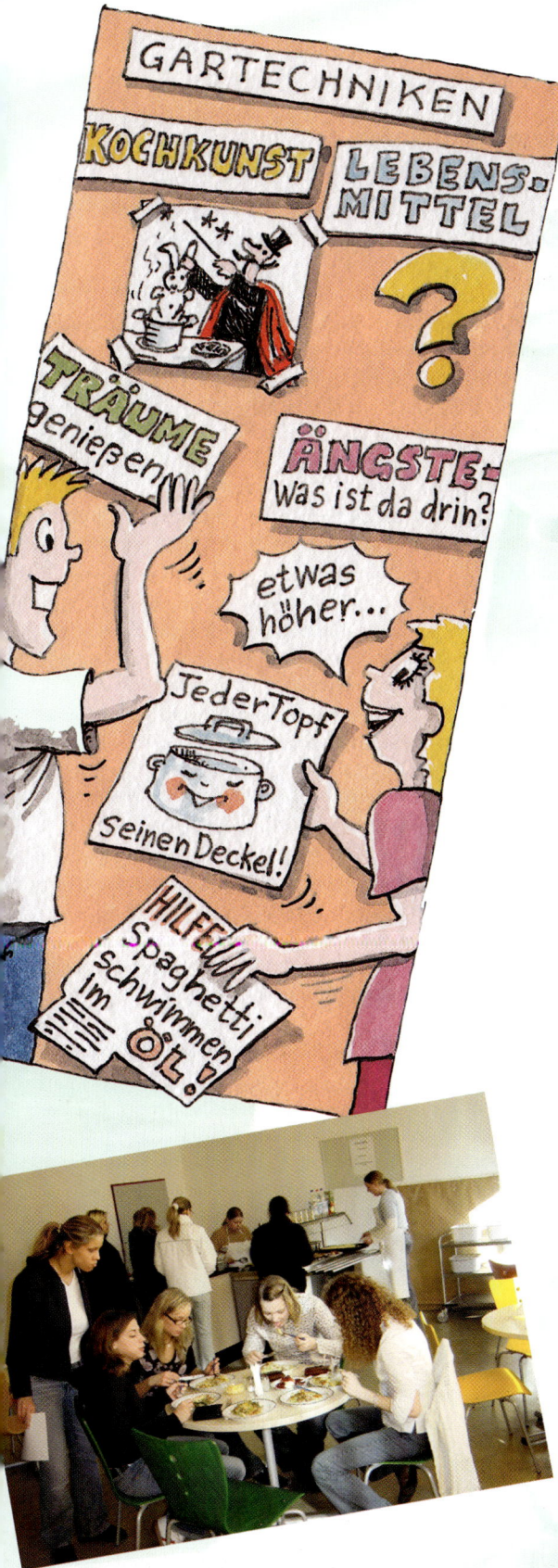

Wir erstellen Wandzeitungen

Erstellen Sie in Gruppen eine Wandzeitung zu den verschiedenen Gartechniken.

Eine Wandzeitung ist ein großes Plakat, auf dem in übersichtlicher Form Informationen und Meinungen – Wünsche, Träume und Ängste – zu einem Thema dargestellt sind. Eine Wandzeitung will informieren und zum Nachdenken anregen.

Wandzeitungen werden in Gruppen oder durch Zusammenarbeit aller Schüler erstellt.

Die Wandzeitungen können später im Klassenraum, in Fluren oder in der Pausenhalle ausgestellt werden und so Ihre Mitschüler über das jeweilige Thema informieren.

Was ist bei der Gestaltung zu beachten?

► Sie benötigen eine Tapetenrolle oder Packpapier, Stifte, Kleber, Stellwände oder eine freie Wandfläche.

► Bilder sagen oft mehr als Worte. Bilder, Fotos, Rezepte aus Zeitschriften sammeln oder selbst erstellen. Auch Karikaturen können eine Wandzeitung beleben.

► Wenn genügend Material vorhanden ist, geht es daran, das Layout für die Wandzeitung zu entwerfen. Durch Hin- und Herschieben der einzelnen Teile kann man den Platz einteilen und einen Eindruck von dem späteren Aussehen der Wandzeitung bekommen. Das Aufkleben und Beschriften geschieht, wenn alle einverstanden sind.

► Überschriften und Schlagzeilen sollen griffig, evtl. witzig und einprägsam sein.

► Die Schriftgröße muss so gewählt werden, dass sie auch aus der Entfernung klar lesbar ist.

► Wichtige Informationen müssen von den Betrachtern schnell erfasst werden, sie werden durch größere Schrift oder leuchtende Farben hervorgehoben.

► Die Wandzeitung sollte nicht überladen sein. Überschriften und Bilder brauchen Raum, damit sie wirken.

Das HACCP-Konzept für unser Bistro

Speisen und Getränke für ein Bistro müssen hygienisch einwandfrei hergestellt werden.

Überlegen Sie:

► Was muss bei unseren Speisen und Getränken kontrolliert werden?

► Was muss sonst – Räume, Personal – kontrolliert werden?

► Wie kann man die Kontrolle und die Dokumentation durchführen?

Stellen Sie Ihr Konzept dem örtlichen Veterinär vor, evtl. hat dieser ja noch Ergänzungsvorschläge.

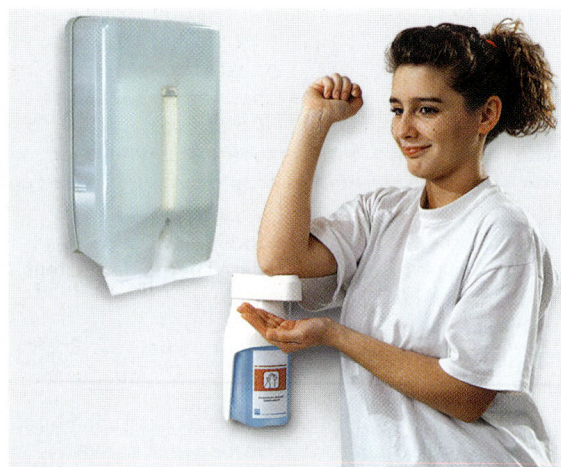

Persönliche Hygiene

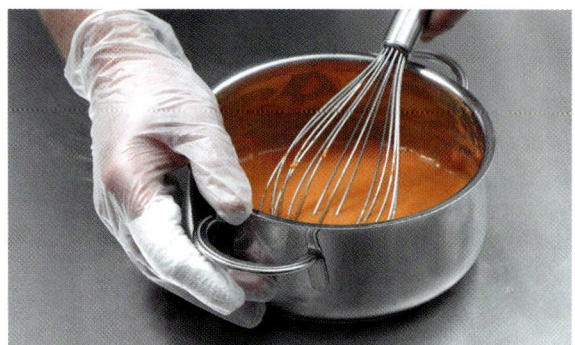

Wunden hygienisch abdecken

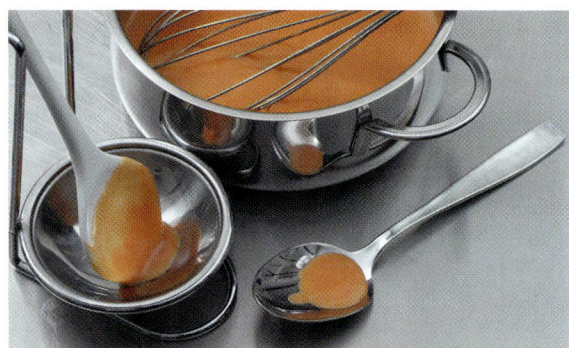

Mit zweitem Löffel abschmecken

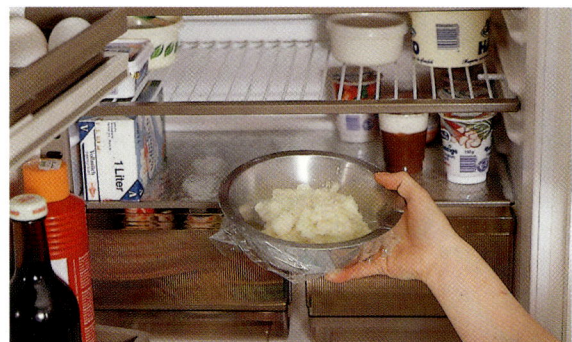

Speisen abgedeckt kühl aufbewahren

2.1 Arbeitsplatz Küche

Hygiene bei der Lebensmittelverarbeitung

▶ Saubere Arbeitskleidung und Schuhe tragen.

▶ Lange Haare zusammenbinden, eine Kopfbedeckung tragen.

▶ Schmuck ablegen.
Auf Kleidung und Haut, z. B. unter Ringen, befinden sich unzählige Mikroorganismen.

▶ Vor der Speisenzubereitung und nach dem Gang zur Toilette die Hände waschen.
Auf den Handflächen befinden sich unzählige Bakterien. Personen können außerdem Salmonellen ausscheiden, ohne dies zu wissen.

▶ Nach dem Naseputzen oder Husten die Hände waschen. Nicht auf Speisen niesen oder husten.

▶ Speisen nur mit einem sauberen Löffel probieren.

▶ Schnittwunden oder andere Verletzungen mit einem sauberen Verband oder Pflaster usw. abdecken, in den Wunden, auf Nasen- und Rachenschleimhäuten können sich Eitererreger befinden.

▶ Handtücher, Geschirrtücher und Wischtücher regelmäßig wechseln und waschen.
Auf diesen Wäschestücken befinden sich nicht nur Speisereste, sondern auch unzählige Bakterien.

▶ Abfälle auf einem Teller bzw. in einer Schüssel sammeln.

▶ Schmutziges Geschirr zusammenräumen.

▶ Nur saubere Geräte, z. B. Messer, für die Nahrungszubereitung verwenden.
Durch bereits verwendete Geräte können Bakterien, z. B. von Fleisch, auf andere Lebensmittel übertragen werden.

▶ Speisen abgedeckt und kühl aufbewahren.

▶ Speisen nicht warm halten. Speisen rasch abkühlen und bei Bedarf schnell wieder aufwärmen. Besonders in warmen Speisen, aber auch bei Zimmertemperatur vermehren sich die Bakterien schnell.
Risikobereich: +15 bis +40 °C.

1. Erläutern Sie folgende Aussage: „Lebensmittelvergiftungen können zum Teil durch persönliche Hygiene vermieden werden."

2. Warum sollte man den Teller nur am Rand bzw. von unten anfassen?

3. Erläutern Sie allgemein Übertragungsmöglichkeiten für krank machende Mikroorganismen.

4. Warum sind Stoffhandtücher in öffentlichen Toiletten ungeeignet?

Abfallentsorgung in gewerblichen Küchen

In der Gemeinschaftsverpflegung entstehen bei der Zubereitung der Speisen und Getränke sehr unterschiedliche Abfallarten:

Verpackungsabfälle:
- Einwegverpackungen und evtl. Einweggeschirr bzw. Einwegbesteck aus Papier, Pappe, Kunststoff, Glas, Metall usw.

Speisereste:
- Putz- und Schälabfälle,
- Fisch- und Knochenabfälle,
- Fett- und Fleischabfälle,
- Kaffee- und Teesatz,
- Service- und Tellerreste.

Altfette und Altöle:
- Frittierfette,
- Reste vom Braten, Grillen
- usw.

Restmüll:
- Papierhandtücher, Servietten,
- Handschuhe, Hauben
- usw.

Sortieren von Abfällen: Abfälle können nur wiederverwertet werden, wenn sie sortiert werden. Voraussetzung für ein sorgfältiges Sortieren und so eine umweltfreundliche Entsorgung sind kurze Wege zu den Abfallbehältern. Wo Abfälle entstehen, müssen entsprechende Behälter bereitstehen.

Verpackungen

Diese sind entsprechend der Verpackungsverordnung zu entsorgen, d. h., wenn sie nicht wieder befüllbar sind und auch nicht vermieden werden können, erfolgt eine Rückholung über das duale System – Grüner Punkt.

Verpackungen müssen getrennt von anderen Abfällen zur Abholung bereitgestellt werden.

Speisereste

Rein pflanzliche Speisereste – die von tierischen Speiseresten getrennt gesammelt wurden – sind dem Kreislaufwirtschafts- und Abfallgesetz entsprechend zu entsorgen.

Diese Bioabfälle werden in der Biotonne gesammelt und dann z. B. kompostiert.

Speisereste, die tierische Produkte enthalten, müssen nach dem Tierkörperbeseitigungsgesetz in einer zugelassenen Tierkörperbeseitigungsanstalt (TBA) entsorgt werden. Speisereste dürfen nicht im Restmüll entsorgt werden, wenn sie tierische Bestandteile enthalten.

Ausgenommen von der Beseitigungspflicht sind hier lediglich geringe Mengen. Das Gesetz definiert als geringe Menge das Abfallaufkommen eines privaten 4-Personen-Haushalts.

Die Verfütterung der Speiseabfälle und Abfälle tierischer Herkunft an Schweine ist nicht ohne Weiteres erlaubt, da ungenügend erhitzte Speisereste eine mögliche Ursache für Schweinepest sind. Die Verfütterung von Speiseresten an Tiere ist genehmigungspflichtig. Entsprechende Ausnahmegenehmigungen kann das Veterinär- und Lebensmittelüberwachungsamt auf Antrag erteilen.

Altfette und Altöle

Sie müssen getrennt von anderen Abfällen gesammelt werden.

Privatwirtschaftliche Firmen übernehmen die Entsorgung und evtl. weitere Verwertung, z. B. als Zusatz in Futtermitteln.

Restmüll

Der hausmüllähnliche Gewerbemüll wird nach dem Abfallgesetz auf Deponien oder in Müllverbrennungsanlagen entsorgt.

Speisereste sind in der Gemeinschaftsverpflegung der größte Abfallanteil, ca. 73 %.

Fett- und Stärkeabscheider

Jede gewerbliche Küche in der Gemeinschaftsverpflegung und in der Gastronomie, in der fetthaltiges Wasser anfällt, muss über eine Fettabscheideranlage verfügen. Durch die Anlage werden im Abwasser enthaltene Fette und Öle abgetrennt. Die Fettabscheider müssen regelmäßig entleert und die Fette sachgerecht entsorgt werden, vgl. oben.

Auch Stärke muss vom Abwasser getrennt werden. Stärke fällt beim Schälen von Kartoffeln an, Stärkeabscheider sind in Kartoffelschälmaschinen eingebaut. Falls die Kartoffeln nicht im Betrieb geschält werden, ist die Stärkeabscheideranlage nicht erforderlich.

Abfallvermeidung

Einkauf und Produktion: Beim Einkauf von Convenience-Produkten, z. B. Tiefkühlgemüse, entstehen geringe Putz- und Schälabfälle im Vergleich zu unverarbeiteten Lebensmitteln, allerdings meist mehr Verpackungsabfall.

Warenannahme: Hier ist es möglich, nach Absprache mit dem Lieferanten Mehrwegbehälter einzusetzen.

Großgebinde verringern ebenfalls den Verpackungsabfall.

Speisenausgabe: Falls die Essensteilnehmer die Möglichkeit haben, die Portionsgrößen zu bestimmen, sind die nicht verzehrten Tellerreste geringer.

Speisereste sollten nicht ins Abwasser gelangen, da sie den Fettabscheider zusätzlich belasten und hier höhere Entsorgungskosten verursachen.

Einweggeschirr sollte vermieden werden.

Abwassermengen können durch den Einsatz entsprechender Geräte und Maschinen verringert werden.

Abfallbehälter müssen regelmäßig geleert und gründlich gereinigt werden.

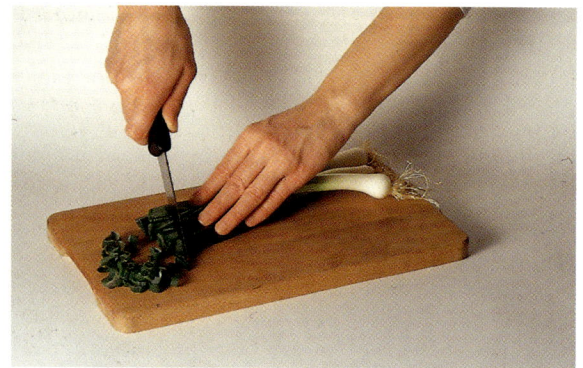

Unfallgefahren – Unfallschutz

1. Erläutern Sie, was hier falsch gemacht wird.
   Wie wird es richtig gemacht?

2. Überlegen Sie weitere Unfallursachen und beschreiben Sie Möglichkeiten der Unfallverhütung.

3. Erläutern Sie Sicherheitsmaßnahmen, die Sie bei der Arbeit mit
   a) einer Aufschnittmaschine,
   b) einem Dampfdrucktopf
   beachten müssen.

4. Beschreiben Sie Erste-Hilfe-Maßnahmen bei
   a) Schnittverletzungen,
   b) Verbrennungen.

5. Erstellen Sie für Ihren Betrieb ein Plakat „Unfallgefahren – Sicherheitsmaßnahmen im Betrieb".

6. Informieren Sie sich, welche Berufsgenossenschaft für Ihren Betrieb zuständig ist.

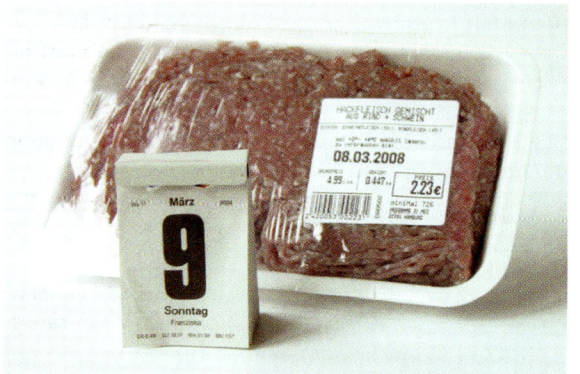

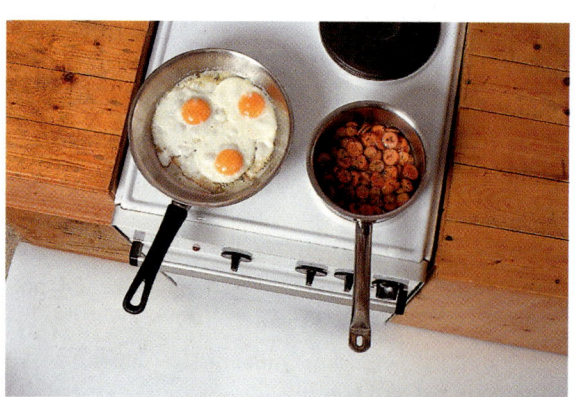

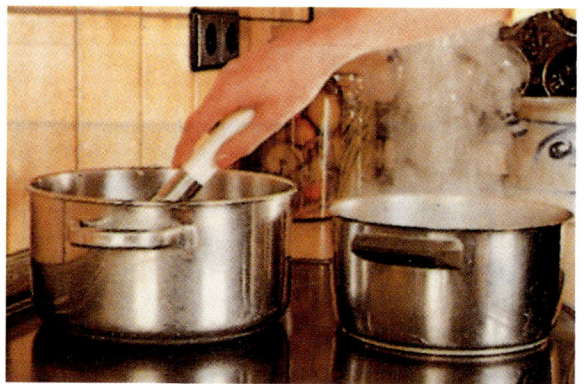

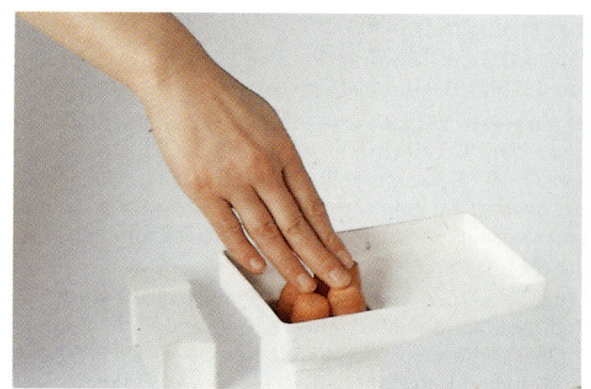

Generell gilt:
Übermüdung und Ablenkung erhöhen die Unfallgefahr. Konzentrieren Sie sich auf die Arbeit und lenken Sie andere nicht von der Arbeit ab.
Achten Sie auf Ordnung und Sauberkeit.
Räumen Sie weg, was nicht gebraucht wird.

Vermeidung von Stürzen – 85 % aller Unfälle sind Stürze
▶ Herabgefallene Abfälle, z.B. Obstschalen, sofort aufheben, Verschüttetes sofort aufwischen.
▶ Verspritztes Fett sofort aufwischen.
▶ Keine Gegenstände in den Laufbereich stellen.
▶ Auf richtige Arbeitskleidung, besonders Schuhe mit rutschfester Sohle, achten.
▶ Keine Anschlusskabel von elektrischen Geräten herunterhängen lassen.
▶ Stühle nicht als Leiterersatz verwenden. Eine Leiter mit rutschfesten Tritten, Gummifüßen und Sicherheitsbügel benutzen.

Vermeidung von Schnittwunden und Verletzungen durch Geräte
▶ Beim Arbeiten Haare zusammenbinden, Schmuck ablegen.
▶ Den Resthalter bei Zerkleinerungsmaschinen als Fingerschutz benutzen.
▶ Krallengriff beim Schneiden anwenden, vgl. S. 46.
▶ Schneidgeräte nicht herumliegen lassen.
▶ Nicht mit Schneidgeräten, z.B. Messern, herumlaufen. Sollte dies notwendig sein, Klinge bzw. Schneide nach unten halten.
▶ Schneidewerkzeug nie in das Spülwasser legen. Es kann jemand hineingreifen und sich verletzen.
▶ Messer nach dem Gebrauch wieder in den Messerbehälter stellen.
▶ Fallende Messer und Gläser nicht auffangen.
▶ Beschädigtes Geschirr wegwerfen.
▶ Keine elektrischen Geräte mit beschädigten Anschlusskabeln benutzen. Vor dem Reinigen der Geräte den Stecker ziehen. Motorgehäuse nur feucht abwischen, nicht spülen.
▶ Beim Einkauf von Maschinen und Geräten darauf achten, ob sie den Unfallverhütungsvorschriften entsprechen. Prüfungszeugnis!
▶ Schutzvorrichtungen bei Maschinen und Geräten nicht entfernen.
▶ Stecker nicht an der Schnur aus der Steckdose ziehen, Stecker anfassen.
▶ Reparaturen an elektrischen Geräten dürfen nur von Fachleuten ausgeführt werden.

Vermeidung von Verbrennungen und Verbrühungen
▶ Heiße Flüssigkeit, z.B. von Kartoffeln, vorsichtig abgießen.
▶ Keine Fritteuse mit heißem Fett transportieren.

▶ Niemals Gefäße mit heißer Flüssigkeit auf dem Boden abstellen.
▶ Auf brennendes Fett kein Wasser gießen. Einen Deckel auf das Gefäß legen, damit die Flamme erstickt.
▶ Lebensmittel gut abtrocknen, bevor sie frittiert oder gebraten werden. So werden gefährliche Fettspritzer vermieden. Zum Frittieren deshalb auch nur wasserfreies, reines Fett bzw. Öl verwenden.
▶ Darauf achten, dass z.B. der Grill auch von außen sehr heiß werden kann. Topfhandschuhe bzw. Topflappen benutzen.
▶ Standort und Bedienung des Feuerlöschers kennen.

Vermeidung von Vergiftungen und Verätzungen
▶ Beim Einkauf von leicht verderblichen Lebensmitteln auf das Verbrauchsdatum achten. Das Mindesthaltbarkeitsdatum ist kein Verfallsdatum.
▶ Bei schlechtem Geruch oder Schimmelbildung Lebensmittel nicht mehr essen.
▶ Selbst gesammelte Pilze nur dann essen, wenn man sie wirklich kennt. Vorsichtshalber zur Pilzberatungsstelle gehen.
▶ Reinigungsmittel nur in entsprechend gekennzeichneten Flaschen aufbewahren, nie in Getränkeflaschen füllen.
▶ Dosierungsvorschriften beachten. Es kann sonst zu gefährlicher Gasbildung kommen.

Bauliche Sicherheitsvorschriften
▶ Verkehrs- und Sicherheitswege müssen frei gehalten werden.
▶ Feuerlöscheinrichtungen müssen vorhanden sein.
▶ Bodenbelag muss angeraut und gut zu reinigen sein.
▶ Arbeitstische und Schränke dürfen keine scharfen Kanten haben.
▶ Kühlräume müssen von innen zu öffnen sein.
▶ Sicherheitseinrichtungen, z.B. Überdruckventile, müssen regelmäßig überprüft werden.

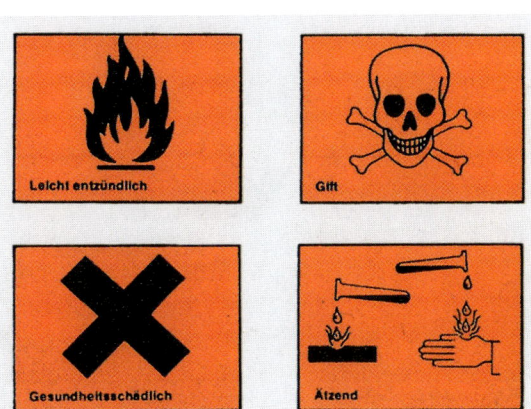

Gefahrenzeichen

Erste-Hilfe-Maßnahmen

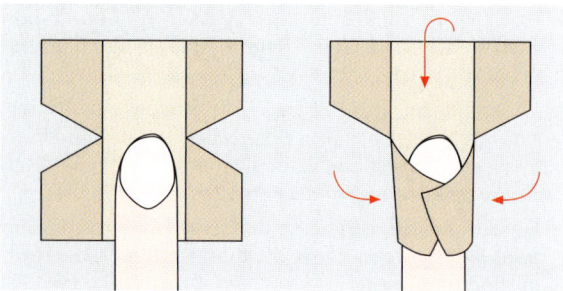

Fingerkuppenverband

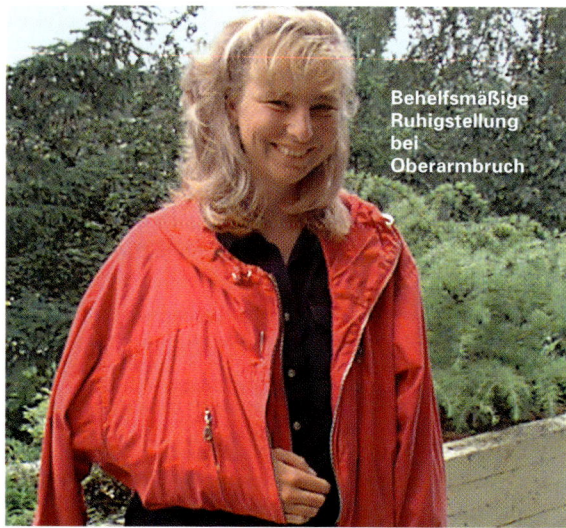

Behelfsmäßige Ruhigstellung bei Oberarmbruch

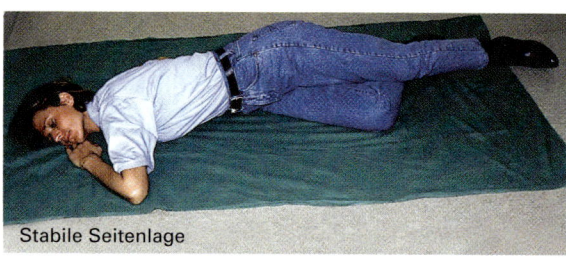

Stabile Seitenlage

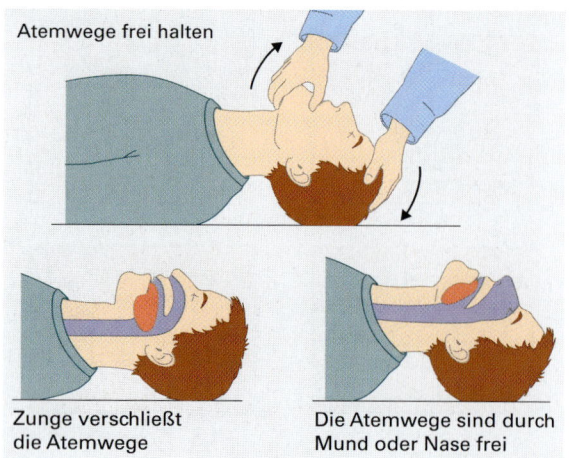

Atemwege frei halten

Zunge verschließt die Atemwege

Die Atemwege sind durch Mund oder Nase frei

Größere Wunden

Nicht berühren. Weder Puder, Salbe noch Desinfektionsmittel verwenden. Mit steriler Wundauflage und Mullbinde oder Verbandpäckchen bedecken. Zum Arzt! An Tetanusimpfung denken.

Evtl. Druckverband anlegen.

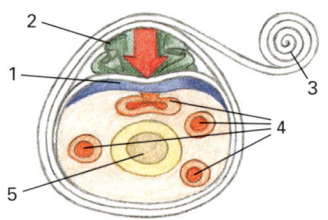

Druckverband

1 Wundauflage
2 Druckpolster
3 Binde
4 Blutgefäße
5 Knochen

Kleine Wunden

Nicht auswaschen, etwas bluten lassen. Grobe Schmutzteile vorsichtig mit einem sauberen Tuch entfernen. Steriles Pflaster.

Sonst können selbst kleine Wunden lebensgefährlich werden. Es kann zu Entzündungen und zu einer Blutvergiftung kommen.

Nasenbluten

Den Kopf leicht vornüberbeugen. Kalte Umschläge in den Nacken.

Insektenstiche

Feuchte, kühle Umschläge mit Essigwasser oder verdünntem Salmiakgeist. Bei Bienenstichen und Wespenstichen im Mundraum sofort Notruf – Erstickungsgefahr!

Inzwischen Hals mit Eisbeutel kühlen.

Verätzungen

Sofort Notruf.

Kleidung über den betroffenen Stellen entfernen. Haut ausgiebig mit Wasser abspülen. Dabei die unverletzten Teile, z. B. das andere Auge, schützen.

Vergiftungen durch Chemikalien

Bei Verätzungen des Magen-Darm-Traktes reichlich Wasser trinken lassen, niemals zum Erbrechen reizen. Bei allen anderen Vergiftungen beim Erbrechen helfen, Giftreste und Ausscheidungen sicherstellen.

Verbrennungen und Verbrühungen

Verbrennung 1. Grades: Die Haut ist rot.

Verbrennung 2. Grades: Es sind Blasen entstanden, Blasen nicht aufstechen.

Verbrennung 3. Grades: Die Haut und das Gewebe darunter sind verkohlt. Die Haut ist zerstört. Verbrennungen 3. Grades sind z. B. durch Frittierfett möglich.

Betroffene Stellen sofort in kaltes Wasser – kein Eiswasser – eintauchen oder unter fließendes Wasser halten, bis der Schmerz nachlässt; mindestens 15 Minuten.

Kein Mehl, Öl oder sonstige Hausmittel verwenden!

Bei Verbrühungen die Kleidung aufschneiden und entfernen. Mit Brandwunden-Verbandpäckchen oder -Verbandtuch bedecken.

Bei Verbrennungen 3. Grades sofort zum Arzt!

Erstickungsgefahr – Fremdkörper in der Luftröhre
Sofort Oberkörper tief nach vorn beugen, mit der flachen Hand kräftige Schläge zwischen die Schulterblätter, husten lassen.

Knochenbrüche/Verletzungen der Gelenke
Ruhigstellung der verletzten Körperteile in der vorgefundenen Lage.

Elektrounfälle
Sofort den Stromkreis unterbrechen, z. B. den Stecker ziehen, den Strom abschalten – Sicherung herausdrehen.

Auf Selbstschutz achten. Auf Bodenisolierung, z. B. mit Küchenhandtüchern, achten. Den Verletzten mit nicht leitenden, trockenen Gegenständen aus dem Stromkreis ziehen.

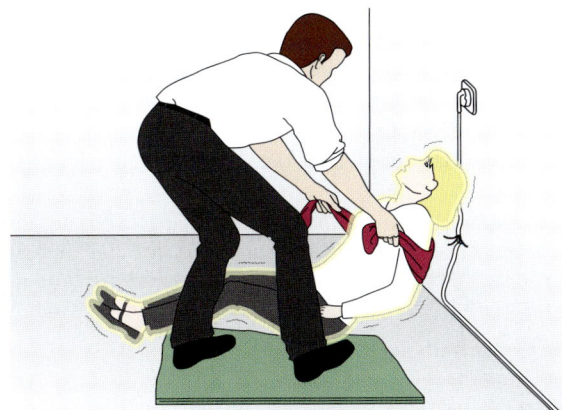

Atem- und Pulskontrolle durchführen. Bei Bewusstlosigkeit stabile Seitenlage, bei Atemstillstand Atemspende.

Ohnmacht und Bewusstlosigkeit
Person in die stabile Seitenlage bringen, beengende Kleidung öffnen.

Ersthelfer – Durchführung der Ersten Hilfe
Bei bis zu 20 Beschäftigten in einer Großküche muss mindestens ein Ersthelfer für Erste-Hilfe-Leistungen zur Verfügung stehen. Bei mehr als 20 Mitarbeitern sollten mindestens 10 % der Beschäftigten als Ersthelfer ausgebildet sein.

Das Erste-Hilfe-Material muss immer leicht zugänglich sein.

Arbeitsunfälle, die eine mehr als dreitägige Arbeitsunfähigkeit zur Folge haben, müssen binnen drei Tagen durch die Betriebsleiterin bei der Unfallversicherung angezeigt werden.

Die Betriebsleiterin muss darauf achten, dass die Sicherheitsvorschriften beim Umgang mit Maschinen und Geräten beachtet werden. Ebenfalls muss sie darauf achten, dass keine schadhaften oder sicherheitsgefährdenden Geräte oder Maschinen verwendet werden.

Der Notruf muss folgende Informationen enthalten:

▶ **Wo geschah es?**
  - **Unfallort, Straße/Nr.**
  - **Ortsbeschreibung**

▶ **Was geschah?**
  - **kurze Beschreibung des Unfallhergangs**

▶ **Wie viele Verletzte?**
  - **Zahl der Verletzten**

▶ **Welche Art von Verletzungen?**
  - **ungefähre Verletzungsart, besonders lebensbedrohliche Verletzungen nennen**

▶ **Warten auf Rückfragen**
  - **gegebenenfalls Name und Telefonnummer für Rückrufe**

Grundausstattung für die Erste Hilfe

Wundschnellverband
Mullbinden
Verbandpäckchen
Fingerkuppenverband
Fixierbinde, elastisch
Heftpflaster
Pflasterstrips
Verbandwatte
Verbandklammer
Schere
Dreiecktuch mit Sicherheitsnadeln
Augenkompresse aus Watte mit Textilumhüllung
Lederfingerling
Einmalhandschuhe
Erste-Hilfe-Anleitung

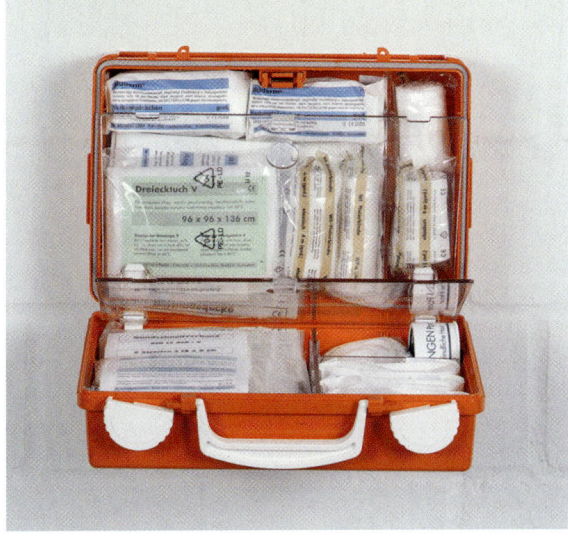

Arbeitsplatz – Arbeitsablauf 200

Beim Einrichten des Arbeitsplatzes ist auf den richtigen Arbeitsablauf zu achten:

► Der Teller für den Abfall bzw. das Brett, das zum Zerkleinern benutzt wird, steht direkt vor der arbeitenden Person bzw. rechts daneben.

► Die Hände sollen sich beim Arbeiten möglichst nicht kreuzen – sich nicht gegenseitig behindern –, und es soll nicht zu unnötig weiten Bewegungen kommen. Wird die Rohware mit der linken Hand gegriffen, so steht sie links.

► Der Bewegungsablauf muss dem Menschen angepasst werden. Rechtshänder arbeiten im Allgemeinen von rechts nach links, Linkshänder umgekehrt.

Greifraum – man unterscheidet inneren und äußeren Greifraum

► Innerer Greifraum: Gegenstände, die häufig benötigt werden, gehören in den inneren Greifraum. Hier können sie mit gebeugtem Arm bequem erreicht werden, z.B. das Brett, auf dem das Obst zerkleinert wird.

► Äußerer Greifraum: Gegenstände, die nicht so häufig gebraucht werden, gehören in den äußeren Greifraum. Sie können nur mit gestrecktem Arm erreicht werden, z.B. Schüssel für den Obstsalat.

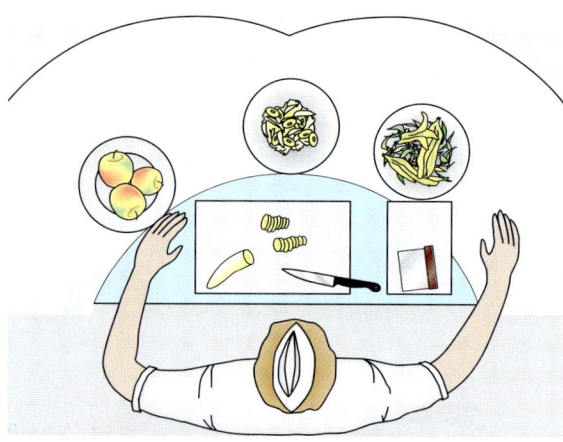

☐ innerer Greifraum
☐ äußerer Greifraum

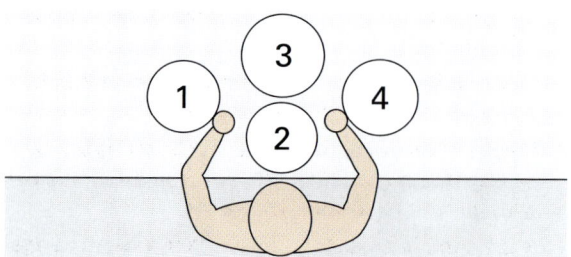

1 Rohware – Obst
2 Schneidbrett
3 Schüssel für geschnittenes Obst
4 Schüssel für Abfall

Erstellung von Arbeitsplänen

► Untergliedern Sie den Arbeitsablauf für einzelne Speisen usw. zuerst in Arbeitsschritte. Bestimmen Sie auch die Dauer der einzelnen Arbeitsschritte.

► Überlegen Sie bei den einzelnen Arbeitsschritten, ob es sich um Tätigkeitszeiten, z.B. Schälen von Zwiebeln, oder um Wartezeiten, z.B. Garziehen der Spaghetti, handelt.

► Durch eine sinnvolle Nutzung der Wartezeiten wird die Gesamtarbeitszeit verkürzt. Beispiel: Wartezeit, z.B. während des Garziehens der Spaghetti, wird für die Zubereitung des Obstsalates genutzt.

► Planen Sie den Arbeitsablauf für die Zubereitung der Speisen so, dass möglichst geringe Wartezeiten anfallen. Können die Wartezeiten nicht für andere Zubereitungsarbeiten genutzt werden, so werden sie für Reinigungsarbeiten oder für das Tischdecken eingeplant.

► Beachten Sie, dass die Speisen möglichst gleichzeitig fertig werden bzw. Speisen, die noch abkühlen müssen, zuerst zubereitet werden.

► Der Arbeitsablauf wird im Allgemeinen mit der Speise begonnen, die die längste Zubereitungsdauer hat.

► Aus einer ersten Arbeitsplanung ergibt sich die ungefähre Gesamtarbeitszeit und dadurch die Uhrzeit für den Arbeitsbeginn bzw. für die Mahlzeiteneinnahme.

Die Gesamtarbeitszeit entsteht aus

► **Tätigkeitszeit**: eine planmäßige, unmittelbar der Arbeitsaufgabe dienende Tätigkeit, Ausführung der notwendigen Arbeiten.

► **Wartezeit**: eine ablaufbedingte Unterbrechung, z.B. Garen der Lebensmittel, man wartet, bis wieder eine Tätigkeit notwendig wird.

► **Verteilzeit**: entsteht durch störungsbedingte oder persönlich bedingte Unterbrechungen, z.B. Nase putzen.

► **Erholungszeit**: dient der Wiederherstellung der Arbeitskraft, z.B. Erfrischungsgetränk zu sich nehmen.

Es gibt Spaghetti mit Hackfleischsoße und grünen Salat.

1. Bereiten Sie den Arbeitsplatz vor: Geräte, Lebensmittel usw.

2. Bestimmen Sie die Dauer für die einzelnen Arbeitsschritte bei der Speisenzubereitung.

3. Legen Sie die Reihenfolge fest.

4. Erstellen Sie einen Arbeitsplan. Legen Sie den Zeitpunkt
a) des Arbeitsbeginns,
b) der Mahlzeiteneinnahme fest.

2.2 Vorbereitungstechniken

Entfernen von unerwünschten Bestandteilen

Waschen

Entfernen von Schmutzstoffen

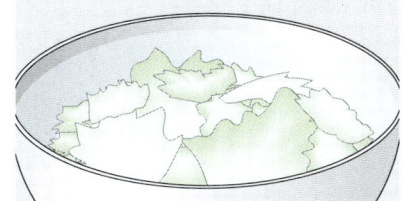
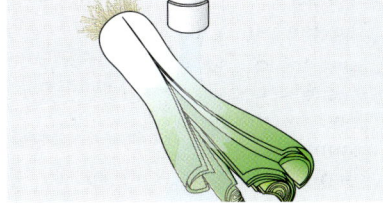

Wässern

Entfernen von unerwünschten wasserlöslichen Stoffen

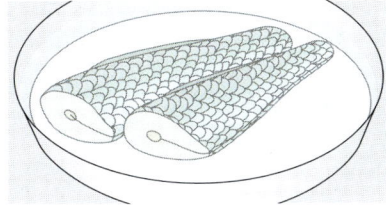

Putzen

Entfernen von wertlosen Bestandteilen: Abschneiden, Entsteinen

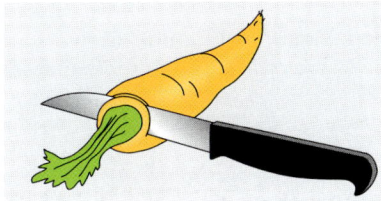
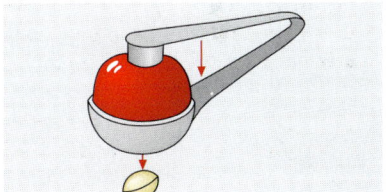

Schälen/Pellen

Entfernen von feinhäutigen Schalen

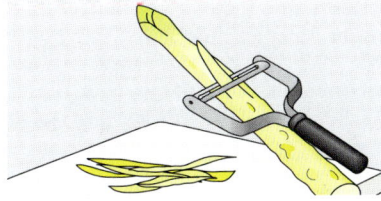
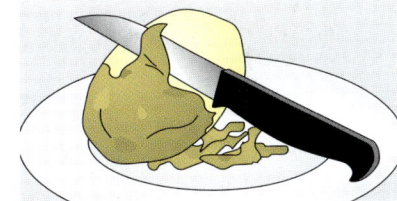

▶ Empfindliche Lebensmittel, z.B. Salat, in stehendem Wasser waschen. Andere Lebensmittel unter fließendem Wasser gründlich waschen, da sich Schmutz und Keime im Wasser verteilen.

▶ Lebensmittel möglichst im Ganzen waschen, so sind die Nährstoffverluste geringer.

▶ Lebensmittel nur wenn unbedingt notwendig wässern, z.B. Salzhering. Wertvolle Nährstoffe gehen sonst verloren. Auch zum Entfernen von Bitterstoffen, z.B. bei Endiviensalat, kann Wässern notwendig sein.

▶ Luftsauerstoff muss teilweise ferngehalten werden, damit eine enzymatische Bräunung unterbleibt, so werden z.B. rohe geschälte Kartoffeln in Wasser gelegt. Teilweise reicht es jedoch, die Lebensmittel mit einem feuchten Tuch zu bedecken.

▶ Lebensmittel beim Putzen nicht im Wasser liegen lassen.

▶ Viele Obst- und Gemüsearten müssen von ungenießbaren oder schlecht verdaulichen Randschichten befreit werden. Hierzu wird ein Küchenmesser mit gerader oder gebogener Klinge oder ein Sparschäler benötigt.

▶ Lebensmittel ganz dünn schälen. Unter der Schale befinden sich wertvolle Nährstoffe.

▶ Bei gegarten oder gebrühten Lebensmitteln, z.B. gekochten Kartoffeln oder gebrühten Tomaten, wird die Schale (Haut) abgezogen.

▶ Wurzelgemüse, z.B. Möhren, kann auch abgeschabt werden. Beim Schaben wird lediglich eine dünne Schicht entfernt.

Vorbereiten von Gemüse/Salat

Blumenkohl	Blätter entfernen, waschen, Strunk abschneiden, in Röschen zerlegen; Blumenkohl, im Ganzen gegart: Blätter entfernen, Strunk abschneiden, umgekehrt in Salzwasser legen, Strunk kreuzförmig einschneiden.
Bohnen	Enden abschneiden, dabei die Fäden abziehen, waschen, in Stücke brechen oder schneiden.
Brokkoli	Blätter entfernen, Strunkenden schälen, waschen, Strunkenden kreuzförmig einschneiden.
Chicorée, Chinakohl	Waschen, welke Blätter entfernen, halbieren, Strunk keilförmig herausschneiden, auf die Schnittfläche legen, von den Blattspitzen her in Streifen schneiden.
Eisbergsalat	Vierteln, zerpflücken, in stehendem, kaltem Wasser waschen, abtropfen lassen.
Feldsalat	Wurzelenden abschneiden, welke Blätter entfernen, gründlich waschen, abtropfen lassen, größere Blätter evtl. einmal durchschneiden.
Gurke	Waschen, dünn schälen, in feine Scheiben oder Streifen schneiden oder raspeln.
Kohlrabi	Waschen, schälen, holzige Teile entfernen, halbieren, vierteln, in Scheiben oder Streifen schneiden.
Kopfsalat	Welke Blätter entfernen, Blätter vom Strunk lösen, in stehendem, kaltem Wasser waschen, abtropfen lassen. Blätter teilen.
Kräuter	Waschen, abtropfen lassen, evtl. Stiele entfernen, hacken oder fein schneiden.
Möhren, Karotten	Waschen, vom Wurzelboden her zur Spitze mit dem Sparschäler schälen, längs halbieren, auf die Schnittfläche legen, z. B. Stifte schneiden, für Rohkost nach dem Schälen reiben.
Paprika	Halbieren, entstielen, Kerne und weiße Scheidewände entfernen, waschen, in Streifen oder Stücke schneiden.
Pilze	Unteres Stielende abschneiden, beschädigte bzw. dunkle Stellen abschaben, bei älteren Pilzen bzw. Wildpilzen die Huthaut und die Lamellen entfernen (Schadstoffe), kurz in stehendem, kaltem Wasser waschen.
Porree, Lauch	Welke und dunkelgrüne Blattteile abschneiden, Wurzelboden stehen lassen. Vom Wurzelboden bis zu den Blättern längs einschneiden, unter fließendem Wasser waschen, die Blätter dabei anheben, von den Blattspitzen her in Streifen schneiden, evtl. nochmals waschen.

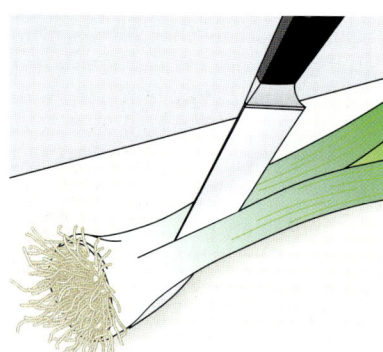
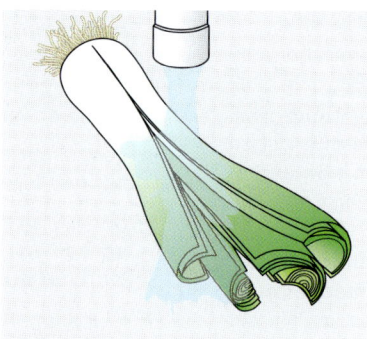
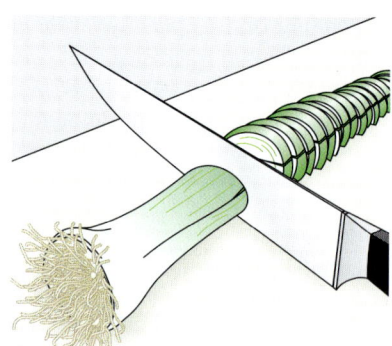

Porreestange längs einschneiden,   waschen,   in Streifen schneiden.

Rettich	Grün abschneiden, waschen, schälen, danach hobeln oder raspeln.
Rosenkohl	Strunkende abschneiden, welke Blätter entfernen, waschen.
Rote Bete	Waschen, mit der Schale in wenig Wasser garen, abschrecken, pellen, in Scheiben schneiden oder roh schälen und für Rohkost raspeln.
Rotkohl, Weißkohl, Wirsing	Äußere Blätter entfernen, waschen, halbieren, vierteln, Strunk keilförmig herausschneiden, fein hobeln oder in Streifen schneiden.
Spargel	Waschen, vom Kopf zum Stielende mit dem Sparschäler schälen, zum Stielende hin dicker schälen, Ende abschneiden, alle holzigen Teile entfernen.
Spinat	Wurzelenden abschneiden, welke Blätter und grobe Stiele entfernen, drei- bis viermal waschen.
Steckrübe	Waschen, halbieren, vierteln, schälen, auf die Schnittfläche legen, zunächst in Scheiben, später in Stücke schneiden.
Tomaten	Waschen, halbieren, Stielansatz keilförmig herausschneiden, Tomaten quer zum Stielansatz in Scheiben schneiden.
Zucchini	Waschen, Stielansatz und Spitze abschneiden, in Scheiben oder Stifte schneiden.
Zwiebel	Schälen, längs halbieren, auf die Schnittfläche legen, durch Scheibenschnitt, Streifenschnitt und Würfelschnitt Zwiebel in feine Würfel schneiden. Der Scheibenschnitt kann bei kleinen Zwiebeln entfallen, Wurzelboden nicht abschneiden, er hält die Zwiebel während des Schneidens zusammen.

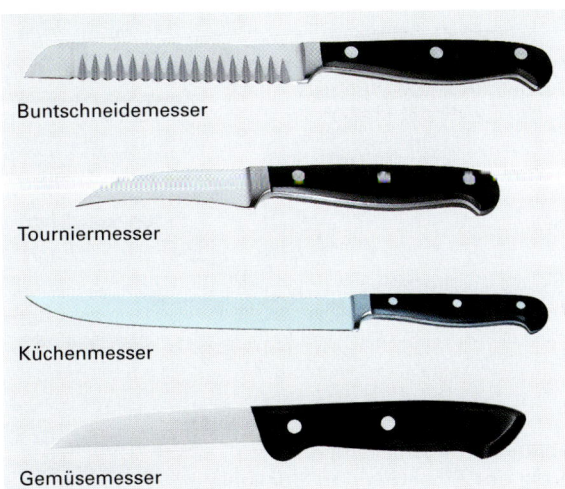

Buntschneidemesser

Tourniermesser

Küchenmesser

Gemüsemesser

1. *Stellen Sie fünf Salat- bzw. Gemüsesorten für eine Salatplatte zusammen. Beschreiben Sie genau die Vorbereitung der verschiedenen Salat-, Gemüsesorten.*

2. *Für eine Gemüsesuppe werden ein Bund Suppengrün, ein Kohlrabi und eine Zwiebel benötigt. Beschreiben Sie die Vorbereitung der Gemüsesorten.*

3. *Erläutern Sie, wie ein unfallsicheres Messer aussehen sollte.*

4. *Nennen Sie Verwendungszwecke für verschiedene Messerarten.*

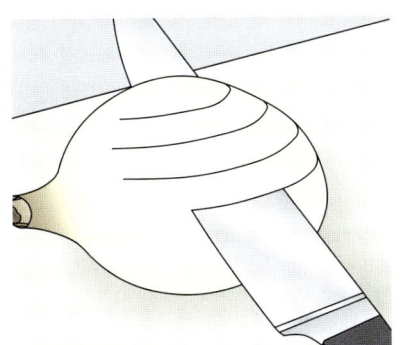

Zwiebel: Scheibenschnitt

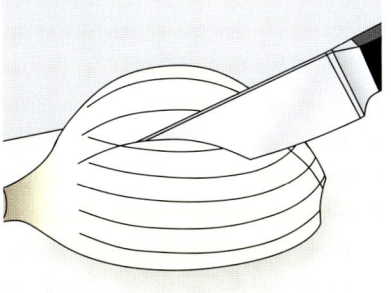

Streifenschnitt

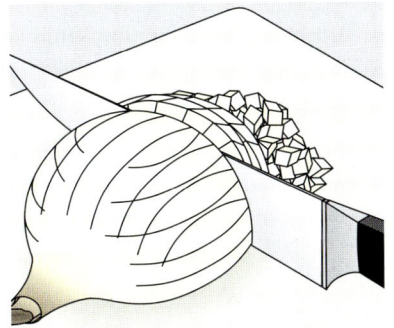

Würfelschnitt

Zerkleinern von Lebensmitteln

Schneiden in Stücke, Würfel, Scheiben, Streifen oder Stifte

Krallengriff

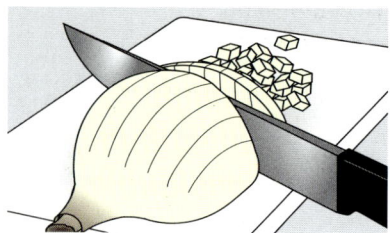
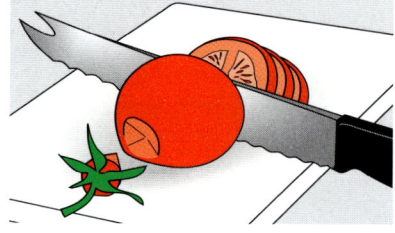
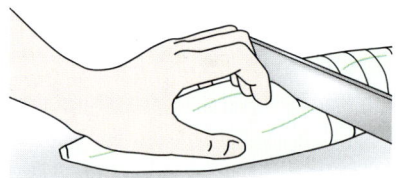

Reiben

in kleinste Stücke
auf einer fein aufgerauten
Fläche (Reibe)

Raspeln

in feine längliche Stücke
auf einer grob gelochten
Fläche (Raspel)

Hacken

in feinste Stücke
durch Zerschneiden

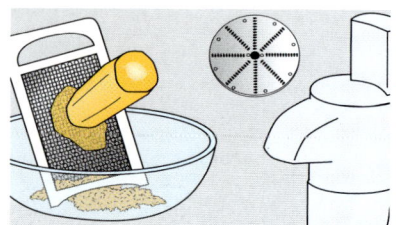
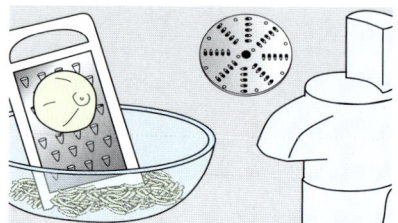
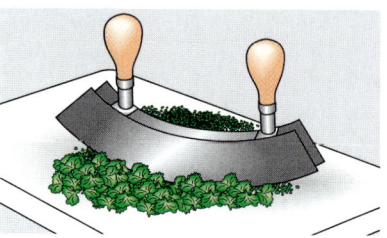

Hobeln

in feine Scheiben auf einer mit
einem Schneidmesser
versehenen Fläche

Passieren/Pürieren

Durchstreichen von weichen bzw. gegarten Lebensmitteln
durch ein Sieb oder eine gelochte Metallplatte

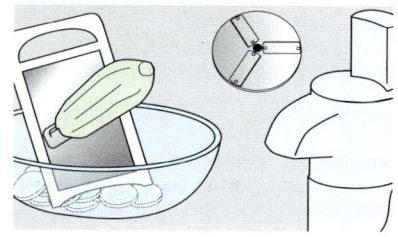
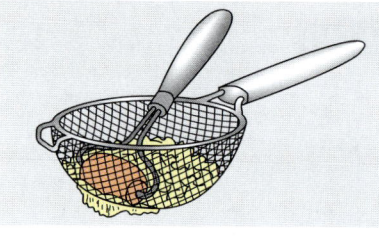
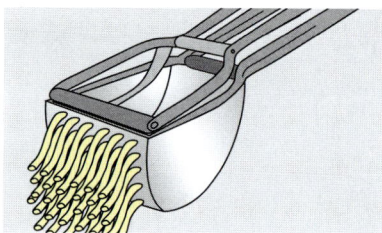

Beim Zerkleinern ist zu beachten:

▶ Lebensmittel erst kurz vor der Weiterverarbeitung zerkleinern. Beim Zerkleinern werden viele Zellen beschädigt. Durch Sauerstoff kann es zu Vitamin-C-Verlusten oder Bräunung kommen.

▶ Schneidtechnik beachten. Das Messer muss die Hebeltechnik ermöglichen. Je größer die Schneidbewegung, desto geringer ist der erforderliche Schneiddruck. Man spricht auch von Wiegeschnitt.

▶ Lebensmittel mit dem Krallengriff festhalten, es besteht sonst Unfallgefahr. Der Krallengriff schützt vor Verletzungen, da immer Abstand zwischen der Klinge und den Fingerspitzen besteht.

▶ Ausreichend große Schneidbretter einsetzen.

▶ Trockene Hände und trockener Griff vermindern die Abrutschgefahr.

Zerkleinerungsmaschinen

Trotz des Einsatzes von Convenience-Produkten sind Großküchengeräte für die Vorbereitungstechniken unerlässlich. Heute werden anstelle von Universalküchenmaschinen verstärkt Einzweckmaschinen eingesetzt, z. B. Schälmaschine, Wolf, Cutter, Streifenschneider.

Der **Cutter – Abschneider –** ist ein wirksames Gerät zum Zerkleinern und Mischen. Die Lebensmittel werden in eine sich drehende Schüssel gegeben, Messer durchziehen die Lebensmittel und mischen sie zu einer einheitlichen Masse. Die Geräte werden mit einer Schüsselgröße zwischen 10 und 100 l angeboten.

Der **Wolf**, auch Fleischwolf genannt, ist ebenfalls eine Zerkleinerungsmaschine für Fleisch, Fisch und Gemüse.

Mischen und Schlagen von Lebensmitteln

Mixen

Mischen, evtl. gleichzeitiges Zerkleinern durch ein rotierendes Messerkreuz

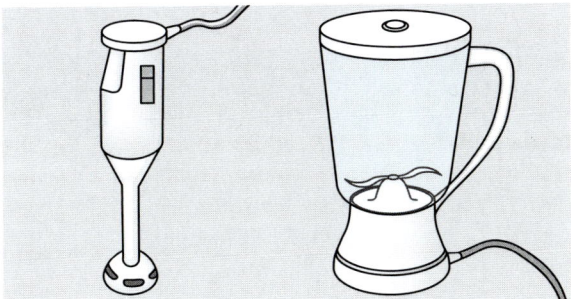

Rühren

Mischen zu einer einheitlichen flüssigen, breiartigen oder trockenen Masse

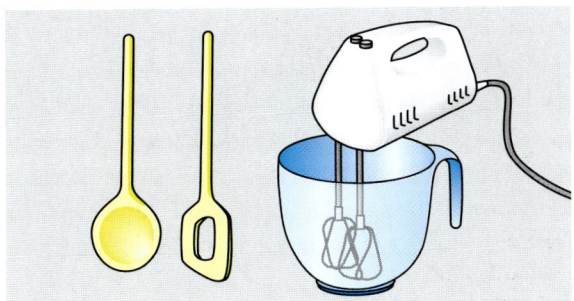

Kneten

Mischen zu einer einheitlichen festeren Masse

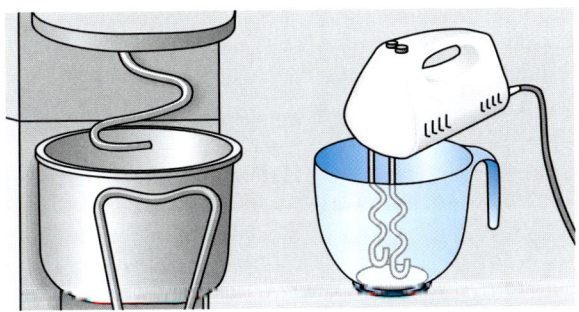

Schlagen

Einschlagen von Luft in ein flüssiges Lebensmittel bzw. eine Speise

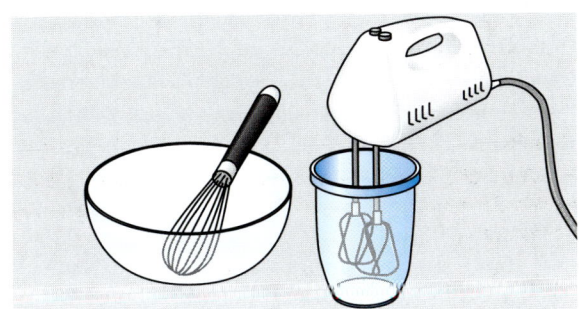

Mixen

Mischen von Flüssigkeiten und evtl. feinteiligen festen Zutaten. Beim Mixen mit rotierendem Messerrührkreuz können gleichzeitig zugegebene feste Bestandteile zerkleinert oder püriert werden.

Kneten

Vermengen verschiedener Lebensmittel unter Druck zu einer einheitlichen teigigen Konsistenz meist unter Zugabe von wenig Flüssigkeit.

Schlagen

Einarbeiten von Luft in flüssige oder gallertartige Speisen.

▶ Zum Rühren und Schlagen ein hohes Gefäß verwenden, um Spritzen zu vermeiden.

▶ Kein Emaillegefäß verwenden, da sonst Stücke abplatzen können.

▶ Beim Schlagen die Schneebesen nicht am Gefäßrand abklopfen, da sonst die eingeschlagene Luft entweicht.

▶ Eischnee oder geschlagene Sahne vorsichtig unterheben, nicht rühren, damit die Luft nicht entweicht.

Rühren, Mischen, Quirlen

Vermengen von Lebensmitteln, meist mit einem größeren Anteil von Flüssigkeit, zu einer flüssigen, breiartigen, teigigen oder trockenen Konsistenz, in der alle Zutaten gleichmäßig verteilt sind.

Abschlagen

Schlagen von rohen Zutaten unter Erwärmung bis zu einer dickflüssigen oder cremigen Konsistenz.

Emulgieren

Feines Verteilen zweier nicht mischbarer Flüssigkeiten ineinander. Diese Emulsion kann durch die Zugabe eines Emulgators, z. B. Ei, derart stabilisiert werden, dass sie sich nicht mehr oder nur ganz langsam wieder entmischt.

Schwenken

Durchschütteln roher oder gegarter Lebensmittel mit Speisefett und evtl. Kräutern oder mit Salatsoße.

Aufbereitungsarten

Legieren – Abziehen

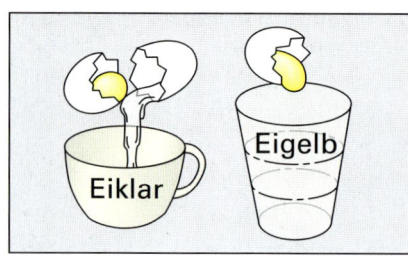 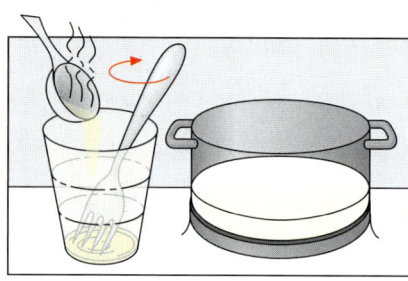 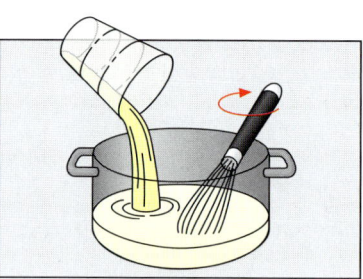

Ei trennen.

Eigelb mit etwas heißer Flüssigkeit verrühren.

Eigelb unter Rühren in die heiße Speise geben.

Panieren

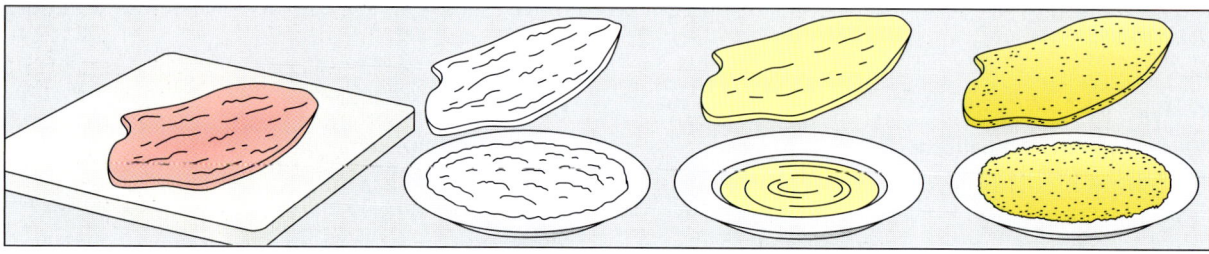

Gewürzte Lebensmittel (z. B. Fleisch) in Mehl, verschlagenem Ei und in Semmelmehl (Paniermehl) wenden.

Abschrecken

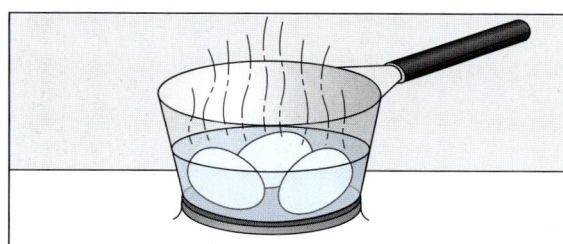 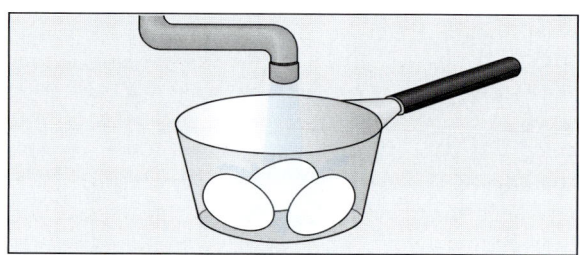

Fertig gegarte Lebensmittel – z. B. Eier, Pellkartoffeln –

mit kaltem Wasser übergießen.

Legieren
Einrühren von Eigelb und evtl. Sahne oder Butter in nicht mehr kochende Flüssigkeit.
▶ Nach dem Legieren Speisen nicht mehr kochen lassen! Das Eigelb gerinnt sonst.
▶ Suppen und Soßen werden zum Beispiel zur Verfeinerung legiert. Energiegehalt beachten.

Panieren
Einhüllen, Einkrusten von Lebensmitteln mit Paniermittel.
▶ Unmittelbar vor dem Garen panieren. Die Panade feuchtet sonst durch.
▶ Speisen bleiben durch das Panieren saftiger. Höherer Energiegehalt.

Abschrecken
Übergießen heißer Lebensmittel mit kaltem Wasser oder rasches Abkühlen durch Eintauchen in kaltes Wasser/gestoßenes Eis.

▶ Durch Abschrecken wird z. B. bei Eiern das Entfernen der Schale erleichtert.
▶ Lebensmittel garen nicht weiter.

Beizen
Einlegen von Fleisch vor dem Garen in eine Mischung aus verdünnten organischen Säuren, z. B. Essig, und würzenden Zutaten.

Marinieren
Zugabe von verdünnten organischen Säuren, evtl. Öl und würzenden Zutaten zur Geschmacksveränderung.

Flambieren
Übergießen von Speisen mit kleinen Mengen meist erwärmter alkoholischer Flüssigkeiten und anschließendes Anzünden.

Stocken
Verfestigen von Eimasse durch Wärmebehandlung, z. B. im Wasserbad oder in heißer Luft.

2.3 Gartechniken

Geräte zum Garen

Herde

Elektroherde im Privathaushalt haben meist vier Kochstellen, die einen genormten Durchmesser von 14,5 cm oder 18 cm oder 22 cm haben.

Folgende Kochstellen werden unterschieden:
Normalkochstellen: Das Ankochen oder Anbraten erfolgt hier auf der höchsten Einstellung, zum Fortgaren muss dann heruntergeschaltet werden. Die Schalter haben sechs Stufen.

Blitzkochstellen: Diese Kochstellen sind mit einem roten Punkt gekennzeichnet. Sie ermöglichen – wie der Name sagt – ein schnelleres Ankochen. Sie haben in der höchsten und niedrigsten Stufe eine höhere Leistung als die Normalkochstellen.

Automatikkochstellen: Diese Kochstellen schalten automatisch von der Ankochstufe auf die Fortkochstufe um. Die Kochstelle hat in der Mitte einen Fühler, der die Temperatur am Topfboden ermittelt und so über einen Thermostaten regelt. Bei der Automatikkochstelle muss also nicht auf der höchsten Stufe angekocht und dann heruntergeschaltet werden. Das Umschalten entfällt. Die Automatikkochstelle hat wie die Blitzkochstelle eine höhere Leistung. Teilweise gibt es hier noch zusätzlich eine Zeitschaltautomatik.

Kochfelder: Hier unterscheidet man Glaskeramikkochfelder, Induktionskochfelder und Halogenkochfelder. Induktionskochstellen haben eine schnellere Wärmeübertragung und eine bessere Energieausnutzung.

Das Gargut auf den Kochfeldern wird durch unterschiedliche Wärmequellen erhitzt.

Gasherde im Privathaushalt haben ebenfalls meist vier Kochbrenner mit verschiedenen Nennleistungen:
Normalbrenner: 1,75 kW,
Starkbrenner: 2,75 kW – entspricht der Blitzkochstelle,
Gar- oder Sparbrenner: 1,05 kW.

Der Gasherd kann auch mit einem Keramikkochfeld ausgestattet sein.

Die Größe des **Herdes in einem Betrieb** richtet sich nach der Zahl der Essensteilnehmer. In Küchen, in denen nur ein Herd eingesetzt wird, muss dieser größer sein, als wenn außerdem noch ein Kochkessel, eine Kippbratpfanne usw. benutzt werden. Der Herd wird mit Strom oder mit Gas beheizt und ist mit bis zu acht Kochstellen ausgestattet, die rund oder quadratisch sein können. Die Kochstellen sind aus Gusseisen, Glaskeramik usw. hergestellt.

Großfeldkochplatten sind fugenlose Stahlplatten mit meist vier Heizzonen, die einzeln betrieben werden können. Es können beliebig große Töpfe und Pfannen benutzt werden. Die Platten sind meist quadratisch, die Töpfe können nach Bedarf hin und her geschoben werden. Zur leichteren Reinigung sind sie teilweise kippbar. Übergelaufene Speisen laufen in ein Auffangschubfach unter dem Herd.

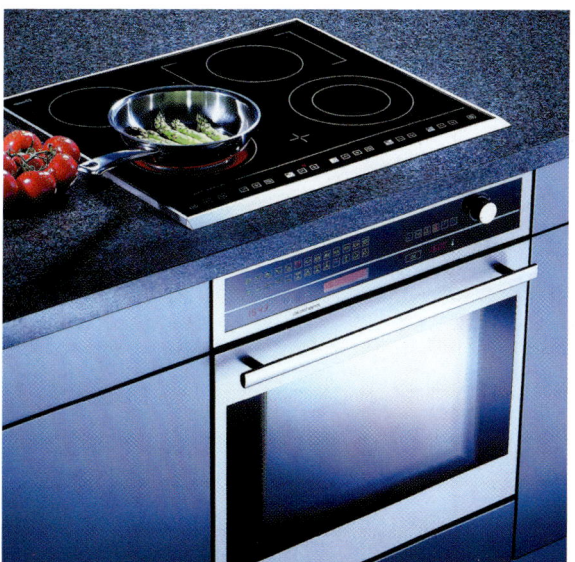

Elektroherd im Privathaushalt

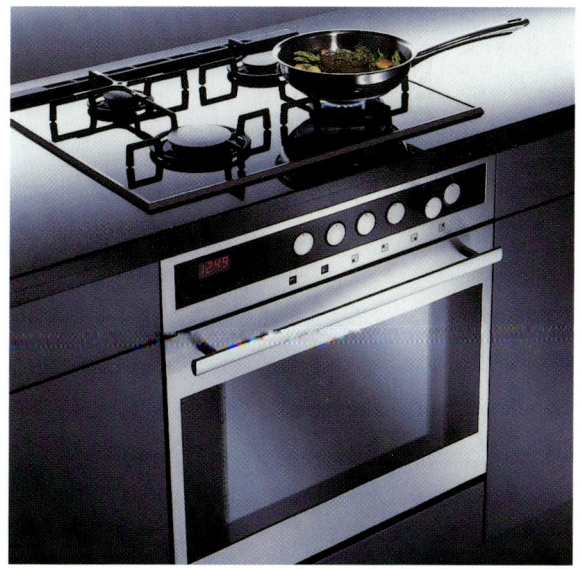

Gasherd im Privathaushalt

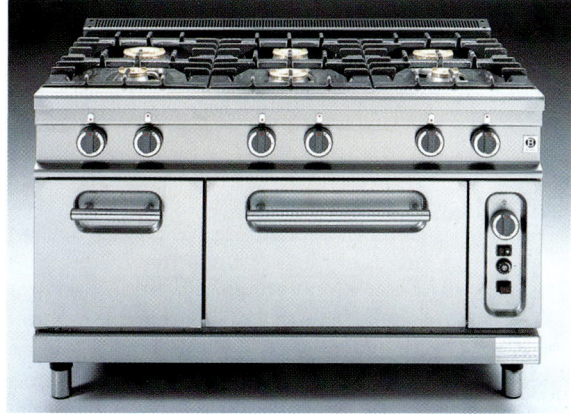

Gasherd in der Großküche

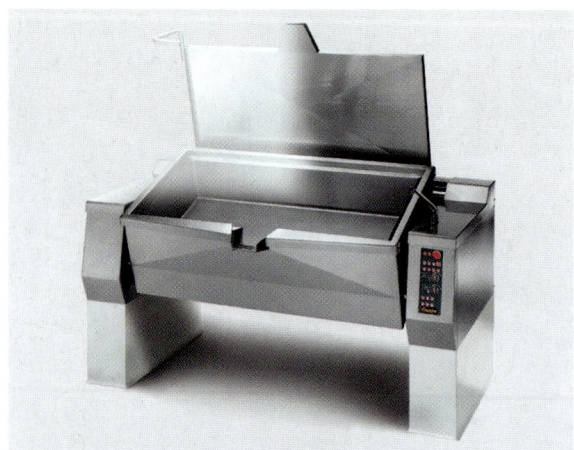

Gas-Kippbratpfanne

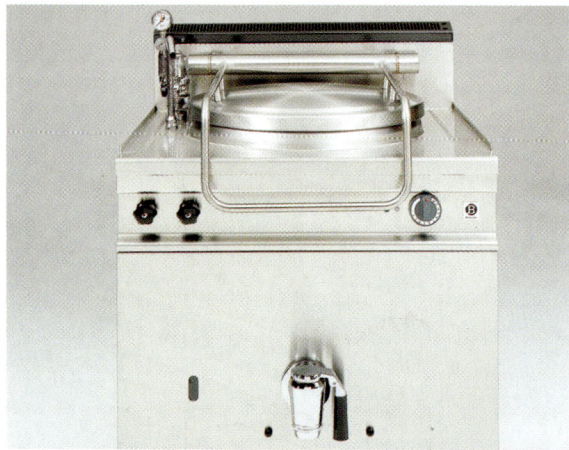

Gas-Kochkessel 80 l

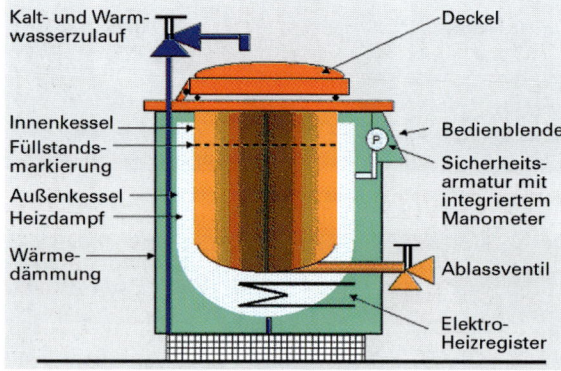

Schnitt durch Elektro-Kochkessel

Kippbratpfanne

Die Kippbratpfanne ist ein Großküchengerät zwischen zwei Säulen, bei dem nur der Boden aus Gusseisen beheizt wird. In der Kippbratpfanne werden Brattemperaturen zwischen 200 und 240 °C erreicht. Kippbratpfannen haben eine Gas- oder Elektroheizung.

In der Kippbratpfanne kann gebraten und geschmort werden, sie wird für typische Pfannengerichte eingesetzt.

Beispiele: Kurzgebratenes, panierter Fisch, Schnitzel, Rouladen, Gulasch, Bratkartoffeln.

Die Kippbratpfanne kann zum Entleeren und Säubern per Hand oder durch einen Elektromotor gekippt werden. Eine Auslaufnase ermöglicht eine restlose Entleerung.

Spezielle Kippbratpfannen

Druckgarpfanne: Hier kann nach dem Anbraten unter Druck gegart werden.

Dampfbratpfanne: Der Boden wird mit Wasserdampf beheizt. Sie eignet sich für fettarme Diätgerichte.

Hinweise zur Benutzung:

▶ Nicht zu große Mengen auf einmal einlegen, damit die Temperatur nicht zu stark absinkt.

▶ Beim Braten von panierten Stücken die Pfanne von Zeit zu Zeit kippen, um das Fett mit den Backresten zu entfernen.

▶ Geleerte Pfanne sofort mit heißem Wasser füllen, so wird das Festbrennen von Rückständen verhindert. Kaltes Wasser könnte zu Rissen im Pfannenboden führen.

Kochkessel

Der Kochkessel ist ein Großküchengerät, in dem unterschiedliche Garverfahren möglich sind: Kochen, Garziehen und Dämpfen.

Kochkessel eignen sich für Gerichte, die gerührt werden müssen, z. B. Eintöpfe, Pürees und Soßen. Die Geräte können so auch mit einem herausnehmbaren Rührgerät ausgestattet sein.

Wärmeerzeugung: Die Kochkessel haben einen Innen- und einen Außenkessel. In den Zwischenraum zwischen Innen- und Außenkessel dringt Wasserdampf, der den Innenkessel erwärmt. Der Außenkessel ist wärmegedämmt, damit hier keine Energie verloren geht. Die Kessel werden mit Gas, Strom oder Öl beheizt.

Kochkessel sind rund oder viereckig. Sie haben einen Entleerungshahn und eine Wassereinfüllvorrichtung. Das Fassungsvermögen beträgt meist 60 bis 100 Liter.

Druckkochkessel: Neben dem normalen Kochkessel gibt es den **Schnellkochkessel**, in dem Druckgaren möglich ist. Das Fassungsvermögen beträgt 100 bis 300 Liter. Bei Druckkesseln wird der Deckel fest verschraubt. Das Gargut wird auf 111 °C, d. h. 0,5 bar Überdruck, erwärmt. Die Garzeit ist verkürzt. Das Überdruckventil darf auf keinen Fall verändert werden.

Hinweise zur Benutzung:

▶ Anbrennen, aber auch Anbraten ist im Kochkessel nicht möglich, dies erfolgt in der Kippbratpfanne.

▶ Beim Kochen von Teigwaren genügend Wasser verwenden. Beim Ablassen des Kochwassers ist ein Sieb vor der Auslauföffnung notwendig.

▶ Beim Kochen von Salzkartoffeln werden Siebeinsätze verwendet, damit die unteren Kartoffeln nicht durch den Druck zerquetscht werden.

Heißluftdämpfer – Kombidämpfer

In Kombidämpfern können trockene und feuchte Garverfahren durchgeführt werden. Kombidämpfer sind eine Weiterentwicklung der Umluftbacköfen.

Die Kombidämpfer arbeiten zum einen mit **Heißluft**, die mit einem Gebläse bewegt wird. Außerdem arbeiten die Kombidämpfer mit **Dampf**. Heißluft und Dampf können auch kombiniert werden.

Kombidämpfer kombinieren also Heißluftgaren und Dampfgaren.

Dampf: Der Kombidämpfer wird zum Garen von Kartoffeln und Gemüse eingesetzt. Das Gemüse wird dabei in gelochten Behältern gedämpft, sodass die Vitaminverluste gering bleiben.

Fisch wird im Kombidämpfer bei 60 bis 90 °C gedämpft, sodass er nicht austrocknet.

Heißluft: Mit Heißluft zwischen 150 und 300 °C kann in dem Gerät gebacken und gebraten werden.

Der Bratvorgang kann durch Zufügen von Dampf während des Garens optimiert werden.

Kombinieren von Heißluft und Dampf: z. B. Dämpfen und anschließendes Gratinieren von Gemüse oder Anbraten und Schmoren von Fleisch.

Fritteuse – Frittiergeräte

Das Einbringen des Frittiergutes erfolgt meist mithilfe von Frittierkörben aus Edelstahl. Die Innenwand der Fritteuse ist ebenfalls aus Edelstahl. Die Frittierbecken fassen 8 bis 40 Liter.

Die Temperaturen liegen bei 140 °C für das Vorblanchieren und 170 °C für das Bräunen. Die Temperaturregelung erfolgt über einen Thermostaten.

Die Fettbehälter sind im unteren Bereich – unterhalb der Heizstäbe – kegelförmig. Da das heiße Fett aufsteigt, bildet sich in diesem unteren kegelförmigen Bereich eine Kaltzone, in der sich Frittierrückstände sammeln, die somit abgetrennt werden können. Neuere Geräte sind so gestaltet, dass die Frittierrückstände in einen herausnehmbaren Topf fallen. Auf diese Weise reinigt sich das Fett selbstständig. Das Fett kann so länger verwendet werden. Feste Fette müssen zunächst verflüssigt werden, bevor sie in die Fritteuse gegeben werden. An den Heizstäben, die beim Befüllen mit festem Fett nicht vollständig von Fett umgeben sind, entstehen sonst sehr hohe Temperaturen, die das Fett schädigen.

Ist die Fritteuse mit kaltem Fett gefüllt, muss der Thermostat zunächst zum Schmelzen auf 70 °C gestellt werden.

Moderne Geräte verfügen über Fettschmelzstufen mit verringerter Heizleistung.

Durchlaufautomaten lohnen sich für große Betriebe. Das Gargut liegt auf einem Transportband, das in das Fettbad eintaucht. Nach dem Frittieren wird das Gargut mit dem Transportband wieder herausgehoben. Das Gargut fällt dann in einen Transportwagen.

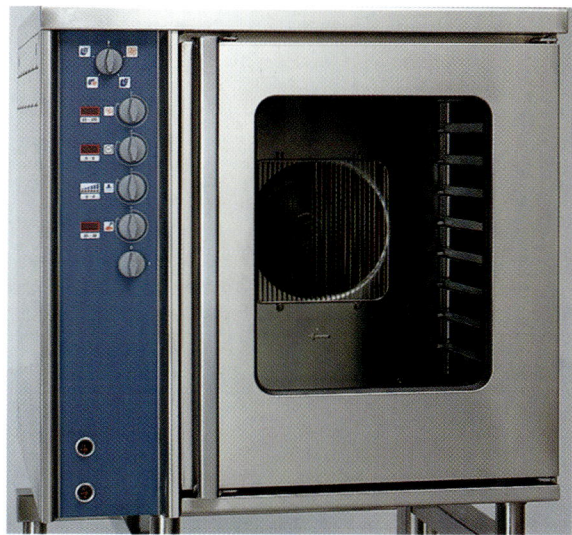

Gas-Heißluftdämpfer

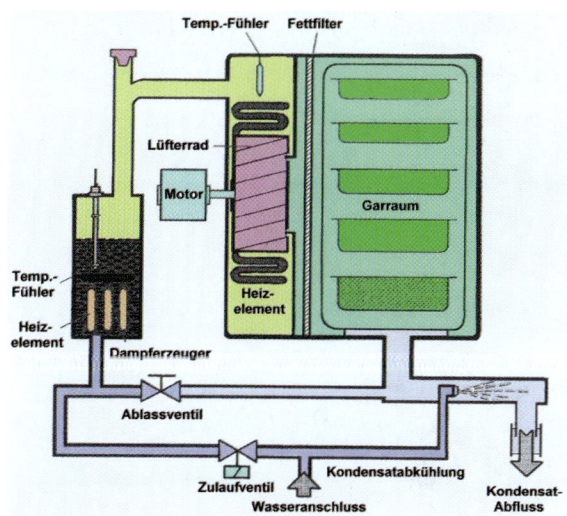

Schnitt durch einen Kombidämpfer

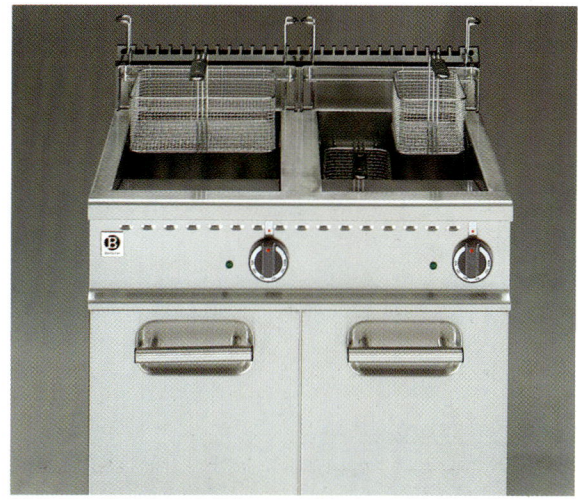

Fritteuse in der Großküche

[?]   [x]

1. Vergleichen Sie die Energiemengen, die jeweils zum Garen von 500 g Kartoffeln auf dem E-Herd benötigt werden, vgl. Abbildung.
   a) Unter welchen Bedingungen wird am wenigsten Energie benötigt?
   b) Was wird falsch gemacht? Begründen Sie Ihre Aussagen.
   c) Wiegen Sie 5 kg Kartoffeln ab. Wählen Sie einen geeigneten Topf für das Garen von 5 kg Kartoffeln aus.

2. Wie beeinflussen Topfboden und Deckel das Garen?

3. Erläutern Sie, wie Kartoffeln
   a) auf einer Normalkochstelle,
   b) auf einer Automatikkochstelle gegart werden sollen.

4. Erläutern Sie die verschiedenen Bedienungselemente an einem Herd.

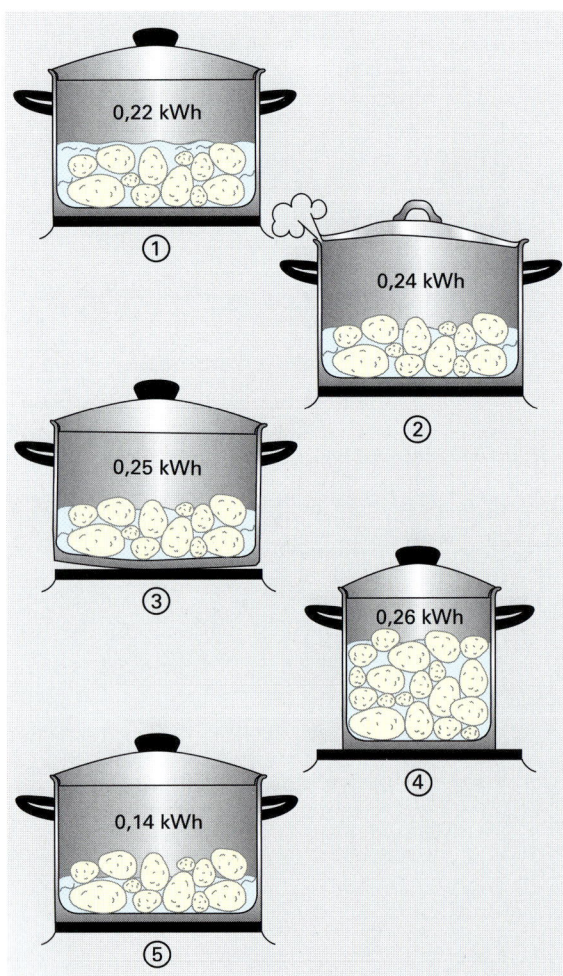

Energiebedarf beim Garen von jeweils 500 g Kartoffeln

Auswahl von Töpfen

Topfgröße

▶ Der Topf darf nicht kleiner als die Kochstelle sein. Die Wärme der Elektrokochstelle kann sonst nicht voll an den Topf weitergeleitet werden, die Kochstelle kann überhitzen. Es kommt zu Energieverlusten.

▶ Die Gasflamme so einstellen, dass die Flammenspitzen den Topfboden nur berühren. Die Gasflamme darf nicht über den Topf hinausschlagen.

▶ Nicht zu große Töpfe verwenden.

Topfboden

▶ Der Topfboden soll eben sein und die Wärme gut leiten. Er darf nicht nass sein, die Wärme kann sonst nicht an den Topf weitergeleitet werden.

▶ Gute Edelstahltöpfe haben einen Boden aus gut leitenden Metallschichten: einen Sandwichboden, dieser spart Energie!

Topfdeckel

▶ Der Deckel soll fest aufliegen, der Deckelrand sollte in den Topf hineinragen. So wird Energie gespart, da weniger Dampf entweichen kann.

▶ Nach Möglichkeit im geschlossenen Topf garen.

Griffe und Topfdeckelknöpfe

▶ Bei Kunststoffgriffen und -deckelknöpfen darauf achten, dass sie „backofenfest", auswechselbar und nicht wärmeleitend sind. So kann man auch den heißen Topf anfassen.

▶ Die Griffe sollten gut in der Hand liegen. Der Abstand zum Topfrand muss groß genug sein.

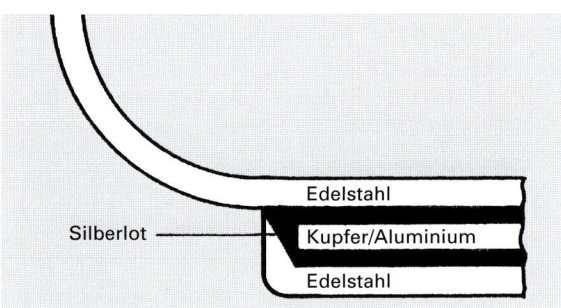

Sandwichboden

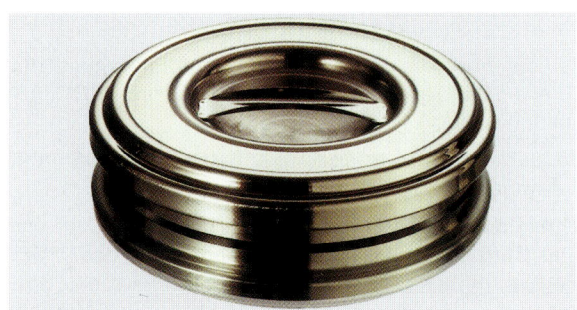

Topfdeckel

Kochen

Kochen ist ein Garen in siedender Flüssigkeit. Gekocht wird z. B. Gemüsesuppe.

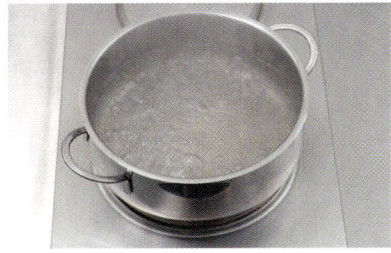

1 l Wasser zum Kochen bringen.

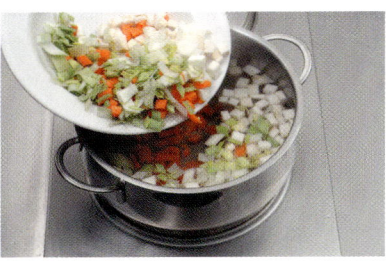

Gemüse hineingeben.

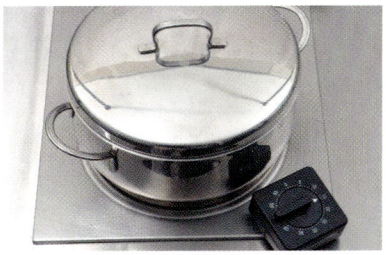

15 Minuten kochen lassen.

▶ Gut schließende Töpfe verwenden, damit kein Wasserdampf entweicht.

▶ Rechtzeitig zurückschalten bzw. bei Automatikkochstellen gleich die richtige Einstellung wählen. Bei höherer Einstellung garen die Speisen nicht schneller, Wasser wird nur auf 100 °C erhitzt.

▶ Lebensmittel in möglichst wenig Flüssigkeit garen, Energieverbrauch und Nährstoffverlust werden sonst erhöht.

▶ Garflüssigkeit enthält Mineralstoffe und wasserlösliche Vitamine, möglichst weiterverwenden.

▶ Die meisten Lebensmittel in siedende Flüssigkeit geben.

▶ Nur Lebensmittel, aus denen man Geschmacksstoffe usw. herauslösen will, z. B. Suppenknochen oder Suppenfleisch, in kalte Flüssigkeit geben.

▶ **Geeignet für:** bindegewebsreiches Fleisch, wasserarmes Gemüse/Obst, Kartoffeln, Hülsenfrüchte.

Garziehen – Pochieren

Garziehen ist ein Garen in viel – nicht siedender – Flüssigkeit oder im Wasserbad bei etwa 80 °C.
Teigwaren werden z. B. durch Garziehen gegart.

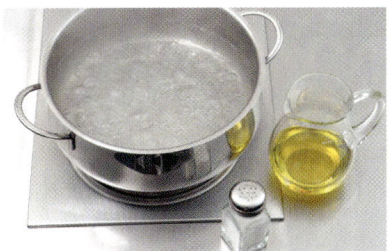

In 2 l Wasser 2 EL Öl,
1 TL Salz geben. Wasser
zum Kochen bringen.

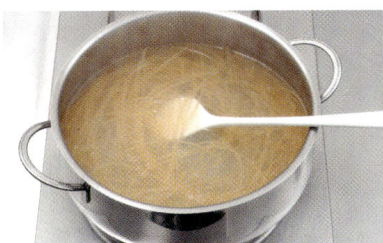

Spaghetti in das
kochende Wasser geben,
umrühren.

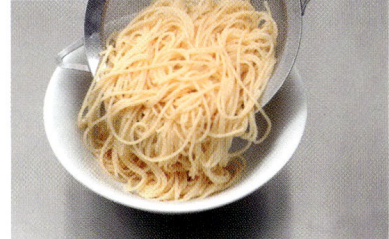

Spaghetti ohne Deckel
garziehen lassen, abgießen,
anrichten.

▶ Lebensmittel in siedende Flüssigkeit geben. Danach herunterschalten, nicht mehr kochen, so bleibt die Form der Lebensmittel besser erhalten.

▶ Schonende Gartechnik, aber Nährstoffe werden wie beim Kochen herausgelöst.

▶ Auch beim Garen in einem Gefäß im Wasserbad werden keine 100 °C erreicht, z. B. Weinschaumcreme.

▶ **Geeignet für:** Fisch, Obst, Klöße, Reis, Teigwaren – Lebensmittel mit empfindlicher Struktur.

1. Beschreiben Sie das Garen von Fleischklößchen durch Garziehen.

2. Erläutern Sie den Unterschied zwischen Kochen und Garziehen.

3. Fischfilet darf nicht gekocht werden. Begründen Sie diese Aussage.

Dämpfen

Dämpfen ist ein Garen im Wasserdampf.
Blumenkohl kann z. B. durch Dämpfen gegart werden.

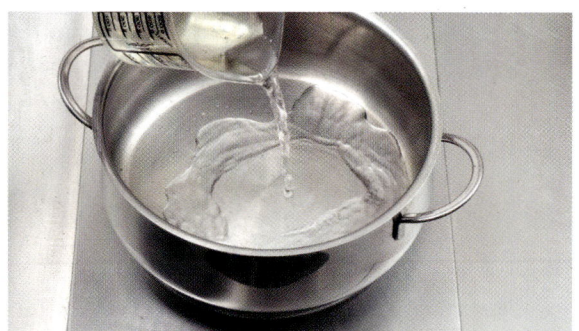

Wenig Wasser in den Topf geben.

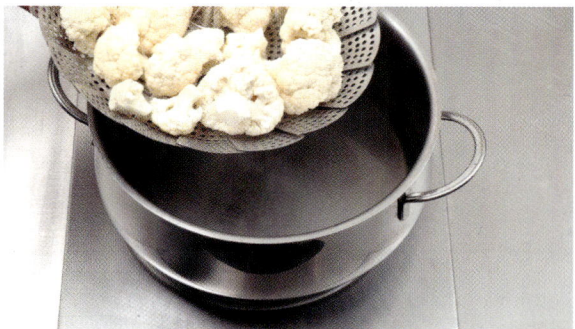

Blumenkohl in einen Siebeinsatz
über das Wasser stellen.

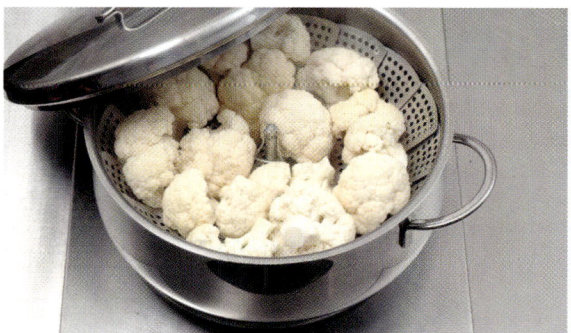

Topf schließen,
Blumenkohl im Wasserdampf garen.

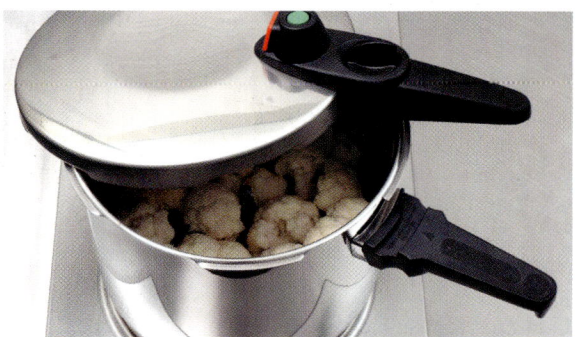

Auch im Dampfdrucktopf kann in einem
Siebeinsatz gedämpft werden.

▶ Wenig Wasser in einen Topf geben.

▶ Lebensmittel in einen Siebeinsatz legen. Die Lebensmittel sollen nicht mit dem Wasser in
Berührung kommen, so bleiben die Nährstoffverluste – Vitaminverluste – gering.

▶ Wasser zum Kochen bringen, rechtzeitig zurückschalten.

▶ In gut schließendem Topf dämpfen, sonst verlängert sich die Garzeit.

▶ Beim Garen im Dampfdrucktopf die verkürzte Garzeit beachten, vgl. S. 60.

▶ Beim Dämpfen im „normalen" Topf die verlängerte
Garzeit gegenüber dem Kochen beachten.

▶ Dämpfen ist eine schonende Gartechnik, durch den
Wasserdampf werden kaum Nährstoffe aus den Lebensmitteln herausgelöst.

▶ Vitaminverluste sind beim Garen abhängig von:
  • Gartechnik, Garzeit und Temperatur;
  • Zerkleinerungsgrad.

▶ **Geeignet für:**
empfindliche Gemüsesorten, Kartoffeln,
Obst, Fisch.

*Erstellen Sie ein **Dominospiel**.
Schreiben Sie auf Karten Gartechniken und
Speisen. An die Gartechniken können
entsprechende Speisen bzw. an die Speisen
passende Gartechniken angelegt werden.
Die Zubereitung muss jedoch richtig erläutert
werden, sonst darf die Karte nicht angelegt
werden.*

Vitamin-C-Gehalt bei verschiedenen Gartechniken – Kohlrabi

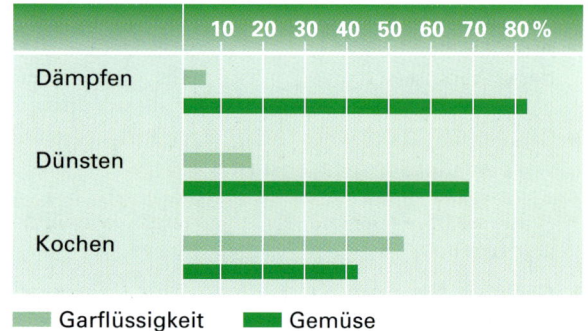

Garflüssigkeit   Gemüse

Dünsten

Dünsten ist ein Garen im eigenen Saft, evtl. unter Zugabe von wenig Fett und/oder Flüssigkeit. Die Flüssigkeit kann zugesetzt sein oder aus dem Gargut kommen.

Wasserreiches Gemüse, z.B. Möhren, kann durch Dünsten gegart werden.

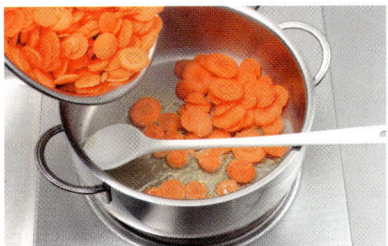 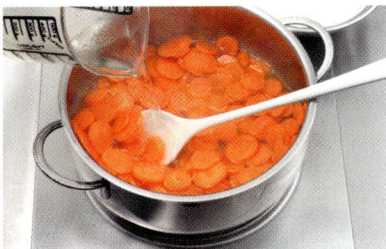 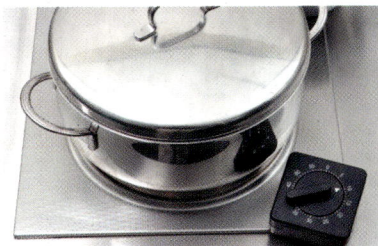

Fett im Topf erhitzen, Möhren dazugeben, andünsten.

¼ l heißes Wasser, Salz und Zucker dazugeben, aufkochen lassen, herunterschalten.

Im geschlossenen Topf ca. 10 Minuten weiterdünsten.

Wasserreiches Obst, z.B. Pflaumen, kann durch Dünsten gegart werden.

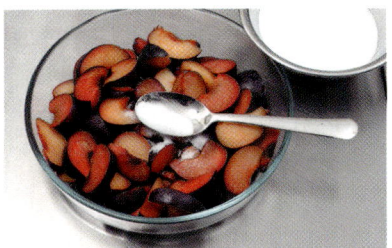 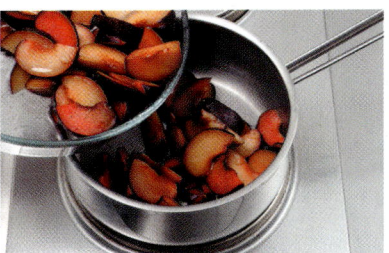 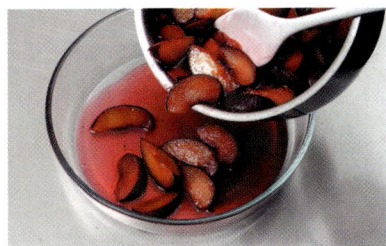

Pflaumen mit Zucker bestreuen, mischen, stehen lassen.

Pflaumen dünsten.

Abschmecken und umfüllen.

► Lebensmittel im offenen Topf unter Rühren andünsten.

► Bei Gemüse und Fisch evtl. Fett zur Aromabildung hinzufügen.

► Obst zur Saftbildung mit Zucker mischen. Hierbei spricht man von Dünsten im eigenen Saft.

► Rechtzeitig zurückschalten, auf Flüssigkeitsverluste achten, Flüssigkeit ergänzen.

► Zu wenig Flüssigkeit: Das Gargut kann anbrennen. Zu viel Flüssigkeit: Das Dünsten geht in Kochen über.

► Im geschlossenen Topf dünsten. Deckel nicht so oft anheben.

► Auch im Römertopf oder in der Bratfolie kann gedünstet werden.

► Eine besondere Art des Dünstens ist das Glasieren. Zuckerhaltige Gemüse werden mit dem eingekochten Saft – Glasur – überzogen.

► Dünsten ist eine nährstoff- und aromaschonende Gartechnik.

► **Geeignet für**: wasserreiches Obst und Gemüse, Pilze, Fisch, zartes Fleisch.

1. *Nennen Sie wasserreiche Gemüsesorten und Obstsorten, die gedünstet werden können.*

2. *Nennen Sie wasserarme Gemüsesorten und Obstsorten, die gekocht werden müssen. Beschreiben Sie das Vorgehen.*

3. *Sammeln Sie Rezepte zum Thema Dünsten:*
   a) Obst und Gemüse,
   b) Fisch.

Feuchte Garverfahren sind solche, bei denen während des Garens Feuchtigkeit vorhanden ist, z.B. Kochen, Dämpfen, Dünsten.

Wird zum Garen Wasser verwendet, ist die Gartemperatur auf 100 °C begrenzt. Ausnahme: Druckgaren.

Bei Temperaturen unter 100 °C werden keine Röststoffe gebildet.

Schmoren – Braisieren

Schmoren ist ein Garen durch Anbraten – Bräunen – in heißem, reinem Fett und ein Weitergaren nach Zugabe von wenig kochender Flüssigkeit.

Gulasch wird z. B. durch Schmoren gegart.

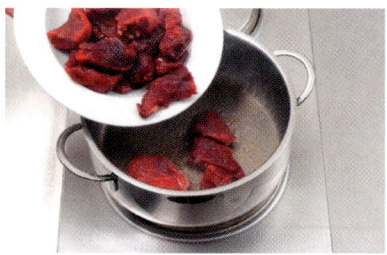 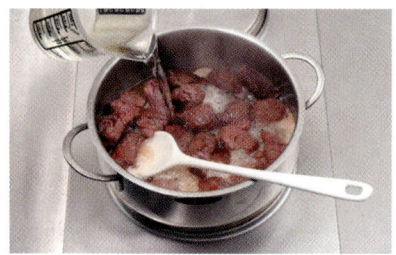 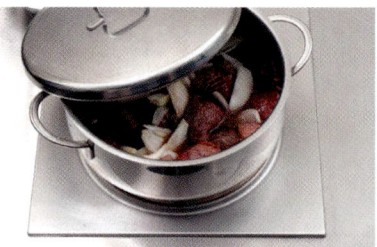

Öl im Topf erhitzen, Gulasch hineingeben, anbraten.

¼ l Wasser dazugeben, würzen, aufkochen lassen.

Im geschlossenen Topf weitergaren.

- ▶ Wasserfreies Fett, z. B. Kokosfett bzw. Öl, verwenden.
- ▶ Im offenen Topf Lebensmittel von allen Seiten kräftig anbraten.
- ▶ Erst nach dem Anbraten würzen, Zwiebeln usw. dazugeben.
- ▶ Wenig kochende Flüssigkeit hinzufügen.

- ▶ Rechtzeitig zurückschalten, im geschlossenen Topf weitergaren.
- ▶ Auf Flüssigkeitsverluste achten, durch heiße Flüssigkeit ergänzen.
- ▶ Hitzeempfindliche Vitamine werden zerstört, wasserlösliche Nährstoffe gehen nicht verloren, da der Sud mit verwendet wird.
- ▶ **Geeignet für:** Fleisch, gefülltes Gemüse.

Braten in der Pfanne – Kurzbraten

Braten in der Pfanne ist ein Garen und Braten in heißem Fett.

Frikadellen werden z. B. in der Pfanne gebraten.

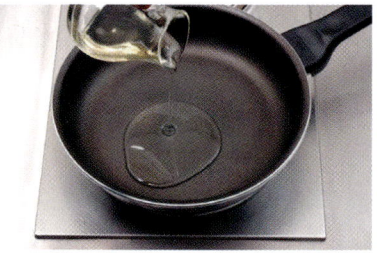 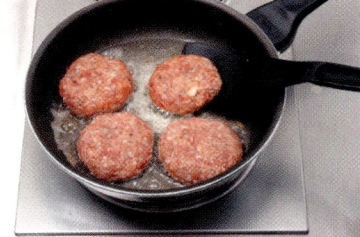 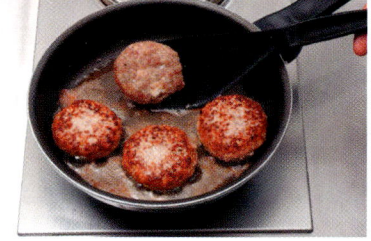

Fett erhitzen.

Frikadellen anbraten.

Frikadellen wenden und braten.

1. Erkunden Sie die Druckprobe beim Garen: Wie ist das Fleisch jeweils innen beschaffen?
   a) Das Fleisch gibt stark nach, es ist innen ?
   b) Das Fleisch gibt leicht nach, es ist ?
   c) Das Fleisch gibt nicht nach, es ist ?

2. Bereiten Sie Gulasch für 20 Personen zu.
   a) Erstellen Sie einen Arbeitsplan.
   b) Stellen Sie einen Kosten-, Zeit- und Geschmacksvergleich mit einem Fertigprodukt an.

- ▶ Vorzugsweise wasserfreie und eiweißfreie Fette bzw. Öle verwenden.
- ▶ Nur trockene Bratenstücke in das Fett geben! Spritzgefahr! Unfallgefahr!
- ▶ Fett erhitzen, Lebensmittel von allen Seiten anbraten, dann auf jeder Seite weitergaren.
- ▶ Fett bzw. Öl nicht zu stark erhitzen, das Fett darf nicht qualmen! Gesundheitsschädlich!
- ▶ Hitzeempfindliche Vitamine werden zerstört, sonst kaum Nährstoffverluste, Röststoffe werden gebildet, durch Fett wird der Energiegehalt erhöht.
- ▶ **Geeignet für:** kleinere Fleischstücke, kleinere Fischstücke, Kartoffeln.

Braten im Backofen – Langzeitbraten

Braten im Backofen ist ein Garen und Bräunen in trockener Hitze, evtl. unter Flüssigkeits- und Fettzugabe.

Rinderbraten wird z.B. im Backofen gebraten.

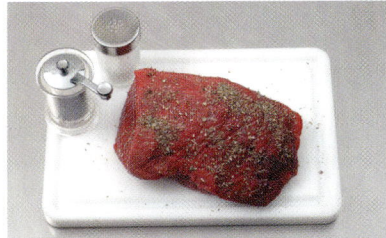

Fleisch würzen.

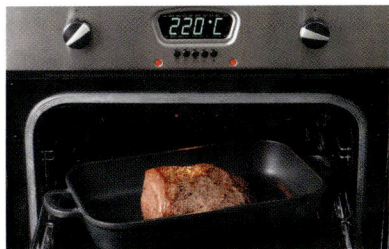

Braten im Backofen bei 220 °C anbraten.

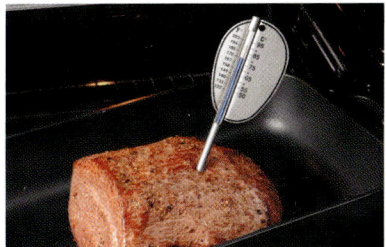

Bei ca. 140 °C weiterbraten, bis die gewünschte Garstufe erreicht ist.

▶ Fleischstücke von mindestens 1 kg Gewicht in der Fettpfanne oder auf dem Rost braten.

▶ Fleisch mit Gewürzen einreiben, je nach Fleischart Salz, Pfeffer, Paprika, Curry, Senf, Zwiebel- oder Knoblauchgewürze, Majoran, Rosmarin oder Thymian verwenden oder das Fleisch in eine Marinade einlegen.

▶ Fleisch mit der Fettseite nach oben einlegen, sonst trocknet das Fleisch zu stark aus.

▶ Bei magerem Fleisch oder Fisch ist ein Fettzusatz erforderlich, damit das Fleisch saftig bleibt.

▶ Einschubhöhe beachten. Je höher der Braten ist, desto tiefer muss er eingeschoben werden.

▶ Beim Braten im Backofen sind zwei Garstufen zu unterscheiden:
  • Anbraten bei hoher Temperatur 220 bis 250 °C,
  • Weiterbraten bei etwa 140 °C, bis die gewünschte Garstufe erreicht ist.

▶ Mit dem Bratthermometer kann der Garverlauf, z.B. bei Lammkeule oder Roastbeef, überprüft werden:
  • Kern: 65 °C – Fleisch ist innen blutig
  • Kern: 70 °C – Fleisch ist innen rosa
  • Kern: 80 °C – Fleisch ist durchgegart

▶ Lebensmittel zwischendurch mit Flüssigkeit begießen, damit sie nicht austrocknen, evtl. wenden.

▶ Die Garzeit beträgt bei Fleisch etwa 10 Minuten pro cm Höhe.

▶ Nach dem Braten das Fleisch 5 bis 10 Minuten ruhen lassen. Dann quer zur Faser aufschneiden.

▶ Bratensatz durch Aufkochen mit Flüssigkeit lösen, hieraus eine Soße bereiten.

▶ **Geeignet für:** größere Fleischstücke, Geflügel, Hackbraten.

Überbacken – Gratinieren

Überbacken ist ein Bräunen der Oberfläche unter evtl. gleichzeitiger Verkrustung durch Wärmeeinwirkung.

Überbacken wird z.B. Zwiebelsuppe.

▶ Überbacken – Gratinieren – ist ein Fertigstellungsverfahren für bereits gegarte Speisen. Sollen Geschmack und Aussehen bereits gegarter Lebensmittel verändert werden, kann man sie zusätzlich überbacken. Dabei entsteht durch Oberhitze eine goldgelbe bis braune Kruste mit zusätzlichen Geschmacksstoffen.

▶ Die gegarten Lebensmittel mit Käse oder Béchamelsoße mit Eigelb-Sahne-Legierung und Reibekäse bedecken.

▶ Überbacken wird im vorgeheizten Grill oder im Backofen bei 175 bis 200 °C.

▶ Nur feuerfestes Geschirr für das Überbacken verwenden.

▶ Speisen ohne Deckel überbacken.

▶ Überbackenes sofort heiß servieren.

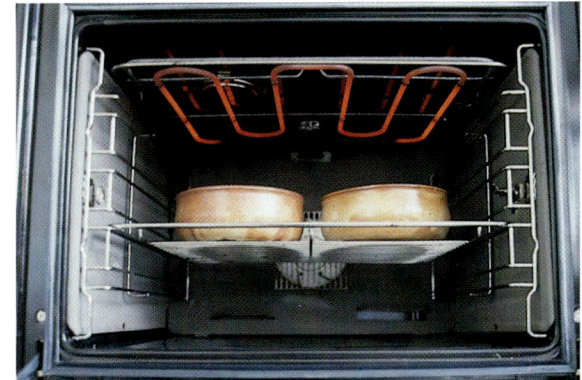

Überbacken im Großflächenstrahlungsgrill

Grillen

Grillen ist ein Garen durch Strahlungshitze oder Wärmeleitung mit oder ohne Fettzugabe.
Fleischspieße werden z. B. gegrillt.

▶ Grill etwa 3 bis 5 Minuten vorheizen, bis die Grillstäbe glühen.

▶ Pfanne oder Grillrost vorheizen, dann ölen.

▶ Fleisch auf den geölten Grillrost geben.

▶ Fett nicht überhitzen. Qualmt das Fett, so ist es überhitzt. Gesundheitsschädlich!

▶ Nur Öl benutzen, das hoch erhitzt werden kann.

▶ Grillgut vorher würzen, aber Salz und Paprika erst nach dem Grillen dazugeben. Salz entzieht Wasser, Paprika verbrennt. Fleisch evtl. vorher in eine Marinade einlegen, damit es mürbe wird.

▶ Grillgut direkt in den Strahlungsbereich legen.

▶ Je höher das Grillgut, desto tiefer einschieben und umgekehrt.

▶ Toast und kalte Zutaten unten in den Grill einschieben.

▶ Zum schonenden Wenden eine Grillzange oder einen Bratenwender benutzen, damit der Fleischsaft nicht ausläuft.

▶ Garzeit: vgl. Braten im Backofen, S. 57.

▶ Falls Alufolie verwendet wird, Folie mit Öl einpinseln, glänzende Seite nach innen.

▶ Der Kontaktgrill eignet sich vorwiegend für flaches Grillgut.

▶ Keine Pökelware grillen. Aus den Pökelsalzen und den Aminosäuren bilden sich bei starker Wärmeeinwirkung Nitrosamine. Diese sind krebserregend.

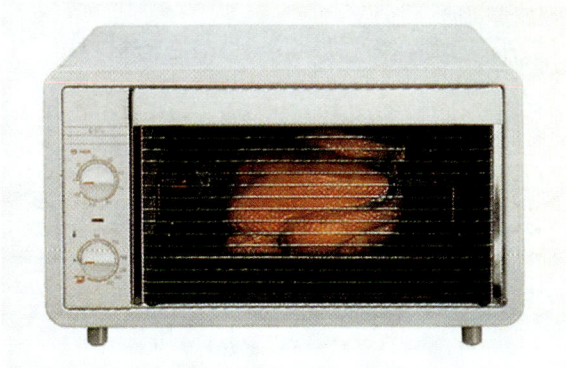

Strahlungsgrill (Kleingerät)

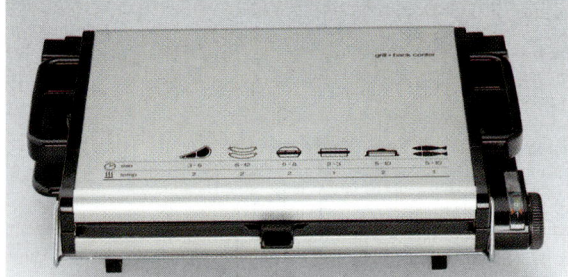

Kontaktgrill

Trockene Garverfahren sind solche, bei denen kein Wasser vorhanden ist, z. B. Braten, Grillen, Frittieren oder Backen.

Höhere Temperaturen sind möglich, wenn die Wärme durch Luft – bis 300 °C – oder Fett – bis 185 °C – übertragen wird.

Bei Temperaturen über 110 °C entstehen aromabildende Stoffe: Karamell, Dextrine und Röststoffe.

Frittieren – Ausbacken

Frittieren ist ein Garen in heißem, reinem Fettbad.
Pommes frites werden z. B. durch Frittieren gegart.

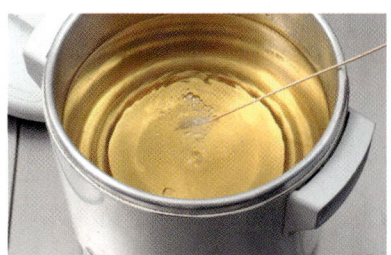

Fett erhitzen.

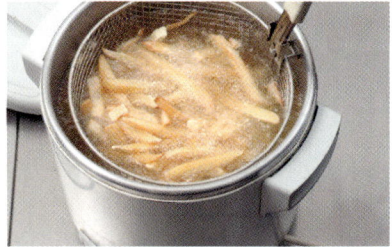

Pommes frites 3 Minuten frittieren. Herausnehmen, abtropfen lassen.

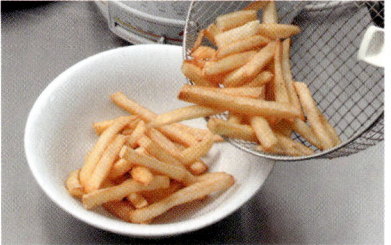

Unmittelbar vor dem Essen noch einmal 4 bis 6 Minuten frittieren, umfüllen.

► Frittierte Lebensmittel haben einen hohen Fettgehalt und deshalb einen hohen Energiegehalt.

► Wasserfreies Fett, z.B. Kokosfett bzw. Öl, verwenden.

► Richtige Temperatur beachten, es müssen sich Luftbläschen bilden, evtl. Spezialthermometer benutzen. Ist das Fett zu kalt, saugen die Lebensmittel zu viel Fett auf.

► Fett nicht überhitzen. Bei über 170 °C entsteht verstärkt Acrylamid. Acrylamid wird bei Temperaturen über 100 °C aus Zucker- und Eiweißbausteinen gebildet. Es steht unter dem Verdacht, krebserregend zu sein. Qualmt das Fett, so ist es überhitzt. Gesundheitsschädlich!

► Feuchte Lebensmittel, wie Fleisch, abtupfen. Tiefkühlkost vorher auftauen lassen. Spritzgefahr! Unfallgefahr!

► Nicht zu viel Gargut auf einmal einfüllen, das Fett kühlt sonst zu stark ab.

► Lebensmittel nach dem Frittieren im Frittierkorb oder auf einem Rost oder auf Küchenpapier abtropfen lassen.

► Fett nach dem Gebrauch zur Reinigung durch einen Filter gießen.

► Fett in einem geschlossenen Gefäß kühl aufbewahren.

► Fett nach drei- bis viermaligem Gebrauch erneuern! Sonst gesundheitsschädlich!

► **Geeignet für:** Kartoffeln, Gebäck, Fisch und Gemüse.

Garen in der Mikrowelle

Mikrowellengaren ist ein Garen durch elektromagnetische Wellen, die in den Lebensmitteln Wärme erzeugen.

Lebensmittel können in der Mikrowelle im Allgemeinen nur gegart, aber nicht gebräunt werden.

Das Mikrowellengerät ist wie der Grill ein Zusatzgerät.

Die Mikrowelle hat mindestens zwei Schaltstufen: geringe und höhere Leistung.

► **Der Einsatz der Mikrowelle ist sinnvoll:**
  • zum Auftauen von Lebensmitteln,
  • zum Erwärmen und Erhitzen von Speisen und Getränken,
  • zum Garen von kleinen Portionen, Tellergerichten.

► **Geschirr für die Mikrowelle**
  Geeignet sind: feuerfestes (spülmaschinenfestes) Porzellan, Glas, Keramik, Kunststoff (hitzebeständig bei 180 °C). Die Mikrowellen durchdringen diese Materialien.

  Ungeeignet sind: Metall, Geschirr mit Metalldekor (Gold- oder Silberrand), Alufolie. Die Mikrowellen durchdringen diese Materialien nicht, sie werden reflektiert.

Ungeeignet sind außerdem: unglasiertes Tongeschirr, z.B. Römertopf, fest verschraubte Gläser, Geschirr mit Sprung, Flaschen mit engem Hals. Diese Gefäße können überhitzen und platzen.

► Lebensmittel abgedeckt in die Mikrowelle stellen, so wird ein Austrocknen verhindert.

► Lebensmittel mit fester Schale oder Haut, z.B. Würstchen, vor dem Garen einstechen, ein Platzen wird so vermieden. Eier können nicht in der Mikrowelle gekocht werden, sie platzen.

► Kleine Portionen garen schneller. Faustregel: doppelte Menge – doppelte Zeit. Die Mikrowelle eignet sich nur zum Garen von kleinen Portionen, z.B. Tellergerichten. Wenn die Familienmitglieder zu unterschiedlichen Zeiten essen, kann das Essen jeweils schnell frisch zubereitet werden. Nährstoffe und Vitamine bleiben dabei weitgehend erhalten.

► Lebensmittel flach auf dem Teller ausbreiten, sie garen so schneller. Keine unterschiedlichen Lebensmittel übereinanderschichten.

► Lebensmittel in die Mitte des Gerätes stellen, sie garen so gleichmäßiger.

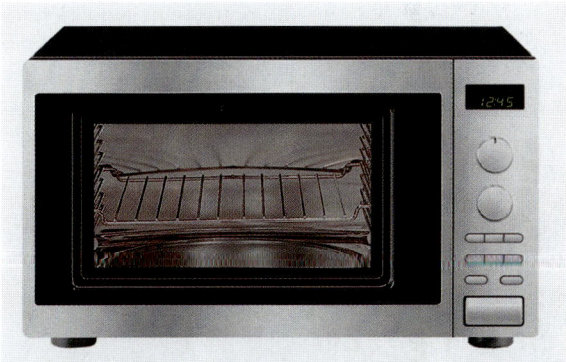

Mikrowellengerät

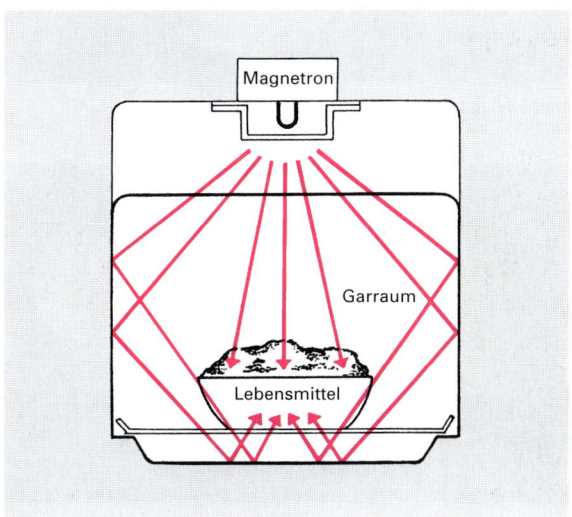

Mikrowellen (Schema)

Druckgaren

Druckgaren ist ein Kochen oder Dämpfen bei etwa 120 °C.

▶ Vor dem Einsatz des Dampfdrucktopfes die Betriebsanleitung genau durchlesen, die Bedienung ist von Gerät zu Gerät unterschiedlich.

▶ **Vorbereiten**

Flüssigkeitszugabe – mindestens eine Tasse – ist zur Dampfentwicklung notwendig. Den Topf zum Garen höchstens zu zwei Dritteln füllen. Keine stark schäumenden Speisen im Dampfdrucktopf garen, das Ventil kann sonst verstopfen.

Zum Dämpfen den gelochten Einsatz auf den Dreifuß in den Topf stellen.

Vor dem Schließen überprüfen, ob der Gummiring richtig im Deckel liegt und ob der Topfrand sauber ist. Es kommt sonst nicht zur Drucksteigerung.

Beim Schließen den Deckel nach links drehen, bis die Verriegelung hörbar einrastet.

▶ **Ankochen – Fortkochen**

Topf auf die Kochstelle stellen. Gewünschte Garstufe einstellen.

Durch Garen bei Überdruck entsteht eine höhere Gartemperatur, die Flüssigkeit siedet erst oberhalb von 100 °C. Die Garzeit wird hierdurch um circa ein Drittel verkürzt.

Während der Ankochzeit ist der Druckanzeiger nicht sichtbar, die Ankochzeit ist nicht verkürzt.

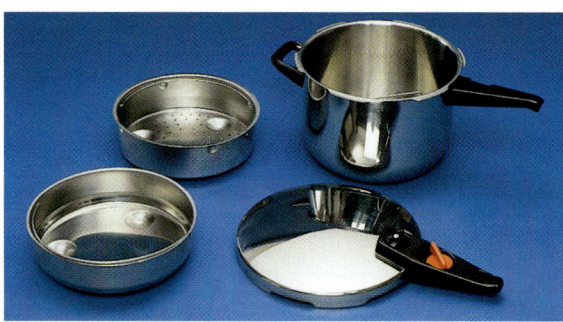

Dampfdrucktopf

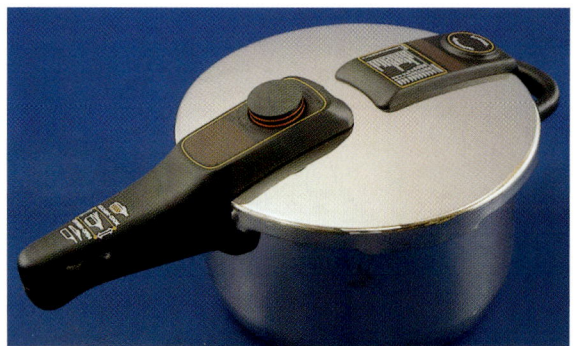

Vor dem Öffnen muss der Dampfregler ganz verschwunden sein

Garstufe I

Ein Ring ist sichtbar. Folgende Lebensmittel werden bei Garstufe I gegart: Fisch, zartes Fleisch, z. B. Kalbfleisch, empfindliches Gemüse, Obst.

Garstufe II

Zwei Ringe sind sichtbar. Folgende Lebensmittel werden bei Garstufe II gegart: Fleisch, Eintöpfe, Gemüse mit fester Struktur, Kartoffeln usw.

Der Einsatz des Dampfdrucktopfes lohnt sich hinsichtlich der Energie- und Zeitersparnis nur bei Gerichten mit langer Garzeit.

Die Berechnung der Garzeit beginnt nach dem Erreichen der jeweiligen Garstufe. Jetzt die Energiezufuhr verringern.

▶ **Öffnen**

Topf von der Kochstelle nehmen. Der Dampf muss zunächst durch das Öffnen des Kochreglers/Abdampfreglers entweichen.

Oder Topf in die Spüle stellen und kaltes Wasser über den Deckel laufen lassen. Beim Abkühlen wird aus dem Dampf wieder Wasser.

Bevor der Dampfdrucktopf geöffnet werden darf, muss auf jeden Fall der Druckanzeiger ganz verschwunden sein.

Beim Öffnen Kochregler zurückziehen und Topfdeckel nach rechts drehen.

▶ **Reinigen und Aufbewahren**

Beim Reinigen des Dampfdrucktopfes den Gummiring herausnehmen und sorgfältig abspülen.

Zum Aufbewahren den Deckel umgekehrt auf den Topf legen. Der Gummiring wird hierdurch geschont.

▶ **Vorteile des Dampfdrucktopfes**:
spart Energie und Zeit, besonders bei Speisen mit längerer Garzeit.

▶ **Nachteile des Dampfdrucktopfes:**
- teuer in der Anschaffung,
- umständlich zu öffnen,
- man kann zwischendurch nicht hineinsehen.

Ankoch- und Garzeiten für einige Lebensmittel

Lebensmittel	Normaltopf in Minuten	Dampfdrucktopf in Minuten
Huhn	100–150	30–50
Poularde	45	15
Seefisch, Filet	8–20	8–10
Blumenkohl	20–30	ca. 10
Erbsen	10–15	3–5
Möhren	20–40	8–12
Weißkohl	20–40	10–15
Pellkartoffeln	20–25	ca. 15

2.4 Rechnen mit Maßen, Gewichten und Mengen

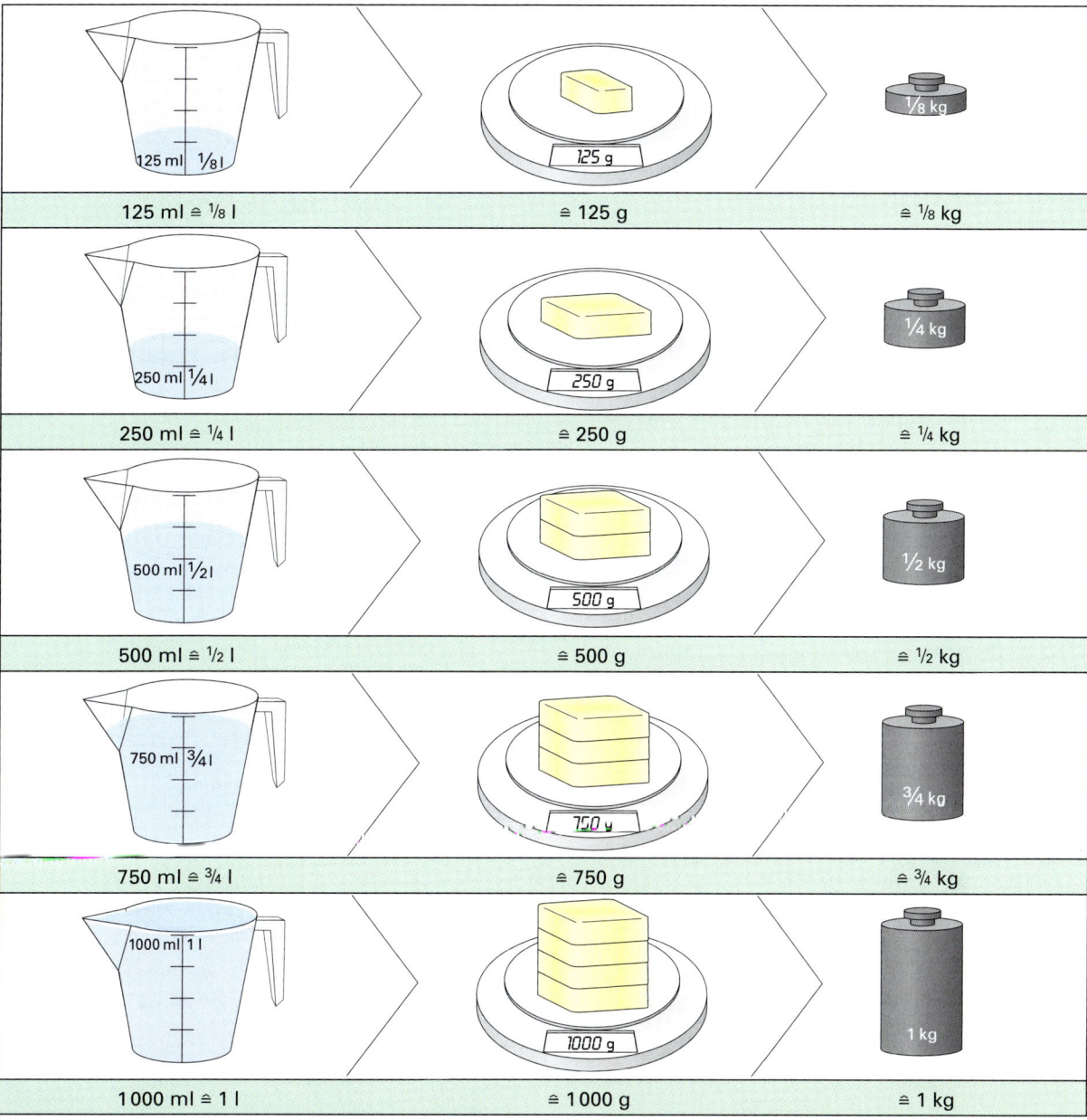

125 ml ≙ 1/8 l	≙ 125 g	≙ 1/8 kg
250 ml ≙ 1/4 l	≙ 250 g	≙ 1/4 kg
500 ml ≙ 1/2 l	≙ 500 g	≙ 1/2 kg
750 ml ≙ 3/4 l	≙ 750 g	≙ 3/4 kg
1000 ml ≙ 1 l	≙ 1000 g	≙ 1 kg

1. Rechnen Sie um:
$\frac{1}{8}$ l = ? ml $\frac{1}{4}$ l = ? ml
750 ml = ? l   375 ml = ? l

2. 1 EL fasst 10 ml.
Wie viel EL werden für $\frac{1}{8}$ l benötigt?

3. Ermitteln Sie das Fassungsvermögen
a) einer Tasse,
b) eines Suppentellers,
c) eines Wasserglases.

4. Rechnen Sie um:
$\frac{1}{2}$ kg = ? g $\frac{1}{8}$ kg = ? g
375 g = ? kg   250 g = ? kg

5. Ein Kotelett wiegt 150 g.
Wie viel wiegen sechs Koteletts?

6. Ermittteln Sie das Gewicht von
a) einer Birne,
b) einem Blumenkohl,
c) einer Banane.

Umrechnung von Grundrezepten

Das Rezept „Grüner Salat", vgl. S. 64, soll für einen Großhaushalt mit 50 Personen umgerechnet werden; eine Einkaufsliste soll erstellt werden.

Für 4 Personen werden benötigt:
1 großer Kopfsalat
$\frac{1}{8}$ l saure Sahne
2 EL Zitronensaft ($\frac{1}{2}$ Zitrone)
1 Pr. Salz (ca. 1 g)
1 Pr. Zucker (ca. 1 g)
2 EL Kräuter (1 Bund Kräuter)

Zunächst fragen wir uns:
Wie viel Rezepte werden für 50 Personen benötigt?
Da ein Rezept für 4 Personen ausreicht, muss 50 durch 4 geteilt werden.

$$50 : 4 = 12,5$$

Für 50 Personen werden also 12,5 Rezepte benötigt.

Jetzt müssen alle Zutaten des Rezeptes mit 12,5 malgenommen werden.

▶ **Kopfsalat:** $1 \times 12,5 = 12,5$
$\frac{1}{2}$ Kopf Salat kann nicht eingekauft werden, also werden **12 bis 13 Köpfe** Salat benötigt, **je nach Größe**.

▶ **Saure Sahne:** $125 \text{ ml} \times 12,5 = 1562,5 \text{ ml}$
Diese Menge muss nun für die Einkaufsliste in Liter umgerechnet werden.
$1562,5 : 1000 = 1,563 \text{ l}$
Diese Menge kann sicher bei der größeren Personenzahl auf die runde Summe von **1,5 Litern saure Sahne** vermindert werden.

▶ **Zitrone:** $0,5 \times 12,5 = 6,25$
Eine viertel Zitrone kann nicht eingekauft werden, also werden **7 Zitronen** benötigt.

▶ 12,5 g Salz und 12,5 g Zucker sind wohl im Vorrat vorhanden.

▶ Je nach Größe werden **12 bis 13 Bund Kräuter** benötigt.

Einkaufsliste für 50 Portionen grünen Salat
13 Köpfe grüner Salat
1,5 l saure Sahne
7 Zitronen
12 Bund Kräuter

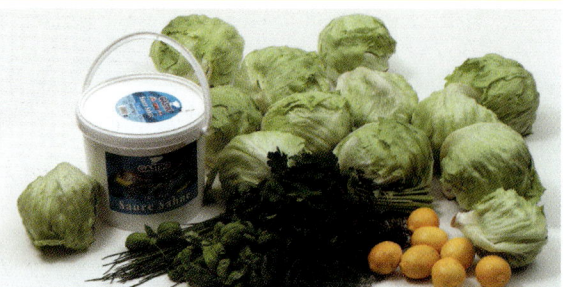

Obstkuchen mit Streusel soll für 120 Personen gebacken werden.
Wie viel Rezepte werden benötigt?
Ein Obstkuchen mit Streusel wird in 16 Stücke geschnitten.
Ein Rezept Obstkuchen reicht also für 16 Personen.

Anzahl der benötigten Rezepte: Die Personenzahl wird durch die Anzahl der Kuchenstücke pro Rezept geteilt.

$$120 : 16 = 7,5$$

Es werden 8 Rezepte Obstkuchen mit Streusel für 120 Personen benötigt.
Die Zutaten für ein Rezept müssen also mit 8 malgenommen werden.

1. In einem Kinderheim soll es für 75 Kinder Kartoffelpuffer, vgl. S. 66, geben.
   Erstellen Sie eine Einkaufsliste.
   Berechnen Sie die Kosten pro Kind.

2. Aus einem Rezept Blitzkuchen erhält man 16 Kuchenstücke, vgl. S. 76.
   In einem Kurheim soll für 90 Personen für das Kaffeetrinken Blitzkuchen zubereitet werden.
   Wie viel Rezepte werden benötigt?
   Wie hoch sind die Kosten für ein Stück Kuchen?

3. In einem Heim mit 72 Senioren soll es zum Abendbrot zu einem Glas Federweißer Zwiebelkuchen, vgl. S. 80, geben.
   a) Ermitteln Sie, wie viel Rezepte zubereitet werden müssen.
   b) Erstellen Sie einen Arbeitsablaufplan.
   c) Ermitteln Sie die Kosten pro Person.

4. In einem Internat soll es für 150 Schüler Schokoladenflammeri, vgl. S. 72, als Nachspeise geben.
   a) Wie viel Rezepte werden benötigt?
   b) Erstellen Sie eine Einkaufsliste.

Um die Anzahl der benötigten Rezepte zu ermitteln, muss die Personenzahl jeweils durch 4 geteilt werden.

Die einzelnen Zutaten des Rezeptes werden dann mit der so ermittelten Zahl malgenommen.

Bei ungünstigen Zahlen, z.B. eine viertel Zitrone, müssen diese jeweils auf im Handel erhältliche Mengen ab- bzw. aufgerundet werden.

Je nach Personengruppe müssen die Mengen evtl. reduziert werden.

2.5 Speisenrezepte

Grundrezept: Helle Mehlschwitze/Einbrenne – Suppen

40 g Margarine	in einen Topf geben, erhitzen.	1 820 kJ 4 g E
40 g Mehl	auf einmal dazugeben, anschwitzen.	32 g F
¾ bis 1 l Flüssigkeit	langsam unter Rühren dazugeben, aufkochen lassen.	
Geschmackszutaten	dazugeben.	28 g KH

Spargelsuppe (4 Portionen)

375 g Spargel	waschen, schälen, in 2 bis 3 cm lange Stücke schneiden.	660 kJ
¾ l Wasser, 1 Pr. Salz ¼ TL Zucker	und in einen Topf geben. Spargel 20 Minuten garen lassen. Spargelbrühe durch ein Sieb abgießen, ¾ l Brühe abmessen.	4 g E 11 g F
	Mehlschwitze mit der Spargelbrühe nach dem Grundrezept herstellen. Spargelstücke hineingeben. Suppe abschmecken. Mit	10 g KH
1 Eigelb und 2 EL Sahne	legieren.	

Helle Mehlschwitze für Soßen: lediglich ½ l Flüssigkeit verwenden.

Die helle Mehlschwitze kann auch mit 30 g Margarine und 30 g Mehl hergestellt werden.

Kräutersoße (4 Portionen)

1 Rezept helle Mehlschwitze ¼ l Brühe, ¼ l Wasser	mit herstellen.	485 kJ
3 EL Kräuter, z. B. Dill, Schnittlauch, Salz, Pfeffer, Zitronensaft	in die Soße geben. zum Abschmecken verwenden, nicht mehr kochen.	2 g E 8 g F 8 g KH

Abwandlungen:

▶ **Helle Soße:** lediglich helle Mehlschwitze.

▶ **Currysoße:** helle Mehlschwitze mit 1 EL Curry, Zitronensaft und Cocktailfrüchten.
Currysoße eignet sich für: Eier, Reis, Geflügel.

▶ **Käsesoße:** helle Mehlschwitze mit 100 g geriebenem Käse oder 100 g Frischkäse.
Käsesoße eignet sich für: Teigwaren, Gemüseaufläufe, Kartoffeln.

▶ **Kapernsoße:** helle Mehlschwitze mit 1 EL Kapern.
Kapernsoße eignet sich für: Königsberger Klopse.

▶ **Senfsoße:** helle Mehlschwitze mit 2 EL mittelscharfem Senf.
Senfsoße eignet sich für: Eier, Fisch, Rindfleisch.

▶ **Tomatensoße:** helle Mehlschwitze mit 3 EL Tomatenmark.
Tomatensoße eignet sich für: Teigwaren, Fisch, Eier, gefülltes Gemüse.

▶ **Béchamelsoße:** zunächst eine gewürfelte Zwiebel in der Margarine andünsten, mit Muskat abschmecken.
Béchamelsoße eignet sich für Kartoffeln, zum Überbacken.

Ölmarinade (4 Portionen)

800 kJ	20 g F

| | 2 g KH |

2 EL Essig oder Zitronensaft — mit
2 EL ÖL und 2 EL Wasser — verschlagen.
Salz und Zucker — zum Abschmecken verwenden.

Joghurtmarinade (4 Portionen)

600 kJ	6 g F
8 g E	14 g KH

1 Becher Joghurt (150 g) — mit
2 EL Zitronensaft — verschlagen.
Salz und Zucker — zum Abschmecken verwenden.

Salatplatte mit Sahnemarinade (6 Portionen)

630 kJ
6 g E
6 g F
13 g KH

800 g Salat- oder Gemüsesorten: z.B.
Gurken, Tomaten, Lauch, Möhren — waschen, putzen, zerkleinern, auf einer Platte anrichten.
2 Becher saure Sahne — mit
1 TL Senf, 1 EL Zitronensaft — und
Salz und Pfeffer — verschlagen.
4 EL Kräuter: Petersilie, Schnittlauch, Dill, Zitronenmelisse — waschen, hacken, unterrühren.
Salatplatte mit der Sahnemarinade servieren.

Grüner Salat – Kopfsalat (4 Portionen)

310 kJ
2 g E
6 g F
4 g KH

1 großen Kopfsalat — putzen, waschen, zerteilen.
$1/8$ l saure Sahne — mit
2 EL Zitronensaft — mischen. Mit
1 Pr. Salz und 1 Pr. Zucker — abschmecken.
2 EL gehackte Kräuter: Dill, Petersilie — zur Marinade geben.
Salat mit der Marinade anrichten.

Gurkensalat (4 Portionen)

250 kJ	1 g E
	5 g F
	2 g KH

1 Salatgurke — waschen, schälen, in Scheiben hobeln.
1 Rezept Ölmarinade — herstellen.
2 EL Kräuter: Dill, Schnittlauch, Petersilie oder Borretsch — waschen, hacken, unter die Marinade geben.
Erst kurz vor dem Anrichten die Marinade über die Gurke geben, vermischen.

Möhren-Apfel-Rohkost (4 Portionen)

420 kJ
1 g E
5 g F
12 g KH

1 Rezept Ölmarinade — herstellen.
300 g Möhren — waschen, schälen, reiben.
200 g Äpfel — waschen, schälen, raspeln.
Möhren und Äpfel mit Marinade vermengen. Mit
Salz und Honig — abschmecken.

Grundrezept: Gemüse, gedünstet

1 kg Gemüse	waschen, putzen, evtl. zerkleinern.
25 g Butter oder Margarine	in einem Topf erhitzen.
	Gemüse hinzufügen, evtl.
⅛ l Flüssigkeit	hinzufügen, 10 bis 15 Minuten garen.
Gewürze und Kräuter	zum Abschmecken verwenden.

Ratatouille (4 Portionen)

4 Zwiebeln	schälen, würfeln.	**385 kJ**
1 grüne Paprikaschote	waschen, putzen, würfeln.	**5 g E**
375 g Auberginen	und	
250 g Zucchini	und	**3 g F**
250 g Tomaten	waschen, putzen, in Scheiben schneiden.	
1 EL Öl	in einem Topf erhitzen, das Gemüse darin andünsten.	**13 g KH**
⅛ l Wasser	hinzufügen.	
Oregano, Thymian, Basilikum	nach Geschmack hinzugeben, 15 Minuten garen.	
Salz, Pfeffer, Petersilie	zum Abschmecken und Anrichten verwenden.	

Grundrezept: Gemüse, gekocht

1 kg Gemüse	waschen, putzen, evtl. zerkleinern.
½ l Wasser	zum Kochen bringen, Gemüse hinzufügen, 10 bis 15 Minuten garen.
Gewürze und Kräuter	zum Abschmecken verwenden.

Brokkoli mit Käse überbacken (4 Portionen)

750 g Brokkoli	waschen, putzen, in Röschen zerteilen. Stiele schälen. Brokkoli 10 Minuten mit	**1 660 kJ**
½ l Wasser	garen.	**24 g E**
4 Fleischtomaten	waschen, putzen, achteln.	**26 g F**
Butter	2 Auflaufformen mit einfetten. Brokkoli und Tomaten nebeneinander in die Auflaufformen legen.	**15 g KH**
2 Kugeln Mozzarella	in Scheiben schneiden. Käse und	
100 g Mandelblättchen	zwischen dem Gemüse verteilen.	
Salz, Pfeffer, Basilikum	zum Abschmecken verwenden.	
	Überbacken: 3 Minuten im Grill oder im Backofen bei 250 °C	

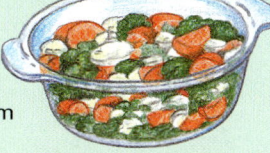

Gemüsewasser nicht weggießen, es enthält wertvolle Nährstoffe.

Mit dem Gemüsewasser kann eine helle Grundsoße hergestellt werden.

Gekocht werden folgende Sorten: Blumenkohl, Brokkoli, Fenchel, Schwarzwurzeln, Spargel.

Blumenkohl und Brokkoli können auch gedämpft werden.

Die meisten Gemüsesorten können gedünstet werden.

Pellkartoffeln (4 Portionen)

800 g Kartoffeln	gründlich waschen.
¼ l Wasser	in einen Topf füllen (Topfboden ist ca. 2 Finger hoch mit Wasser bedeckt), die größeren Kartoffeln unten in den Topf legen, die kleineren obenauf. Garzeit: etwa 20 bis 25 Minuten, im Dampfdrucktopf 10 Minuten. Kartoffeln abgießen, pellen.

580 kJ
4 g E
30 g KH

Kartoffelbrei (4 Portionen)

800 g Kartoffeln	Aus Pellkartoffeln herstellen.
¼ l Milch **20 g Butter**	Pellkartoffeln pürieren. und erhitzen und zu den pürierten Pellkartoffeln geben, diese schaumig rühren.
½ TL Salz **Muskatnuss**	und zum Abschmecken verwenden.

935 kJ
7 g E
7 g F
33 g KH

Kartoffelgratin (4 Portionen)

Margarine	Auflaufform oder Gratinform mit einfetten.
800 g Kartoffeln **100 g Gouda** **200 ml Schlagsahne**	waschen, schälen, in feine Scheiben hobeln. reiben und mit mischen.
	Die Kartoffelscheiben fächerartig in Schichten in die Auflaufform geben. Die Käse-Sahne-Mischung darübergeben. **Überbacken**: untere Schiene – 45 Minuten **E-Herd**: 200 °C **Gasherd**: Regler 3

1 665 kJ
11 g E
24 g F
33 g KH

Kartoffelpuffer (4 Portionen)

800 g große Kartoffeln	schälen, waschen, in eine Schüssel reiben.
1 Zwiebel **1 TL Salz, 2 Eier** **25 g Mehl**	schälen, zu den Kartoffeln reiben. und zu den geriebenen Kartoffeln geben, gut verrühren.
80 g Öl (portionsweise)	Zunächst 1 EL Öl in der Pfanne erhitzen, jeweils 2 EL Kartoffelteig in die Pfanne geben, flach drücken und von beiden Seiten goldbraun braten.

1 660 kJ
9 g E
23 g F
36 g KH

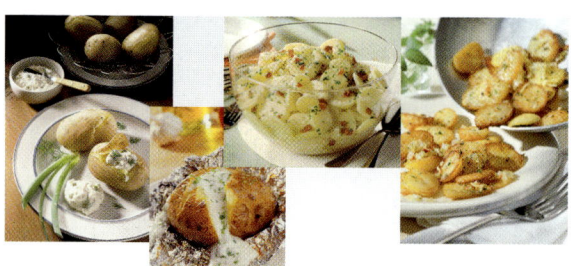

> Vergleichen Sie den Energiegehalt der verschiedenen Kartoffelbeilagen. Begründen Sie jeweils den unterschiedlichen Energiegehalt.

Eierpfannkuchen – Grundrezept (4 Portionen)

250 g Mehl, 1 Pr. Salz	in eine Schüssel geben. Mehl mit	2 225 kJ
½ l Milch	und	
4 Eiern	nach und nach verquirlen.	19 g E
1 TL Margarine oder Öl	in die Pfanne geben, erhitzen. So viel Eierkuchenteig in die Pfanne mit dem heißen Fett geben, dass der Boden gerade bedeckt ist, backen.	25 g F
	Pfannkuchen mit zwei Bratenwendern wenden, zweite Seite backen.	52 g KH
	Fertige Pfannkuchen warm stellen.	

Eierpfannkuchen mit Äpfeln (4 Portionen)

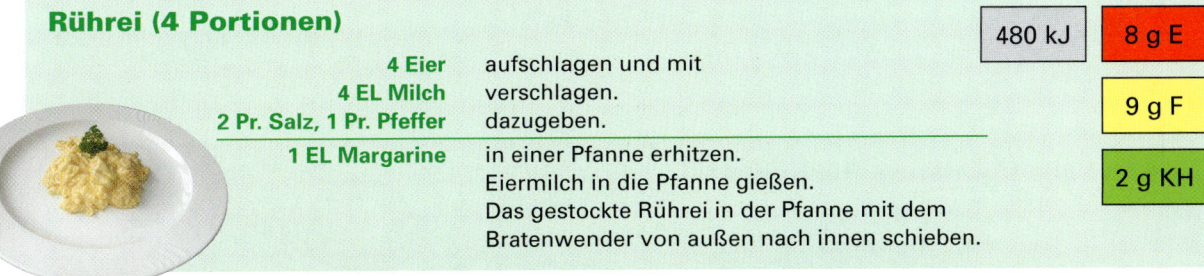

1 Rezept Eierpfannkuchenteig	herstellen.	2 490 kJ
500 g Äpfel	waschen, schälen, entkernen, in Scheiben schneiden, abdecken.	19 g E
1 TL Öl	in der Pfanne erhitzen. So viel Eierkuchenteig in die Pfanne mit dem heißen Fett geben, dass der Boden gerade bedeckt ist. Apfelstücke darauflegen.	27 g F
	Pfannkuchen von beiden Seiten goldbraun backen.	
Zucker und Zimt	zum Bestreuen des fertigen Pfannkuchens verwenden.	67 g KH

Anstelle von Äpfeln kann man auch 200 g Schinken oder 200 g Fleischreste in kleine Stücke schneiden und in der Pfanne anbraten. Teig darübergießen, backen.

Eier in Soße

4 Eier	10 Minuten kochen, abschrecken und pellen. Halbierte oder geviertelte Eier in eine Schüssel geben.
	Eine Kräutersoße, Tomatensoße oder Senfsoße herstellen, vgl. S. 63. Warme Soße über die Eier geben.

Rührei (4 Portionen)

		480 kJ 8 g E
4 Eier	aufschlagen und mit	
4 EL Milch	verschlagen.	9 g F
2 Pr. Salz, 1 Pr. Pfeffer	dazugeben.	
1 EL Margarine	in einer Pfanne erhitzen. Eiermilch in die Pfanne gießen. Das gestockte Rührei in der Pfanne mit dem Bratenwender von außen nach innen schieben.	2 g KH

Rührei kann durch folgende Zutaten abgewandelt werden:

1. 3 EL Kräuter, z. B. Schnittlauch, in die Eiermilch geben oder vor dem Servieren darüberstreuen.

2. 50 g in Würfel geschnittene Wurst oder Schinken in die Eiermilch geben.

3. 100 g Pilze waschen, putzen, in Scheiben schneiden und mit einer fein gewürfelten Zwiebel andünsten, die Eiermilch darübergeben.

Grundrezept: Fleischteig

1 Semmel (Brötchen)	einweichen.	
1 Ei	aufschlagen.	
1 Zwiebel	schälen, fein würfeln oder reiben.	
375 g Rinderhack	in eine Schüssel geben, Semmel, Ei, Zwiebelwürfel und	
½ TL Salz, Pfeffer	dazugeben.	
	Teig mit dem Knethaken (Handrührgerät) oder einer Gabel gut durchkneten.	

3 470 kJ

86 g E

41 g F

25 g KH

Frikadellen (4 Portionen)

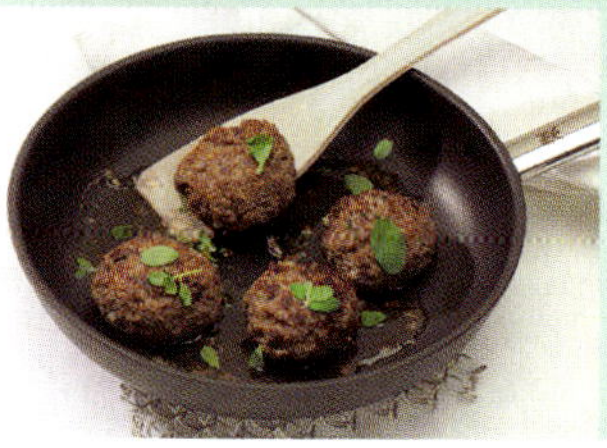

1 Rezept Fleischteig herstellen.

Teig in acht Teile teilen.
Mit feuchten Händen acht Frikadellen formen,
flach drücken, mit dem Messerrücken
leicht einkerben.

1 El Öl in einer Pfanne erhitzen.
Die Frikadellen in das heiße Fett geben und von
jeder Seite 3 bis 4 Minuten braten.

965 kJ

22 g E

13 g F

6 g KH

Königsberger Klopse (4 Portionen)

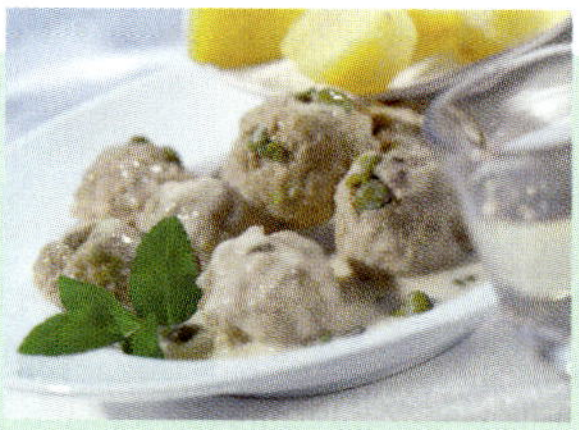

1 Rezept Fleischteig herstellen.

8 Klopse formen.

¾ l Wasser mit
½ TL Salz und 1 Lorbeerblatt zum Kochen bringen.

Klopse 15 Minuten in dem Wasser gar ziehen lassen.
Klopse herausnehmen, warm stellen.

½ l Kloßbrühe abmessen.
Eine helle Mehlschwitze, vgl. S. 63, herstellen. Evtl.
1 EL Kapern hinzufügen.
Klopse in der Soße servieren.

875 kJ

22 g E

10 g F

7 g KH

Gefüllter Hackbraten (6 Portionen)

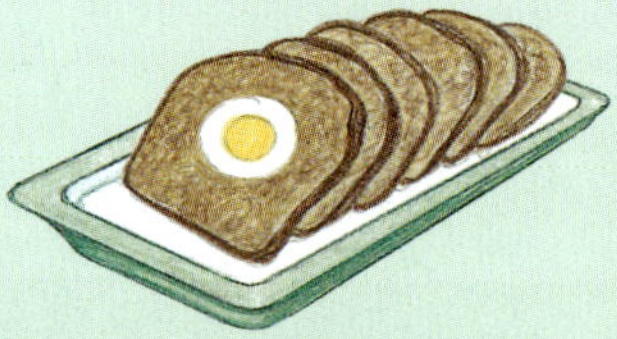

1 Rezept Fleischteig mit
500 g Rinderhack herstellen.

3 Eier 10 Minuten kochen, pellen.
Hart gekochte Eier in eine
Vertiefung im Hackfleischteig legen, einhüllen.
Hackbraten in eine kurze Kastenform geben
und in den Backofen schieben.

Braten: mittlere Schiene – 35 Minuten
E-Herd: 200 °C   **Gasherd:** Regler 3
Auf einer Platte aufgeschnitten anrichten.

725 kJ

19 g E

13 g F

6 g KH

Grundrezept: Fleisch, geschmort (4 Portionen)

500 g Fleisch, ohne Knochen,	in Würfel schneiden.	**1 520 kJ**
1 Zwiebel	schälen, halbieren, würfeln.	
20 g reines Fett oder Öl	im Topf erhitzen, Fleischwürfel hinzufügen, von allen Seiten kurz anbraten.	**22 g E**
	Zwiebelwürfel dazugeben, kurz mitbraten.	**25 g F**
⅛ l Wasser	hinzufügen.	
	Etwa 40 Minuten garen. Mit	**1 g KH**
Salz, Pfeffer, Paprika	abschmecken.	

Szegediner Gulasch (4 Portionen)

375 g Schweinefleisch	waschen, abtupfen, würfeln.	**1 700 kJ**
1 Zwiebel	schälen, halbieren, würfeln.	
20 g Schmalz	im Topf erhitzen, Fleischwürfel hinzufügen, kurz von allen Seiten anbraten.	**21 g E**
	Zwiebelwürfel hinzufügen, kurz mitbraten.	**25 g F**
500 g Sauerkraut	zerpflücken, obenauf legen.	
⅛ l Wasser	hinzufügen.	**15 g KH**
2 Äpfel	waschen, schälen, würfeln, hinzufügen.	
	40 Minuten garen.	
⅛ l saure Sahne	unterrühren. Mit	
Salz, Pfeffer, Paprika	abschmecken.	

Rinderrouladen (4 Portionen)

50 g durchwachsenen Speck	und	**1 380 kJ**
1 Gewürzgurke	in Streifen schneiden.	
1 Zwiebel	schälen, halbieren, in Scheiben schneiden.	**28 g E**
4 Rinderrouladen	mit	**22 g F**
Senf	bestreichen. Mit	
Salz, Pfeffer, Paprika	würzen.	**4 g KH**
	Rouladen mit Speck, Gewürzgurke und Zwiebel belegen.	
	Roulade von der schmalen Seite her aufrollen, zusammenklammern oder -binden.	
40 g Öl	erhitzen. Rouladen von allen Seiten anbraten.	
½ l Wasser	dazugeben, 20 Minuten im Dampfdrucktopf garen. Rouladen herausnehmen, Fäden entfernen, warm stellen.	
1 El Stärke	in	
6 El Wasser	anrühren. In die Garflüssigkeit geben. Soße mit	
2 EL saurer Sahne	und	
Salz, Pfeffer, Paprika	abschmecken. Rouladen mit der Soße servieren.	

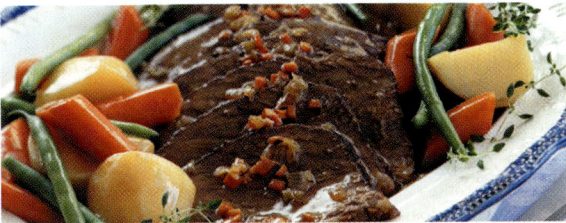

Sammeln Sie Rezepte für unterschiedliche Fleischgerichte.

Ermitteln Sie jeweils die Gartechnik.

Erstellen Sie jeweils Arbeitsablaufpläne.

Grundrezept: Fisch, gekocht (Garziehen) (4 Portionen)

750 g Fischfilet **Zitronensaft**	waschen, säubern. Mit säuern, 30 Minuten stehen lassen.	870 kJ
¾ l Wasser **Gewürzdosis** **Salz:**	mit einer zum Kochen bringen. Fischfilet salzen.	35 g E
	Fischfilet in das heiße Wasser geben, 10 Minuten gar ziehen lassen. Fischfilet herausnehmen, warm stellen. Fischsud durch ein Sieb gießen. Aus dem Fischsud eine Senfsoße, vgl. S. 63, herstellen.	8 g F 1 g KH

Eine Gewürzdosis: 1 Lorbeerblatt, 1 Gewürznelke, 3 Pimentkörner.

Als Fischfilet können verwendet werden: Kabeljaufilet, Seelachsfilet, Rotbarschfilet.

Fischfilet, gefüllt (4 Portionen)

750 g Fischfilet **Zitronensaft**	waschen, säubern. Mit säuern, 30 Minuten stehen lassen.	1 480 kJ
300 g Tiefkühlspinat **60 g Gouda** **⅛ l saurer Sahne, 1 Pr. Salz**	nach der Anleitung auf der Packung garen. reiben, mit verrühren.	40 g E
Margarine **Salz:**	zum Einfetten einer Auflaufform benutzen. Fischfilet salzen. Die Hälfte des Fischfilets in die Auflaufform geben, den Spinat darübergeben, die andere Hälfte des Fischfilets obenauf legen. Die Sahne-Käse-Soße über das Fischfilet geben.	19 g F 3 g KH
	Auf dem Rost – untere Schiene – 30 Minuten garen. **E-Herd:** 200 °C **Gasherd:** Regler 3	

Grundrezept: Fischfilet, gebraten (4 Portionen)

750 g Fischfilet **Zitronensaft**	waschen, säubern. Mit säuern, 30 Minuten stehen lassen.	1 430 kJ
Salz:	Fischfilet salzen.	34 g E
Mehl	Fischfilet in wenden.	
50 g Öl	erhitzen. Fischfilet von beiden Seiten goldbraun braten. Bratzeit: 10 Minuten	20 g F 4 g KH

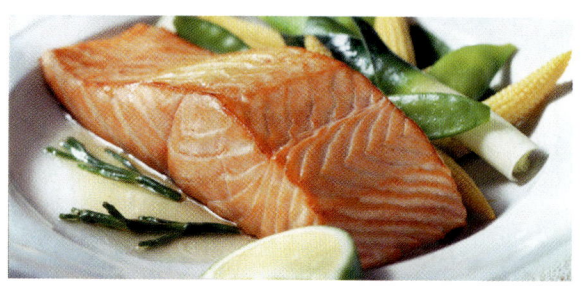

> ?
>
> *Stellen Sie einen Vergleich an zwischen*
> *a) frischem,*
> *b) tiefgekühltem Fischfilet*
> *bezüglich*
> - *Arbeitszeit,*
> - *Kosten,*
> - *Geschmack.*

Grundrezept: **Obst gedünstet, Kompott**

500 g Obst	dünsten. Mit
Zucker	und
Geschmackszutaten	abschmecken.

Rhabarberkompott (4 Portionen)

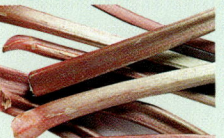

500 g Rhabarber	putzen, waschen, in 2 cm lange Stücke schneiden.
	Rhabarberstücke mit
100 g Zucker	bestreuen, 30 Minuten stehen lassen.
	Rhabarber 8 Minuten dünsten, zwischendurch schwenken. Rhabarberkompott mit
Vanillinzucker, evtl. mit Zucker	abschmecken.
	In eine Schüssel füllen, kalt stellen.

510 kJ

1 g E

30 g KH

Grundrezept: **Obst gekocht, Kompott**

500 g Obst	und
¹⁄₈ bis ¹⁄₄ l Wasser	kochen.
Zucker	und
Geschmackszutaten	nach Geschmack zugeben.

Apfelkompott (4 Portionen)

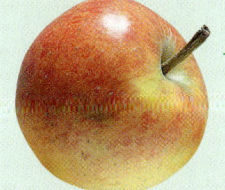

500 g Apfel	waschen, schälen, entkernen, achteln.
¹⁄₄ l Wasser	und
50 g Zucker	zum Kochen bringen.
	Äpfel hineingeben, 5 Minuten kochen, vorsichtig umrühren. Apfelkompott mit
Zitronensaft, Zimt und Zucker	abschmecken.
	In eine Schüssel füllen, kalt stellen.

475 kJ

1 g E

28 g KH

Backobst (4 Portionen)

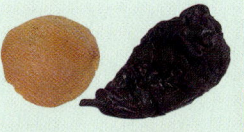

125 g Backobst	mindestens 2 Stunden in
¹⁄₂ l Wasser	einweichen.
	Backobst mit dem Einweichwasser 25 Minuten kochen. Backobst mit
Zucker, Zimt und Zitronensaft	abschmecken.
	In eine Schüssel füllen, kalt stellen.

580 kJ

1 g E

33 g KH

Gedünstet werden folgende Sorten: Erdbeeren, Johannisbeeren, Heidelbeeren, Kirschen, Pflaumen, Rhabarber, Pfirsiche, Zwetschen.

Gekocht werden folgende Sorten: Äpfel, Birnen, Brombeeren, Stachelbeeren.

Kompott wird ohne Garnierung in einer Glasschüssel oder in Glasschälchen angerichtet.

Grundrezept: Flammeri, einfache Creme

½ l Milch	abmessen. 8 EL davon abnehmen, in einen Schüttelbecher geben. Restliche Milch mit
30 g Zucker, 1 Pr. Salz	und
1 TL Zucker	in einen Topf geben.
Geschmackszutaten	dazugeben.
40 g Stärke	mit der Milch im Schüttelbecher vermischen.
	Milch zum Kochen bringen. Die angerührte Stärke in die Milch einrühren, aufkochen lassen.
Verbesserung:	
1 Eigelb	zu der angerührten Stärke geben.
1 Eischnee	schlagen und unter den fertigen Flammeri heben.
	Flammeri in ausgespülte Formen geben, kalt stellen. Vor dem Servieren stürzen.

Stärkeflammeri (4 Portionen)

½ l Milch	abmessen. 8 EL davon in einen Schüttelbecher geben. Restliche Milch in einen Topf geben.	755 kJ
1 Vanilleschote	aufschneiden, auskratzen. Mark und Schote zur Milch geben.	7 g E
40 g Stärke	zur Milch in den Schüttelbecher geben, durchschütteln.	7 g F
1 Ei	trennen. Eigelb zu der angerührten Stärke geben.	
30 g Zucker, 1 Pr. Salz	Milch mit zum Kochen bringen.	23 g KH
1 Eiklar:	Derweil Eiklar zu Eischnee schlagen. Sobald die Milch kocht, Vanilleschote herausnehmen. Stärke in die Milch einrühren, aufkochen lassen.	
	Topf von der Kochstelle nehmen, Eischnee unterheben. Flammeri in Formen geben, kalt stellen, stürzen.	

Schokoladenflammeri (4 Portionen)

½ l Milch	abmessen, davon 8 EL abnehmen. Die restliche Milch mit	760 kJ
20 g Zucker und 1 Pr. Salz	zum Kochen bringen. In der Zwischenzeit:	6 g E
40 g Stärke, 20 g Zucker, 2 EL Kakao	mit der abgenommenen Milch verrühren und in die kochende Milch einrühren. Schokoladenflammeri aufkochen lassen. In ausgespülte Formen geben, kalt stellen, stürzen.	6 g F
		26 g KH

Obstflammeri (4 Portionen)

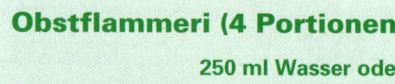

250 ml Wasser oder Obstsaft, z. B. Brombeersaft, 200 g Früchte, z. B. Brombeeren, Evtl. Zucker	abmessen, davon 8 EL abnehmen. waschen, putzen, in die Flüssigkeit geben. zum Süßen verwenden. Flüssigkeit zum Kochen bringen. In der Zwischenzeit:	485 kJ
		+ g E
		28 g KH
40 g Stärke	mit der abgenommenen Flüssigkeit verrühren und in den kochenden Saft einrühren. Obstflammeri aufkochen lassen. In Formen geben, kalt stellen, stürzen.	

Grundrezept: Gallerte/Gelee (4 Portionen)

½ l Flüssigkeit	abmessen.
Zucker und Geschmackszutaten	dazugeben.
6 Blatt Gelatine	in kaltem Wasser 5 bis 10 Minuten einweichen, ausdrücken. Im Wasserbad auflösen.
4 EL der Flüssigkeit	Die aufgelöste Gelatine mit vermischen. Aufgelöste Gelatine unter die restliche Flüssigkeit schlagen. Gallerte in Schälchen füllen, kalt stellen.

Buttermilchgallerte (4 Portionen)

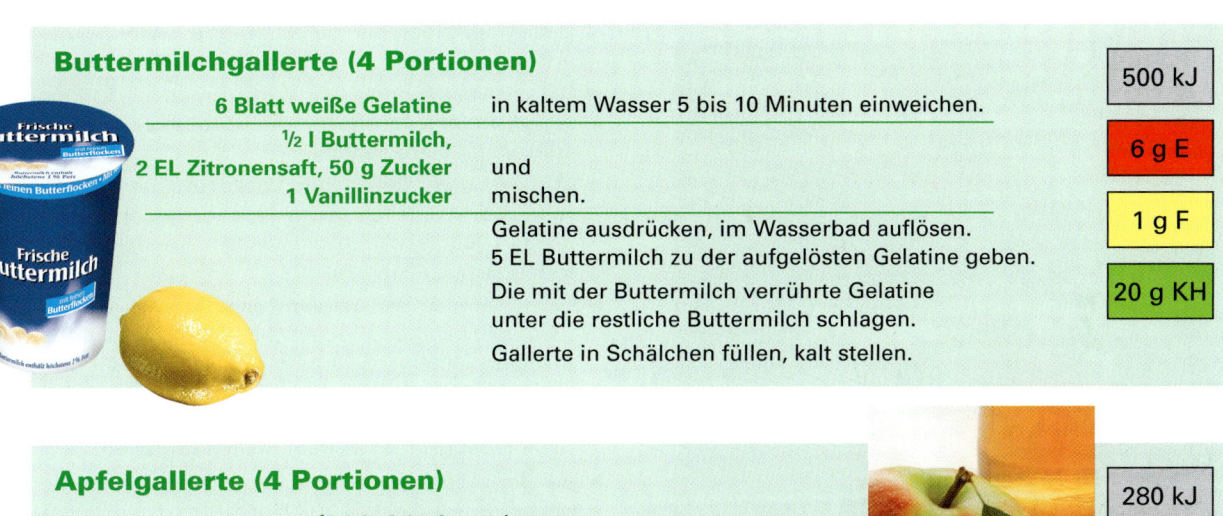

6 Blatt weiße Gelatine	in kaltem Wasser 5 bis 10 Minuten einweichen.	500 kJ
½ l Buttermilch, 2 EL Zitronensaft, 50 g Zucker	und	6 g E
1 Vanillinzucker	mischen.	1 g F
	Gelatine ausdrücken, im Wasserbad auflösen. 5 EL Buttermilch zu der aufgelösten Gelatine geben.	20 g KH
	Die mit der Buttermilch verrührte Gelatine unter die restliche Buttermilch schlagen.	
	Gallerte in Schälchen füllen, kalt stellen.	

Apfelgallerte (4 Portionen)

¼ l Apfelsaft	abmessen.	280 kJ
250 g Apfel	waschen, schälen, putzen, raspeln, zum Apfelsaft geben.	1 g E
1 Päckchen weiße Gelatine 4 EL Wasser	mit verrühren. Gelatine im Wasserbad auflösen. Gelatine zum Apfelsaft geben. Gallerte in Schälchen füllen, kalt stellen.	15 g KH

Die ausgedrückte Gelatine kann auch in eine Schöpfkelle gegeben werden und darin ins Wasserbad gehalten werden.

Die aufgelöste Gelatine langsam und unter Rühren nicht direkt zu den kalten Zutaten geben, sonst können sich Klümpchen bzw. Fäden bilden.

Anstelle von Buttermilch kann Kefir oder Joghurt verwendet werden.

Die unterschiedlichsten Obstsorten können verwendet werden.

Die Gallerten können mit ⅛ l steif geschlagener Schlagsahne verfeinert werden.
Gallerte ca. 15 Minuten kalt stellen. Sobald man mit einem Messer eine „Straße" ziehen kann, die steif geschlagene Sahne unterziehen.

1. *Sammeln Sie Rezepte für unterschiedliche Nachspeisen. Beschreiben Sie jeweils die Zubereitung, das Anrichten und das Garnieren.*

2. *Berechnen Sie die Materialkosten für*
   a) Schokoladenflammeri,
   b) Buttermilchgallerte
   jeweils für 10 Personen, ein Rezept ist für 4 Personen.

3. *Suchen Sie Rezepte für Nachspeisen aus anderen Ländern:*
   a) Europa,
   b) Amerika.

2.6 Backen

Backen ist ein Garen und Bräunen in heißer Luft.

Backen mit Ober- und Unterhitze:
- ▶ Durch Ober- und Unterhitze wird gegart.
- ▶ Es kann jeweils nur ein Blech eingeschoben werden.
- ▶ Einschubhöhe beachten! Hohe Kuchen – untere Schiene. Flache Kuchen – mittlere Schiene.
- ▶ Am Rand ist die Hitze stärker als in der Mitte. Speisen bzw. Gebäck in die Mitte stellen.

Heißluftbackofen:

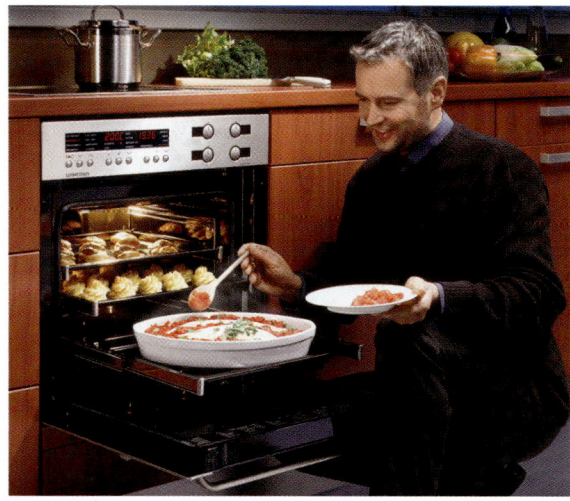

Mithilfe eines Gebläses wird die Luft 40-mal pro Minute umgewälzt.
- ▶ Vorheizen ist nicht nötig.
- ▶ Durch strömende Heißluft können bis zu vier Bleche gleichzeitig eingeschoben werden.
- ▶ Jede Einschubhöhe ist möglich.
- ▶ Niedrigere Einstellungen beachten, etwa 20 °C weniger!
- ▶ Möglichst ein kleines Gefäß mit Wasser in den Herd stellen. Das Austrocknen wird vermieden.

In jedem Fall:
- ▶ Je nach Gebäckart die Bleche entsprechend vorbereiten.
- ▶ Prüfen, ob das Gebäck gar ist. Vorsichtig in das Gebäck stechen, es darf kein Teig haften bleiben.
- ▶ Gebäck noch heiß aus der Form lösen. Gebäck nach dem Backen 10 Minuten auskühlen lassen, bevor es geschnitten wird.
- ▶ Es gibt kombinierte Backöfen, die auf Ober- und Unterhitze bzw. Heißluft eingestellt werden können.
- ▶ Die Temperaturangaben in diesem Buch beziehen sich auf Backöfen mit Ober- und Unterhitze, sonst Anweisungen des Herstellers beachten.

Zubereitung von Teigen und Massen

- ▶ Zutaten genau abwiegen bzw. abmessen.
- ▶ Gebäck mit Vollkornmehl hat einen höheren Ballaststoffgehalt, es ist wertvoller für eine gesunde Ernährung.
- ▶ Vollkornmehle sind nicht so lagerfähig wie Auszugsmehle, deshalb Getreide nach Möglichkeit erst vor dem Backen mahlen bzw. kleinere Mengen Weizen- oder Roggenvollkornmehl einkaufen.
- ▶ Außer Weizen und Roggen werden auch andere Getreidearten zum Backen verwendet. Die Backeigenschaften dieser Getreidearten sind jedoch schlechter, daher jeweils nur einen Teil des Weizens oder Roggens durch andere Getreidearten ersetzen.
- ▶ Bei der Verwendung von Vollkornmehlen die Flüssigkeitsmenge erhöhen. Vollkornmehle quellen stärker als Auszugsmehle.
- ▶ Massen und Teige mit Vollkornmehlen länger rühren bzw. quellen lassen, sie werden erst nach einiger Zeit fest. Zunächst sollen Knetteige, z. B. Hefeteig, noch feucht sein.
- ▶ Wird Getreide selbst gemahlen, werden je nach dem Feinheitsgrad unterschiedliche Flüssigkeitsmengen benötigt. Fein gemahlenes Getreide kann mehr Flüssigkeit aufnehmen. Die Flüssigkeitsangaben in den Rezepten sind nur Richtwerte. Evtl. mehr Flüssigkeit oder mehr Mehl hinzufügen.
- ▶ Bei Verwendung von Vollkornmehlen wird das Gebäck, z. B. Mürbeteig, brüchiger. Auch bei einer zu geringen Flüssigkeitszugabe kann das Gebäck brüchig werden.
- ▶ Bei zu großer Flüssigkeitszugabe bzw. zu starkem Rühren kann das Gebäck, z. B. aus Rührmasse, beim Backen zusammenfallen.
- ▶ Zucker evtl. durch Honig ersetzen. Den Wassergehalt des Honigs berücksichtigen. Je nach Süßkraft der verschiedenen Honigsorten wird eine unterschiedliche Honigmenge benötigt. Beim Backen werden die Wirkstoffe des Honigs zerstört, es besteht nur ein geschmacklicher Unterschied.
- ▶ Bei Vollkorngebäck beim Backen eine flache Schale mit Wasser in den Backofen stellen, damit die Feuchtigkeit erhalten bleibt. Bekommt das Gebäck zu schnell eine feste Randschicht, kann es nicht genug aufgehen.
- ▶ **Garprobe:** Mit einem Spieß in die Kuchenmitte stechen. Haftet Teig am Spieß, Garzeit verlängern.
- ▶ **Anrichten von Gebäck:**
  Gebäck auskühlen lassen.

  Kleingebäck in Reihen anordnen. Gleichartige Teile bilden eine Reihe.

  Bei Blechkuchen Schnitte vor dem Schneiden markieren, in Reihen auf die Platte legen.

  Napfkuchen usw. vor dem Anrichten aufschneiden, schuppenförmig auf die Platte legen.

Teiglockerung

Durch Teiglockerung – den Zusatz von Teiglockerungsmitteln oder durch mechanische Teiglockerung – soll, wie der Name besagt, eine Lockerung des Brots oder Gebäcks erreicht werden.

Gelockertes Gebäck ist leichter verdaulich. Bereits im Mund kann es besser mit Speichel durchsetzt werden. Auch im weiteren Verdauungstrakt können die Enzyme leichter in den Nahrungsbrei eindringen und die Nährstoffe abbauen, die Nahrung verdauen.

Teiglockerung ist durch unterschiedliche Verfahren möglich:

1. Mechanische Teiglockerung

Durch Kneten, Rühren oder Unterheben von Eischnee wird dem Teig Luft zugeführt. Beim Backen dehnt sich die Luft durch Erwärmung aus und lockert so den Teig. Aus Wasser entwickelt sich beim Backen Wasserdampf, der ebenfalls den Teig lockert.

Regeln für die mechanische Teiglockerung

▶ Eischnee mit dem Schneebesen vorsichtig unterheben, nicht unterrühren. Der Eischnee fällt sonst zusammen, die Luft entweicht.

▶ Gebäck sofort backen, nicht länger stehen lassen. Die Luft entweicht sonst.

2. Hefen – alkoholische Gärung

Im Hefeteig vermehren sich Hefen. Sie spalten Zucker in Alkohol und Kohlenstoffdioxid. Diesen Vorgang nennt man alkoholische Gärung. Alkohol und Kohlenstoffdioxid dehnen sich durch Erwärmung beim Backen aus und bewirken so die Teiglockerung.

Hefen sind Mikroorganismen. Sie benötigen zum Leben Wärme, Wasser, Nahrung und Sauerstoff, dies muss bei der Hefeteigherstellung beachtet werden.

Regeln für die Hefeteigherstellung

▶ Warme Flüssigkeit für die Teigherstellung verwenden. Teig bzw. Vorteig zum Gehen warm stellen. Hefen benötigen Wärme – keine Hitze.

▶ Teig vor dem Backen gehen lassen. Durch starke Hitzeeinwirkung werden Hefen zerstört, sie vermehren sich nicht mehr.

▶ Ausreichend Flüssigkeit zum Teig geben, der Teig muss beim Kneten zunächst „kleben". Hefen benötigen Wasser zum Leben.

▶ Wenig Zucker zum Teig geben. Hefen benötigen Nahrung (Zucker). Zu viel Zucker entzieht den Hefen Wasser, sie werden zerstört.

▶ Fett nie direkt auf die Hefen geben. Fett legt sich als Hülle um die Hefen und hemmt die Vermehrung.

3. Anorganische Teiglockerung

Backpulver, Hirschhornsalz und Pottasche sind anorganische Teiglockerungsmittel. Durch Wassereinwirkung, Säureeinwirkung und/oder Hitzeeinwirkung kommt es zur Gasbildung.

Regeln für die Verwendung anorganischer Teiglockerungsmittel

▶ Backpulver erst zum Schluss – unter das Mehl gemischt – zum Teig geben. Backpulverteige sofort abbacken. Zitronensaft oder Wasser nie direkt auf das Backpulver geben. Backpulver trocken aufbewahren. Wasser, Wärme und Säure bewirken bei Backpulver eine Gasentwicklung. Diese Faktoren müssen also vor dem Backen ausgeschlossen werden.

▶ Pottasche nur für Teige, die Säure enthalten, verwenden. Im Lebkuchenteig bildet sich z.B. Milchsäure, während man ihn ruhen lässt. Nur Säure bewirkt bei Pottasche eine Gasentwicklung.

▶ Hirschhornsalz wegen des starken Geruchs und Geschmacks nur für flaches, stark gewürztes Gebäck, z.B. Lebkuchenteig, verwenden. Das Gas (Geruch) kann so besser entweichen. Hirschhornsalz hat eine starke Gasentwicklung, es eignet sich also für „schwere" Teige. Säure und Hitze bewirken hier die Gasentwicklung.

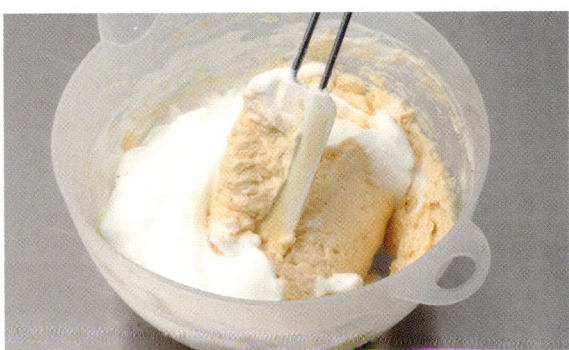

Teiglockerung durch Eischnee

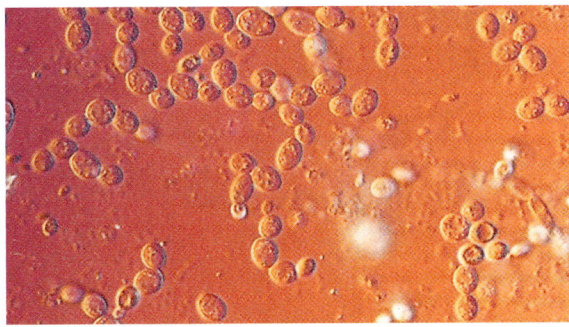

Hefen

1. *Ordnen Sie die Teiglockerungsmittel den verschiedenen Teigen und Massen zu:*
   a) Rührmasse?
   b) Biskuitmasse?
   c) usw.

2. *Warum muss Biskuitmasse sofort nach der Zubereitung abgebacken werden?*

2.7 Backrezepte

Grundrezept: Rührmasse

250 g Margarine	in einer Schüssel mit	20 235 kJ
200 g Zucker	schaumig rühren.	
4 Eier	dazugeben, schaumig rühren.	85 g E
500 g Mehl	mit	
1 Backpulver/4 gestr. TL	mischen.	235 g F
	Mehl-Backpulver-Mischung abwechselnd mit	
⅛ l Milch	unterrühren, zu einer glatten Masse verrühren.	570 g KH

Blitzkuchen (16 Stück)

Stück

1 Rezept Rührmasse	herstellen.	1630 kJ
Margarine	zum Einfetten eines Backblechs.	
	Rührmasse gleichmäßig auf das Backblech streichen.	7 g E
Belag:		
80 g Butter	in Flöckchen auf der Rührmasse verteilen.	22 g F
4 EL Zucker	und	
200 g Mandelsplitter	gleichmäßig über die Rührmasse streuen.	40 g KH

Backen: mittlere Schiene – 15 bis 20 Minuten
E-Herd: 200 °C   **Gasherd:** Regler 4

Apfelkuchen (12 Stück)

Stück

½ Rezept Rührmasse	herstellen.	930 kJ
500 g Äpfel	waschen, schälen, entkernen,	
	vierteln.	4 g E
Margarine	zum Ausfetten einer Springform,	
	Durchmesser 26 cm.	10 g F
	Rührmasse in die gefettete Springform füllen.	
	Die Apfelviertel mehrmals längs einritzen,	
	auf die Rührmasse legen.	29 g KH

Backen: mittlere Schiene – 15 bis 20 Minuten
E-Herd: 200 °C   **Gasherd:** Regler 4

Marmorkuchen (12 Stück)

Stück

½ Rezept Rührmasse	herstellen.	880 kJ
Margarine	zum Ausfetten einer	
	Kastenform.	4 g E
	⅓ der Rührmasse abnehmen.	
1 EL Zucker,		10 g F
1 gehäuften EL Kakao	und	
2 EL Milch	unter das abgenommene Drittel	
	der Rührmasse rühren.	25 g KH

Die Hälfte der hellen Rührmasse in die gefettete
Kastenform füllen. Dann die dunkle Rührmasse
darübergeben und zum Schluss den Rest der hellen
Rührmasse obenauf füllen.

Backen: mittlere Schiene – 15 bis 20 Minuten
E-Herd: 200 °C   **Gasherd:** Regler 4

Grundrezept: Mürbeteig, süß

250 g Mehl	und	**8940 kJ**
65 g Zucker	in eine Schüssel geben.	
1 Ei	und	**33 g E**
125 g weiche Margarine oder Butter	in kleinen Stücken darauf verteilen. Zutaten auf kleiner Stufe mit dem Knethaken vermischen.	**109 g F**
	Teig mit den Handballen auf bemehlter Arbeitsfläche schnell durchkneten. Teig kalt stellen.	**245 g KH**

Apfelkuchen mit Rahmguss (12 Stück)

Stück

1 Rezept Mürbeteig	herstellen.	**1 225 kJ**
Margarine	zum Ausfetten einer Springform. Teig auf dem Boden der Springform ausrollen, einen Rand formen.	
750 g säuerliche Äpfel	waschen, schälen, vierteln, Kerngehäuse entfernen, in Scheiben schneiden. Die Apfelscheiben schuppenförmig auf dem Teigboden verteilen.	**6 g E** **18 g F**
50 g Sultaninen **50 g Mandelblättchen** **1 EL Zucker, 1 TL Zimt**	waschen und mit über die Äpfel geben. Mit bestreuen.	**25 g KH**
Rahmguss: 3 Eier **80 g Zucker** **200 g Sahne**	mit schaumig rühren. unterheben.	

Guss über den Kuchen gießen.

Backen: mittlere Schiene – 45 Minuten
E-Herd: 180 °C   **Gasherd:** Regler 4

Mürbeteig, salzig
Anstelle des Zuckers ¼ TL Salz verwenden.

Mürbeteig, salzig – Gemüsequiche (8 Stück)

Stück

1 Rezept Mürbeteig, salzig	herstellen.	**1 830 kJ**
	Teig auf dem Boden einer gefetteten Springform ausrollen, einen Rand formen.	**13 g E**
Belag: **2 Stangen Lauch** **1 EL Margarine** **Salz, Pfeffer, 1 Pr. Zucker** **1 EL Mehl**	putzen, waschen, in Streifen schneiden. erhitzen, Lauch andünsten. Mit abschmecken. über den Lauch stäuben, durchschwitzen lassen.	**30 g F** **27 g KH**
100 g Gouda	reiben.	
200 g süße Sahne, **4 Eier, Salz, Pfeffer**	verquirlen.	

Lauch auf dem Teig verteilen. Käse darüberstreuen und Ei-Sahne-Masse darübergießen.

Backen: mittlere Schiene – 35 Minuten
E-Herd: 180 °C   **Gasherd:** Regler 2

Grundrezept: Quarkölteig, süß

		8546 kJ

150 g Magerquark,
75 g Zucker,
6 EL Milch, 6 EL Öl · und
1 Pr. Salz · in eine Rührschüssel geben. Zutaten verkneten.
1 Backpulver/4 gestr. TL · unter
300 g Mehl · mischen.
· Mehl-Backpulver-Gemisch unterkneten.

53 g E
65 g F
300 g KH

Obstkuchen (16 Stück)

Stück

1 Rezept Quarkölteig, süß	herstellen.	715 kJ
Margarine	zum Einfetten eines Backblechs.	
1 kg Obst, z. B. Zwetschen,	waschen, halbieren, entsteinen.	4 g E
	Teig auf dem Backblech ausrollen.	
	Zwetschen mit der Innenfläche nach oben auf den Teig legen.	4 g F
	Backen: mittlere Schiene – 15 bis 20 Minuten **E-Herd:** 200 °C **Gasherd:** Regler 4	30 g KH
etwas Zucker	Zwetschenkuchen nach dem Backen mit bestreuen.	

Quarkölteig, salzig
Wie Quarkölteig, süß, jedoch ohne Zucker herstellen.

Hackfleischtaschen (12 Stück)

Stück

1 Rezept Quarkölteig, salzig	herstellen.	800 kJ
Füllung: 250 g Champignons	waschen, putzen, in Scheiben schneiden.	
1 Zwiebel	schälen, würfeln.	10 g E
250 g Rinderhack	anbraten, Zwiebeln und Champignons dazufügen, mitbraten.	8 g F
2 EL Tomatenmark, Salz und Pfeffer	zum Abschmecken verwenden.	20 g KH
Eigelb	Teig ausrollen. Rechtecke schneiden, füllen, zusammenklappen. Ränder zusammendrücken. Mit bestreichen.	
	Backen: mittlere Schiene – 15 bis 20 Minuten **E-Herd:** 200 °C **Gasherd:** Regler 4	

Brötchen (8 Stück)

Stück

1 Rezept Quarkölteig, salzig	herstellen.	905 kJ	7 g E
Margarine	zum Einfetten eines Backblechs.		
Eigelb Sonnenblumen- kernen o. Ä.	Aus dem Teig 8 Brötchen formen. Diese mit bestreichen und mit bestreuen.		8 g F
	Backen: mittlere Schiene – 15 bis 20 Minuten **E-Herd:** 200 °C **Gasherd:** Regler 4		28 g KH

Grundrezept: Hefeteig, süß

500 g Mehl	in eine Schüssel geben. In die Mitte eine Vertiefung drücken.	**11 930 kJ**
40 g Hefe	in die Vertiefung bröckeln.	
1 TL Zucker	darüberstreuen.	**65 g E**
1/8 l lauwarme Milch	dazugeben. Milch mit Hefe, Zucker und etwas Milch verrühren.	**80 g F**
80 g Margarine	in Flöckchen auf den Mehlrand geben.	
75 g Zucker, 1/2 TL Salz	auf den Rand streuen.	**450 g KH**
	Teig verkneten.	
1/8 l Milch	dazugeben. Durchkneten, bis sich der Teig von dem Schüsselrand löst. Der Teig soll weich und formbar sein, also evtl. mehr Milch oder Mehl dazugeben.	

Obstkuchen mit Streusel (16 Stück)

Stück

1 Rezept Hefeteig, süß	herstellen. Auf dem Backblech ausrollen, gehen lassen. Teigmenge soll sich verdoppeln.	**1905 kJ**
1 bis 1,5 kg Obst, z.B. Pflaumen,	waschen, entkernen, halbieren.	**7 g E**
200 g Butter oder Margarine, 300 g Mehl, 300 g Zucker	und	**15 g F**
1 Vanillinzucker	in eine Rührschüssel geben. Zutaten mit dem Knethaken zu Streuseln vermengen.	**70 g KH**
2 EL Semmelmehl	auf den Teig streuen. Obst darauflegen. Streusel auf den Obstbelag krümeln.	

Backen: mittlere Schiene – 40 Minuten
E-Herd: 200 °C   **Gasherd:** Regler 3

Hefezopf

Rezept

1 Rezept Hefeteig, süß	herstellen.	**11 930 kJ**
	Backblech einfetten.	
	Teig in drei Teile teilen. Drei Rollen formen, aus diesen auf dem Backblech lose einen Zopf flechten. An den Enden zusammendrücken. Teig 20 Minuten gehen lassen.	**65 g E**
		80 g F
1 Eigelb	zum Bepinseln des Teiges verwenden.	**450 g KH**

Backen: mittlere Schiene – 30 Minuten
E-Herd: 200 °C   **Gasherd:** Regler 3

Der Hefezopf kann mit 150 g Sultaninen und 70 g gehackten Mendeln oder Haselnüssen hergestellt werden.

Aus dem Teig können auch Brötchen hergestellt werden.

Somenblumenkerne, grob gehackte Nüsse, Sesamsamen usw. können in den Teig gegeben oder zum Bestreuen verwendet werden.

Grundrezept: Hefeteig, salzig

500 g Mehl	in eine Schüssel geben. In die Mitte eine Vertiefung drücken.	10570 kJ
40 g Hefe	in die Vertiefung bröckeln.	
1 TL Zucker	darüberstreuen.	65 g E
¹⁄₈ l lauwarme Milch	dazugeben. Milch mit Hefe, Zucker und etwas Mehl verrühren.	80 g F
80 g Margarine	in Flöckchen auf den Mehlrand geben.	
¹⁄₂ TL Salz	auf den Rand streuen.	375 g KH
	Teig verkneten.	
¹⁄₈ l Milch	dazugeben. Durchkneten, bis sich der Teig von dem Schüsselrand löst. Der Teig soll weich und formbar sein, also evtl. mehr Milch oder Mehl dazugeben.	

Pizza (8 Stück)

Stück

1 Rezept Hefeteig, salzig	herstellen. auf dem Backblech ausrollen, gehen lassen. Teigmenge soll sich verdoppeln.	1820 kJ
Belag: 200 g Zwiebeln	schälen, in Scheiben schneiden, in Ringe zerteilen.	16 g E
500 g Tomaten	waschen, putzen, in Scheiben schneiden.	
200 g Käse, z.B. Gouda,	raspeln.	17 g F
150 g Champignons	waschen, putzen, in Scheiben schneiden.	
250 g Tomatenpüree	Teig mit bestreichen.	52 g KH
	Champignons, Zwiebeln, Tomaten und Käse gleichmäßig auf dem Hefeteig verteilen.	
Basilikum und Oregano	darüberstreuen.	

Backen: mittlere Schiene – 30 Minuten
E-Herd: 200 °C   **Gasherd:** Regler 3

Pizza kann auch mit anderen Lebensmitteln belegt werden.

Pizza kann auch mit Quarkölteig hergestellt werden.

Hefeteig, salzig, kann auch für Brötchen oder Brot, evtl. mit Vollkornmehl, verwendet werden.

Zwiebelkuchen (8 Stück)

Stück

1 Rezept Hefeteig, salzig	herstellen. Auf dem Backblech ausrollen, gehen lassen. Teigmenge soll sich verdoppeln.	2240 kJ
Belag: 1 kg Zwiebeln	schälen, in Scheiben schneiden.	
125 g durchwachsenen Speck	würfeln. Speckwürfel im Topf erhitzen, Zwiebeln dazugeben, 20 Minuten dünsten.	14 g E
¹⁄₄ l saure Sahne, 2 Eier	und	27 g F
¹⁄₂ TL Salz, etwas Pfeffer	verquirlen.	
	Zwiebeln auf den Hefeteig geben.	57 g KH
	Eiermilch darübergießen.	

Backen: mittlere Schiene – 30 Minuten
E-Herd: 200 °C   **Gasherd:** Regler 3

Grundrezept: Brandmasse

¼ l Wasser, 1 Pr. Salz	und
50 g Margarine	in einem Topf zum Sieden bringen.
150 g Mehl	unter ständigem Rühren auf einmal dazugeben. Rühren, bis ein Kloß entsteht. Am Topfboden bildet sich gleichzeitig eine weiße Schicht. Topf von der Kochstelle nehmen.
1 Ei	in die heiße Brandmasse rühren. Teig in eine Schüssel umfüllen, abkühlen lassen.
3 Eier	einzeln unterrühren, die Brandmasse jeweils glatt rühren.
1 TL Backpulver	unterrühren.

5 200 kJ

44 g E

66 g F

113 g KH

Windbeutel mit Sahnefüllung (16 Stück)

1 Rezept Brandmasse	herstellen.
	Brandmasse in einen Spritzbeutel füllen.
	Auf ein bemehltes Backblech etwa walnussgroße Häufchen spritzen.
	Backen: mittlere Schiene – 25 Minuten **E-Herd:** 200 °C **Gasherd:** Regler 3
Füllung: ½ l Sahne	schlagen.
2 EL Zucker, 1 Vanillinzucker	unter Schlagen hinzufügen.
1 Sahnesteif	nach Anweisung verarbeiten.
Puderzucker	Windbeutel mit Sahne füllen und evtl. mit bestäuben.

Stück

765 kJ

3 g E

14 g F

10 g KH

Spritzgebäck (16 Stück)

1 Rezept Brandmasse	herstellen.
	Fettbad in der Fritteuse auf 170 °C erhitzen.
	Brandmasse in einen Spritzbeutel füllen (weite Tülle). Teigringe auf eine Schaumkelle spritzen.
	Schaumkelle ein paar Sekunden in das Fettbad halten. Spritzkuchen löst sich ab.
	Spritzkuchen von jeder Seite etwa 2 bis 3 Minuten frittieren.
	Spritzkuchen mit der Schaumkelle aus dem Fettbad holen, auf einem Küchengitter abtropfen lassen.
Glasur: 200 g Puderzucker	mit
3 EL Zitronensaft	glatt verrühren, das Spritzgebäck bestreichen.

Stück

550 kJ

3 g E

6 g F

20 g KH

Ist das Fett zu heiß, wird das Gebäck außen zu schnell braun, innen ist es noch teigig.

Ist das Fett zu kalt, nimmt das Gebäck zu viel Fett auf.

Werden zu viele Gebäckstücke auf einmal hineingegeben, kühlt das Fett ab, es fängt an zu schäumen.

Grundrezept: Strudelteig

250 g Mehl, ½ TL Salz	und	**5 880 kJ**
⅛ l lauwarmes Wasser	in eine Rührschüssel geben. Zutaten verkneten.	
50 g zerlassene Margarine oder Öl	dazugeben. Teig kneten, bis er geschmeidig und glänzend ist. Teig zu einer Kugel formen, mit	**25 g E**
zerlassener Margarine oder Öl	bepinseln, abgedeckt 30 Minuten warm stellen.	**63 g F**
	Teig auf einem bemehlten Geschirrtuch ausrollen, anschließend über beide Handrücken papierdünn ausziehen. Teig mit	**178 g KH**
zerlassener Margarine oder Öl	bepinseln, mit	
Semmelmehl	bestreuen.	

Apfelstrudel (8 Stück)

Stück

1 Rezept Strudelteig	herstellen.	**1 735 kJ**
1,5 kg Äpfel	waschen, schälen, vierteln, entkernen, in dünne Scheiben schneiden.	**6 g E**
100 g Sultaninen, 60 g Zucker, 1 TL Zimt 100 g gehackte Mandeln	und mit den Äpfeln mischen.	**15 g F**
	Füllung auf den Strudelteig geben. Teigränder 2 cm über die Füllung schlagen. Teig mithilfe des Geschirrtuches aufrollen und auf ein gefettetes Backblech rollen. Mit	**62 g KH**
zerlassener Margarine oder Öl	bepinseln.	

Backen: mittlere Schiene – 45 Minuten
E-Herd: 200 °C   **Gasherd:** Regler 4

Gemüse-Käse-Strudel (8 Stück)

Stück

1 Rezept Strudelteig	herstellen.	**1 345 kJ**
Füllung: 2 Zwiebeln	schälen, würfeln.	
2 Stangen Lauch 1 EL Butter	putzen, waschen, in Streifen schneiden, Gemüse in dünsten, abkühlen lassen.	**15 g E**
250 g Quark, 2 Eier 125 g geriebenen Gouda	und vermengen.	**16 g F**
1 Bd. Schnittlauch	waschen, zerkleinern. Gemüse und Schnittlauch unter den Quark heben. Mit	**27 g KH**
Paprika und Salz	abschmecken.	
	Weitere Verarbeitung: vgl. Apfelstrudel.	

Quarkstrudel (8 Stück)

1 Rezept Strudelteig	herstellen.
Füllung: 4 Eigelb 60 g Zucker	mit schaumig schlagen.
500 g Magerquark 50 g Sultaninen	und hinzugeben, gut verrühren.
4 Eischnee	steif schlagen, unterheben.
	Weitere Verarbeitung: vgl. Apfelstrudel.

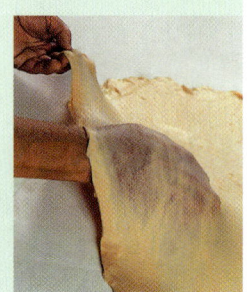

Grundrezept: Biskuitmasse

4 Eier	trennen. Die 4 Eiklar zu festem Eischnee schlagen.
60 g Zucker	dazugeben und weiterschlagen.
4 EL warmes Wasser **100 g Zucker**	zu den 4 Eigelb geben. Eigelbmasse mit cremig schlagen. Eischnee auf die cremige Eigelbmasse geben.
80 g Mehl, 80 g Stärke **1 TL Backpulver**	und mischen und über den Eischnee sieben.
	Eischnee und Mehl vorsichtig unterheben. Nicht mehr rühren. Sofort abbacken.

6 501 kJ

37 g E

25 g F

290 g KH

Grundrezept: Blitzbiskuit

80 g Mehl, 80 g Stärke **1 TL Backpulver**	und mischen.
4 Eier **4 EL heißes Wasser** **160 g Zucker**	und mit dem Handrührgerät verschlagen. löffelweise dazugeben, verschlagen, es soll eine dickliche Masse entstehen.
	Mehl, Stärke, Backpulver darübersieben, mit dem Rührbesen vorsichtig unterheben, nicht rühren.

Biskuitrolle (12 Stück)

Stück

	Backblech mit Pergamentpapier oder Backtrennpapier belegen. Backofen vorheizen: **E-Herd:** 200 °C **Gasherd:** Regler 4
1 Rezept Biskuitmasse	herstellen.
	Biskuitmasse auf das Backblech streichen.
	Backen: mittlere Schiene – 12 Minuten **E-Herd:** 200 °C **Gasherd:** Regler 4
200 g Konfitüre **2 EL Wasser**	mit glatt rühren.
Zucker **Wasser**	Sauberes Geschirrtuch dünn mit bestreuen. Biskuit auf das Geschirrtuch stürzen. Pergamentpapier mit befeuchten, abziehen.
	Biskuit mit Konfitüre bestreichen. Biskuit schnell mithilfe des Geschirrtuches aufrollen.

740 kJ

3 g E

2 g F

36 g KH

Bei Creme- und Sahnefüllungen muss der Biskuit erst ohne Füllung aufgerollt werden, da er erst nach dem Abkühlen gefüllt werden darf.

Biskuitgebäck sehr schnell verarbeiten, da es leicht trocknet und bricht.

Bei Verwendung von Vollkornmehl Masse vor dem Unterheben des Eischnees 20 Minuten quellen lassen.

1. *Erstellen Sie eine Liste mit Unterscheidungsmerkmalen für die verschiedenen Teige und Massen.*

2. *Sammeln Sie weitere Rezepte zu den verschiedenen Teigen und Massen.*

3. *Stellen Sie unterschiedliche Gebäckarten für ein Kuchenbüfett zusammen.*

2.8 Speisen anrichten und servieren

Anrichten und Garnieren

▶ Schüsseln, Schalen usw. nur drei viertel voll füllen. Den Rand säubern. Auch bei Platten den Rand frei lassen. Die Speisen wirken so sauberer.

▶ **Vorlegebesteck** bei Schüsseln u. Ä. danebenlegen, bei Platten darauflegen. Beispiele: Gemüselöffel, Kartoffellöffel, Salatbesteck, Suppenkelle, Soßenlöffel, Fleischgabel.

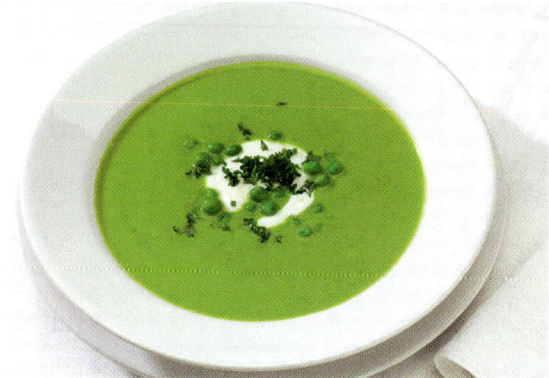

Mittelgarnierung bei einer Suppe

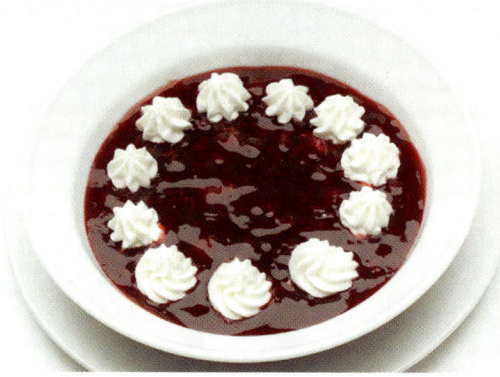

Randgarnierung bei einer roten Grütze

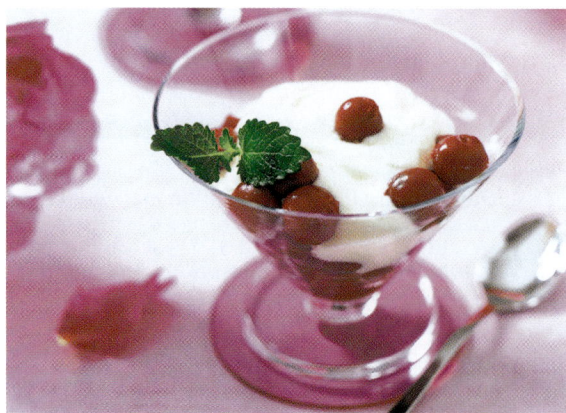

Garnieren einer Quarkspeise

▶ **Anrichten von Suppen und Brühen:** in vorgewärmter Suppentasse mit Untertasse oder im Suppenteller oder in einer Suppenterrine mit Kelle.

▶ **Garnieren von Suppen und Brühen:** mit Kräutern, saurer oder süßer Sahne, Currypulver oder Paprikapulver.

▶ **Anrichten von Beilagen:** in vorgewärmten runden Schüsseln.

▶ **Garnieren von Beilagen:** mit gehackten Kräutern oder Petersilieblättchen oder mit in heißer Butter gebräuntem Semmelmehl.

▶ **Anrichten von Gemüse:** auf vorgewärmten Platten oder Schüsseln.

▶ **Anrichten von Fleisch:** aufgeschnittenen Braten oder Kurzgebratenes auf einer vorgewärmten Platte, Gulasch in einer vorgewärmten Schüssel, Rouladen und gefülltes Gemüse auf einer vorgewärmten tiefen Platte, dazu Soße in einer Soßenschüssel.

▶ **Garnieren von Fleisch:** mit Zwiebelringen, gedünsteten Tomaten, gedünsteten Pilzen oder Obst, z. B. Apfelringen, oder etwas Soße darübergießen.

▶ **Anrichten von Fisch:** auf einem vorgewärmten Teller oder einer Platte.

▶ **Garnieren von Fisch:** mit gedünsteten Speckwürfeln, Zwiebelwürfeln, Zitronenachteln, Zitronenscheiben, Tomatenscheiben oder gehackten Kräutern.

▶ **Anrichten von kalten Süßspeisen:** in Glasschälchen, -schüsseln oder -tellern. Kleine Glasgefäße evtl. auf mittelgroßen Teller stellen.

▶ **Garnieren – allgemein:** Speisen so garnieren, dass die Garnitur farblich und geschmacklich dazu passt und mitgegessen werden kann: z. B. Petersilie, Tomatenachtel, Zwiebelringe, Zitronenscheiben, Kräuterblätter.

1. Machen Sie Vorschläge für das Garnieren
   a) eines Kartoffelsalats,
   b) einer Erdbeerquarkspeise,
   c) eines Obstsalats.

2. Decken Sie einen Tisch für 12 Personen. Es gibt folgende Speisen bzw. Getränke:
   a) Tomatensuppe,
   b) Braten mit Soße,
   c) Salzkartoffeln,
   d) Rohkost,
   e) Mineralwasser.
   Stellen Sie Schüsseln und Vorlegebesteck für die Speisen bereit.

3. Decken Sie einen Tisch für 4 Personen für ein Frühstück.

Tischdecken 221▶

▶ Möglichst eine Tischdecke oder Sets verwenden.

▶ Das Grundgedeck für ein Mittagessen oder Abendessen besteht aus einer Serviette, einem großen Messer und einer großen Gabel.

▶ Für das Frühstück werden ein Mittelteller, Tasse mit Untertasse, Messer, kleiner Löffel und Serviette benötigt.

▶ Das Gedeck wird so aufgestellt, dass der Teller mit der Tischkante abschließt bzw. einen Fingerbreit (1 cm) nach innen gerückt ist.

▶ Das Besteck wird in der Reihenfolge aufgedeckt, in der es gebraucht wird. Das zuerst benötigte Besteck, z. B. der Suppenlöffel, liegt rechts außen.

▶ Das Besteck für Vorspeisen und Hauptspeisen liegt rechts und links neben dem Teller, das Besteck für die Nachspeisen oberhalb des Tellers.

▶ Das große Messer liegt rechts neben dem Teller, die Klinge zeigt zum Teller, die Gabel ist links angeordnet. Wird für einen Gang nur ein Besteckteil benötigt, so liegt dies rechts.

▶ Salatschälchen werden links neben dem Teller aufgedeckt.

▶ Wird ein Glas eingedeckt, so steht es oberhalb der Messerspitze. Werden mehrere Gläser eingedeckt, steht das Glas, das zuerst gebraucht wird, über der Messerspitze. Die weiteren Gläser stehen rechts oder links daneben.

▶ Die Serviette liegt auf dem Teller oder daneben.

▶ Schüsseln und Platten stehen in der Tischmitte.

▶ Beim Frühstücksgedeck schließt der obere Rand der Untertasse mit dem oberen Rand des Mitteltellers ab. Das Messer liegt rechts neben dem Mittelteller.

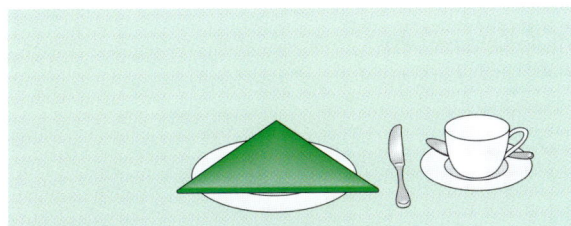

Frühstücksgedeck

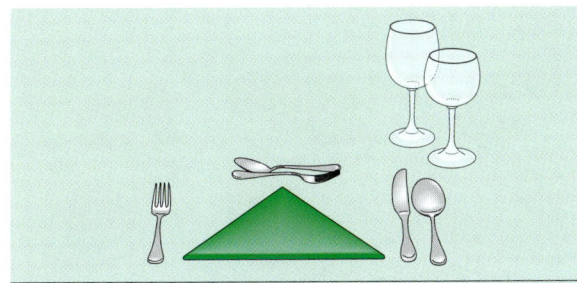

Gedeck für ein Mittagessen oder Abendessen

Servieren 224 f.▶

Die linke Hand ist die Tragehand und die rechte Hand die Arbeitshand.

Man unterscheidet Tellerservice und Plattenservice.

Tellerservice

Beim Tellerservice werden die Speisen in der Küche angerichtet.

▶ Beim Einstellen von Tellergerichten setzt die rechte Hand von der rechten Seite des Gastes den Teller auf den Tisch.

▶ Beim Ausheben von Tellergerichten nimmt die rechte Hand von der rechten Seite des Gastes den Teller auf und übergibt ihn an die Tragehand.

▶ Zum Einstellen und Ausheben geht die Bedienung im Uhrzeigersinn von rechts nach links.

▶ Salat und Kompott können von links eingesetzt werden.

Plattenservice

Beim Plattenservice werden die Speisen in der Küche auf Platten bzw. in Schüsseln angerichtet und erst am Tisch angeboten bzw. vorgelegt.

▶ Schüsseln und Platten, z. B. für Kartoffeln und Fleisch, werden von links eingesetzt bzw. angeboten, so kann sich der Gast mit der rechten Hand leicht bedienen. Die Schüssel bzw. Platte wird auf der linken flachen Hand gehalten, dabei berührt der Plattenrand den Rand des Tellers des Gastes. Der Rücken der Tragehand darf leicht auf dem Tisch aufliegen, damit der Arm entlastet wird.

▶ Beim Servieren jeweils vorwärts gehen. Wird von links serviert, nach rechts weitergehen, wird von rechts serviert, nach links weitergehen.

▶ Legt der Gast das Besteck gekreuzt auf den Teller, so will er weiteressen bzw. etwas nachgereicht bekommen. Mit dem Abservieren wird begonnen, wenn der letzte Gast die Mahlzeit beendet hat, er legt dann Messer und Gabel nebeneinander auf den Teller.

▶ Beim Abservieren werden zunächst die Platten und Schüsseln abgetragen. Danach werden die Teller von rechts abserviert.

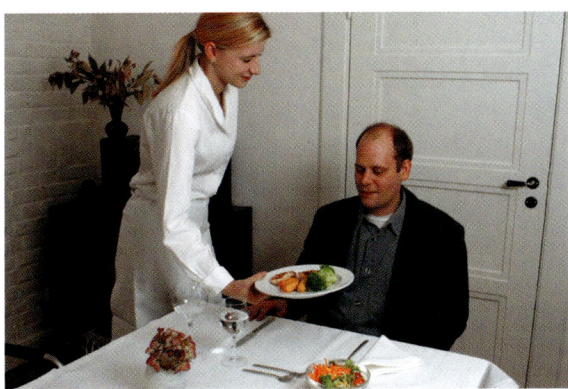

Tellerservice

2.9 Convenience-Produkte

Convenience-Produkte heißt übersetzt „bequeme Produkte".

Bei Convenience-Produkten werden bestimmte Bearbeitungs- und Verarbeitungsstufen im Herstellbetrieb übernommen.

Nach der Stufe der Bearbeitung unterscheidet man folgende vorgefertigte Lebensmittel:

Teilfertig – Halbfertigprodukte sind küchenfertige oder garfertige Produkte.

▶ **Küchenfertig:** Lebensmittel, von denen der nicht essbare Teil entfernt ist und die gegebenenfalls zerkleinert sein können. Die Lebensmittel müssen fertig zubereitet und gegart werden.

Beispiele: Gefriergemüse, Fischfilet, Hackfleisch.

▶ **Garfertig:** vorgefertige Lebensmittel, die nur noch zu garen sind. Je nach Garverfahren werden sie in kochfertig, bratfertig, frittierfertig usw. unterteilt.

Beispiele: Fischstäbchen, vorfrittierte Pommes frites, backfertige Brötchen.

Fertigprodukte sind aufbereitungsfertige oder verzehrfertige Produkte.

▶ **Aufbereitungsfertig:** fertig vorbereitete oder gegarte Lebensmittel, die weitere Zutaten benötigen und/oder bis zu der Verzehrtemperatur zu erwärmen sind.

Beispiele: Tiefkühlgerichte, Tütensuppen, Pasteten.

▶ **Verzehrfertig:** Lebensmittel und Speisen, die ohne Behandlung oder Tätigkeit verzehrt werden können. Das Öffnen und Entfernen der Verpackung ist erforderlich.

Beispiele: Frikadellen, Feinkostsalate, geräucherter Fisch, Obstsäfte.

Generell sind vorgefertigte Lebensmittel/Speisen teurer und aufwendiger verpackt als selbst hergestellte.

Vorteile: Durch die Verwendung dieser Produkte wird jedoch die Arbeitszeit, evtl. auch die Garzeit für die Nahrungszubereitung herabgesetzt. Das Angebot ist unabhängig von der Jahreszeit. Die Lagerhaltung ist einfacher. Schwierige Herstellungsverfahren wie z. B. Blätterteig werden vereinfacht oder entfallen.

Nachteile: Durch die notwendige Verpackung dieser Lebensmittel und evtl. die mehrfache Erhitzung wird die Umwelt belastet. Der Preis ist meist höher.

Der Nährstoffgehalt unterscheidet sich oft wesentlich vom Frischprodukt. Bei der Lebensmittelverarbeitung kommt es zu Nährstoffverlusten bzw. der Fett- und Salzgehalt werden erhöht, teilweise werden Zusatzstoffe verwendet.

Die jeweilige Haushaltssituation, z. B. Berufstätigkeit, Personenzahl und auch die Bedürfnisse der Verpflegungsteilnehmer, entscheidet über den jeweiligen Umfang des Einsatzes dieser Produkte.

Die Entscheidung sollte im Einzelfall durch folgende Überlegungen bestimmt werden:

▶ Wie hoch sind die zusätzlichen Kosten?

▶ Wie viel Zeit wird bei der Zubereitung und Reinigung (Tätigkeitszeit) eingespart?

▶ Wie sind Energie- und Nährstoffgehalt zu beurteilen?

▶ Wie sind Geschmack, Aussehen und Beschaffenheit zu beurteilen?

▶ Wurden Zusatzstoffe zur Verbesserung des Aussehens, der Haltbarkeit usw. verwendet?

▶ Wie stark belastet die Verpackung die Umwelt?

▶ Ist der Einsatz aufgrund der speziellen Situation unbedingt erforderlich?

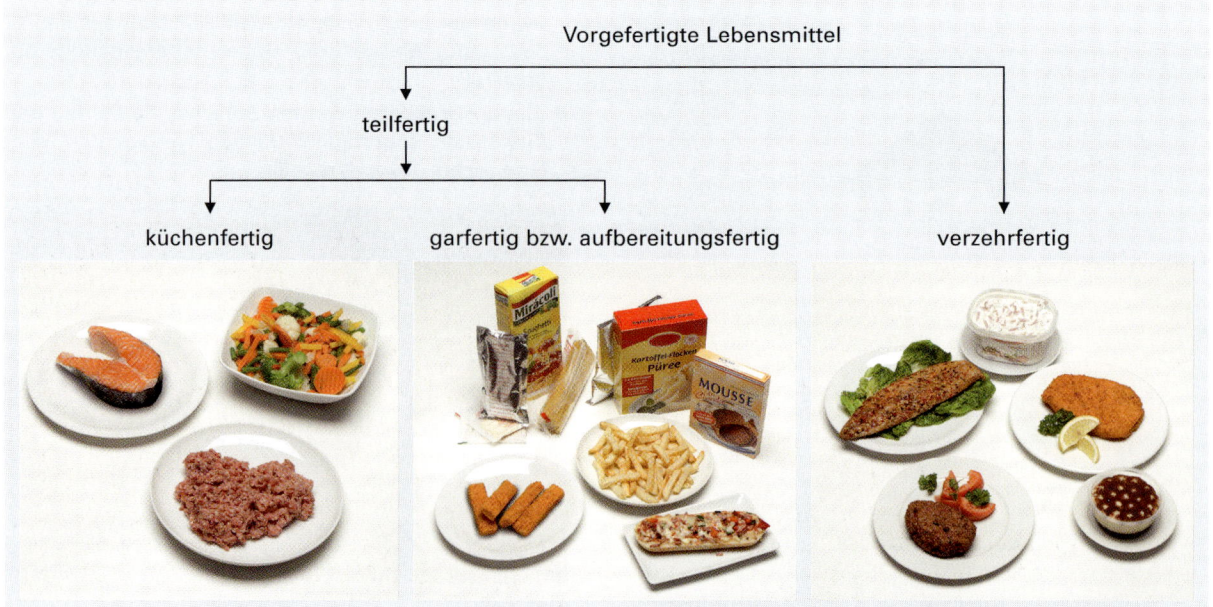

1. Übertragen Sie die unten stehende Tabelle in Ihr Heft und vervollständigen Sie diese.

   Vergleichen Sie Menge, Kosten, Arbeitszeit und Geschmack vom Müsli
   a) selbst hergestellt,
   b) teilfertig,
   c) verzehrfertig.

2. Erstellen Sie eine Zutatenliste für Müsli, selbst hergestellt.

   Vergleichen Sie diese mit den Zutatenlisten auf den Müslipackungen
   a) teilfertig,
   b) verzehrfertig.

3. Welches Müsli würden Sie auswählen?
   Berücksichtigen Sie bei der Entscheidung auch die unterschiedlichen Zutaten (vgl. Zutatenliste) und den Umweltschutz.

   Begründen Sie Ihre Entscheidung.

Vergleich:
Müsli, selbst hergestellt oder vorgefertigt?

eine Portion	selbst hergestellt	teil- fertig	verzehr- fertig
Menge	?	?	?
Preis	? €	? €	? €
Tätig- keitszeit	? Min.	? Min.	? Min.
Ge- schmack	?	?	?

Bewerten Sie den Geschmack mit den Begriffen: sehr gut, gut und weniger gut.

4. Vergleichen Sie Kosten, Arbeitszeit, Geschmack und Zutaten sowie den Umweltaspekt für Pizza
   a) tiefgefroren,
   b) vom Pizzaservice,
   c) selbst hergestellt.

5. Erstellen Sie eine Zutatenliste für die selbst hergestellte Pizza.

6. Nennen Sie Convenience-Produkte, die in Ihrem Betrieb verarbeitet werden. Beschreiben Sie Möglichkeiten der Verfeinerung dieser Produkte.

7. Nennen Sie Speisen, Lebensmittel, die Sie in Ihrem Betrieb im Voraus fertigen und lagern.

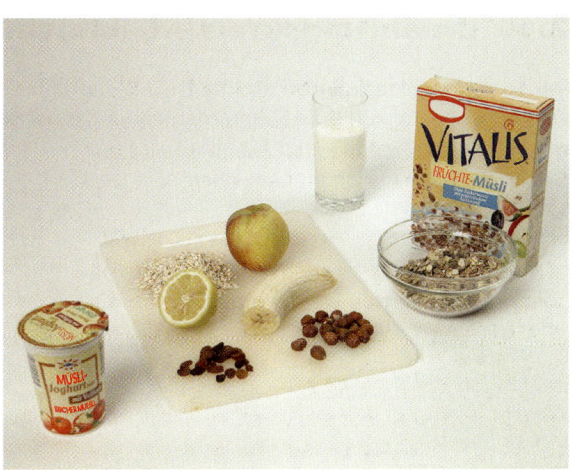

Müsli, verzehrfertig
200 g fettarmer Joghurt **Bircher Müsli** aus Milch mit 1,5 % Fett

Müsli, teilfertig, der Firma A
Zutaten für eine Portion
laut Angabe auf der Packung
50 g Früchte-Müsli
75 ml Milch

Müsli, selbst hergestellt
2 EL Haferflocken (20 g)
4 EL Milch (60 g)
1 kl. Apfel, geschält (120 g)
½ Banane, geschält (70 g)
1 EL Sultaninen (20 g)
1 EL Haselnüsse (15 g)
1 EL Zitronensaft (10 g)

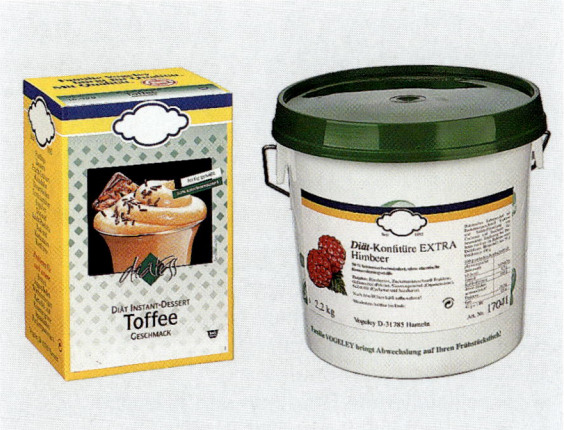

Convenience-Produkte für die Großküche

2.10 Ernährungskreis – Lebensmittel

Der Ernährungskreis der Deutschen Gesellschaft für Ernährung (DGE) gibt verständliche Tipps für die Zusammenstellung einer gesunden Ernährung.

Wenn man die Lebensmittel entsprechend der Größe der Kreisausschnitte aus allen sieben Gruppen des Ernährungskreises auswählt und auf Frische und Abwechslung achtet, ernährt man sich gesund.

Wähle täglich und reichlich aus den Gruppen eins bis fünf.

Iss weniger Lebensmittel aus den Gruppen sechs und sieben.

Achte vor allen Dingen bei der Wahl von Lebensmitteln aus der Gruppe sechs auf Abwechslung.

Lebensmittel im Sinne des Lebensmittelrechts sind alle Stoffe oder Erzeugnisse, die dazu bestimmt sind, dass sie in verarbeitetem, teilweise verarbeitetem oder unverarbeitetem Zustand von Menschen aufgenommen werden. Nicht dazu gehören u. a. Arzneimittel und Tabakerzeugnisse.

Bei statistischen Erhebungen werden die Lebensmittel zusätzlich nach ihrer Bedeutung für die menschliche Ernährung in Nahrungsmittel und Genussmittel unterteilt.

Nahrungsmittel dienen der menschlichen Ernährung. Man unterteilt sie in pflanzliche und tierische Nahrungsmittel. Sie werden roh oder verarbeitet gegessen.

Genussmittel dienen nicht der menschlichen Ernährung. Sie üben eine anregende Wirkung aus, sie haben keinen oder fast keinen Nährwert. Auch Alkohol wird zu den Genussmitteln gerechnet, er hat jedoch einen sehr hohen Energiegehalt.

Nährstoffe: Im Verdauungstrakt werden die Lebensmittel in verwertbare und unverwertbare Bestandteile aufgespalten. Die verwertbaren Bestandteile werden unterteilt in:
- energieliefernde Grundnährstoffe und
- nicht energieliefernde Nährstoffe.

1. Suchen Sie Überschriften für die sieben Lebensmittelgruppen des Ernährungskreises.

Gruppen	Lebensmittel
Gruppe 1	?
Gruppe 2	?
Gruppe 3	?
usw.	?

Hinweis: Jede Lebensmittelgruppe enthält hauptsächlich die gleichen Nährstoffe.

2. Sammeln Sie Rezepte zu den verschiedenen Lebensmittelgruppen.

3. Erstellen Sie Plakate zu den verschiedenen Lebensmittelgruppen: „Das können wir daraus herstellen!"

4. Geben Sie Verzehrsempfehlungen für die verschiedenen Lebensmittelgruppen: mehrmals am Tag Getreideprodukte usw.

Übersicht – Nährstoffe

Vorkommen in Lebensmitteln	Vorkommen im menschlichen Körper	Hauptaufgaben im menschlichen Körper
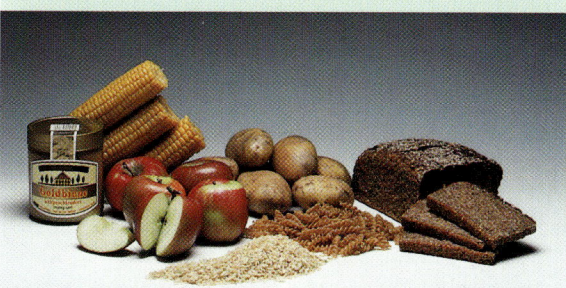	**Kohlenhydrate** 1 % der Körpermasse vor allem in der Leber und Muskulatur	liefern dem Körper vorwiegend Energie für Stoffwechsel, Körpertemperatur und weitere Leistungen 1 g ≙ 17 kJ (4 kcal)
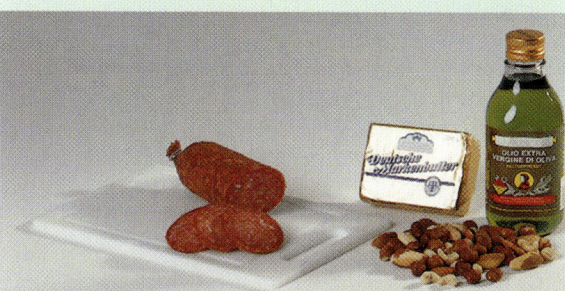	**Fette** 10 bis 15 % der Körpermasse vor allem im Unterhautfettgewebe und Bauchfett	liefern dem Körper vorwiegend Energie für Stoffwechsel, Körpertemperatur und weitere Leistungen 1 g ≙ 37 kJ (9 kcal)
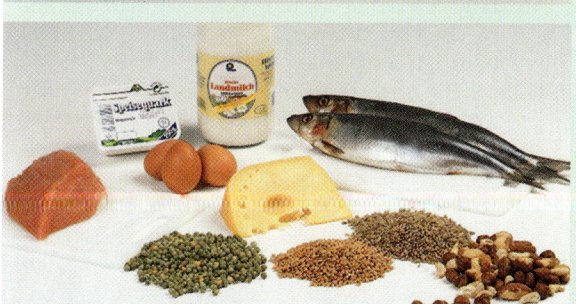	**Eiweiß** 20 % der Körpermasse in allen Körperzellen, ohne Eiweiß kein Leben	hauptsächlich zum Aufbau und zur Erhaltung des Körpers 1 g ≙ 17 kJ (4 kcal)
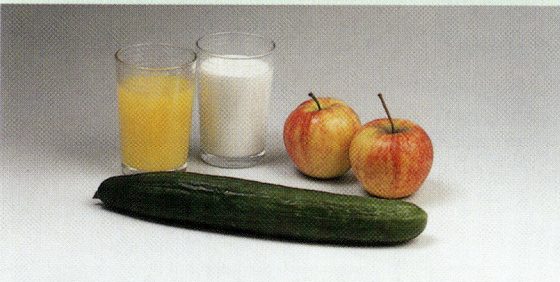	**Wasser** 60 bis 70 % der Körpermasse in Blut, Lymphe und in allen Zellen	zum Aufbau und zur Erhaltung des Körpers; außerdem als Transport- und Lösungsmittel
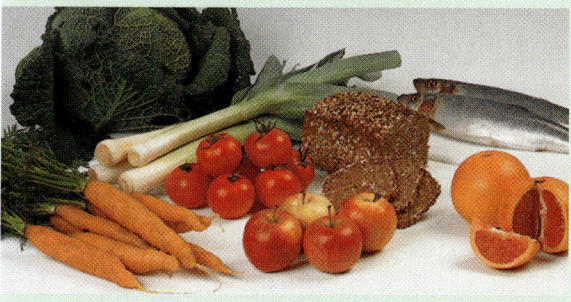	**Mineralstoffe** 4 bis 5 % der Körpermasse, Calcium in den Knochen, Eisen in den roten Blutkörperchen usw.	zum Aufbau und zur Erhaltung des Körpers und als Wirkstoffe zur Regelung von Körpervorgängen
	Vitamine in Spuren, je nach Aufgabe unterschiedlich	als Wirkstoffe zur Regelung von Körpervorgängen

Wodurch wird der Wert der Lebensmittel bestimmt?

---

1. *Lesen Sie die Umfrage im Supermarkt.*
2. *Ermitteln Sie die jeweiligen Gründe der verschiedenen Personen für die Lebensmittelauswahl.*
   a) *Sabine und Manfred?*
   - *Es soll schmecken,*
   - *das Essen soll zur guten Stimmung beitragen.*
   b) *Peter?*   c) *usw.?*
3. *Für die Lebensmittelauswahl sind entscheidend der*
   - *Genusswert,*
   - *Gesundheitswert,*
   - *Eignungswert,*
   - *ökologische Wert (Umwelt),*
   - *psychologische Wert,*
   - *soziokulturelle Wert (Gesellschaft),*
   - *politische Wert.*
   Ordnen Sie die Begriffe dem Einkaufsverhalten zu.
   a) *Manfred und Sabine?*   b) *usw.?*
4. *Nennen Sie Lebensmittel im Einkaufswagen von*
   a) *Manfred und Sabine*   b) *usw.*

Umfrage im Supermarkt

Können Sie uns sagen, was für Ihre Lebensmittelauswahl entscheidend ist?

Sabine und Manfred: Wir haben Freunde zum Abendessen eingeladen. Das Essen für uns und unsere Freunde soll schmecken und gut aussehen. Diese Speisen und Getränke werden zur guten Stimmung beitragen. Ausgewählt haben wir: …

Peter: Ich möchte durch meinen Einkauf die Umwelt möglichst wenig belasten. Wenn verpackte Lebensmittel, dann nur umweltfreundliche, sehen Sie sich doch diesen Joghurt an. Lebensmittel müssen auch in der Gegend erzeugt sein. Wie viel Energie wird für den Transport von unreif geernteten Früchten aus anderen Erdteilen benötigt, ganz zu schweigen von der Umweltbelastung durch die Abgase. Lebensmittel müssen umweltfreundlich angebaut bzw. erzeugt werden. Massentierhaltung, Einsatz von Pflanzenschutzmitteln, nein danke! Ausgewählt habe ich: …

Jan: Meine Großeltern sind durch falsche Ernährung erkrankt. Ich möchte mich gesund ernähren. Ich achte nun darauf, dass die Lebensmittel nicht zu viel Zucker, Fett, Energie oder Salz enthalten. Viel Ballaststoffe, Vitamine und Mineralstoffe sollen dagegen vorhanden sein. Die Lebensmittel sollen eine hohe Dichte essenzieller Nährstoffe haben, …

Reporter: Können Sie das verständlicher sagen?

Jan: Ganz einfach! Gesund ernähren Sie sich, wenn Sie den Ernährungskreis beachten. Ausgewählt habe ich: …

Anna: Ich bin berufstätig und lebe in einem Singlehaushalt. Ich achte auf kleine Portionen und schnelle Zubereitung. Mit einem großen Braten kann ich nichts anfangen. Der Preis muss natürlich auch stimmen. Meine Rezepte stammen aus der schwäbischen Küche, da müssen die Kartoffeln eher mehlig sein. Ausgewählt habe ich: …

Simone: Es gibt Hunger und Elend auf der Welt. Diese Früchte wurden für uns in Afrika geerntet, obwohl es dort viele Menschen gibt, die nicht satt werden. Auch Futtermittel für unsere Tiere werden in Entwicklungsländern angebaut, obwohl bei uns Lebensmittel im Überschuss vorhanden sind. Politiker können da sicher etwas tun, aber auch ich will durch mein Einkaufsverhalten mithelfen, die Not in Entwicklungsländern zu mindern. Ausgewählt habe ich: …

Mustafa: Ich achte bei der Lebensmittelauswahl darauf, dass kein Schweinefleisch darin ist. Unsere Kultur ist entscheidend für mein Einkaufsverhalten. Für türkische Speisen benötige ich auch viel Gemüse. **Mirijam:** Ich bin Vegetarierin, da passe ich sogar noch mehr auf. Auch ich habe meine Ernährungsgewohnheiten von meinen Eltern übernommen. Ausgewählt haben wir: …

Markus: Bestimmte Lebensmittel, z. B. Grünkohl, mag ich nicht. Ich werde also bestimmt keinen Grünkohl kaufen. Viele andere Gemüsesorten esse ich aber sehr gern. Beim Einkauf versuche ich auch möglichst die Werbung zu vergessen. Sie versucht uns zu beeinflussen, sie sagt z. B.: „Kinder … so gesund", „Kinder freuen sich über …", „reich an Vitaminen" usw. Gesund sind aber ganz andere Lebensmittel, für die nicht geworben wird. Ausgewählt habe ich: …

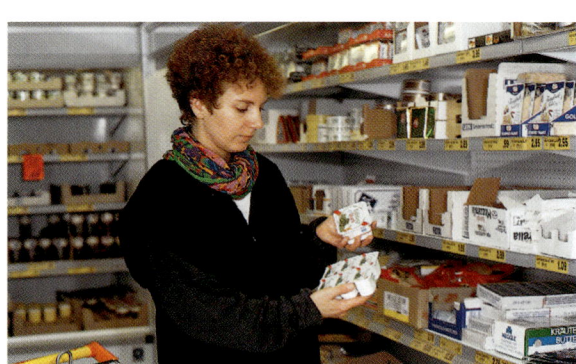

Genusswert

Speisen und Getränke sollen nicht nur satt machen und gesund sein, sondern auch gut aussehen und schmecken. Im Sommer möchte man ein kaltes Getränk, im Winter eine heiße Suppe.

Der Duft des Kuchens lässt einem das Wasser im Mund zusammenlaufen, man kann es kaum erwarten, dass der Kuchen angeschnitten wird. Der Duft eines ungeliebten Gerichts kann einem dagegen den Appetit verderben.

Eignungswert

Meist werden nur bestimmte Lebensmittel gekauft, die für die geplanten Speisen benötigt werden.

Das Speisenangebot in Deutschland ist unterschiedlich: Weißwurst in Bayern, frischer Fisch am Meer, Spätzle in Schwaben.

Beim Einkauf wird häufig ein Preisvergleich durchgeführt, das Haushaltsgeld muss reichen – der Großeinkauf im Supermarkt oder Gemüse auf dem Wochenmarkt. Teure Speisen müssen nicht besser schmecken oder gesünder sein.

Das große Angebot an Fertiggerichten bzw. vorgefertigten Speisen – auch für Einzelpersonen – ist eine Antwort der Industrie auf die veränderten Bedürfnisse von erwerbstätigen Frauen und Männern. Auch diese Speisen sollen gut schmecken und gesund sein.

Auch die Haltbarkeit der Lebensmittel ist wichtig für die Kaufentscheidung. Kurzfristig haltbare Lebensmittel, z.B. Milch oder Salat, müssen täglich frisch gekauft werden, hierfür sind zusätzliche Zeit und eine entsprechende Planung nötig.

Ökologischer Wert (Umwelt)

Das Umweltbewusstsein ist in den letzten Jahren gewachsen. Getränke werden zunehmend in Mehrwegflaschen gekauft. Werden auch sonst unverpackte oder umweltschonend verpackte Getränke oder Lebensmittel ausgewählt?

Erzeugnisse aus dem biologischen – ökologischen – Anbau sind teurer als herkömmlich erzeugte Lebensmittel. Der Arbeitsaufwand ist hier größer und die Erträge sind oft geringer.

Der Preis, der von allen im Nachhinein mit den Steuern für die Umweltschäden gezahlt werden muss, ist jedoch oft höher.

Was nützt es, wenn der Energie- und Nährstoffgehalt der Nahrung die Gesundheit des Einzelnen schützt, bei der Erzeugung jedoch gleichzeitig die Umwelt belastet wird?

Keine Frage, exotische Spezialitäten wie Mangos, Papayas oder Kiwis müssen von weit her geholt werden. Doch warum werden alltägliche Produkte wie bayerischer Joghurt an die Ostseeküste, Lüneburger Kefir dafür nach Süddeutschland transportiert, Butter sogar 1500 Kilometer weit aus Irland herbeigeschafft?

Einfach deshalb, weil die Verbraucher bestimmte Marken bevorzugen. Und die Umweltbelastung?

Schon heute rollen 2 Millionen Trucks von Stau zu Stau. Eine Untersuchung zeigt, welchen großen Anteil die Lkw-Flotte an der Schadstoffproduktion des gesamten Verkehrs hat.

Psychologischer Wert

Persönliche Vorstellungen, Meinungen und Erwartungen führen zu einem bestimmten Ernährungsverhalten.

Werbung will Vorstellungen und Meinungen wecken. Werbung für Getränke und Süßigkeiten hat häufig einen großen Einfluss auf das Kaufverhalten.

Kinder bekommen Süßigkeiten als Belohnung, der Erwachsene isst ein Stück Kuchen: „Ich gönne mir ja sonst nichts!"

Für preiswerte Lebensmittel, die man ohnehin benötigt – Vollkornbrot, Obst, Kartoffeln und Hülsenfrüchte –, gibt es kaum Werbung. Diese Lebensmittel haben so teils auch einen geringen psychologischen Wert. Wenn man sich einmal vorstellt, Kartoffeln wären genauso teuer wie Hummer, wie begehrt wären sie dann wohl?

Soziokultureller Wert

Ernährungsgewohnheiten des Einzelnen werden auch durch die Gesellschaft bestimmt. Die Mahlzeiten in Frankreich, Italien oder England sehen anders aus als in Deutschland. Zum Frühstück in England: Tee und Rührei mit Schinkenspeck; in Frankreich: Milchkaffee und Weißbrot. Diese Ernährungsgewohnheiten lassen sich nicht völlig verändern, man kann sie höchstens abändern.

In manchen Ländern oder Kulturkreisen gibt es auch Verbote für bestimmte Lebensmittel, z.B. kein Schweinefleisch bei Moslems und Juden.

Politischer Wert

Die Hälfte der Menschen in Brasilien leidet täglich Hunger. Auf Anregung eines ausländischen Unternehmens plant die brasilianische Regierung ein großes Bewässerungsprojekt. Der Anbau von Viehfutter, Spargel, Melonen, Tomaten und Ananas ist geplant. Die Lebensmittel sollen in den USA, Europa und Japan verkauft werden. Das fruchtbare Flusstal wird dadurch zerstört. Kleinbauern verlieren ihr Land, sie werden gegen einen geringen Lohn für das ausländische Unternehmen arbeiten.

Um z.B. Spargel und Weintrauben im Winter zu genießen, kaufen wir diese und andere Lebensmittel oft ohne Überlegung: auf Kosten der Menschen in den Entwicklungsländern und der Umwelt.

Gesundheitswert

Gesunde Speisen enthalten wenig Zucker, Fett, Energie und Salz, dagegen reichlich Ballaststoffe, Vitamine und Mineralstoffe. Sie sind leicht verdaulich und machen satt. In den Lebensmitteln sollen außerdem wenig oder gar keine Zusatzstoffe, z.B. Konservierungsstoffe, oder Schadstoffe, z.B. Quecksilber, enthalten sein.

2.11 Lebensmittelgruppe Getränke

Trinkwasser als Lebensmittel

Drei Viertel der Erdoberfläche sind von Meeren bedeckt. Es gibt jedoch nur wenig Wasser zum Trinken.

Wasser verdunstet; es regnet oder schneit. Der Niederschlag versickert im Boden oder er gelangt über Bäche, Flüsse oder Seen zurück ins Meer.

Das Regenwasser durchdringt verschiedene Bodenschichten und wird dabei gereinigt. Schließlich gelangt es ins Grundwasser. Dies war früher sauber, man konnte es trinken. Ein Brunnen wurde gebohrt, bis man auf Grundwasser stieß, das mit Eimern oder über eine Pumpe heraufgeholt wurde.

Die Hälfte unseres Trinkwassers ist immer noch Grundwasser, oft muss jedoch sehr tief gebohrt werden, um sauberes Grundwasser zu erhalten.

Zusätzlich muss man Wasser aus Flüssen und Seen aufbereiten, reinigen, um Trinkwasser zu erhalten.

---

1. Führen Sie eine Getränkeberatung durch:
   Welche alkoholfreien Erfrischungsgetränke gibt es?
   Was und wie viel soll getrunken werden?

2. Welche Faktoren bestimmen den täglichen Flüssigkeitsbedarf?

3. Berechnen Sie mithilfe der Nährwerttabelle den Energie- und Grundnährstoffgehalt von 1 l Apfelsaft.

Wie viel sollen wir trinken?

Der Flüssigkeitsbedarf des Menschen steht an erster Stelle. Man kann wochenlang ohne feste Nahrung, aber nur etwa drei Tage ohne Flüssigkeit leben. Menschen machen einen Hungerstreik, aber keinen „Trinkstreik", dieser wäre schnell beendet.

Der Wasseranteil im Körper ist abhängig vom Alter. Beim Neugeborenen ist er mit etwa 80 % am höchsten, beim Erwachsenen beträgt er 50 bis 60 %.

Täglich sollten etwa 2,5 Liter Flüssigkeit aufgenommen werden.

Gesteigert wird der Flüssigkeitsbedarf eines Menschen durch

▶ trockenes und heißes Klima und körperliche Betätigung. Durch starkes Schwitzen kann der Flüssigkeitsbedarf auf etwa 10 Liter täglich ansteigen.

▶ salzige Speisen, sie machen durstig. Der Kochsalzgehalt im Blut muss durch eine vermehrte Flüssigkeitsaufnahme ausgeglichen werden.

Die Flüssigkeitszufuhr erfolgt durch

▶ Getränke,

▶ feste und flüssige Nahrung. Der Wassergehalt der Lebensmittel beträgt durchschnittlich 60 bis 70 %.

Flüssigkeitsausscheidung

▶ Täglich werden etwa 1,4 Liter Harn mit den Stoffwechselendprodukten und Mineralstoffen – Kochsalz – ausgeschieden.

▶ Über Haut und Lunge wird täglich etwa 1 Liter Flüssigkeit abgegeben. Bei heißem Wetter und starker körperlicher Arbeit schwitzt man stärker.

▶ Mit dem Kot wird auch eine geringe Flüssigkeitsmenge ausgeschieden.

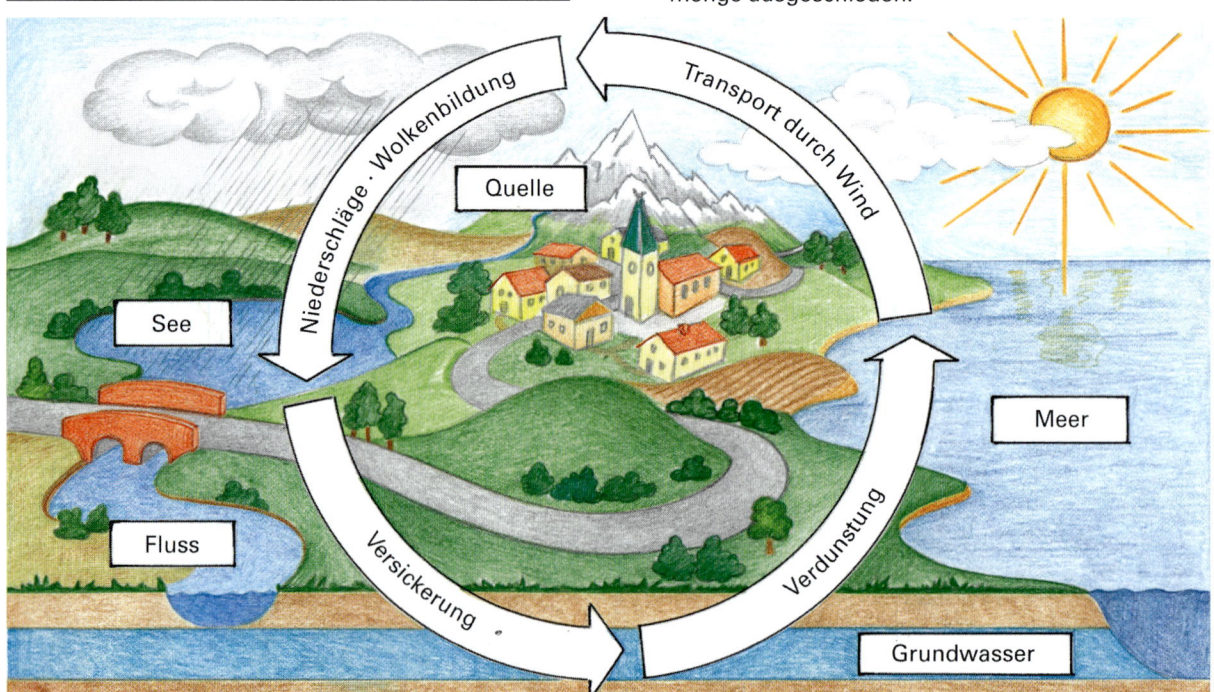

Regeln für die Verwendung von Wasser

▶ Lebensmittel unzerkleinert waschen und nie im Wasser liegen lassen. Mit zunehmender Zerkleinerung vergrößert sich die Oberfläche der Lebensmittel, Wasser kann leichter eindringen und Vitamine und Mineralstoffe herauslösen.

▶ Lebensmittel kurz und gründlich unter fließendem, kaltem Wasser waschen. Warmes Wasser löst stärker als kaltes. Lebensmittel mit empfindlicher Struktur, z.B. Salat, werden in stehendem Wasser gewaschen. Gründliches Waschen ist erforderlich, um evtl. vorhandene Schadstoffe und Schmutzstoffe zu entfernen.

▶ Ist ein Herauslösen von Geschmacks- oder Farbstoffen erwünscht, Lebensmittel in heißes Wasser geben oder mitkochen.

▶ Geschmacksstoffe, die sich gut verteilen sollen, zusetzen, solange die Speisen noch heiß sind. Also Speisen süßen, solange sie noch heiß sind.

▶ Lebensmittel, denen durch Trocknung Wasser entzogen wurde, z.B. Hülsenfrüchte, zum Aufquellen in Wasser geben.

▶ Sobald Wasser siedet, die Wärmequelle regulieren. Wasser siedet bei 100 °C (Meereshöhe), es geht bei dieser Temperatur in Wasserdampf über. Bei weiterem Erhitzen wird Wasser nicht über 100 °C erwärmt.

▶ Im Dampfdrucktopf bei 1,8 bar siedet Wasser erst bei 116 °C, hierdurch wird die Garzeit erheblich verkürzt.

Vitamin-C-Verluste beim Waschen

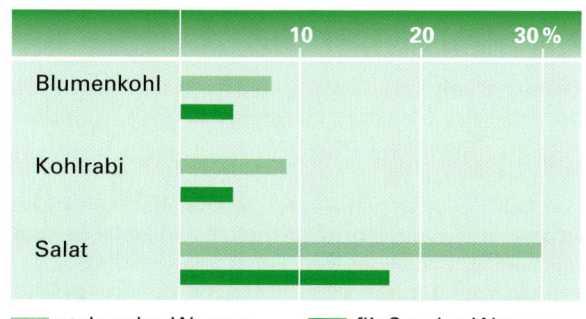

stehendes Wasser   fließendes Wasser

Lebensmittel	Garzeit in Minuten	
	Normaltopf	Dampfdrucktopf
Suppen	100–150	30–50
Fischfilet	8– 20	8–10
Blumenkohl	20– 30	8–10
Erbsen	10– 15	3– 5
Möhren	20– 40	8–12
Weißkohl	20– 40	10–15
Pellkartoffeln	20– 25	8–15

---

1. *Nennen Sie Beispiele aus der Lebensmittelverarbeitung, bei denen ein Herauslösen von Geschmacks- oder Farbstoffen erwünscht ist.*

   Führen Sie folgende Versuche durch. *Begründen Sie die Versuchsergebnisse. Nennen Sie jeweils ein Beispiel aus der Lebensmittelverarbeitung, bei dem Sie die jeweilige Eigenschaft des Wassers berücksichtigen.*

2. ***Wasser löst einige Stoffe***
   Geben Sie je 1 TL Zucker oder Salz in ein Becherglas mit
   a) kaltem Wasser,
   b) heißem Wasser.

   Geben Sie in ein Becherglas mit kaltem Wasser
   a) 1 EL Speiseöl,
   b) 1 EL Alkohol.
   Beobachten Sie jeweils.

3. ***Wasser löst heraus***
   Geben Sie jeweils getrennt in ein Becherglas mit kaltem Wasser und in ein Becherglas mit heißem Wasser
   a) einige Spinatblätter,
   b) ein Stück Zitronenschale.
   Beobachten Sie und vergleichen Sie das Aussehen der Proben.

4. ***Wasser lässt aufquellen***
   Geben Sie Backobst oder Hülsenfrüchte in Wasser.
   12 Stunden im Wasser stehen lassen.

   Vergleichen Sie danach Aussehen, Beschaffenheit und Volumen von eingeweichten und nicht eingeweichten Lebensmitteln.

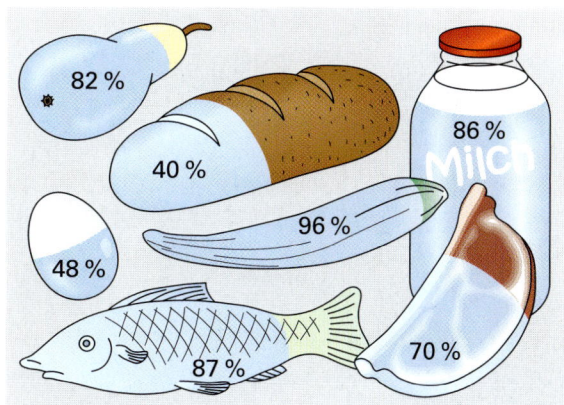

Wassergehalt einiger Lebensmittel

93

Alkoholfreie Erfrischungsgetränke

Mineralwasser, Quellwasser, Tafelwasser
Über 300 natürliche oder künstlich erschlossene Mineralwasserquellen sprudeln in Europa.

Wie entsteht natürliches Mineralwasser?
Regenwasser sickert durch die oberen Gesteinsschichten. Das Wasser wird dabei gefiltert, gereinigt. Zugleich nimmt das Regenwasser an bestimmten Stellen im Erdreich Mineralstoffe und evtl. Kohlensäure auf, Mineralwasser ist entstanden. Der Mineralstoffgehalt hängt davon ab, durch welche Gesteinsschichten das Wasser sickert. Kalkgestein führt z. B. zu einem hohen Kalkgehalt.

Schadstoffe, z. B. Nitrat, die in das Erdreich sickern, können auch in das Mineralwasser gelangen.

Also wird nicht nur das Grundwasser, sondern auch das Mineralwasser durch unser Verhalten belastet.

Der Gedanke „Wasser aus der Leitung trinke ich nicht, da nehme ich doch lieber Mineralwasser" täuscht folglich: Wir müssen unser Verhalten ändern, damit wir uns nicht selbst das „Wasser abgraben".

Durch Verschmutzung der Umwelt ist also nicht nur das Grundwasser, sondern auch das Mineralwasser in Gefahr.

Natürlichem Mineralwasser kann Kohlensäure zugesetzt oder entzogen werden. Außerdem dürfen Eisen und Schwefel entfernt werden. Entsprechende Angaben findet man auf den Flaschen, z. B.: „natürliches Mineralwasser, mit Kohlensäure versetzt und enteisent".

Quellwasser und Tafelwasser werden neben Mineralwasser angeboten. Quellwasser stammt auch aus natürlichen Quellen, es muss keine Mineralstoffe enthalten. Der Zusatz von Kohlensäure usw. ist wie beim Mineralwasser erlaubt. Tafelwasser wird nicht aus Quellen gewonnen. Tafelwasser ist eine Mischung von Trinkwasser, Mineralwasser, Quellwasser usw.

Durch Trinkwasser und Mineralwasser wird dem Körper Flüssigkeit, aber keine Energie zugeführt. Wie weit die Mineralstoffe aus dem Mineralwasser ausgenutzt werden können, ist umstritten.

Trinkwasser ist das „Lebensmittel Nr. 1", ohne Wasser gibt es kein Leben.

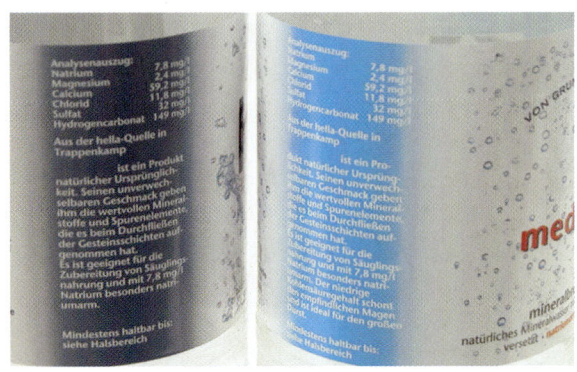

Mineralwasser, ein vielfältiges Angebot

Saft, Nektar, Fruchtsaftgetränk – was heißt das?
Fruchtsaft besteht zu 100 % aus unverdünntem Direktsaft aus Obst. Fruchtsäfte dürfen keine Konservierungsstoffe, Farbstoffe oder sonstige Zusätze enthalten. Dies gilt auch für Fruchtsaft, der aus Fruchtsaftkonzentrat durch Wasserzusatz hergestellt wurde. Bei Fruchtsäften darf bis zu 15 g Zucker pro Liter ohne Kenntlichmachung zugegeben werden – bei witterungsbedingt geringem Gehalt an fruchteigenem Zucker.

Fruchtsäfte enthalten durchschnittlich 100 g fruchteigenen Zucker pro Liter, außerdem Vitamine und Mineralstoffe.

Fruchtnektar ist eine Mischung aus Fruchtsaft und/oder Fruchtmark, Wasser und Zucker. Der Fruchtanteil beträgt 25 bis 50 %. Fruchtnektar wird unter anderem aus Früchten hergestellt, die sonst zu sauer sind. Der Zuckergehalt ist hoch.

Der Fruchtanteil muss angegeben werden. Konservierungsstoffe usw. dürfen nicht zugesetzt werden. Der Wasseranteil dieser Getränke ist höher.

Fruchtsaftgetränk hat einen noch geringeren Fruchtanteil. Bei Orangensaft sind es 6 % und bei Trauben- und Apfelsaft 30 %. Der Fruchtsaftanteil muss auch hier auf dem Etikett angegeben werden. Der Zusatz an Wasser und Zucker ist bei diesen Getränken noch höher, der Gehalt an natürlichen Vitaminen und Mineralstoffen dagegen geringer.

Fruchtschorle enthält 50 bis 60 % Fruchtanteil.

Gemüsesaft ist wie Fruchtsaft unverdünnt. Salz, Gewürze usw. dürfen jedoch zugesetzt werden. Zutatenliste beachten. Gemüsesäfte, z. B. von Roten Beten und Karotten, können einen hohen Nitratgehalt, vgl. S. 110, und Salzgehalt aufweisen. **Gemüsesaft-Cocktail** ist eine Mischung verschiedener Gemüsesäfte.

Gemüsetrunk enthält 25 bis 40 % Gemüseanteil. Es dürfen Salz, Gewürze, Flüssigzucker usw. zugesetzt werden. Zutatenliste beachten.

Bei **Limonaden** ist der Fruchtsaftanteil halb so hoch wie bei Fruchtsaftgetränken. Sie enthalten natürliche Aroma- und Farbstoffe. **Tonicwater** und **Bitter Lemon** gehören ebenfalls zu den Limonaden. Der Bittergeschmack wird durch den Zusatz von Chinin erreicht. Cola-Getränke sind koffeinhaltige Limonaden.

Brausen haben keinen Fruchtanteil. Auf den Etiketten dürfen deshalb keine Früchte abgebildet werden. Sie bestehen aus Wasser, Zucker und künstlichen Aromastoffen.

Bei **Lightgetränken** – Fruchtsaftgetränken und Limonaden – wird der Zuckeranteil durch Süßstoffe ersetzt. Süßstoffe haben meist keine Energie. Lightgetränke sind für Diabetiker geeignet.

Energiedrink enthält Koffein und Taurin. Taurin ist im menschlichen Körper im Gallensaft enthalten. In tierischen Lebensmitteln ist ebenfalls Taurin enthalten. Taurin unterstützt Gehirn- und Herzfunktion. Ob Taurin beim gesunden Menschen eine Verbesserung der Körperfunktionen bewirkt, ist nicht nachweisbar.

Kaffee

In Europa begann die Verbreitung von Kaffee durch die Türken im 17. Jahrhundert. In Deutschland soll es 1679 das erste Kaffeehaus in Hamburg gegeben haben. Zur gleichen Zeit zählte man in Paris mehr als 200 Cafés.

Kaffee wird in großen Plantagen vor allem in Mittel- und Südamerika angebaut. Der Kaffeestrauch braucht Wärme und Feuchtigkeit zum Gedeihen.

Kaffee ist das Lieblingsgetränk der Deutschen. Täglich trinkt jeder Bundesbürger durchschnittlich etwa einen halben Liter Kaffee.

Erzeugung von Kaffee

Neun Monate nach der Blüte sind die Früchte des Kaffeebaumes, die roten Kaffeekirschen, reif. Sie werden gepflückt und zwei bis drei Wochen in der Sonne getrocknet.

Jede Frucht enthält zwei Samen, die grünen Kaffeebohnen. Nach dem Entfernen des Fruchtfleisches gelangen die grünen, geruchlosen Kaffeebohnen als Rohkaffee in den Handel.

Beim Rösten entwickelt sich dann das typische Kaffeearoma. Gemahlener Kaffee verliert schnell sein Aroma.

Kaffeesorten

Entkoffeinierter Kaffee hat den normalen Geschmack, er übt keine anregende Wirkung auf den Körper aus. Manche Menschen müssen aus gesundheitlichen Gründen auf die anregende Wirkung von Kaffee verzichten.

Säurearmer Kaffee: Bei anderen Menschen bewirken die beim Rösten entstandenen Bitterstoffe Magenbeschwerden. Bei dem magenschonenden Kaffee wird der Säuregehalt gesenkt. Dieser Kaffee steigert nicht die Ausschüttung von Verdauungssäften, z. B. Magensalzsäure. Die anregende Wirkung bleibt erhalten.

Schnell löslicher oder Instantkaffee – für den schnellen Kaffeetrinker – wird durch Hitze- oder Gefriertrocknung aus einem konzentrierten Kaffeeaufguss gewonnen. Die Qualität ist je nach dem Herstellungsverfahren unterschiedlich.

Malzkaffee wird aus Gerste hergestellt. Die meisten Kaffeemittel, auch „Muckefuck" – falscher Mokka – genannt, sind Mischungen aus Gerste, Roggen und Wurzeln der wilden Wegwarte. Die Kaffeemittel haben eine kaffeeähnliche Farbe und ähnlichen Geschmack, sie wirken aber nicht anregend.

Wirkung von Kaffee

Die anregende Wirkung von Bohnenkaffee tritt nach 20 bis 30 Minuten ein. Das im Kaffee enthaltene Koffein wirkt direkt auf Herz und Kreislauf. Die „guten Geister" im Kaffee können Ermüdungserscheinungen überspielen oder beseitigen. Außerdem steigert Kaffee die Harnausscheidung.

Zu viel Kaffee kann Übererregbarkeit und Schlaflosigkeit bewirken. Schwangere und Stillende sollten bedenken, dass die Inhaltsstoffe von Kaffee eine verstärkte Wirkung auf Ungeborene und Säuglinge ausüben.

Kaffee hilft zum Teil bei Migräne.

Kaffee führt nicht zu einem schnelleren Abbau von Alkohol im Körper. Durch Kaffee wird man wach, nicht nüchtern. Kaffee vermindert nicht die Alkoholwirkung.

Kaffeezubereitung – Brühen

Pro Tasse werden 6 bis 8 g gemahlene Kaffeebohnen (1 TL) genommen. Bei hartem, kalkhaltigem Wasser benötigt man evtl. etwas mehr. 500 g Bohnenkaffee ergeben 60 bis 80 Tassen Kaffee.

Für Mokka rechnet man die doppelte Menge, für Espresso sogar die dreifache Menge. In der Espressomaschine wird das heiße Wasser mit großem Druck durch das Kaffeepulver gepresst.

1. Nennen Sie Kaffeespezialitäten. Erkunden Sie die Zubereitung dieser Getränke.

2. Eine Person sagt, dass sie keinen Kaffee verträgt. Welche Gründe dafür gibt es? Welche Kaffeesorte empfehlen Sie?

3. Was verstehen Sie unter Instantkaffee? Welche Vorteile hat die Verwendung von Instantkaffee?

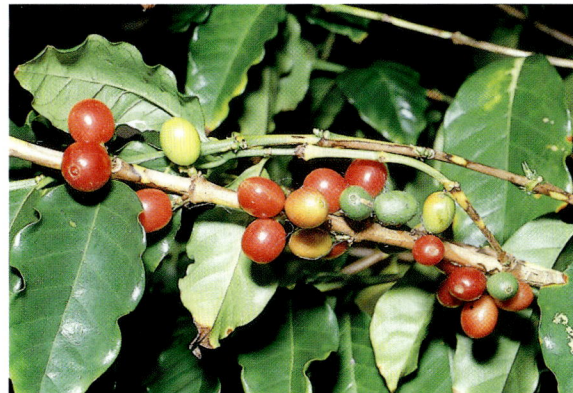

Kaffeestrauch mit Früchten

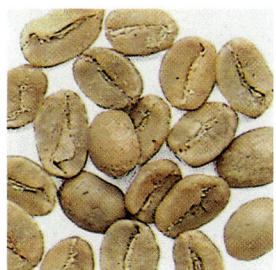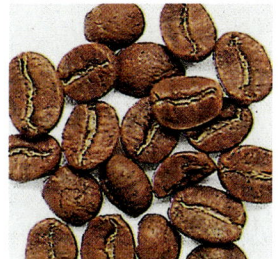

Ungeröstete und geröstete Kaffeebohnen

Tee

Tee wird vom immergrünen Teestrauch gewonnen.

Teezubereitung – Aufgießen

Das Gefäß kurz mit warmem Wasser ausspülen. Pro Tasse einen Teelöffel Tee oder einen Aufgussbeutel. Das sprudelnd kochende Wasser darübergießen. Damit das Wasser nicht zu hart ist, lässt man es zweimal aufkochen. Tee drei bis fünf Minuten ziehen lassen.

Blattarten

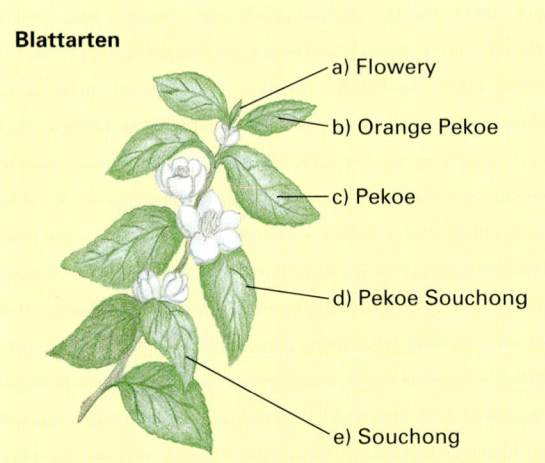

a) Flowery

b) Orange Pekoe

c) Pekoe

d) Pekoe Souchong

e) Souchong

a) nicht entrollter Spitzentrieb, aromatisch, nicht sehr kräftig

b) langes, dünnes, noch gerolltes Blatt, feines Aroma

c) zweite Blätter am Trieb, farbkräftig

d) grobkörnige dritte Blätter, weniger ergiebig

e) grobkörnige vierte Blätter, dünner Aufguss

Aufbereitungsart der Blätter

Blatt-Tee: das ganze, gerollte Blatt, beste Qualität

Broken: grob gebrochenes Blatt, es sind keine Blattrippen und Stängel enthalten

Fannings: Teebruch und Blattstiele, vorwiegend für die Teebeutelherstellung

Dust: allerfeinste Blattteilchen – Staub – vorwiegend für Teebeutel

Qualität und Aroma des Tees sind umso besser, je jünger die Blätter.

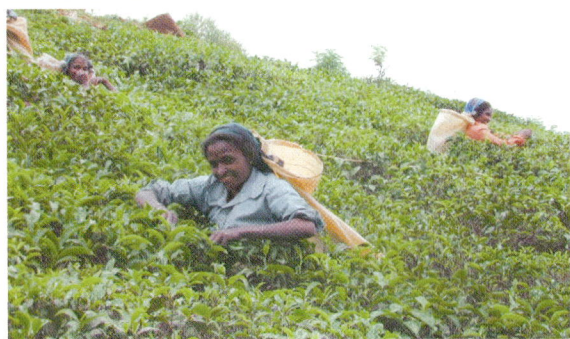

Frauen pflücken bis zu 30 kg Teeblätter pro Tag

Stichworte zum Einkauf von Tee

Anbaugebiete

Assam: kräftiger, würziger Flachlandtee aus Indien, er kann auch mit hartem Wasser zubereitet werden.

Darjeeling: zart-blumiger Hochlandtee mit goldgelber Farbe aus Indien.

Sri Lanka (Ceylon): fruchtig-herber Tee mit starkem Aroma, geeignet für härteres Wasser.

Java: unterschiedliche Geschmacksrichtungen, je nach den Wachstumsbedingungen.

Die **Ostfriesische Mischung** hat einen besonders kräftigen Geschmack, der Hauptbestandteil ist Assamtee. Milch oder Sahne runden den Geschmack ab.

Die **Englische Mischung** besteht hauptsächlich aus Ceylontee und unterschiedlichen Teesorten aus Indien. Sie eignet sich für hartes Wasser.

Aromatisierte Teemischungen bestehen aus schwarzem Tee mit duftenden Beigaben von Blütenblättern, Fruchtstücken, Gewürzen.

Zeit der Ernte

First Flush: erste Triebe, Blätter der ersten Ernte.

Second Flush: zweite Ernte usw. Die Blätter werden drei- bis viermal im Jahr per Hand gepflückt. Auf Sri Lanka sind sogar 50 Pflückungen möglich.

Teeähnliche Erzeugnisse – Kräutertee

Teeähnliche Getränke werden durch Aufbrühen geeigneter getrockneter Pflanzenteile oder Blätter hergestellt.

Früchte- und Kräutertees bieten eine gute und schmackhafte Möglichkeit, den Körper mit Flüssigkeit zu versorgen, da sie keine Energie liefern.

Früchte- und Kräutertees enthalten kein Koffein. Sie liefern Mineralstoffe und Vitamine. Viele Sorten sind seit alters Bestandteil der Hausapotheke.

Pfefferminztee, Fencheltee und Melissentee helfen bei Bauchschmerzen, Übelkeit und Zahnschmerzen.

Lindenblütentee wirkt schweißtreibend und beruhigend.

Fliedertee wirkt schweißtreibend.

Kamillentee begünstigt die Heilung.

Brennnesseltee wirkt entwässernd und belebend.

Hagebuttentee und Hibiskusblütentee werden meist zusammen angeboten. Hagebuttentee ist besonders reich an Vitamin C.

Matetee enthält im Gegensatz zu den übrigen Kräutertees Koffein. Er wirkt also anregend und harntreibend. Außerdem wirkt er verdauungsfördernd.

Früchtetees sind eine Mischung verschiedener Früchte, meist Apfel, Hibiskus, Hagebutte, Orangen- und Zitronenschalen.

Kakao und Schokolade

Der Kakaobaum hat seine Heimat im fernen Mexiko. Heute wird er in Afrika, Mittel- und Südamerika, Asien und Ozeanien angebaut.

Die 15 bis 25 cm langen melonenartigen Kakaofrüchte enthalten bis zu 60 Samenkerne, die Kakaobohnen. Bei drei bis vier Ernten im Jahr liefert ein Kakaobaum rund 2 kg Kakaobohnen.

Die vom Fruchtfleisch getrennten Kakaobohnen werden getrocknet, geröstet und zerkleinert. Aus dieser Masse wird durch Mahlen unter Druck die Kakaobutter, ca. 55 % Fett, ausgepresst. Der zurückbleibende Rest der Kakaobohnen wird zu Kakao vermahlen.

Kakao verlangsamt die Darmbewegung, er kann Verstopfung bewirken.

Zubereitung von Kakao – Verrühren

Für eine Portion Kakao rechnet man 12 bis 15 g Kakaopulver. Kakaopulver und Zucker werden gemischt und mit etwas Wasser glatt gerührt. Die Kakao-Zucker-Mischung wird dann in kochende Flüssigkeit eingerührt.

Warenangebot

Kakaopulver, schwach entölt, enthält mindestens 20 % Kakaobutter. Kakaopulver hat eine geringe anregende Wirkung.

Kakaopulver, stark entölt, enthält mindestens 8 % Kakaobutter. Es hat einen herben Geschmack und **eignet sich zum Backen usw.**

Schokoladenpulver enthält mindestens 32 % Kakaopulver und zusätzlich Zucker und ergänzende Geschmackszutaten.

Instantgetränkepulver enthalten meist 20 % Kakaopulver und 80 % Zucker, oft sind sie angereichert mit Vitaminen, Mineralstoffen und Aromastoffen. Sie sind im Gegensatz zum Kakaopulver leicht löslich, sogar in kalter Milch oder Wasser.

Will man den Kakaogeschmack verstärken, muss mehr Pulver verwendet werden, d.h., es wird viel Zucker und nur etwas Kakao zugegeben.

Auf **Schokoladenpackungen** muss die Menge an Kakaobestandteilen angegeben werden, z.B. mindestens 30 %.

Kakaobestandteile sind Kakaopulver und -butter. Daneben enthält Schokolade Zucker und evtl. Milchbestandteile.

Je höher der Anteil an Kakaomasse, umso herber, bitterer und kräftiger ist der Geschmack. Je mehr Kakaobutter enthalten ist, umso besser ist die Schmelzbarkeit und desto milder ist der Geschmack. Zucker verringert den Kakaogeschmack. Je weniger Zucker die Schokolade enthält, desto höher ist die Qualität. Milch verleiht der Schokolade eine weichere Struktur.

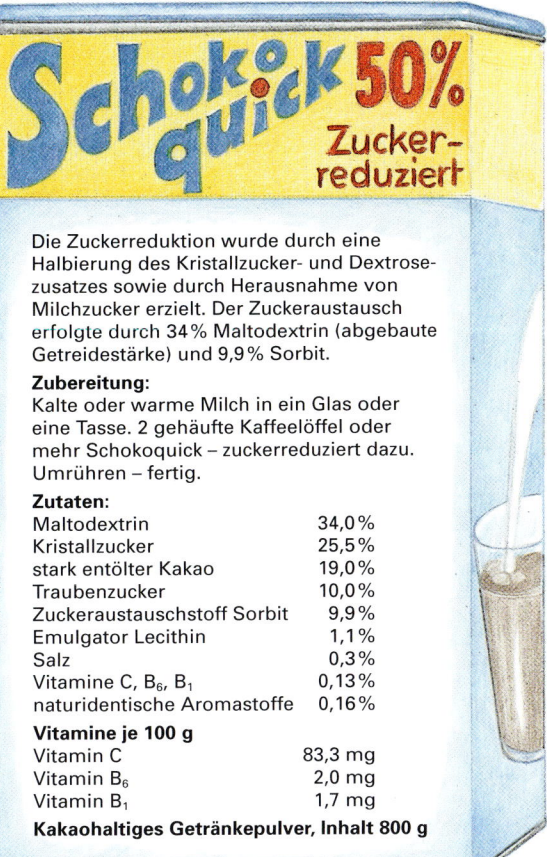

Die Zuckerreduktion wurde durch eine Halbierung des Kristallzucker- und Dextrosezusatzes sowie durch Herausnahme von Milchzucker erzielt. Der Zuckeraustausch erfolgte durch 34 % Maltodextrin (abgebaute Getreidestärke) und 9,9 % Sorbit.

Zubereitung:
Kalte oder warme Milch in ein Glas oder eine Tasse. 2 gehäufte Kaffeelöffel oder mehr Schokoquick – zuckerreduziert dazu. Umrühren – fertig.

Zutaten:

Maltodextrin	34,0 %
Kristallzucker	25,5 %
stark entölter Kakao	19,0 %
Traubenzucker	10,0 %
Zuckeraustauschstoff Sorbit	9,9 %
Emulgator Lecithin	1,1 %
Salz	0,3 %
Vitamine C, B_6, B_1	0,13 %
naturidentische Aromastoffe	0,16 %

Vitamine je 100 g

Vitamin C	83,3 mg
Vitamin B_6	2,0 mg
Vitamin B_1	1,7 mg

Kakaohaltiges Getränkepulver, Inhalt 800 g

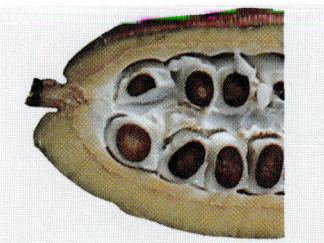
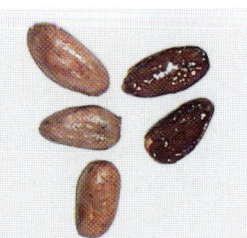

Aufgeschnittene Kakaofrucht/Samen

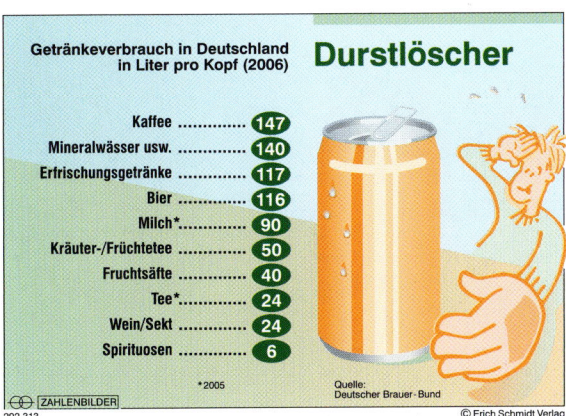

2.12 Lebensmittelgruppe Getreide, Getreideprodukte, Kartoffeln

Getreidekorn – was steckt alles darin?

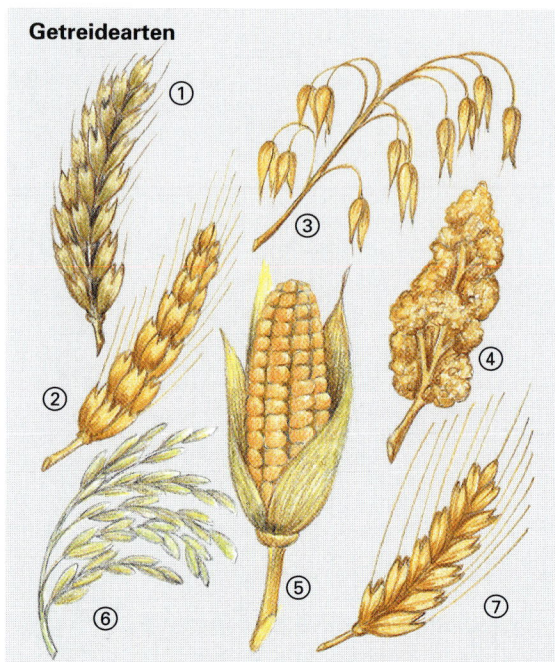

Getreidearten

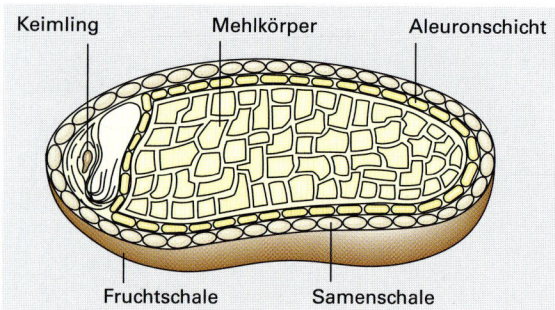

Keimling　Mehlkörper　Aleuronschicht

Fruchtschale　Samenschale

Schnitt durch ein Getreidekorn

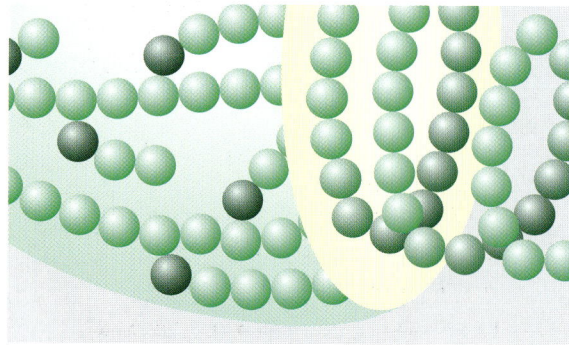

Schnitt durch ein Stärkekorn

Der Getreideanbau ist so alt wie die menschliche Kultur. Die Getreidearten sind kultivierte Gräser.

Getreide deckt weltweit etwa 60 % des Nahrungsbedarfs der Menschen. In Entwicklungsländern ist Getreide das Hauptnahrungsmittel, in Industrieländern wird dagegen lediglich ein Viertel des Energiebedarfs durch Getreide und Getreideprodukte gedeckt.

Weizen und Roggen sind bei uns die wichtigsten Brotgetreidearten. **Dinkel** ist die Ursprungsform des Weizens. **Grünkern** hat einen nussartigen Geschmack, er ist unreif geernteter Dinkel. **Gerste** ist die älteste Getreideart. Sie wird u. a. zum Bierbrauen verwendet. **Reis** ist in Asien Hauptnahrungsmittel, es gibt etwa 8 000 Arten. **Hirse** ist Hauptnahrungsmittel in Afrika, **Mais** in Teilen von Amerika. Bei einseitiger Maisernährung kann es zu Mangelerscheinungen kommen. Hafer ist fettreicher als andere Getreidearten und mineralstoffreich. **Buchweizen** gehört nicht zum Getreide, er ist ein Knöterichgewächs.

Stärke ist im Mehlkörper des Getreidekorns

Stärke ist ein **Vielfachzucker**. Pflanzen können Stärke aus vielen Einfachzuckern, vgl. S. 104, unter Wasserabspaltung bilden. Stärke ist wasserunlöslich. Die Pflanzen können Kohlenhydrate in Form von Stärke speichern.

Stärke besteht aus unverzweigten oder verzweigten Ketten, die 250 bis 6 000 Traubenzuckerreste enthalten.

Stärke wird durch Hitzeeinwirkung, z. B. beim Toasten von Brot, zu **Dextrinen** abgebaut. Dextrine bestehen aus 10 bis 30 Traubenzuckerresten, sie schmecken wenig süß und sind wasserlöslich.

Ballaststoffe, z. B. Cellulose, befinden sich in den Schalen des Getreidekorns. Cellulose ist ein faseriger, fester und wasserunlöslicher Stoff, der das Gerüst der pflanzlichen Zellwände bildet.

Cellulose ist ein unverdaulicher Nahrungsbestandteil. Im menschlichen Körper wirkt Cellulose als Ballaststoff, sie regt die Verdauung an.

Cellulose besteht aus unverzweigten Ketten, die 8 000 bis 12 000 Traubenzuckerreste enthalten.

Durch eine ballaststoffreiche Nahrung wird

▶ die Kautätigkeit angeregt;
▶ das Sättigungsgefühl erhöht;
▶ Verstopfung verhindert – Ballaststoffe quellen im Darm auf;
▶ der Schadstoffgehalt der Nahrung gemindert – Ballaststoffe binden Schadstoffe.

Folgende Krankheiten treten bei einer ballaststoffreichen Ernährung seltener auf:

▶ Verstopfung,
▶ Übergewicht, da die Nahrung ein größeres Volumen bei einem geringeren Energiegehalt hat,
▶ Zuckerkrankheit und Fettstoffwechselstörungen, da der Blutzucker- und der Blutcholesterinspiegel weniger belastet werden. Kohlenhydrate werden langsamer aus dem Darm ins Blut aufgenommen.

Mehl, Schrot – was heißt das?

Bei der Mehlherstellung aus Roggen und Weizen werden folgende Arbeitsschritte unterschieden:

Reinigung: Zunächst werden die Getreidekörner von grobem Schmutz befreit. Die Fruchtschale wird **gelockert und abgetrennt**.

Zerkleinerungsgrad: Das Getreide wird nun zerkleinert, gemahlen, d.h., zunächst wird das Korn zwischen grob geriffelten Walzen zu Schrot zerbrochen. Danach kann es zwischen feineren geriffelten Walzen und durch glatte Walzen weiter zu Mehl vermahlen werden.

Sichten: Durch unterschiedliche – grobe bzw. feine – Rüttelsiebe werden die Mahlprodukte nach Feinheitsgrad getrennt.

Vom Feinheitsgrad unabhängig können die Getreidekörner unterschiedlich stark ausgemahlen werden.

Vollkornmehl entsteht, wenn die ganzen Getreidekörner fein vermahlen werden, bei grober Zerkleinerung entsteht dagegen Vollkornschrot.

Weißmehl entsteht, wenn nur der innere Teil der Getreidekörner vermahlen wird.

Getreideerzeugnisse – Nährmittel

Ganzes Korn: Hafer, Hirse, Gerste, Reis, Roggen, Weizen, Grünkern (Dinkel)
Gerste und Hafer werden auch als spelzenlose Züchtung angeboten: Nacktgerste, Nackthafer.

Graupen: Gerste, Weizen
Das Korn wird länglich oder rund geschliffen, dabei werden Frucht- und Samenschale und Keimling entfernt.

Flocken: Hafer, Mais, Gerste, Reis, Roggen, Weizen
Frucht- und Samenschalen werden entfernt. Das Korn wird ganz oder zerschnitten gedämpft, feucht gewalzt und getrocknet.

Grütze: Gerste, Hafer, Hirse, Mais, Roggen, Weizen, Buchweizen
Frucht- und Samenschalen und Keimling werden entfernt. Das Korn wird grob gemahlen.

Grieß: Hafer, Hirse, Mais, Reis, Roggen, Weizen
Der Mehlkörper wird grob gemahlen, bei Vollkorngrieß das ganze Korn.

Stärke: Aus dem Mehlkörper wird die Stärke ausgeschwemmt.
Die Eigenschaften der Stärke können modifiziert, d.h. verändert werden. Instantprodukte, z.B. Soßenpulver, Puddingpulver, enthalten meist modifizierte Stärke. Diese Speisen müssen nicht mehr gekocht werden.

Instantmehl wird durch Benetzen, Zusammenballen der Mehlteilchen und anschließendes Trocknen erzeugt. Instantmehl verteilt sich im Wasser ohne Klumpenbildung.

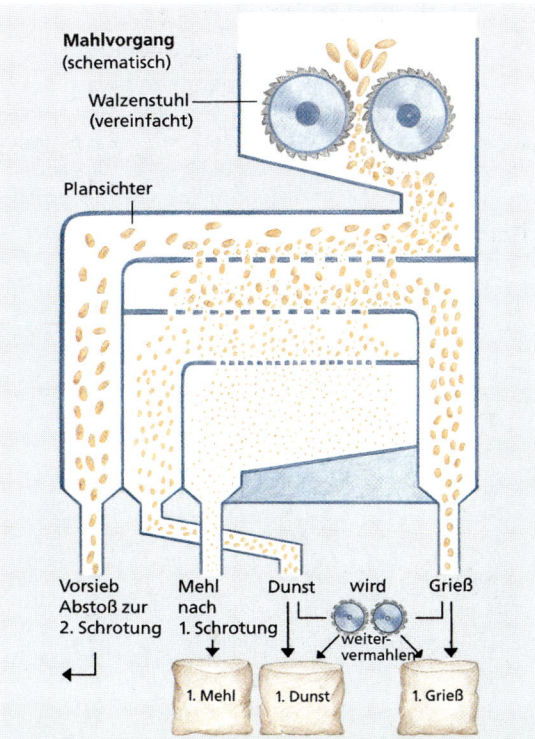

Mahlvorgang (schematisch)
Walzenstuhl (vereinfacht)
Plansichter
Vorsieb Abstoß zur 2. Schrotung | Mehl nach 1. Schrotung | Dunst | wird | Grieß
weitervermahlen
1. Mehl | 1. Dunst | 1. Grieß

Vollkornmehl, -schrot

dunkel
bis 100 % Ausmahlungsgrad
Bezeichnung:
z.B. Vollkornmehl
enthält mehr:
Mineralstoffe,
Vitamine,
Eiweiß,
Ballaststoffe

Weißmehl

hell
niedriger Ausmahlungsgrad
enthält mehr:
Stärke,
Energie

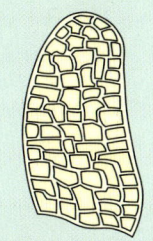

1. Stellen Sie mit einer Getreidemühle
   a) Weizenvollkornschrot,
   b) Weizenvollkornmehl her.

2. Sammeln Sie Rezepte zu den verschiedenen Getreidearten.

3. Wie heißen die Getreidearten, Bild S. 98?

Dunkles Brot ist nicht immer Vollkornbrot

Die Herstellung dunkler Brotsorten aus hoch aus-gemahlenen Roggenmehlen ist schwieriger und zeitraubender als die Herstellung von hellem Weizenfeinbrot. Helles Brot kann durch Verlänge-rung der Backzeit und den Zusatz von Backmal-zen dunkel gefärbt werden. Die Farbe allein ist al-so kein Hinweis auf Vollkornmehl.

Brotarten	Getreidearten/ Mahlerzeugnisse	Ausmah- lungsgrad
Roggen- vollkornbrot	Roggenvollkorn- mehl, -schrot	100 %
Roggenbrot	Roggenmehl	70–80 %
Roggen- mischbrot	überwiegend Roggenmehl	70–80 %
Weizen- mischbrot	überwiegend Weizenmehl	70–80 %
Weizen- vollkornbrot	Weizenvollkorn- mehl, -schrot	100 %
Weizenbrot	Weizenmehl	40–70 %

Spezialbrote
Grahambrot wird aus Weizenvollkornschrot in ei-nem besonderen Backverfahren hergestellt.

Knäckebrot wird überwiegend aus Vollkornschrot hergestellt. Die Fladen werden bei hohen Tempe-raturen gebacken und dann nachgetrocknet.

Pumpernickel – aus Roggenschrot und Sauer-teig – wird bei mäßiger Hitze 16 bis 24 Stunden in Dampfkammern gebacken, hierbei entsteht der malz- und karamellartige Geschmack.

Simonsbrot wird aus ganzen, gequollenen Ge-treidekörnern, die im Nassverfahren gemahlen werden, ähnlich wie Pumpernickel hergestellt.

Steinmetzbrot – Getreidekörner werden im Nass-verfahren von der Fruchtschale befreit und an-schließend unterschiedlich fein gemahlen.

Drei-, Vier- oder Fünfkornbrote enthalten neben Roggen- und Weizenanteilen (meist Auszugs-mehle) geringe Mengen an Hafer, Gerste, Hirse u. a. und evtl. Samen oder Nüsse.

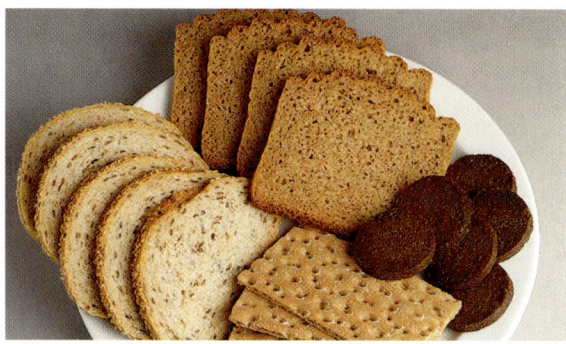

Brot – ein vielfältiges Angebot

Teigherstellung
Brot wird aus Mehl und/oder Schrot unter Zugabe von Wasser, Salz, Teiglockerungsmitteln und weiteren Zutaten hergestellt. Mehl und Schrot bestehen aus Stärke und Eiweiß (Klebereiweiß).

Bei der Teigherstellung nehmen das Klebereiweiß und die ballaststoffreichen Randschichten des Voll-korns Wasser auf – das Mehl quillt. Weißmehl nimmt schnell wenig Flüssigkeit auf. Bei der Verwendung von Vollkornschrot/-mehl wird die Flüssigkeitsmenge erhöht. Vollkornschrot muss auch länger quellen.

Salzzusatz hemmt die Quellfähigkeit des Kleber-eiweißes, so wird das Gashaltevermögen des Teiges verbessert.

Backprozess
Im Inneren des Gebäcks herrschen Temperaturen un-ter 100 °C. Klebereiweiß gerinnt und bildet ein Eiweiß-gerüst. Es gibt dabei Wasser ab, dies wird von der Stärke des Mehls aufgenommen. Die Stärke quillt und verkleistert.

Kleberarme Mehlsorten, z. B. Gerste, werden nur zu-sammen mit Weizen und/oder Roggen verarbeitet. Nur bei ausreichendem Klebereiweißanteil wird ein festes Eiweißgerüst aufgebaut.

Lagerung – Altbackenwerden
Beim Lagern wird das Brot zunächst weich, es ist nicht mehr knusprig, es wird altbacken. Bei diesem Vorgang gibt die Stärke Wasser ab – sie entquillt. So-lange sich dieses Wasser noch im Brot befindet, kann es durch einfaches Erhitzen wieder knusprig und frisch werden. Während des Aufbackens nimmt die Stärke das Wasser wieder auf.

Vollkornbrot kann etwa zehn Tage frisch schmecken, während Weißbrot schon nach Stunden altert.

> Vollkornbrote haben einen höheren
> - Sättigungswert und Ballaststoffgehalt,
> - Eiweiß-, Vitamin- und Mineralstoffgehalt.
>
> Sie regen die Verdauung an.
>
> Vollkornbrote, besonders aus Roggen, halten länger frisch.
>
> Die DGE empfiehlt einen täglichen Verzehr von 4 bis 6 Scheiben Brot (200 bis 300 g).

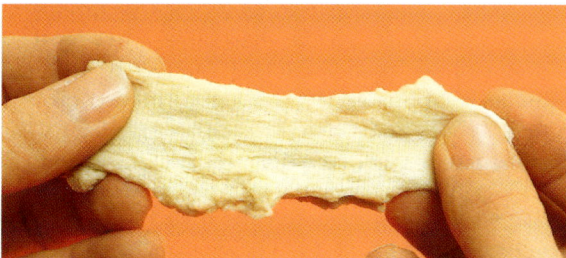

Klebereiweiß

Reis – eine andere Getreidesorte

▶ Reissorte nach dem Verwendungszweck auswählen.

▶ Reis in einem Sieb unter fließendem Wasser waschen.

▶ Reis in die kochende Flüssigkeit einstreuen oder in Fett andünsten, bis er glasig ist, danach Flüssigkeit zugeben.

▶ Reis während des Garens nicht umrühren, besonders Milchreis brennt sonst leicht an.

▶ Naturreis enthält mehr Vitamine und Ballaststoffe als geschälter Reis. Längere Garzeit beachten. Er kann für alle Reisgerichte verwendet werden.

▶ Parboiled Reis ist so behandelt, dass die Vitamine in das Innere des Korns eindringen.

Parboiled Reis klumpt nicht, er bleibt beim Kochen körnig.

▶ Bei Wildreis handelt es sich um Samen von wild wachsenden Wassergräsern.

▶ Reis kann durch Gemüse, Pilze und Gewürze farblich und geschmacklich verfeinert werden.

Regeln für die Verwendung von Stärke

▶ **Vermeidung von Klumpen:** Stärke oder Mehl zunächst in kaltem Wasser anrühren. Dann unter ständigem Rühren in die kochende Flüssigkeit geben.

Beim **Bereiten einer Mehlschwitze** Mehl in das heiße Fett geben. Mehl und Fett gut miteinander vermischen, danach unter Rühren kalte Flüssigkeit hinzugeben.

Stärkekörner verteilen sich zunächst gleichmäßig. In der kochenden Flüssigkeit kann die Stärke dann aufquellen und verkleistern.

Bei Klumpenbildung verkleistern die Stärkekörner der Randschichten, die rohen – nicht gequollenen – Stärkekörner werden im Inneren eingeschlossen.

▶ **Grobe Bindemittel** wie Grieß und Reis direkt in die kochende Flüssigkeit einstreuen. Die einzelnen Teile sind hier so groß, dass sie nicht zusammenklumpen können.

▶ **Teigwaren** in viel kochendes Wasser geben. Die Randschichten verkleistern schneller, die Form bleibt erhalten, die Teigwaren kleben nicht zusammen. Gar ziehen lassen.

▶ Stärkehaltige Speisen nach der Zugabe von Säure nicht mehr längere Zeit kochen.

▶ Stärkehaltige Speisen nur mit einem sauberen Löffel probieren.

Stärke wird durch Säure und Speichel abgebaut, sie verliert an Bindekraft.

▶ Beim Binden von Soßen und Suppen mit Stärke beachten, dass die Stärke beim Erkalten nachquillt.

Langkornreis

Weitere Bezeichnungen	Brühreis Patna
Kocheigenschaften	kocht körnig höherer Kleberanteil
Flüssigkeitsmenge	1 Tasse Reis, 2 Tassen Flüssigkeit
Verwendungsmöglichkeiten	Beilagen, Eintöpfe, Suppen
Garzeit: • Naturreis • weißer Reis	30 bis 35 Minuten 20 bis 25 Minuten

Rundkornreis

Weitere Bezeichnungen	Milchreis
Kocheigenschaften	kocht breiig weich höherer Stärkeanteil
Flüssigkeitsmenge	1 Tasse Reis, 4 Tassen Flüssigkeit
Verwendungsmöglichkeiten	Süßspeisen, Breie
Garzeit: • Naturreis • weißer Reis	40 bis 45 Minuten 30 bis 35 Minuten

Stärke wird aus Getreide und aus Pflanzenknollen gewonnen. Nach dem Vermahlen der stärkehaltigen Pflanzenteile wird die Stärke ausgewaschen, gereinigt und getrocknet.

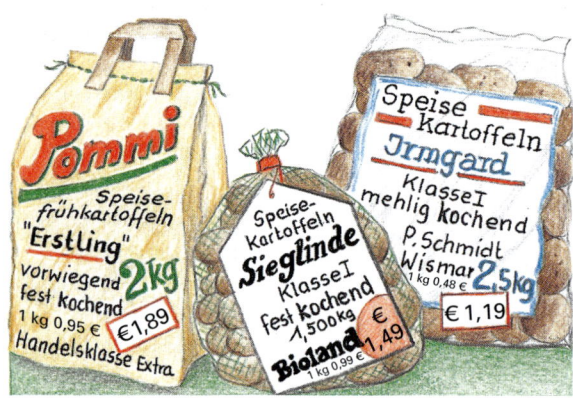

Bestimmungen im Lebensmittelrecht

Erntezeit

Speisefrühkartoffeln sind Kartoffeln, die in der Zeit von 1. Februar bis 10. August unmittelbar nach ihrer Ernte erstmalig verladen werden. Im Übrigen lautet die Bezeichnung Speisekartoffeln.

Sortennamen

Im Handel werden etwa 100 verschiedene Sorten angeboten, z. B. Hansa, Grata, Bintje, Sieglinde.

Handelsklassen

Kartoffeln werden in den Handelsklassen Extra und I angeboten.

▶ Mindestgröße und Größenunterschiede sind für beide Klassen gleich. Speisekartoffeln, die die Mindestgröße von 30 mm unterschreiten, können als Drillinge angeboten werden.

▶ Der Anteil an nicht qualitätsgerechten Kartoffeln darf bei der Klasse Extra 5 % und bei der Klasse I 8 % betragen.

▶ Der Anteil an fremden Bestandteilen darf bei der Klasse Extra 1 % und bei der Klasse I 2 % betragen.

Abfüller oder Verkäufer

Name und Ort müssen angegeben werden, damit fehlerhafte Ware beanstandet werden kann.

Kochtyp	Kocheigen-schaften	geeignet für
fest-kochend	fest, feucht, platzen nicht auf	Kartoffelsalat, Pell-, Salz-, Bratkartoffeln
vorwiegend festkochend	mäßig feucht, platzen wenig auf	Salz-, Pell-, Bratkartoffeln
mehlig kochend	trockener, platzen stärker auf	Püree, Suppen, Eintöpfe, Puffer, Klöße

Kartoffel – die Sorte bestimmt die Verwendung

Verteilung des Nährstoffgehalts in der Kartoffel

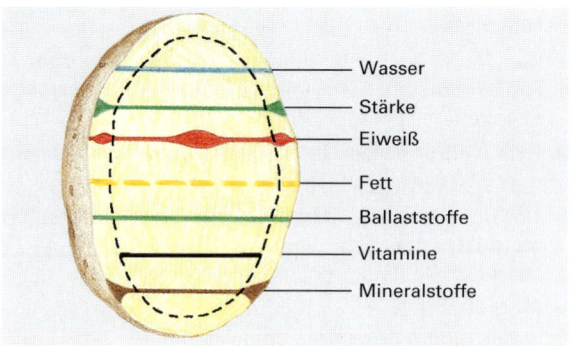

Entscheidend für den wirklichen Nährstoffgehalt von Kartoffelbeilagen ist die Zubereitung.

Schälen, Waschen

Durch das Schälen kommt es zu Nährstoffverlusten.

▶ Kartoffeln möglichst als Pellkartoffeln garen oder dünn mit einem Sparschäler schälen.

Liegen Kartoffeln längere Zeit in Wasser, so werden wasserlösliche Vitamine – besonders Vitamin C und B₁ –, Eiweißstoffe und Mineralstoffe herausgelöst. Vitamin C ist in Kartoffeln besonders reichlich enthalten.

▶ Kartoffeln
  • kurz und gründlich waschen,
  • erst unmittelbar vor dem Garen schälen,
  • nie wässern, nur kurze Zeit in kaltem Wasser aufbewahren.

Garen

Um den Vitamingehalt und Mineralstoffgehalt der Kartoffeln zu erhalten, sollte beim Garen Folgendes beachtet werden:

▶ Kartoffeln möglichst mit Schale garen. Die Schale schützt vor der herauslösenden Wirkung des Wassers.

▶ Kartoffeln in wenig Wasser garen oder im Siebeinsatz dämpfen. Große Wassermengen oder schlecht schließende Töpfe können die Garzeit und so die Dauer der Hitze- und Wassereinwirkung verlängern, es wird mehr Vitamin C zerstört.

Veränderung des Energiegehaltes und Fettgehaltes

Der Fettgehalt von Kartoffeln kann durch das Garen stark erhöht werden. Fett ist in Speisefrischkartoffeln kaum enthalten, der Energiegehalt von Pellkartoffeln und Salzkartoffeln ist also verhältnismäßig gering.

Warmhalten

Beim Warmhalten von Kartoffeln kommt es zu weiteren Nährstoffverlusten.

Falls notwendig, Kartoffeln abkühlen lassen und portionsweise schnell wieder aufwärmen, z. B. in der Mikrowelle.

Veränderung von Stärke und Cellulose beim Garen

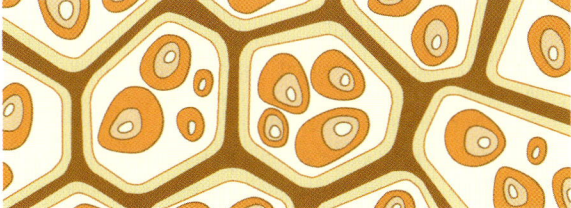

Rohe Kartoffel: Stärkekörner, Zellwände

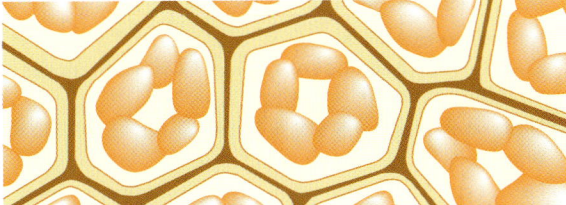

Während des Garens: Stärke quillt, die Zellwände werden weich.

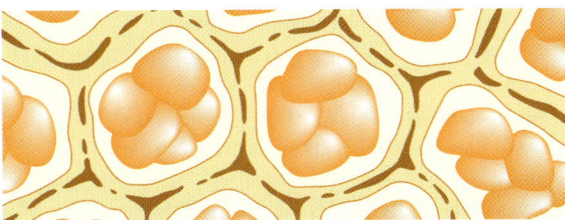

Fertig gegarte Kartoffeln: Gequollene, verkleisterte Stärke, die Zellwände sind zum Teil zerstört. Verdauungsenzyme können in die Zellen eindringen und die Stärke abbauen.

---

1. Ermitteln Sie Rezepte für unterschiedliche Kartoffelgerichte: Pellkartoffeln, Kartoffelgratin, Kartoffelbrei usw.

2. Ermitteln Sie geeignete Kartoffelsorten für die verschiedenen Kartoffelgerichte.

3. Beschreiben Sie die Zubereitung der verschiedenen Kartoffelgerichte. Machen Sie Vorschläge: Wie kann
   a) der Fettgehalt gesenkt werden,
   b) ein geringerer Verlust an Vitaminen und Mineralstoffen erreicht werden?

4. Bewerten Sie die Kartoffelgerichte mithilfe der Nährwerttabelle (S. 242) bezüglich des
   a) Energie- und Fettgehaltes,
   b) Vitamin- und Mineralstoffgehaltes,
   c) Sättigungswertes und der Verdaulichkeit.

5. Ermitteln Sie mithilfe der Abbildung, vgl. S. 102, Nährstoffe, die beim Schälen verloren gehen.

In einer Portion Pommes frites (150 g) sind 19 g Fett enthalten, diese Fettmenge ist in drei Eigelb oder ½ Liter Vollmilch vorhanden. Aufgrund des hohen Fettgehaltes sind z. B. Pommes frites und Chips schwerer verdaulich, sie haben einen hohen Sättigungswert.

100 g Kartoffeln	290 kJ (69 kcal)
100 g Banane	290 kJ (69 kcal)
100 g Weintrauben	270 kJ (64 kcal)
100 g Pommes frites	1100 kJ (262 kcal)

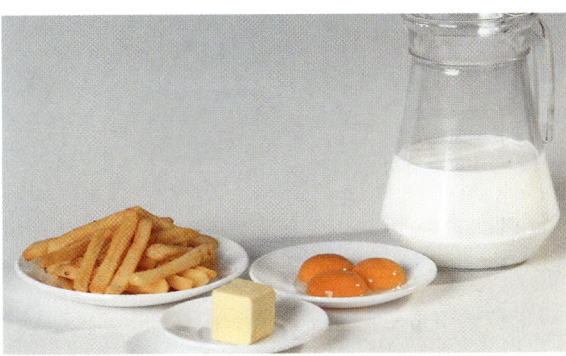

Lebensmittel mit jeweils der gleichen Fettmenge

Nährstoffgehalt – Speisefrischkartoffeln

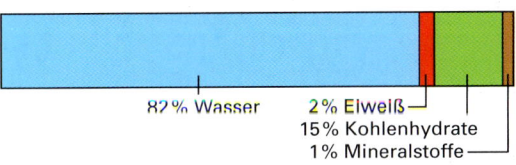

82 % Wasser 2 % Eiweiß
15 % Kohlenhydrate
1 % Mineralstoffe

Nährstoffgehalt – Pommes frites

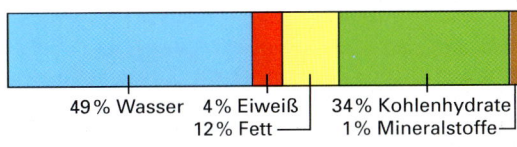

49 % Wasser 4 % Eiweiß 34 % Kohlenhydrate
12 % Fett 1 % Mineralstoffe

Speisekartoffeln sind
- **energiearm, fettarm,**
- **kohlenhydratreich, vitaminreich und mineralstoffreich,**
- **leicht verdaulich.**

Kartoffelerzeugnisse sind häufig energiereich, fettreich und salzreich. Übermäßiger Verzehr kann zu Übergewicht führen.

Die DGE empfiehlt den täglichen Verzehr von 200 bis 250 g (vier mittelgroßen) Kartoffeln. Anstelle von Kartoffeln kann auch eine Portion Reis (gegart 150 bis 180 g) oder Nudeln (gegart 200 bis 250 g) gegessen werden.

Zucker hat viele Namen

In den Zutatenlisten und in der Werbung taucht Zucker unter verschiedenen Namen auf, so erkennen die Verbraucher häufig nicht den wirklichen Zuckergehalt der Süßigkeiten, Getränke usw.

Einfachzucker

bestehen nur aus einem Baustein, es sind die einfachsten Kohlenhydrate.

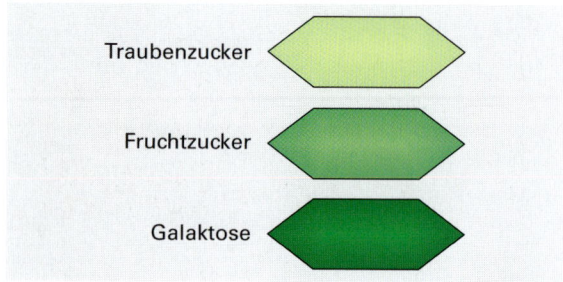

Traubenzucker (Glucose) und **Fruchtzucker (Fructose)** sind Einfachzucker, die in Obst, Honig und Süßigkeiten enthalten sind.

Galaktose ist ein Einfachzucker, der in Milch und Milchprodukten vorkommt.

Doppelzucker

bestehen aus zwei gleichen oder unterschiedlichen Einfachzuckern.

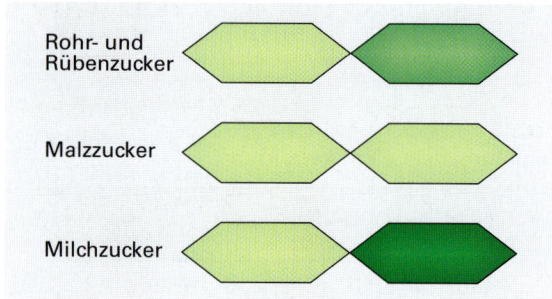

Haushaltszucker, auch Rohr- und Rübenzucker (Saccharose) genannt, wird aus Zuckerrüben oder Zuckerrohr gewonnen.

Malzzucker (Maltose) ist in Bier, Gerste und Malzbonbons enthalten.

Milchzucker (Laktose) ist in Milch und Milchprodukten zu finden.

Zucker in der Ernährung

Zucker sind Kohlenhydrate. Im menschlichen Körper liefert Zucker lediglich Energie – 17 kJ pro Gramm –, aber keine Vitamine und Mineralstoffe. So kann ein höherer Zuckerverbrauch leicht zu Übergewicht führen. Zucker sollte deshalb nur Würzmittel sein.

Süßstoffe haben eine starke Süßkraft, aber keine oder lediglich sehr wenig Energie, vgl. S. 142.

Zuckerlexikon

Bienenhonig besteht zu 70 % aus Traubenzucker und Fruchtzucker. Honig enthält außerdem 7 % Malzzucker und geringe Mengen an Mineralstoffen, Vitaminen und Eiweiß.

Brauner Zucker oder Rohzucker besteht zu 98 % aus Rohr- und Rübenzucker, geringe Mengen an Mineralstoffen und Vitaminen sind ebenfalls enthalten. Durch Reinigung erhält man weißen Haushaltszucker.

Rohrzuckermelasse wird aus dem Saft des Zuckerrohrs gewonnen. Neben 68 % Rohrzucker sind Mineralstoffe enthalten.

Dextrose ist eine andere Bezeichnung für Traubenzucker.

Farin oder Farinsirup ist ein feinmehliger brauner Zucker bzw. eine dickflüssige Zuckerlösung. Farin fällt bei der Kandisherstellung an.

Glucosesirup ist industriell aus Stärke hergestellter Traubenzucker mit 16 % Wasser.

Invertzucker ist eine Mischung aus Traubenzucker und Fruchtzucker.

Maltodextrin wird aus Stärke hergestellt, es besteht aus mehreren Zuckerbausteinen.

Malzextrakt wird aus gekeimter und gerösteter Gerste gewonnen, er besteht aus Malzzucker und Maltodextrin.

Raffinade ist der reinste Weißzucker. Es handelt sich um gereinigte Zuckerkristalle.

Küchentechnische Eigenschaften von Zucker

▶ Speisen süßen, solange sie heiß sind. Zucker löst sich schneller und besser.

▶ Säurehaltige Speisen erst nach dem Kochen süßen. Auf diese Weise wird weniger Zucker benötigt, die Speisen sind energieärmer.

▶ Zur Herstellung von Karamell und Zuckercouleur Zucker stärker erhitzen. Bei Temperaturen über 100 °C schmilzt der Zucker und färbt sich braun, es wird Wasser entzogen.

▶ Karamell hat eine geringere Süßkraft als Haushaltszucker.

▶ Pikante Speisen wie Salate, Gemüse, Wildgerichte mit einer Prise Zucker würzen. Der Geschmack wird so ausdrucksvoller.

▶ Konfitüren und Gelees ausreichend Zucker als Konservierungsmittel zusetzen.

Zucker bindet freies Wasser. Die Mikroorganismen, die den Verderb bewirken, benötigen freies Wasser zum Leben.

▶ Zucker dient außerdem als Verschönerungsmittel, z. B. in Form von Glasuren oder durch Bestreuen mit Puderzucker.

2.13 Lebensmittelgruppen Gemüse, Hülsenfrüchte und Obst

Gemüse und Obst

▶ Obst ist ein Sammelbegriff für die essbaren Früchte und Samen mehrjähriger Pflanzen.

▶ Gemüse ist ein Sammelbegriff für die essbaren Pflanzenteile einjähriger Pflanzen sowie der mehrjährigen Stängelgemüse Spargel und Rhabarber.

Obst und Gemüse enthalten 80 bis 90 % Wasser, meist wenig Energie und Fett, Eiweiß oft nur in Spuren.

Der Kohlenhydratgehalt ist unterschiedlich. Einige Obst- und Gemüsesorten haben einen höheren Kohlenhydratanteil, z. B. Weintrauben, Bananen, Erbsen, Mais. Der Ballaststoffgehalt von Obst und Gemüse ist von besonderer Bedeutung für die Ernährung. Die Bundesbürger nehmen zu wenig Ballaststoffe auf.

Pektine, die besonders in saurem Obst und halb reifem Kernobst enthalten sind, quellen im Darm und wirken „reinigend", sie verhindern die Vermehrung von Fäulnisbakterien im Darm.

Auch der hohe Vitamin- und Mineralstoffgehalt ist für unsere Ernährung von Bedeutung. Gemüse ist die Lebensmittelgruppe mit der höchsten Nährstoffdichte an Vitaminen und Mineralstoffen. Alle Obst- und Gemüsesorten sind natriumarm (salzarm) und kaliumreich. Grüne Gemüsesorten sind durch das Blattgrün – Chlorophyll – magnesiumreich.

Der Fruchtsäuregehalt des Obstes, z. B. Zitronensäure, wirkt appetitanregend.

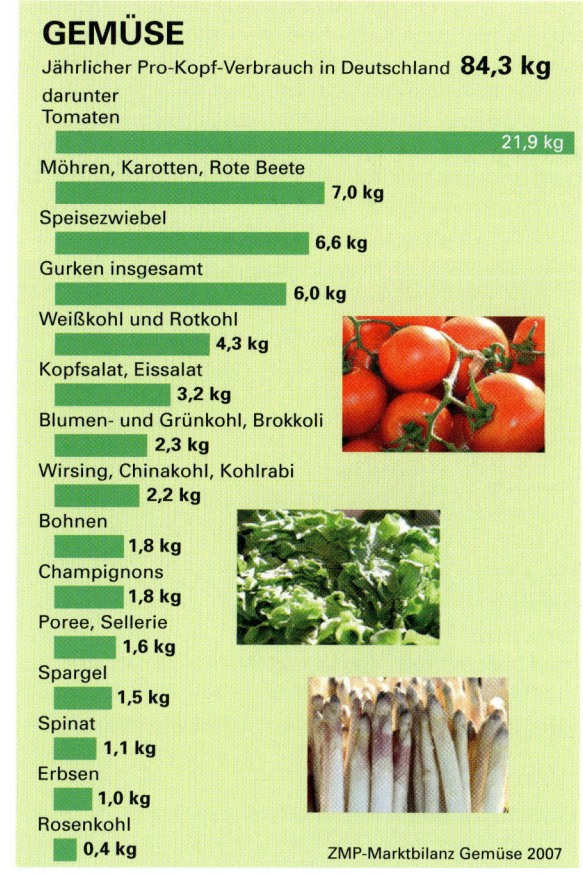

GEMÜSE

Jährlicher Pro-Kopf-Verbrauch in Deutschland **84,3 kg**

darunter
Tomaten — 21,9 kg
Möhren, Karotten, Rote Beete — **7,0 kg**
Speisezwiebel — **6,6 kg**
Gurken insgesamt — **6,0 kg**
Weißkohl und Rotkohl — **4,3 kg**
Kopfsalat, Eissalat — **3,2 kg**
Blumen- und Grünkohl, Brokkoli — **2,3 kg**
Wirsing, Chinakohl, Kohlrabi — **2,2 kg**
Bohnen — **1,8 kg**
Champignons — **1,8 kg**
Poree, Sellerie — **1,6 kg**
Spargel — **1,5 kg**
Spinat — **1,1 kg**
Erbsen — **1,0 kg**
Rosenkohl — **0,4 kg**

ZMP-Marktbilanz Gemüse 2007

Obst – nach dem Aufbau der Früchte oder Samen unterscheidet man

Kernobst	Steinobst	Beerenobst	Südfrüchte	Schalenobst
Äpfel	Kirschen	Erdbeeren	Apfelsinen	Haselnüsse
Birnen	Pfirsiche	Himbeeren	Zitronen	Mandeln
Quitten	Pflaumen	Brombeeren	Bananen	Walnüsse
	Aprikosen	Heidelbeeren	Ananas	Erdnüsse
	Zwetschen	Preiselbeeren	Grapefruits	Pistazien
	Mirabellen	Johannisbeeren	Mandarinen	Pekan-Nüsse
	Nektarinen	Stachelbeeren	Feigen	Paranüsse
	Renekloden	Weintrauben	Datteln	Cashewnüsse

Gemüse – nach den Pflanzenteilen unterscheidet man

Salat-/Blattgemüse	Kohlgemüse	Fruchtgemüse	Wurzelgemüse	Zwiebelgemüse
Kopf-/Eisbergsalat	Kopfkohl	Bohnen	Möhren	Speisezwiebeln
Winterendivien	Chinakohl	Erbsen	Radieschen	Porree/Lauch
Feldsalat	Kohlrabi	Tomaten	Kohlrüben/Steckrüben	Knoblauch
Spinat	Rosenkohl	Paprika	Rettiche	Schnittlauch
Mangold	Rotkohl	Gurken	Sellerie	
Chicorée	Blumenkohl	Kürbis	Schwarzwurzeln	**Mehrjähriges**
Petersilie	Brokkoli	Melonen	Meerrettich/Kren	**Stängelgemüse**
Gartenkresse	Grünkohl	Auberginen	Rote Rüben/Rote Bete	Spargel
Artischocken	Wirsing	Zucchini/Zucchetti		Rhabarber
Gemüsefenchel	Weißkohl	Zuckermais		

Sekundäre Pflanzenstoffe

Neben den primären Pflanzenstoffen – Kohlenhydraten, Fetten, Proteinen – enthalten Pflanzen viele verschiedene sekundäre Pflanzenstoffe, die nur in Pflanzen gebildet werden. Sie kommen im Gegensatz zu den primären Pflanzenstoffen nur in geringen Mengen vor und üben eine gesundheitsfördernde Wirkung aus. Die sekundären Pflanzenstoffe gehören zu den bioaktiven Substanzen.

Primäre und sekundäre Pflanzenstoffe

	Stoffgruppe	Merkmale
Primäre Pflanzenstoffe	Kohlenhydrate, Proteine, Fette	Hauptbestandteile der Pflanzen, üben Nährstoffwirkung aus
Sekundäre Pflanzenstoffe	zahlreiche chemisch sehr unterschiedliche Verbindungen	kommen nur in geringen Mengen vor, üben pharmakologische Wirkungen aus

Definition: Bioaktive Substanzen sind Inhaltsstoffe in Lebensmitteln, die keinen Nährstoffcharakter im engeren Sinne besitzen, jedoch gesundheitsfördernde Eigenschaften aufweisen. Zu den bioaktiven Substanzen zählen die sekundären Pflanzenstoffe und auch die Ballaststoffe.

Bioaktive Substanzen
- ▶ sekundäre Pflanzenstoffe
- ▶ Ballaststoffe
- ▶ Inhaltsstoffe milchsauer vergorener Lebensmittel

Essenzielle Nährstoffe
- ▶ alle Vitamine
- ▶ viele Mineralstoffe
- ▶ essenzielle Aminosäuren
- ▶ Linolsäure und Linolensäure

Sekundäre Pflanzenstoffe sind Farbstoffe, Abwehrstoffe gegen Schädlinge und Krankheiten sowie Stoffe, die das Wachstum regulieren. Es gibt schätzungsweise 60 000 bis 100 000 verschiedene Substanzen. Für den Menschen haben die sekundären Pflanzenstoffe gesundheitsfördernde und teilweise auch gesundheitsschädigende Wirkungen, z.B. Solanin. Sekundäre Pflanzenstoffe beeinflussen als Duft- und Aromastoffe die Nahrungsauswahl der Menschen. In der Medizin werden sekundäre Pflanzenstoffe, z.B. aus Knoblauch oder der Artischocke, eingesetzt.

Im Folgenden sollen die wichtigsten Gruppen der sekundären Pflanzenstoffe und ihre gesundheitsfördernden Wirkungen beschrieben werden.

Carotinoide

Diese sekundären Pflanzenstoffe sind Farbstoffe, die wichtigsten Vertreter sind α-Carotin, β-Carotin und Lycopin – in Tomaten – und Xanthophylle. Etwa 700 verschiedene Carotinoide sind bisher bekannt. Unabhängig von ihrer Provitamin-A-Wirkung, vgl. S. 155, besitzen Carotinoide antioxidative Eigenschaften und sind somit Radikalfänger. Außerdem aktivieren Carotinoide bestimmte Gene, die die Produktion von Enzymen steuern.

Je dunkler das Grün oder Orange von Obst oder Gemüse, umso höher ist der Gehalt an Carotinoiden. Sie sind z.B. enthalten in Aprikosen und Karotten sowie in Spinat oder Grünkohl. Sauerstofffreie Carotinoide in gelbem oder orangem Obst oder Gemüse vertragen Hitze. Sauerstoffhaltige Carotinoide in grünem Gemüse reagieren dagegen empfindlich auf Hitze.

Carotinoide stärken die Immunabwehr, schützen die Körperzellen vor aggressiven Sauerstoffverbindungen – freien Radikalen – und verringern damit das Krebsrisiko und schützen vor Herzinfarkt.

Studien haben gezeigt, dass unerhitztes Gemüse eine stärkere antikanzerogene Wirkung hat.

Phytosterine

Diese pflanzlichen Sterine sind in ihrer chemischen Struktur dem Cholesterin sehr ähnlich. Bislang sind 44 verschiedene Phytosterine bekannt. Phytosterine kommen vor allen Dingen in fettreichen Pflanzenteilen vor, besonders in Sonnenblumenkernen, Sesam und kalt gepresstem Sojaöl. Durch Raffination wird der Gehalt verringert.

Phytosterine sind in der Lage, den Cholesterinspiegel zu senken. Phytosterine beeinträchtigen vermutlich die Resorption von Nahrungscholesterin und senken so den Cholesterinspiegel. Aus diesem Grunde wird Margarine mit Phytosterinen angereichert. Außerdem mindern Phytosterine das Risiko, an Dickdarmkrebs zu erkranken, da die Bildung von Abbauprodukten des Cholesterins verringert ist.

▶ **Phytosterine senken den Cholesterinspiegel.**

Saponine

Dies sind Bitterstoffe, die in Hülsenfrüchten – Kichererbsen, Linsen und Sojabohnen – vorkommen.

Saponine entfalten ihre Wirkung im Verdauungstrakt, sie werden kaum resorbiert.

Saponine senken das Risiko für Dickdarmkrebs, indem sie das Immunsystem stimulieren. Außerdem senken Saponine den Cholesterinspiegel, indem sie mit Cholesterin einen unlöslichen Komplex bilden und die Ausscheidung von Gallensäuren fördern. Saponine wirken auch antimikrobiell.

Lange Garzeiten zerstören die Saponine nicht, aber sie gehen in das Einweich- und Kochwasser über. Also das Einweichwasser nicht wegschütten.

Glucosinolate

Diese sekundären Pflanzenstoffe bestehen hauptsächlich aus Glucose sowie einer schwefelhaltigen Gruppe. Glucosinolate geben Senf, Meerrettich, Radieschen, Kresse, Kohl und Kohlrabi ihren typischen Geschmack – in unterschiedlicher Stärke.

Die biologische Wirkung der Glucosinolate entsteht durch ihre Abbauprodukte, diese wirken antikanzerogen und antimikrobiell.

Glucosinolate werden leicht durch Hitze, aber auch bei Milchsäuregärung – Sauerkrautherstellung – zerstört.

▶ **Glucosinolate – mit scharfen Aromastoffen gegen Krebs.**

Polyphenole

Hierzu zählen verschiedene Substanzen, die auf der Struktur des Phenols basieren. Untergruppen sind Phenolsäuren, z. B. Kaffeesäure, und Flavonoide.

Phenolsäuren kommen in verschiedenen Gemüse- und Getreidearten und im Kaffee vor, sie schützen das Pflanzengewebe vor oxidativen Veränderungen.

Flavonoide sind für die Farben der Früchte verantwortlich. Sie sind in Auberginen, Zwiebeln, in Beeren, Kirschen, Pflaumen – in allen roten, violetten, blauen und gelben Gemüse- und Fruchtarten – vorhanden. Bei Getränken sind neben Säften vor allem Rotwein und schwarzer Tee flavonoidhaltig.

Die wichtigsten Aufgaben der Phenolsäuren sind, das Wachstum von Bakterien und Viren in Pflanzen und im menschlichen Organismus zu verhindern und freie Radikale unschädlich zu machen.

Flavonoide schützen vor Entzündungen und Infektionen, kräftigen die Immunabwehr, hemmen die Blutgerinnung, senken den Blutdruck und mindern das Krebsrisiko.

Der Gehalt an Polyphenolen wird durch Lagerung und Schälen gemindert. Im Allgemeinen liegt der Flavonoidgehalt bei verarbeiteten Lebensmitteln um 50 % niedriger.

Protease-Inhibitoren

Diese sekundären Pflanzenstoffe bestehen aus Polypeptidketten mit 100 bis 200 Aminosäureresten. Sie verringern die Aktivität von Enzymen, die Proteine spalten. Durch die Hemmung der Enzyme wird die Enzymsynthese gesteigert, dies hat dann wiederum einen Mangel verschiedener Aminosäuren zur Folge. Aus diesem Grund wurden Protease-Inhibitoren lange Zeit als schädlich für den menschlichen Organismus angesehen.

In der Sojabohne sind allein fünf verschiedene Protease-Inhibitoren enthalten. Sie befinden sich auch in anderen Hülsenfrüchten und Getreidearten wie Reis, Mais, Hafer und Weizen.

Bei der Untersuchung von Bevölkerungsgruppen, die relativ große Mengen an Protease-Inhibitoren aufnehmen, konnte keine nachteilige Wirkung im Hinblick auf die Eiweißversorgung festgestellt werden. In Tierexperimenten konnte außerdem nachgewiesen werden, dass die Protease-Inhibitoren eine antikanzerogene Wirkung haben. Als Gründe hierfür werden die verminderte Verfügbarkeit von Aminosäuren, die Hemmung tumorspezifischer Enzyme und die antioxidative Wirkung der Protease-Inhibitoren diskutiert.

Die Aktivität der Protease-Inhibitoren wird durch Erhitzen und Keimen gemindert.

Terpene

Eine Gruppe meist aromatisch riechender sekundärer Pflanzenstoffe, die von Pflanzen und Mikroorganismen synthetisiert werden. Hierzu gehören z. B. Aromastoffe aus Kümmel, Zitrusöl oder Menthol aus Pfefferminze.

Ihre wichtigste Schutzfunktion für Menschen: die Senkung des Krebsrisikos. Sie aktivieren die Entgiftungsenzyme im Dünndarm. Das scheint besonders für Raucher zu gelten.

▶ **Pfefferminz- und Zitronengeschmack gegen Krebs.**

Phytoöstrogene

Diese sekundären Pflanzenstoffe sind den menschlichen Östrogenen, weiblichen Geschlechtshormonen, sehr ähnlich.

Isoflavonoide sind in den Hülsenfrüchten der Subtropen, den Sojabohnen, enthalten.

Lignane bilden die Ausgangssubstanz für das Lignin, einen Ballaststoff. Sie kommen überwiegend in der Aleuronschicht des Weizens vor, sie sind also nur in Vollkornmehl und auch in Leinsamen enthalten. Sie werden im menschlichen Organismus durch Darmbakterien verändert und anschließend resorbiert.

Phytoöstrogene haben einen Einfluss auf die Hormonproduktion und den Hormonstoffwechsel. Sie schützen so vor hormonbezogenen Krebsarten wie Brust-, Gebärmutterschleimhaut- und Prostatakrebs. Außerdem haben die Phytoöstrogene eine antioxidative Wirkung.

Phytoöstrogene gehen bei der Herstellung von Auszugsmehlen verloren.

▶ **Kampf dem Krebs in Brust und Prostata.**

Sulfide

Diese schwefelhaltigen Verbindungen befinden sich in Knoblauch und anderen Liliengewächsen, z. B. Zwiebeln, Schnittlauch, Schalotten und Lauch. Sie sind für den typischen Geruch des Knoblauchs verantwortlich.

Die antimikrobielle Wirkung des Knoblauchs wurde bereits 1858 von Louis Pasteur nachgewiesen.

Sulfide kräftigen das Immunsystem, helfen gegen Entzündungen, stören die schädliche Aktivität von Bakterien, hemmen die Blutgerinnung, wirken positiv auf den Blutdruck, senken den Cholesterinspiegel, deaktivieren freie Radikale, senken das Krebsrisiko und fördern außerdem die Verdauung. Am stärksten ist die Wirkung, wenn Knoblauch & Co frisch gegessen werden.

▶ **Die stärkste Wirkung hat Knoblauch.**

Hauptangebotszeiten bzw. Haupterntezeiten von Obst und Gemüse

Obst und Gemüse	Jan.	Feb.	März	Apr.	Mai	Juni	Juli	Aug.	Sep.	Okt.	Nov.	Dez.
Äpfel	🍏	🍏	🍏					🍏	🍏	🍏	🍏	🍏
Birnen								🍐	🍐	🍐		
Erdbeeren					🍓	🍓	🍓					
Himbeeren							🫐	🫐				
Kirschen						🍒	🍒	🍒				
Pfirsiche						🍑	🍑	🍑				
Pflaumen/Zwetschgen								🫐	🫐	🫐		
Weintrauben								🍇	🍇	🍇		
Apfelsinen	🍊	🍊	🍊	🍊	🍊	🍊					🍊	🍊
Bananen	🍌	🍌	🍌	🍌	🍌	🍌	🍌	🍌	🍌	🍌	🍌	🍌
Zitronen	🍋	🍋	🍋	🍋	🍋	🍋	🍋	🍋	🍋	🍋	🍋	🍋
Blumenkohl								🥬	🥬	🥬	🥬	
Bohnen, grün						🫛	🫛	🫛	🫛			
Brokkoli								🥦	🥦	🥦	🥦	
Gurken								🥒	🥒	🥒		
Kohlrabi					🥬	🥬	🥬	🥬	🥬			
Möhren						🥕	🥕	🥕	🥕	🥕	🥕	
Paprika						🫑	🫑	🫑	🫑	🫑		
Rosenkohl	🥬	🥬							🥬	🥬	🥬	🥬
Spinat				🥬	🥬	🥬	🥬	🥬	🥬	🥬		
Tomaten								🍅	🍅	🍅	🍅	🍅
Weißkohl	🥬	🥬							🥬	🥬	🥬	🥬
Zucchini						🥒	🥒	🥒	🥒	🥒		
Zwiebeln					🧅	🧅	🧅	🧅	🧅	🧅	🧅	🧅

Vermarktungsnormen – Handelsklassen

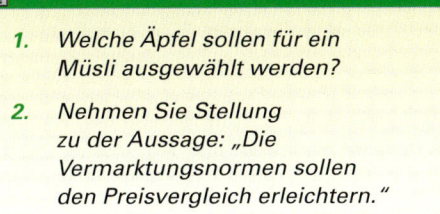

1. Welche Äpfel sollen für ein Müsli ausgewählt werden?

2. Nehmen Sie Stellung zu der Aussage: „Die Vermarktungsnormen sollen den Preisvergleich erleichtern."

3. Erkunden Sie das derzeitige Marktangebot für Äpfel: Preise, Herkunftsländer, Klassen, Anbauart, z.B. Bio.

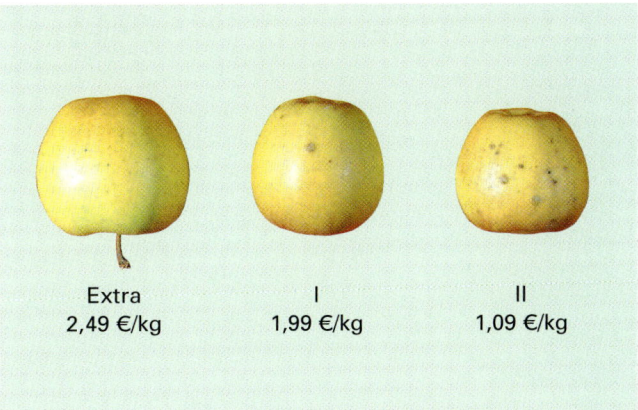

Extra	I	II
2,49 €/kg	1,99 €/kg	1,09 €/kg

Vermarktungsnormen für Äpfel

Klassen	Extra	I	II
Form-, Entwicklungs-, Farbfehler	keine	sehr leichte	leichte, sofern Früchte noch sortentypisch
Schalenfehler: • Streifen • Schorfflecken • Druckstellen • andere Fehler	sehr leichte	bis 2 cm lang max. ¼ cm² leichte, nicht verfärbte, max. 1 cm² max. 1 cm²	bis 4 cm lang max. 1 cm² leichte, leicht verfärbt, max. 1,5 cm² max. 2,5 cm²
Sonstige Fehler	keine	Stiel kann fehlen	Fleisch frei von größeren Mängeln

Die deutschen Handelsklassen für Obst und Gemüse wurden im EU-Bereich durch einheitliche Vermarktungsnormen ersetzt.

Vermarktungsnormen

▶ Vermarktungsnormen für Obst und Gemüse **geben keine Auskunft** über
- den Gesundheitswert: z.B. Nährstoffgehalt, Pflanzenschutzmittel, Schadstoffe,
- die Umweltverträglichkeit: z.B. Anbauart, Verpackung, Transport,
- den Eignungswert oder Genusswert,
- die Sozialverträglichkeit: z.B. Erhalt der bäuerlichen Landwirtschaft, Berücksichtigung der Belange der Entwicklungsländer.

▶ Sie **geben lediglich Auskunft** über Größe, Form, Gewicht, Aussehen, äußere Beschaffenheit usw.

Vermarktungsnormen allgemein

Extra	höchste Qualität
Klasse I	gute Qualität
Klasse II	marktfähige Qualität

▶ Die „schönen Riesen" der Klassen Extra und I sehen gut aus, sie sind saftig und knackig. Sie enthalten aber oft mehr Rückstände von Düngemitteln und Schädlingsbekämpfungsmitteln als weniger makellose, kleine Früchte.

▶ Obst und Gemüse der Klasse II haben den gleichen Nährstoffgehalt wie Erzeugnisse der Klasse Extra. Obst und Gemüse der Klasse II sehen zwar nicht so gut aus, enthalten aber evtl. weniger Schadstoffe und sind meist preiswerter. Erzeugnisse der Klasse II werden bei uns selten angeboten, weniger ansehnliche Sorten haben kaum eine Chance, obwohl sie wertvoller für die Ernährung sein können.

Im Lebensmittelrecht heißt es:

„Mit der Anwendung dieser Normen soll bezweckt werden, Erzeugnisse unzureichender Qualität vom Markt fernzuhalten, … (sodass) den Anforderungen der Verbraucher entsprochen wird, sowie Handelsbeziehungen auf der Grundlage eines lauteren Wettbewerbs zu erleichtern."

Wie unterscheiden sich herkömmlicher und ökologischer Anbau?

Anbau	herkömmlich	ökologisch
Betriebe	starke Spezialisierung	vielseitiger Anbau, Fruchtfolge
Dünger	chemischer Mineraldünger	organischer Dünger, Rückführung der Nährstoffe
Bodenbearbeitung	stark, mechanisch	Beschränkung auf ein Mindestmaß
Bekämpfung von Schädlingen, Krankheiten	chemische Mittel	pflanzenstärkende Mittel usw.

Prüfzeichen für den ökologischen Anbau

in Deutschland

weltweit

Warenzeichen des ökologischen Anbaus

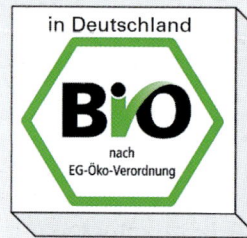

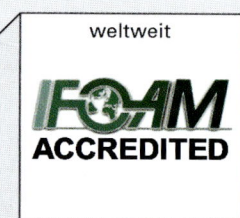

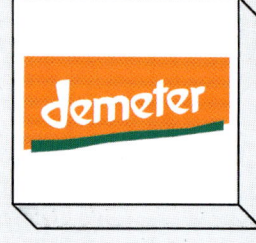

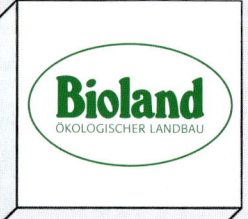

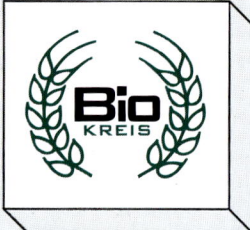

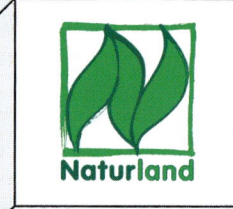

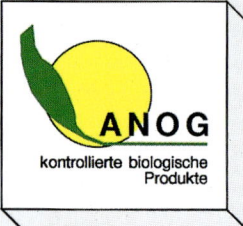

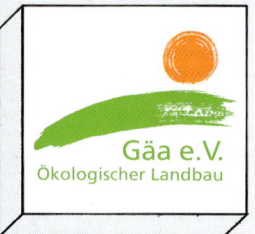

Nitratgehalt in Gemüse

Die Nitratbelastung von Trinkwasser und Gemüse steigt durch die Stickstoffdüngung.

Nitrat wird zu 70 % über Gemüse, 20 % über Trinkwasser und 10 % über tierische Lebensmittel aufgenommen.

Im Körper wird Nitrat in Nitrit umgewandelt, das den Sauerstofftransport beeinträchtigt. Aus Nitrit und Eiweiß können außerdem krebserregende Nitrosamine gebildet werden.

Besonders gefährlich ist Nitrat für Säuglinge. Bei ihnen werden größere Nitritmengen gebildet und aufgenommen.

Es kann zur „Blausucht" und damit zum Ersticken führen.

Das Nitrat ist nicht gleichmäßig in den Lebensmitteln verteilt. Durch einen umweltbewussten Anbau, Einkauf und die richtige Zubereitung/Lagerung kann die gesundheitliche Gefährdung gemindert werden:

▶ Gemüse der Saison bevorzugen: Ausgereiftes Freilandgemüse aus der Region enthält weniger Nitrat als stark gedüngte Treibhauserzeugnisse. Die Sonneneinstrahlung usw. senkt den Nitratgehalt.

▶ Folgende Gemüsesorten reichern besonders stark Nitrat an: grüne Bohnen, Chinakohl, Eisbergsalat, Feldsalat, Kopfsalat, Mangold, Rote Bete, Rettich, Radieschen, Spinat, Weißkohl.

▶ Bei Blattgemüse Stiele und große Blattrippen, bei Kopfsalat und Chinakohl die äußeren Blätter entfernen, sie sind besonders nitratreich.

▶ Reste von zubereitetem nitratreichen Gemüse nicht aufbewahren und wieder erhitzen. Rote-Bete-Saft nach dem Öffnen austrinken. Es kommt sonst zur Nitritbildung.

▶ Säuglingen bis zum fünften Lebensmonat keinen Spinat geben.

Weitere Schadstoffe

Oxalsäure ist in einigen Gemüsesorten reichlich enthalten. Oxalsäure verbindet sich mit Calcium zu Calciumoxalat, dieses Salz kann Nieren- und Gallensteine bilden. Menschen, die zu Nierensteinen neigen, sollten deshalb auf oxalsäurereiches Gemüse wie Spinat, Mangold, Rhabarber und Tomaten verzichten.

Zusatzstoffe auf Frischobst

Bei Zitrusfrüchten und Bananen ist es erlaubt – zum Schutz vor Fäulnis und zur Verlängerung der Haltbarkeit –, die Konservierungsstoffe Diphenyl (E 230) und Orthophenylphenol (E 231/E 232) auf die Schalenoberfläche aufzubringen. Auch das Wachsen der Zitrusfruchtschalen ist erlaubt. Eine Kennzeichnungspflicht besteht.

Wenn behandelte Früchte nur Zutat eines anderen Lebensmittels sind, z. B. behandeltes Zitronenstück mit Schale in einem Getränk, besteht dagegen keine Kennzeichnungspflicht.

Salate – Verarbeitung

Rohkost:

Für Rohkost eignen sich außer verschiedenen Salatsorten, Keimen und Sprossen auch viele Gemüsesorten wie Möhren, Radieschen, Rettich, Fenchel, Sellerie, Kohlrabi, Paprikaschoten, Kohl, Champignons.

▶ Salat bzw. Gemüse besonders gründlich waschen, damit Schadstoffe, z.B. Blei, und Schmutz entfernt werden.

▶ Das Waschen wird je nach Struktur unterschiedlich durchgeführt:
- bei empfindlicher Struktur, z.B. Kopfsalat, in stehendem, kaltem Wasser,
- bei fester Struktur, z.B. Möhren, unter fließendem, kaltem Wasser. Aber auch diese Gemüsesorten kann man bei geringem Verschmutzungsgrad in stehendem Wasser waschen, so wird Wasser gespart.

▶ Durch Putzen, vgl. S. 43, z.B. das Entfernen der äußeren, welken Blätter, wird gleichzeitig der Schadstoffgehalt gemindert. Gemüse – soweit möglich – dünn schälen.

▶ Gemüse erst unmittelbar vor dem Anrichten zerkleinern, Vitamin-C-Verluste sind sonst größer. Nach dem Zerkleinern kann der Luftsauerstoff stärker einwirken und Zellsaft auslaufen.

▶ Salate bzw. Gemüse je nach Struktur unterschiedlich zerkleinern:
- bei fester Struktur, z.B. Möhren, fein reiben bzw. fein zerkleinern,
- bei empfindlicher Struktur, z.B. Salatgurke, in Scheiben schneiden, gröber zerkleinern.

▶ Salatblätter nach dem Waschen gründlich abtropfen lassen, die Marinade wird sonst zu wässerig.

▶ Marinade erst unmittelbar vor dem Servieren über die Rohkost geben, sie wird sonst zu wässerig und die Rohkost unansehnlich. Dies gilt besonders für Salatsorten mit empfindlicher Struktur, z.B. Salatgurke.

▶ Für die Ölmarinade kalt gepresstes Salatöl, z.B. Olivenöl, verwenden. Kräuter erhöhen den Vitamingehalt.

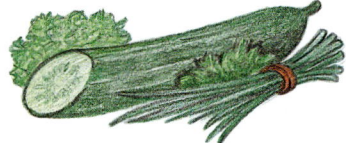

Salate aus gegarten Zutaten:

▶ Zutaten noch warm mit der Marinade mischen, der Geschmack zieht so besser durch. Salate zunächst vorsichtig würzen.

▶ Lebensmittel einige Stunden zugedeckt in der Marinade ziehen lassen.

▶ Salate vor dem Servieren nochmals abschmecken.

Vorbereitung einzelner Salat- und Gemüsesorten: vgl. S. 44.

Gemüse – Verarbeitung

▶ Gemüse im Ganzen gründlich unter kaltem Wasser waschen. Gemüse putzen, nochmals waschen und zerkleinern.

▶ Tiefgekühltes Gemüse unaufgetaut mit ⅛ l Wasser garen. Die Garzeit ist kürzer als bei frischem Gemüse. Der Vitamingehalt von tiefgekühltem Gemüse ist oft höher als bei scheinbar frischem, aber nur, wenn es direkt nach der Ernte tiefgekühlt wurde.

▶ Gemüse möglichst dämpfen oder dünsten. Beim Kochen kommt es zu größeren Nährstoffverlusten und oft auch zu Geschmacksverlusten.

Gemüse, gedünstet:

▶ Die meisten Gemüsesorten sind wasserreich, sie können gedünstet werden. Gemüse evtl. in etwas Butter oder Margarine zur Geschmacksbildung andünsten.

▶ Falls notwendig, ⅛ l Wasser zufügen. Einige sehr wasserreiche Gemüsesorten, z.B. Spinat, können ohne Wasserzugabe gedünstet werden.

▶ Gemüse bei niedriger Temperatur garen, sonst verdampft das Wasser zu stark und das Gemüse kann anbrennen. Notfalls Flüssigkeit ergänzen. ⅛ l Wasser ist ausreichend.

Gemüse, gedämpft:

▶ Blumenkohl, Brokkoli usw. sollten möglichst gedämpft werden, Nährstoffverluste sind so geringer.

▶ Wenig Wasser in den Topf füllen. Gemüse in den Siebeinsatz legen, diesen in den Topf stellen. Das Gemüse im geschlossenen Topf garen. Längere Garzeit als beim Kochen beachten.

Gemüse, gekocht:

▶ ½ l Wasser zum Kochen bringen, das Gemüse in das kochende Wasser geben. Die Garzeit wird so verkürzt, die Nährstoffverluste sind geringer.

▶ Gekocht werden folgende Gemüsesorten: Spargel, Schwarzwurzeln, Sellerie.

▶ Sterilisiertes Gemüse aus Gläsern und Dosen durch frische Küchenkräuter aufwerten.

Warmhalten, Lagern:

▶ Warmhalten von Gemüse vermeiden. Es kommt zu Nährstoffverlusten, außerdem kann sich der Schadstoffgehalt, Nitritgehalt, erhöhen.

▶ Gemüse kühl, bei hoher Luftfeuchtigkeit und dunkel aufbewahren, so sind die Vitaminverluste geringer und das Gemüse bleibt länger frisch.

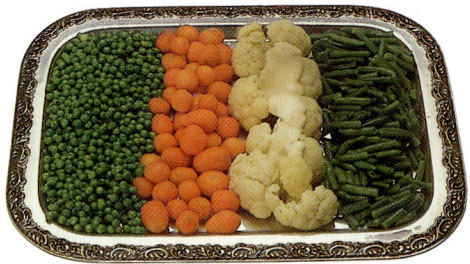

Würzmittel

Kräuter

Kräuter sind die oberirdischen Pflanzenteile, die im frischen oder getrockneten oder tiefgefrorenen Zustand zur Geschmacksverfeinerung verwendet werden.

Besonders im frischen Zustand ergänzen Kräuter den Vitamin- und Mineralstoffgehalt von Speisen.

Benennen Sie die abgebildeten Kräuter und notieren Sie Speisen und Getränke, die damit gewürzt werden können.

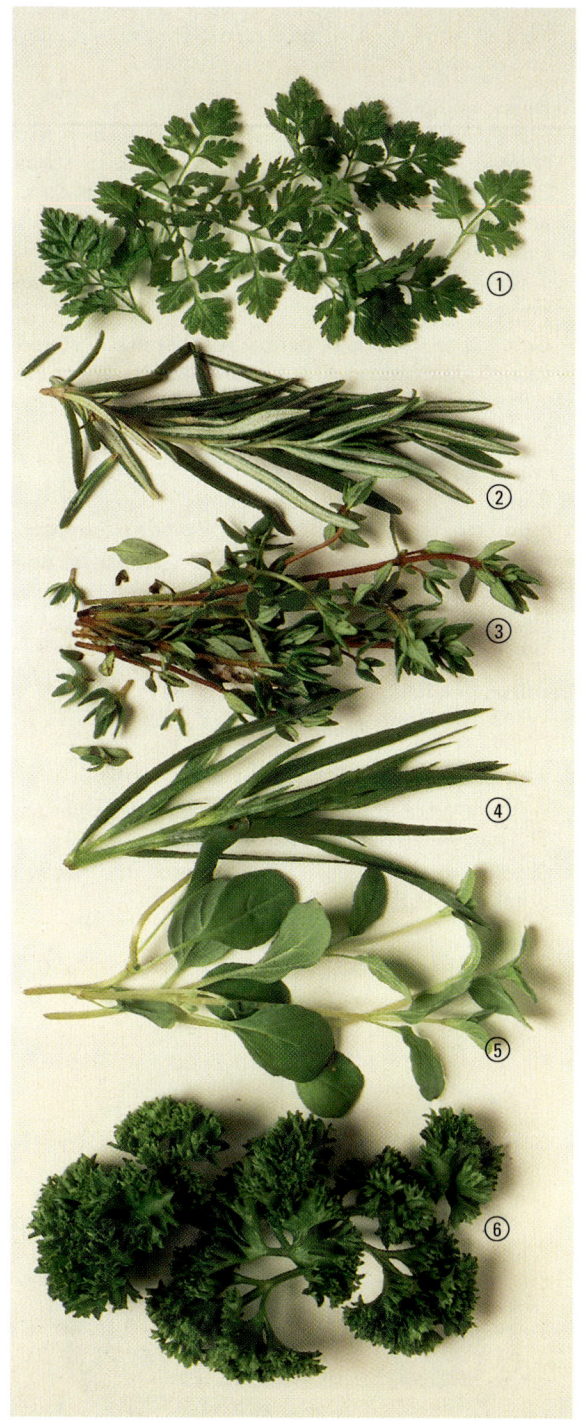

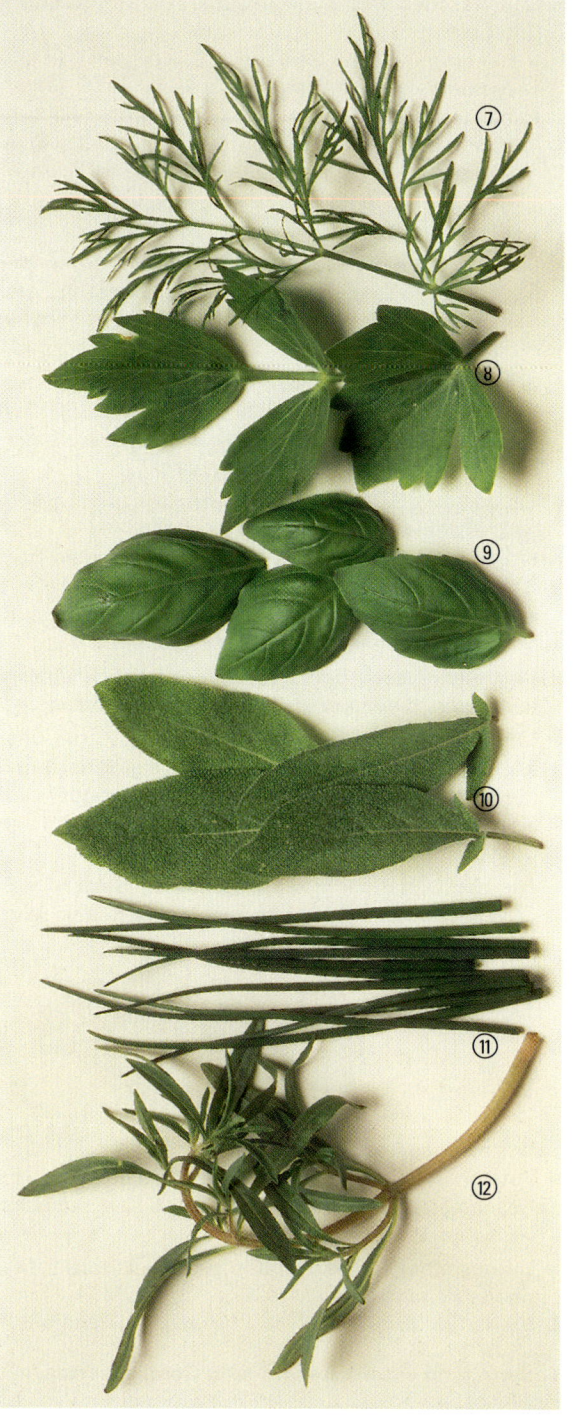

Tipps zu den abgebildeten Kräutern

▶ **Basilikum** hat eine appetitanregende und verdauungsfördernde Wirkung. Basilikum schmeckt etwas nach Gewürznelke und Minze. Basilikum verliert beim Trocknen viel Aroma. Es passt zu Gemüse, z. B. Tomaten, Auberginen, und zu Hackfleisch sowie anderen Fleischgerichten.

▶ **Bohnenkraut** hat einen würzig pfefferigen Geschmack. Das Aroma wird erst beim Kochen freigesetzt. Es wird für Bohnengerichte, Gemüsesuppen und Salate verwendet. Bohnenkraut macht schwere Gerichte leichter verdaulich, es gilt als magenstärkend und krampflösend. Bohnenkraut kann reichlich verwendet werden.

▶ **Borretsch**, die frischen Blätter eignen sich für Gurkensalat, Kräuterquark und grüne Soße. Borretsch hat eine belebende Wirkung.

▶ **Dill** wird frisch, tiefgefroren und getrocknet angeboten. Dill, auch Gurkenkraut genannt, passt zu Gurken, Tomaten, Fischgerichten, Quark, Remoulade, Kräuterbutter. Dillsamen werden beim Einlegen von Essiggurken verwendet. Dilltee hilft bei Blähungen und Magenschmerzen.

▶ **Estragon** stammt aus der französischen und italienischen Küche. Erst beim Kochen entfaltet sich das volle Aroma, das an Anis und Zitrone erinnert. Er passt zu Salaten, Fisch und Nudelspezialitäten.

▶ **Kerbel** sollte nicht mitgekocht werden. Der Anis-Fenchel-Geschmack der gehackten Blätter passt zu Quark, Salaten, Rührei und Fisch.

▶ **Liebstöckel/Maggikraut** hat einen starken, sellerieähnlichen Geschmack. Wegen des intensiven Geschmacks sparsam verwenden. Es eignet sich für Braten, Gemüse, Suppen und Brühen.

▶ **Majoran** ist das Hauptgewürz in Italien. Majoran wird nur getrocknet mitgekocht. Majoran passt zu Tomatensoße, Fleisch, Hülsenfrüchten und Salaten. **Oregano** ist wilder Majoran.

▶ **Petersilie**, glatt oder kraus, ist das bekannteste Küchenkraut. Petersilie vor dem Hacken von den groben Stielen befreien. Petersilie wird zu den fertigen Speisen gegeben, also nicht mitgegart. Glatte Petersilie hat das kräftigere Aroma, krause Petersilie eignet sich besonders zum Garnieren. Sie passt zu hellen Speisen, z. B. Eiergerichten, Kartoffeln, Fisch- und Geflügelgerichten. Fertiggerichte werden mit Petersilie aufgewertet.

▶ **Pfefferminze** wird in England für Mintsoße verwendet, die zu gebratenem Lamm gereicht wird.

▶ **Rosmarin** ist bereits ein Küchenkraut der Antike. Er sollte sparsam verwendet werden, er passt zu allen italienischen Gerichten, auch zu Schweinebraten, Lammkeule und Hackfleisch. Rosmarin macht fette Speisen bekömmlicher. Er muss mitgegart werden,

damit die Geschmacksstoffe freigesetzt werden. Rosmarin kann gut getrocknet werden. Rosmarin regt den Kreislauf an und lindert Gelenkschmerzen, indem er die Durchblutung steigert.

▶ **Salbei** ist ein pikantes, leicht bitteres Kraut, er soll gegen Magen- und Darmstörungen helfen. Zwei frische Blätter oder eine Prise getrockneter, kräftig schmeckender Salbei sind ausreichend zum Würzen von Fleisch, Fisch oder Eierspeisen. Salbei unterstützt die Fettverdauung.

▶ **Schnittlauch** mit dem milden Zwiebelaroma passt wie Petersilie zu vielen salzigen Gerichten. Er passt auch zu allen klaren Suppen. Schnittlauch kann täglich verwendet werden.

▶ **Thymian** stammt auch aus dem Mittelmeerraum. Thymian sparsam verwenden und mitkochen. Thymian, frisch oder getrocknet, passt zu Fleisch, Eintopfgerichten und vielen italienischen Spezialitäten. Thymian macht fette Speisen leichter verdaulich.

▶ **Zitronenmelisse** schmeckt zitronenähnlich – großzügig verwenden. Die rohen Blätter passen zu Salaten, Milch, Kräutersoßen und Eis. Der Tee kann bei Kopfschmerzen, Verdauungsbeschwerden und Übelkeit helfen.

▶ **Kräutermischungen** werden im Handel angeboten, z. B. **Kräuter der Provence**. Die Mischung besteht aus Majoran, Thymian, Basilikum und Rosmarin. Sie passt zu Fleisch- und Fischgerichten.

Behandlung von frischen und getrockneten Kräutern

▶ Frische Kräuter enthalten Vitamin C. Kräuter erst kurz vor dem Verwenden waschen und evtl. zerkleinern, sonst kommt es zu Vitaminverlusten.

▶ Frische Kräuter zum Schluss zu den Speisen geben, beim Garen verlieren sie an Aroma und Vitamin C.

▶ Diese Kräuter möglichst nicht mitgaren, sondern frisch verwenden: Basilikum, Borretsch, Dill, Kerbel, Petersilie, Schnittlauch, Zitronenmelisse.

▶ Getrocknete Kräuter müssen einige Zeit mitgaren, damit sich das Aroma entfaltet. Getrocknete Kräuter haben oft eine andere Geschmacksnote als frische, außerdem sind sie im Geschmack nicht so kräftig.

▶ Getrocknete Kräuter vor dem Verwenden zwischen den Fingern zerreiben. Das Aroma wird so verstärkt.

▶ **Beim Einfrieren von Speisen beachten:**

Einige Gewürze und Kräuter verlieren an Aroma, z. B. Anis, Bohnenkraut, Majoran, Muskat, Paprika, Pfeffer und Senf.

Bei anderen Kräutern und Gewürzen wird das Aroma verstärkt, z. B. Basilikum, Dill, Estragon, Salbei und Thymian. Das Aroma der übrigen Kräuter und Gewürze bleibt unverändert.

Gewürze

Gewürze sind die getrockneten Pflanzenteile, die wegen ihres Gehaltes an Geschmacks- und Geruchsstoffen als würzende oder geschmackgebende Zutaten verwendet werden.

Gewürze sollen den Charakter der Speisen ergänzen und unterstreichen.

Benennen Sie die abgebildeten Gewürze und notieren Sie Speisen und Getränke, die damit gewürzt werden können.

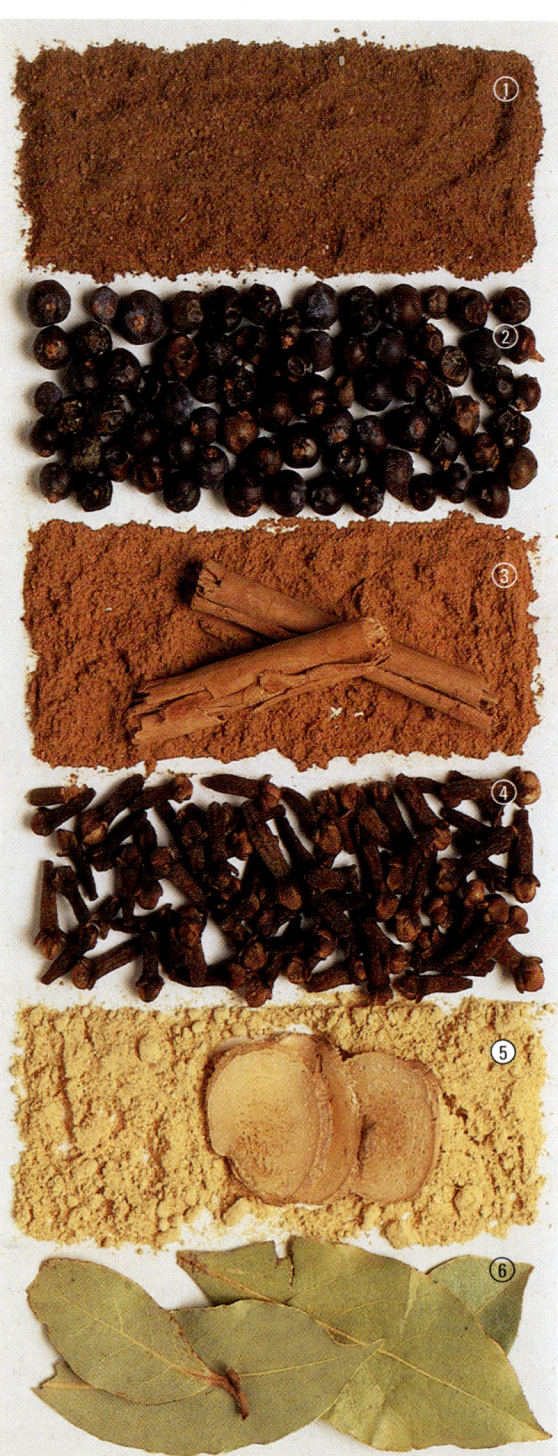

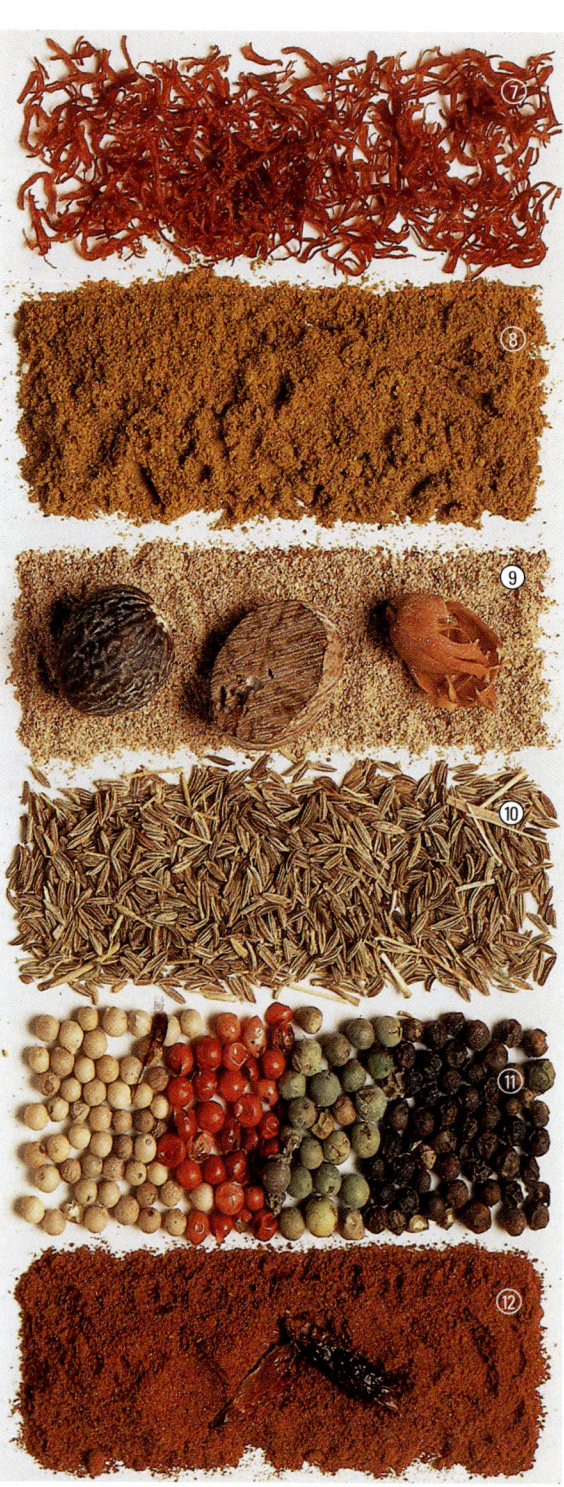

Verwendung von Gewürzen

Gewürze	Pflanzenteile	Verwendungszwecke	Bemerkungen
Anis	Früchte	Gebäck, Süßspeisen, Liköre	verdauungsfördernde Wirkung
Kardamom		Gebäck, Liköre	bereits seit dem 12. Jahrhundert bekannt, in Indien Volksheilmittel
Kümmel		Gemüse, Spirituosen	verdauungsfördernde Wirkung
Paprika		Suppen, Soßen, Fleisch, Fisch	Delikatess-Paprika: mild, feurig rot Edelsüß-Paprika: mild, würzig, dunkelrot Rosenpaprika: scharf, tief dunkelrot
Vanille		Gebäck, Süßwaren, Eis	Bourbonvanille: beste Sorte – braun-schwarze, weiche, biegsame Schoten; **Vanillinzucker**: chemisch hergestellt **Vanillezucker**: Zucker mit Vanillepulver
Wacholder		Fleisch, Fisch, Spirituosen	alte Heil- und Zauberpflanze; galt als Spender für Leben und Gesundheit
Pfeffer		Suppen, Soßen, Gemüse	schwarzer Pfeffer: grüne, unreife, unge-schälte Früchte – schärfer; weißer Pfeffer: rote, reife, geschälte Früchte – milder
Muskatnuss	Samen	Suppen, Soßen, Gemüse	echte Banda-Nuss: beste Sorte
Piment		Fleisch, Fisch, Gebäck	auch Nelkenpfeffer genannt, milder als Pfeffer; ganz und gemahlen im Handel
Senf		Fisch, Gemüse, Wurst	Tafelsenf: Qualitätsware – Geschmacks-richtung beachten
Nelken	Blüten	Gebäck, Süßspeisen, Gemüse, Wild	Frischeprobe: Nelken müssen beim Anritzen ölig sein bzw. im Wasser senkrecht schwimmen
Kapern		Salat, Soßen, Eigerichte	echte Kapern: fünf Kelch- und Blütenblätter, sonst Knospen von Kapuzinerkresse, Sumpfdotterblume oder Besenginster
Safran		Farbstoff für Teigwaren	französischer Safran: beste Qualität
Zimt	Rinde	Gebäck, Süßspeisen, Liköre, Glühwein	Ceylonzimt: beiderseits eingerollt, enthält wenig Cumarin Cassia-Zimt (China-Zimt) enthält viel Cumarin
Ingwer	Wurzeln	Gebäck, Süßspeisen, Süßwaren	schwarzer Ingwer: ungeschält, würziger; weißer Ingwer: geschält, oft gebleicht, milder
Knoblauch	Zwiebeln	Fleisch, Gemüse, Salat	Knoblauch reizt die Schleimhäute, Verdau-ungssäfte werden verstärkt ausgeschüttet, außerdem stärkere Durchblutung; größere Mengen bei Kindern: Erbrechen, Durchfälle
Zwiebeln		Fleisch, Fisch, Gemüse	erst nach dem Anschneiden werden scharfe, reizwirkende Stoffe gebildet

Gewürzzubereitungen sind Mischungen aus einem oder mehreren Gewürzen mit weiteren geschmack-gebenden Zutaten. Sie enthalten mindestens 60 % Gewürze, z.B. Brathähnchen-Gewürzzubereitung. Bis zu 5 % Kochsalz kann ohne Kenntlichmachung zuge-setzt werden, ein höherer Gehalt muss angegeben werden.

Gewürzmischungen sind Mischungen, die aus-schließlich aus Gewürzen bestehen, z.B. Gulasch-gewürz.

Gewürzsalze sind Mischungen aus mehr als 40 % Kochsalz mit einem oder mehreren Gewürzen und/oder Gewürzzubereitungen, z.B. Kräutersalz. Der Anteil an Gewürzen beträgt mindestens 15 %.

Hülsenfrüchte

Zu den Hülsenfrüchten zählen die reifen, an der Luft getrockneten Samen der Pflanzen mit zweischaligen Fruchthülsen oder Schoten. Es sind: Bohnen, Erbsen, Linsen, Kichererbsen und Erdnüsse.

Erdnüsse werden in der Ernährung allerdings den Nüssen zugeordnet.

Hülsenfrüchte, vor allem Bohnen, gehören zu den ältesten Kulturpflanzen der Menschheit.

In vielen Ländern sind Hülsenfrüchte Grundnahrungsmittel: Linsen-, Erbsen- und Sojagerichte mit Reis, Kichererbsen mit Brot im Mittleren Osten. Die Rote Kidneybohne ist Bestandteil des mexikanischen Nationalgerichtes „Chili con Carne".

Hülsenfrüchte waren bei uns eine Zeit lang „aus der Mode". Man meinte, sie seien schwer verdaulich und die Zubereitung sei zu zeitraubend. Mittlerweile werden selbst in teuren Restaurants Feinschmeckergerichte auf Linsensalat oder mit rotem Bohnenpüree serviert. Auch die herzhaften Eintöpfe liegen wieder im Trend.

Diese Hülsenfrüchte sind die eiweißreichsten pflanzlichen Lebensmittel. In vielen Ländern ersetzen Hülsenfrüchte mit Getreide zumindest für einen Teil der Bevölkerung das Fleischeiweiß.

Stärke und Ballaststoffe sind reichlich enthalten, Fett nur in Spuren. Der Ballaststoffgehalt der Hülsenfrüchte kann zu Blähungen führen. Die Gewöhnung an Hülsenfrüchte sollte also langsam erfolgen. Linsen werden meist besser vertragen als andere Hülsenfrüchte.

Vitamine und Mineralstoffe sind reichlich in Hülsenfrüchten vorhanden. Linsensprossen haben einen noch höheren Vitamingehalt, der Gehalt an blähend wirkenden Kohlenhydraten wurde während des Keimens abgebaut.

Soja

China ist das Ursprungsland der Sojabohnen. Seit Jahrtausenden ist die Sojabohne ein wichtiges Lebensmittel in Asien. Der Eiweißbedarf kann durch Soja gedeckt werden. Die Sojabohne wird daher auch das „Fleisch des Feldes" genannt.

Wie bei uns aus Getreide Mehl und Brot erzeugt werden, stellt man in Asien aus Soja zahlreiche Sojaprodukte her.

Soja(milch)drink: Sojabohnen werden mit der zehnfachen Wassermenge versetzt. Danach lässt man die Sojabohnen aufquellen, anschließend wird das Gemisch gemahlen, gekocht und gefiltert. Bei Milchallergien kann Sojamilch angereichert mit Calcium und Vitaminen für Säuglinge und Kinder als Milchersatz verwendet werden.

Tofu: Aus Sojamilch wird Sojaquark ausgefällt und ausgepresst. Entsprechend kann auch Sojajoghurt hergestellt werden.

Sojasoße ist als Würzmittel bekannt.

Sojasprossen sind ein weiteres Produkt.

Weichen Sie in einem Becherglas mit Leitungswasser
a) 50 g geschälte Erbsen,
b) 50 g ungeschälte Erbsen ein.
Vergleichen Sie nach einer Stunde Volumen, Aussehen und Festigkeit der Erbsen, vgl. Abbildung. Begründen Sie die Veränderungen.

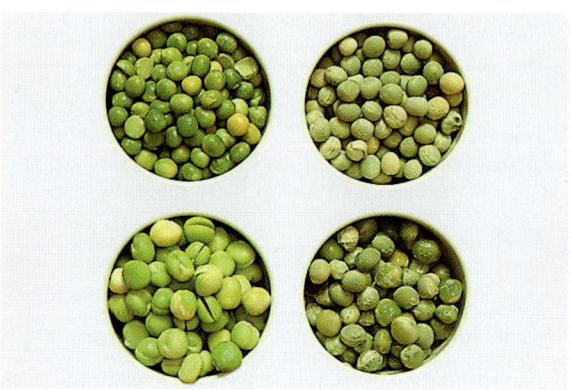

Verarbeitung von Hülsenfrüchten

▶ Hülsenfrüchte verlesen und waschen, um Schmutz, Steine und ungenießbare Samen zu entfernen.

▶ Ungeschälte Hülsenfrüchte vor dem Garen – am besten über Nacht – in der dreifachen Wassermenge einweichen. Durch abgekochtes weiches Wasser wird die Garzeit verkürzt.

▶ Das nährstoffreiche „Einweichwasser" zum Garen der Hülsenfrüchte verwenden.

▶ Geschälte Hülsenfrüchte werden nicht eingeweicht, sie benötigen eine kürzere Garzeit. Sie sind leichter verdaulich, Blähungen werden vermieden. Sie enthalten aber weniger Ballaststoffe, Mineralstoffe und Vitamine.

▶ Obstessig oder Zitronensaft wird z. B. Linsengerichten zugesetzt. Essig erst nach dem Garen dazugeben. Durch Essig quellen die Eiweißstoffe auf und werden leichter verdaulich.

▶ Erst nach dem Garen salzen. Das Weichwerden der Hülsenfrüchte wird durch Salz erschwert.

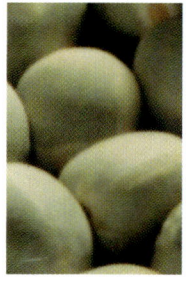
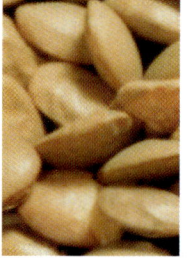
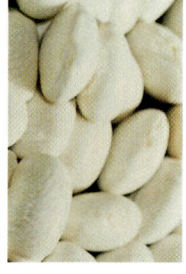

Erbsen   Linsen   Bohnen

2.14 Lebensmittelgruppe Milch und Milchprodukte

Milch ist ein guter Eiweißlieferant

Eiweiß ist lebensnotwendig. Milch ist für den Säugling und auch für den Erwachsenen ein idealer Eiweißlieferant.

Wie verwertet der Körper das Milcheiweiß?
Eiweiß besteht aus 100 bis mehreren 1000 Aminosäuren, die in immer anderer Reihenfolge miteinander verknüpft sind. Wird z.B. Milch oder ein anderes eiweißreiches Lebensmittel verzehrt, so wird das Eiweiß im Verdauungstrakt in die kleinsten Bausteine – 20 verschiedene Aminosäuren – zerlegt.

Die Aminosäuren der Milcheiweißstoffe werden nun beim Aufbau bzw. bei der Erneuerung von Körpereiweiß in einer ganz bestimmten Reihenfolge miteinander verknüpft. Fehlt eine Aminosäure, so kann das Körpereiweiß nicht weiter aufgebaut werden.

Die Aussage soll an einem Beispiel erläutert werden:
Das Wort Aminosäure soll bei einem Buchstabenspiel geschrieben werden. Ein Spieler beginnt das Wort zu legen: AMINO. Jetzt stellt der Spieler fest, dass er kein „S" hat. Obwohl er alle anderen Buchstaben besitzt, kann er das Wort nicht legen.

Acht Aminosäuren sind essenziell, lebensnotwendig.
Zwölf Aminosäuren können im menschlichen Körper aus anderen Aminosäuren aufgebaut werden. Die restlichen acht Aminosäuren können nicht aufgebaut werden, sie müssen in ausreichender Menge in der Nahrung, z.B. Milch, enthalten sein. Diese acht Aminosäuren werden deshalb auch lebensnotwendige – essenzielle – Aminosäuren genannt.

Biologische Wertigkeit
Nahrungseiweiß wird in unterschiedlichen Mengen zu Körpereiweiß umgebaut.

Hohe biologische Wertigkeit:
In Milcheiweiß sind die essenziellen Aminosäuren in einem ähnlichen Anteil vorhanden, wie sie im menschlichen Körper zum Aufbau von Eiweiß benötigt werden. Das Milcheiweiß kann zu einem hohen Anteil in Körpereiweiß umgebaut werden: hohe biologische Wertigkeit. Es wird also nur eine geringe Menge Milcheiweiß für die Eiweißbedarfsdeckung benötigt.

Niedrige biologische Wertigkeit:
Im Getreideeiweiß sind die essenziellen Aminosäuren in einem ganz anderen Mengenverhältnis vorhanden, als sie im Körper benötigt werden.

Getreideeiweiß kann nur zu einem geringeren Anteil in Körpereiweiß umgebaut werden: niedrige biologische Wertigkeit. Bei einer reinen Getreideernährung wird also mehr Getreideeiweiß für die Eiweißbedarfsdeckung benötigt.

Nahrungseiweißstoffe können sich beim Aufbau von Körpereiweiß gegenseitig ergänzen.
Wird z.B. ein Käsebrot mit einem Glas Milch verzehrt, so werden die Aminosäuren der Lebensmittel zusammen aus dem Darm ins Blut aufgenommen. Die Aminosäuren werden gemeinsam zum Aufbau von Körpereiweiß verwendet. Vgl. S. 151.

Da die essenziellen Aminosäuren, die im Getreideeiweiß fehlen, im Milcheiweiß im Überschuss vorhanden sind, erhöht sich die biologische Wertigkeit.

Eiweißstoffe ergänzen sich gegenseitig. Es wird eine geringere Eiweißmenge zur Bedarfsdeckung benötigt.

Stichworte zum Thema Eiweiß

Ohne Eiweiß kein Leben
Eiweiß ist ein wichtiger Bestandteil im menschlichen Körper. Haut, Muskulatur, Haare, alle Bestandteile des Körpers enthalten Eiweiß.

In jeder Zelle sind etwa 4000 bis 5000 unterschiedliche Eiweißstoffe, die verschiedene Aufgaben zu erfüllen haben. Im menschlichen Körper sind etwa 50000 verschiedene Eiweißstoffe zu finden. Diese Eiweißstoffe sind so empfindlich, dass sie ständig erneuert werden müssen.

Eiweiß – woraus besteht es?
Eiweißstoffe sind große, komplizierte Gebilde, die aus den gleichen Bausteinen, 20 Aminosäuren, bestehen.

Wie können aus nur 20 verschiedenen Aminosäuren so viele unterschiedliche Eiweißstoffe aufgebaut werden?
Ein Vergleich soll dies erlautern: Unser Alphabet hat nur 26 Buchstaben, und doch können wir damit unendlich viele Wörter bilden und diese zu immer neuen Sätzen und Texten zusammensetzen. Genauso können die 20 verschiedenen Aminosäuren zu vielen unterschiedlichen Eiweißstoffen zusammengefügt werden.

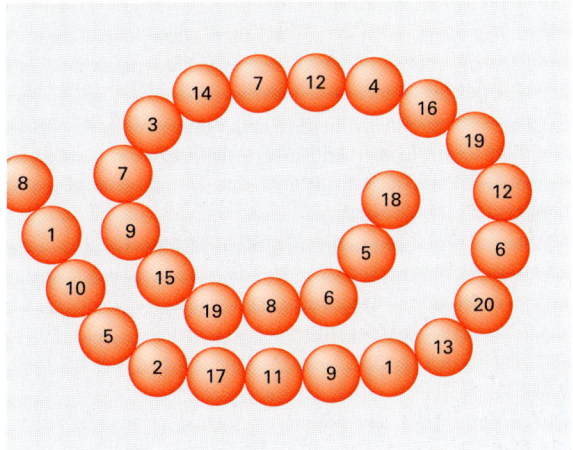

Aminosäurekette eines Eiweißstoffes

Vollmilch oder fettarme Milch?

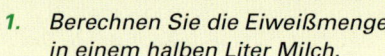

1. Berechnen Sie die Eiweißmenge in einem halben Liter Milch.

2. Ermitteln Sie, in wie viel
   a) Hühnereiern,
   b) Gramm Schweinekotelett
   die gleiche Eiweißmenge wie in einem halben Liter Milch enthalten ist.

3. Berechnen Sie die Kohlenhydratmenge in einem halben Liter Milch.

4. Ein Stück Zucker wiegt 5 g.
   Berechnen Sie, wie viel Zuckerstücke der Kohlenhydratmenge in einem halben Liter Milch entsprechen.

5. Berechnen Sie die Fettmenge in einem halben Liter
   a) Vollmilch,   b) fettarmer Milch.

6. Berechnen Sie, in wie viel Gramm Butter die Fettmenge von je einem halben Liter
   a) Vollmilch,
   b) fettarmer Milch enthalten ist.

7. Wie viel Scheiben Brot können Sie mit der Fettmenge von einem halben Liter
   a) Vollmilch,
   b) fettarmer Milch bestreichen?

8. Beurteilen Sie die Aussage:
   Milch ist kein Getränk,
   sondern ein flüssiges Lebensmittel.

9. Sammeln Sie Rezepte für die Verwendung von
   a) Vollmilch,   b) fettarmer Milch.

10. Informieren Sie sich über die längerfrische Milch im Internet, vgl. S. 119.

Eiweiß: In Vollmilch und in fettarmer Milch sind 3,5 % hochwertiges Eiweiß enthalten.

Fett: Vollmilch enthält 3,5 % Fett, fettarme Milch enthält 1,5 bis 1,8 %. Milchfett ist leicht verdaulich. Fettarme Milch ist also energieärmer.

Kohlenhydrate: In Vollmilch und fettarmer Milch sind 5 % Kohlenhydrate enthalten. Milchzucker ist das hauptsächliche Kohlenhydrat der Milch. Milchzucker fördert die Verdauung.

Milch ist der **wichtigste Calciumlieferant** für den Menschen. Mit einem ¾ Liter kann ein Erwachsener seinen täglichen Calciumbedarf decken. Ohne Milch und Milchprodukte können wir unseren Calciumbedarf nur schwer decken, deshalb gehören Milch bzw. Käse zur täglichen Ernährung.

Der **Eisengehalt der Milch ist gering**, deshalb muss die Nahrung des Säuglings frühzeitig durch Obst- und Gemüsesäfte ergänzt werden.

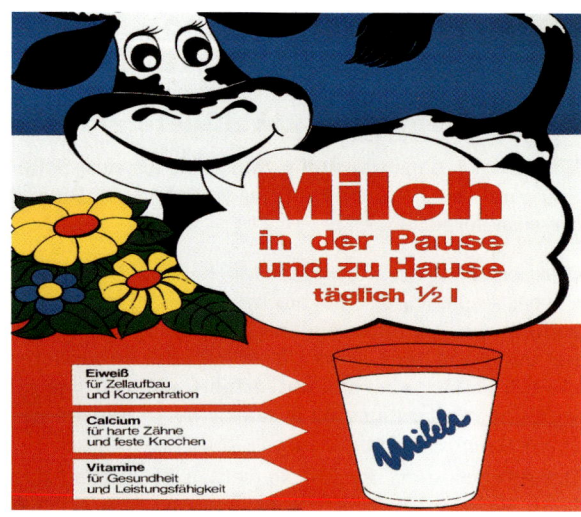

Stichworte zum Thema Milch

Rohmilch ist unbehandelte Milch mit natürlichem Fettgehalt, die gekühlt und dunkel gelagert wird.

Vorzugsmilch ist rohe Milch mit mindestens 3,5 % Fett. Sie wird im Erzeugerbetrieb gekühlt und abgefüllt. Die Milch darf nur von streng überwachten Rinderbeständen stammen.

Alle anderen Konsummilchsorten werden in Molkereien bearbeitet.

Fettgehaltsstufen der Milch: Der entrahmten Milch wird Rahm zugesetzt, bis die gewünschte Fettgehaltsstufe erreicht ist. Vollmilch hat mindestens 3,5 % Fett, fettarme Milch hat 1,5 bis 1,8 % Fett, entrahmte Milch enthält nur 0,3 % Fett. Der angegebene Fettgehalt darf nicht unterschritten werden, ein höherer Fettgehalt ist erlaubt.

Homogenisieren: In der Rohmilch sind die größeren Fetttröpfchen von einer Eiweißhülle umgeben, die Milch rahmt erst nach einiger Zeit auf. Durch Homogenisieren will man dieses Aufrahmen verhindern. Die Milch wird unter hohem Druck von 200 bar durch feinste Düsen gepresst, dabei werden die Fetttröpfchen auf etwa ein Fünftel ihrer ursprünglichen Größe zerschlagen.

Wärmebehandlung
Pasteurisieren: Kurzzeiterhitzung der Milch – 15 bis 30 Sekunden auf 72 bis 75 °C. Hocherhitzung – längerfrische Milch – 1 bis 2 Sekunden auf 85 bis 125 °C. Der Nährstoffgehalt und der Geschmack sind kaum verändert.

Ultrahocherhitzen: Milch wird zunächst auf 50 °C erhitzt, dann durch einen Dampfstoß für 2 bis 4 Sekunden auf 140 bis 150 °C gebracht und anschließend heruntergekühlt. Nährstoffveränderungen und Vitaminverluste beim Ultrahocherhitzen der Milch sind geringer als beim Kochen. Der Geschmack ist verändert.

Übersicht – Trinkmilchaufbereitung

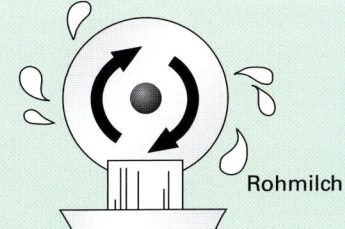

Reinigung Entfernung von Staubteilchen		Abtrennung der Sahne (Rahm)

Rohmilch

Fettgehaltsstufen

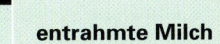

Vollmilch mindestens 3,5% Fett	**entrahmte Milch** höchstens 0,3% Fett	**fettarme (teilentrahmte) Milch** mindestens 1,5 bis 1,8% Fett

Homogenisieren

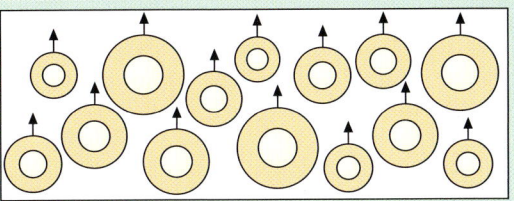
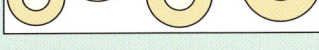

Rohmilch
Fetttröpfchen sind von einer Eiweißhülle umgeben, sie sind ungleichmäßig groß.

Milch, homogenisiert
Fetttröpfchen sind zerkleinert und gleichmäßig in der Milch verteilt. Die Milch kann nicht mehr aufrahmen.

Wärmebehandlung

Frischmilch drei bis vier Tage haltbar bei max. 8°C	**Längerfrische** 15 Tage haltbar bei max. 8°C	**H-Milch** zwölf Wochen haltbar in geschlossener Packung	**Sterilmilch** mehrere Monate haltbar in geschlossener Packung
Kurzzeiterhitzung	**Hocherhitzung**	**Ultrahocherhitzt**	**Sterilisiert**

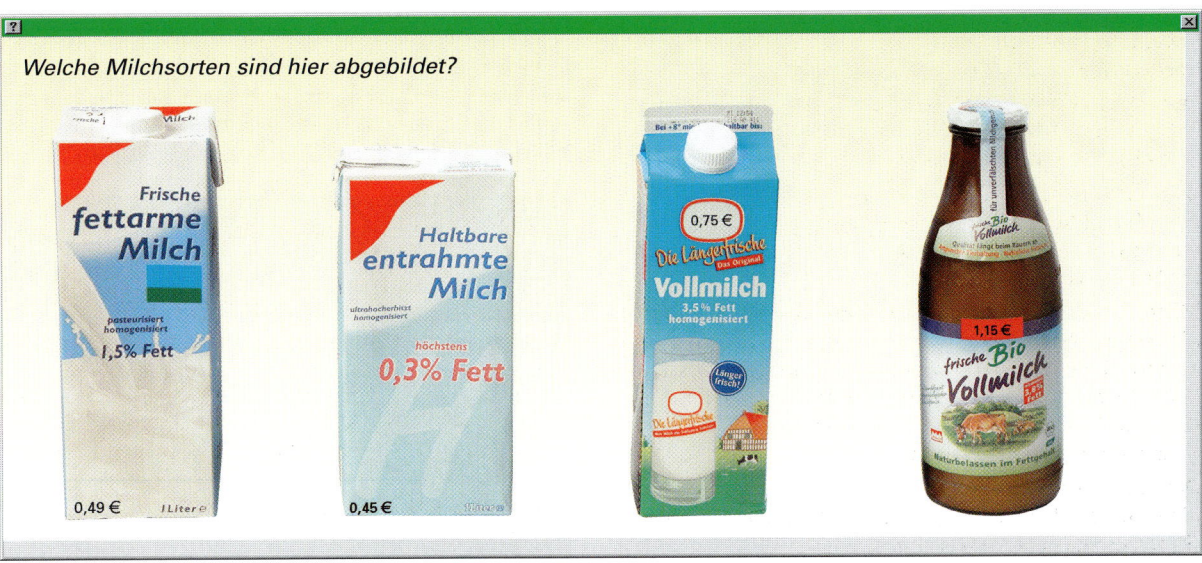

Welche Milchsorten sind hier abgebildet?

Käse

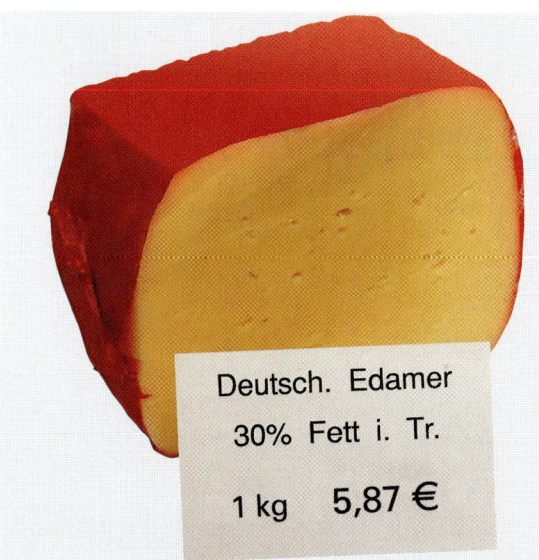

Deutsch. Edamer
30% Fett i. Tr.
1 kg   5,87 €

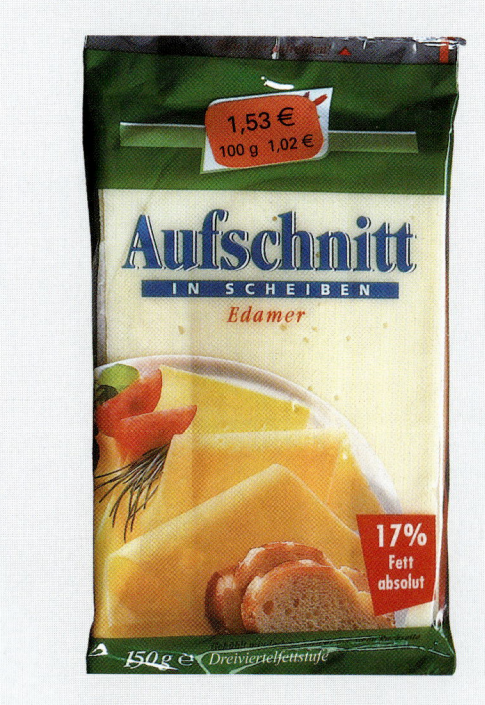

1,53 €
100 g 1,02 €

Aufschnitt
IN SCHEIBEN
Edamer

17% Fett absolut

150 g ℮ *Dreiviertelfettstufe*

Käseherstellung

Ausgangsprodukte für die Käseherstellung sind verschiedene Milchsorten: Kuhmilch, Ziegenmilch, Schafsmilch.

Man unterscheidet Lab- und Sauermilchkäse. Bei beiden Verfahren wird das Kasein (Käsestoff) von der Molke abgetrennt. Die meisten Käsesorten werden durch Labgerinnung mit dem Labenzym gewonnen. Labkäse und Sauermilchkäse werden danach einer Reifung unterzogen.

Frischkäse/Speisequark wird durch Säuerung von Milch oder Sahne mit Milchsäurebakterien unter Zusatz von geringen Labmengen hergestellt. Eine Reifung erfolgt nicht.

Lebensmittelrechtliche Bestimmungen

Wassergehalts- und Fettgehaltsstufen geben einen Hinweis auf den Fettgehalt einer Käsesorte.

Wassergehaltsstufen geben den Wassergehalt in der fettfreien Trockenmasse (i. Tr.) an: Hartkäse, Schnittkäse usw., vgl. Tabelle S. 121. Hartkäse hat den geringsten Wassergehalt, Frischkäse den höchsten. Die andcrcn Wassergehaltsstufen liegen dazwischen.

Fettgehaltsstufen geben den Fettgehalt in der Trockenmasse (i. Tr.), also ohne Wasser, an: unter 10 % Fett i. Tr. – mager; 10 % Fett i. Tr. – viertelfett usw., vgl. Tabelle S. 121.

Besonders wenig Fett enthält ein Käse, wenn er
▶ einen **hohen Wassergehalt**, also wenig Trockenmasse hat;
▶ einen **niedrigen Fettgehalt** hat, z. B. Frischkäse – mager, unter 10 % Fett i. Tr. – Speisequark.

Bei Frischkäse beträgt der tatsächliche Fettgehalt etwa ein Drittel des angegebenen Wertes.

Besonders viel Fett enthält ein Käse, wenn er
▶ einen **niedrigen Wassergehalt**, also viel Trockenmasse hat;
▶ einen **hohen Fettgehalt** hat, z. B. Schnittkäse – Doppelrahmstufe, 60 bis 85 % Fett i. Tr. – Tilsiter.

Bei Weich- und Schnittkäse beträgt der tatsächliche Fettgehalt etwa die Hälfte des angegebenen Wertes, bei Hartkäse etwa zwei Drittel.

> **Fettarme Käsesorten bis einschließlich vollfetter Käse, z. B. Gouda 45 % Fett i. Tr., sind zu bevorzugen, da die Fettzufuhr sonst insgesamt zu hoch ist.**
>
> **Käse ist wie Milch ein wichtiger Calciumlieferant.**
>
> **Die DGE empfiehlt den täglichen Verzehr von zwei Scheiben Käse.**
>
> **Käseeiweiß – besonders in Form von Speisequark – ist preiswert.**

Trockenmasse und Wassergehalt verschiedener Käsesorten

Emmentaler, Hartkäse, 45 % Fett i. Tr.

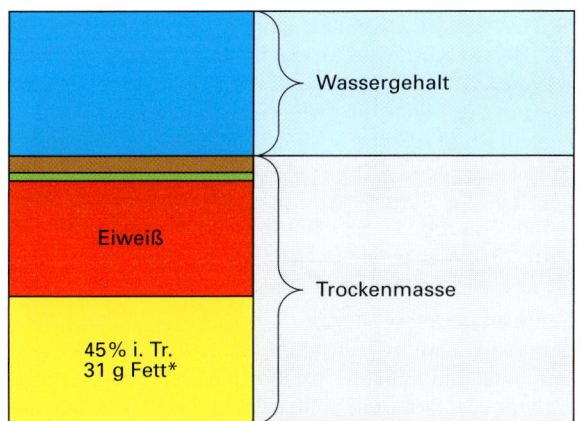

Rahmfrischkäse, 50 % Fett i. Tr.

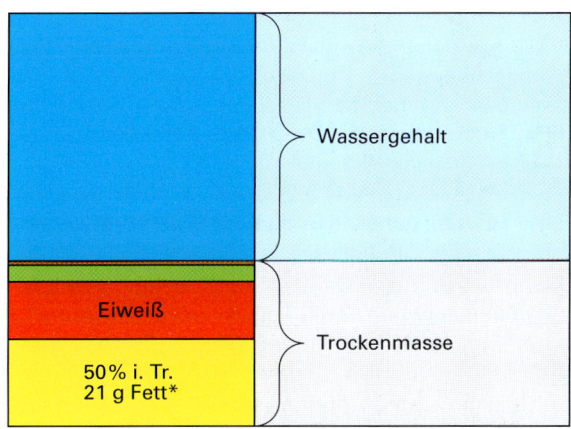

Käsesorten – Fettgehaltsstufen und Wassergehaltsstufen

Wassergehaltsstufen Käsesorten	Fettgehaltsstufen							
	mager	viertel-fett	halbfett	drei-viertel-fett	fett	vollfett	Rahm-stufe	Doppel-rahm-stufe
	unter 10 %	10 % Fett i. Tr.	20 % Fett i. Tr.	30 % Fett i. Tr.	40 % Fett i. Tr.	45 % Fett i. Tr.	50 % Fett i. Tr.	60–85 % Fett i. Tr.
Hartkäse Bergkäse, Emmentaler Chester						31 g*		
Schnittkäse Edamer, Gouda Tilsiter				15 g	21 g	25 g	28 g	43 g
Halbfester Schnittkäse Butterkäse, Edelpilzkäse Steinbuscher Wilstermarschkäse				13 g		22 g	25 g	
Sauermilchkäse Harzer-, Mainzer-, Korb-, Handkäse	3 g							
Weichkäse Brie Camembert Weißlacker Limburger				12 g	17 g	20 g	23 g	36 g
Frischkäse Speisequark Rahmkäse Doppelrahmfrischkäse		2 g	5 g	7 g	10 g	12 g	21 g	26 g

* in 100 g enthaltene Fettmenge

▬▬▬ angebotene Fettgehaltsstufen

Weitere Milcherzeugnisse

Sauermilcherzeugnisse werden durch den Zusatz von Milchsäurebakterien hergestellt.

Sauermilch oder Dickmilch wird in den gleichen Fettgehaltsstufen wie Trinkmilch angeboten. Es gibt außerdem Sahnedickmilch oder saure Sahne mit 10 % Fett, Schmand mit 20 bis 24 % Fett, Crème fraîche mit 30 bis 40 % Fett.

Sauermilcherzeugnisse und Joghurt, Kefir usw. fördern die Verdauung. Über Zucker-, Fruchtzusätze usw. informiert die Zutatenliste.

Joghurterzeugnisse werden in vier Fettgehaltsstufen angeboten: Joghurt: 3,5 % Fett, fettarmer Joghurt: 1,5 bis 1,8 % Fett, Magerjoghurt: 0,3 % Fett, Sahnejoghurt: 10 % Fett.

Seit einigen Jahren dringen immer mehr **„probiotische"** Lebensmittel auf den Markt. Diesen Erzeugnissen sind Bakterien zugesetzt, die durch ihren Stoffwechsel die menschliche Gesundheit fördern sollen. Probiotische Joghurts, Käse usw. lindern oft besser als „normale" Joghurts Verdauungsprobleme. In der Tierernährung konnte der Einsatz von Antibiotika durch Probiotika gesenkt werden. Doch ob diese probiotischen Produkte das Krebsrisiko senken, Infektionen oder allergische Symptome mildern, ist noch nicht bewiesen. Menschen, die an einer Milchzuckerunverträglichkeit leiden, vertragen „normalen" Joghurt meist besser. Vgl. S. 136.

Joghurt ist Ausgangsprodukt für **Fruchtjoghurt:** 6 % bzw. 2 % Frischfrucht bei besonders geschmacksintensiven Früchten, z. B. Zitrone; **Joghurt mit Fruchtzubereitung:** 3,5 % Frischfrucht; **Joghurt mit Fruchtgeschmack:** weniger als 3,5 % Frischfrucht. In einigen dieser Produkte sind auch Zucker, Aromastoffe, Konservierungsmittel, Bindemittel, Farbstoffe usw. enthalten. Die Zutatenliste informiert die Verbraucher, so können sie Produkte ohne Zucker oder Zusatzstoffe auswählen.

Kefirerzeugnisse werden wie Joghurt in vier Fettgehaltsstufen angeboten. Über Zucker-, Fruchtzusatz usw. informiert die Zutatenliste.

In allen Fettgehaltsstufen gibt es auch Kefir mild, für die Herstellung werden spezielle Kefirkulturen verwendet. Die Kefirkulturen bewirken eine leichte Gärung des Milchzuckers und das Entstehen von Kohlensäure und Alkohol.

Buttermilcherzeugnisse waren früher ein Nebenprodukt bei der Butterherstellung. Sie haben einen Fettgehalt von 1 %. Es gibt Buttermilch mit einem Zusatz von 10 % Wasser oder 15 % Magermilch und „reine Buttermilch" ohne entsprechende Zusätze.

Sahneerzeugnisse werden aus dem Rahm der Milch hergestellt. Kaffeesahne(-rahm) enthält mindestens 10 % und Schlagsahne mindestens 30 % Fett. Sahneerzeugnisse werden pasteurisiert oder ultrahocherhitzt.

Kondensmilcherzeugnisse unterscheiden sich aufgrund des Fett- und Zuckergehalts. Kondensierte Magermilch enthält höchstens 1 % Fett, Kondenssahne dagegen 15 % Fett und Kondensmilch mindestens 7,5 % Fett. Zuckerzusatz wird in der Zutatenliste angegeben.

Molkenerzeugnisse werden aus Molke, einem Nebenprodukt der Käseherstellung, erzeugt. Süß- bzw. Sauermolke hat 0,2 % Fett, Molkensahne, -rahm hat mindestens 10 % Fett. Molkenerzeugnisse werden teilweise mit Milcheiweiß angereichert.

Tägliche Nährstoffbedarfsdeckung durch jeweils 100 g Magerquark oder Sahnequark
Weibl. Erwachsene, Gesamtenergiebedarf 8 400 kJ

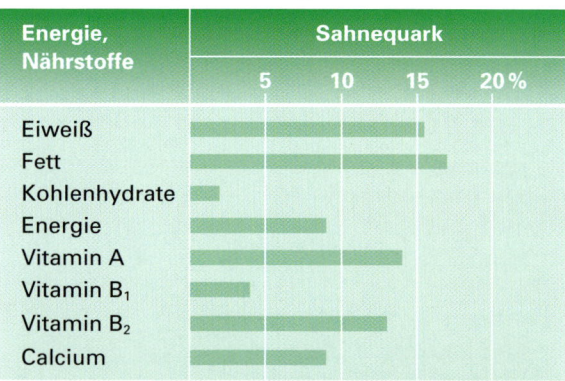

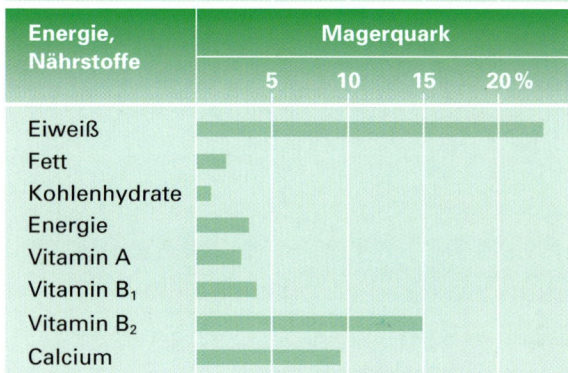

Joghurtherstellung

1 l Vollmilch bis zum Kochen erhitzen und danach in kaltem Wasser schnell auf 40 bis 45 °C abkühlen.

Ungefähr 50 g Joghurtkultur zusetzen.

Die Milch danach bei einer Temperatur von 30 bis 40 °C aufbewahren.

Sie darf während der Säuerung weder geschüttelt noch umgerührt werden.

Die Milch gerinnt innerhalb von einigen Stunden.

Die Gerinnung erkennt man an einem festen, molkenfreien Gefüge.

Den fertigen Joghurt kalt stellen.

2.15 Lebensmittelgruppe Fisch, Fleisch, Wurst, Eier

Fisch

Fischsorten

1. Lesen Sie die Namen der abgebildeten Fischsorten. Nennen Sie Fischgerichte, für die diese Fischsorten verwendet werden können.

2. Nennen Sie Rundfische und Plattfische.

3. Vergleichen Sie die Preise von Frischfisch und tiefgekühltem Fisch.

Etwa 40 verschiedene Fischsorten werden bei uns im Handel angeboten.

Hering

Der bekannteste aller Seefische ist der Hering. Er lebt in großen Schwärmen im Atlantik und Pazifik. Er wird 35 cm lang und etwa 300 g schwer. Matjeshering ist der junge Hering, der noch nicht gelaicht hat.

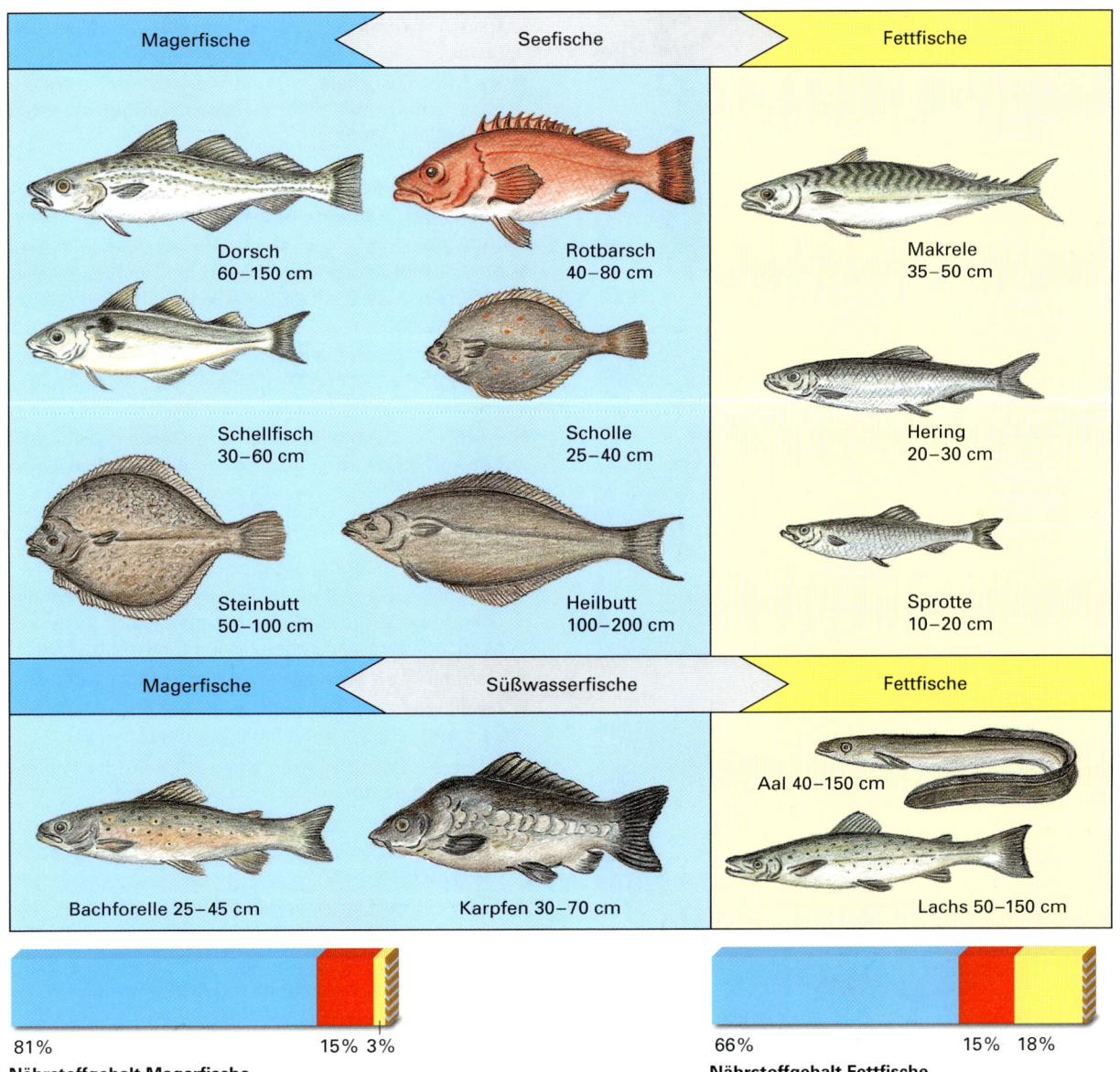

Magerfische	Seefische	Fettfische

Dorsch 60–150 cm

Rotbarsch 40–80 cm

Makrele 35–50 cm

Schellfisch 30–60 cm

Scholle 25–40 cm

Hering 20–30 cm

Steinbutt 50–100 cm

Heilbutt 100–200 cm

Sprotte 10–20 cm

Magerfische	Süßwasserfische	Fettfische

Bachforelle 25–45 cm

Karpfen 30–70 cm

Aal 40–150 cm

Lachs 50–150 cm

81%   15% 3%

Nährstoffgehalt Magerfische

66%   15% 18%

Nährstoffgehalt Fettfische

Einkauf und Verarbeitung von Fisch

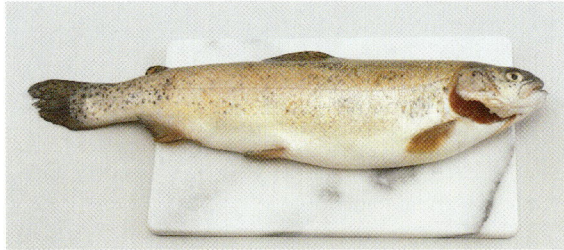

Frischer Fisch: rote Kiemen, straffe Haut

Drei-S-Regel: Säubern, Säuern, Salzen

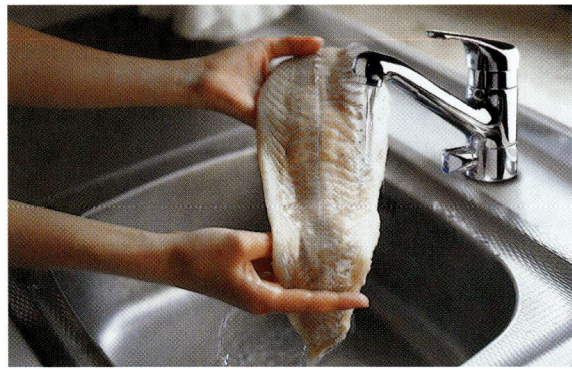

Säubern

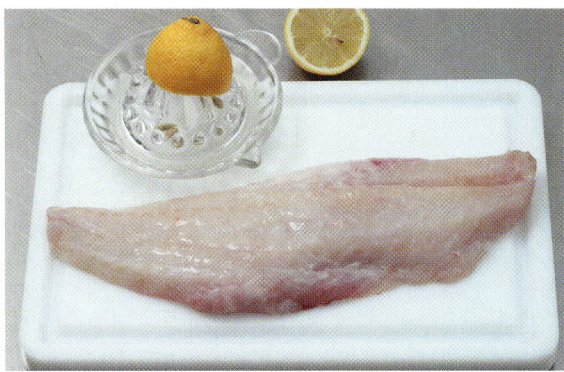

Säuern

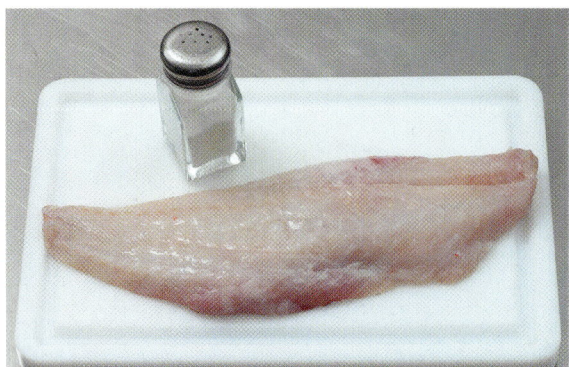

Salzen

▶ Frischer Fisch hat folgende Merkmale: rote Kiemen, straffe Haut – keine Druckstellen und keinen starken Fischgeruch.

▶ Frischfisch kühl aufbewahren. Am Einkaufstag verarbeiten. Fisch verdirbt leicht.

▶ Folgende Fischsorten sollten aufgrund des hohen Schadstoffgehaltes, besonders Quecksilber, nur selten gegessen werden:
  • Thunfisch, Haifisch (z.B. Schillerlocke), Schwertfisch, Heilbutt, Blauleng. Langlebige Raubfische ernähren sich von ebenfalls belasteten kleineren Fischen.
  • Fische aus schadstoffbelasteten Mündungsgebieten von Elbe, Jade, Weser und bestimmten Süßwasserbereichen.
  • Muscheln weisen zum Teil ebenfalls einen hohen Schadstoffgehalt auf.

▶ Hochseefische, z.B. Hering, Makrele, Seelachs, Rotbarsch, Seehecht, Scholle, sind am wenigsten belastet.

▶ Bei der Fischzucht, z.B. von Lachs und Karpfen, wird häufig ebenfalls Massentierhaltung mit allen Nachteilen betrieben.

Vorbereiten von Fisch:
Drei-S-Regel „Säubern, Säuern, Salzen" bei der Zubereitung anwenden:

▶ Fisch säubern – nur kurz unter fließendem Wasser waschen, Wasser löst sonst wertvolle Nährstoffe, z.B. Iod, heraus.

▶ Fisch mit Zitronensaft oder Essig säuern. 10 Minuten stehen lassen. Das Fischfleisch wird weißer und fester.

▶ Fisch erst unmittelbar vor dem Garen salzen. Salz entzieht dem Fisch Flüssigkeit mit wertvollen Nährstoffen.

Garen:

▶ Besonders geeignet sind Dünsten, Braten und Grillen. Diese Gartechniken ermöglichen eine besonders schmackhafte Zubereitung. Fisch nicht kochen, sondern gar ziehen lassen. Er zerfällt sonst.

▶ Garflüssigkeit für Soßen oder Suppen verwenden.

▶ Fisch gut würzen oder mit würzigen Beilagen servieren. Fisch hat wenig Eigengeschmack.

▶ Fisch vor dem Panieren gut abtupfen, die Panade weicht sonst durch.

▶ Panierter und frittierter Fisch hat zwar eine aromatische Kruste, aber gleichzeitig einen höheren Energie- und Fettgehalt.

▶ Tiefgekühlte Fischstücke, z.B. Fischstäbchen, unaufgetaut braten. Die Form bleibt so besser erhalten.

▶ Fisch, im Ganzen zubereitet, ist gar, wenn sich die Rückenflosse leicht herauslösen lässt.

▶ Grundmengen pro Person: Fisch im Ganzen 250 g, Filet 100 bis 150 g.

Fisch – ein wertvolles Lebensmittel

Hinsichtlich des Nährstoffgehaltes unterscheidet man Magerfisch und Fettfisch.

Magerfisch	1 bis 5 % Fett
Fettfisch	12 bis 20 % Fett

Magerfisch, z. B. Schellfisch, Dorsch, Seelachs, ist leicht verdaulich und energiearm, aber reich an B-Vitaminen und Mineralstoffen. Der Verzehr von Seefisch ist für die Iodbedarfsdeckung wichtig.

Frischfisch ist leicht verdaulich, da wenig Bindegewebe enthalten ist. Der fehlende Sättigungswert kann z. B. durch Rohkost, Gemüse und Vollkornreis ausgeglichen werden.

Fisch enthält hochwertiges Eiweiß. Durch eine Fischportion von 200 g kann etwa der halbe Tageseiweißbedarf gedeckt werden.

Frischfisch enthält kaum Kohlenhydrate.

Fett von Fettfischen, z. B. Makrele, Hering, Lachs, hat außerdem eine positive Wirkung auf den Fettstoffwechsel. In einer Studie wurde ermittelt, dass es bei hohem Verzehr von Seefisch seltener zu Herz-Kreislauf-Erkrankungen kam.

Fischerzeugnisse

Bei Fischerzeugnissen ist der Nährstoffgehalt allerdings teilweise stark verändert, der Kohlenhydratgehalt, Fettgehalt und Salzgehalt sind erhöht. Außerdem sind der Mineralstoffgehalt – Iod – und der Vitamingehalt gemindert.

Auch bei Fischerzeugung gibt es Massentierhaltung.

Seefisch liefert Iod

Iod wird im menschlichen Organismus zur Bildung der Schilddrüsenhormone benötigt. Die Schilddrüse sitzt rechts und links unter dem Kehlkopf. 100 Liter Blut strömen täglich durch die Schilddrüse und bringen weniger als ein viertel Milligramm Iod in das Drüsengewebe, diese Menge reicht aus.

Ist in der Nahrung zu wenig Iod enthalten, kommt es zur Schilddrüsenunterfunktion, das Stoffwechselgeschehen wird verlangsamt. Die Schilddrüse versucht diesen Mangel auszugleichen, sie schwillt an, es bildet sich ein Kropf.

Die DGE empfiehlt:

Planen Sie ein- bis zweimal wöchentlich eine Fischmahlzeit ein (80 bis 150 g fettarm und 70 g fettreich). Denn Fisch, insbesondere Seefisch, ist eine hochwertige Eiweißquelle und der bedeutendste Iodlieferant.

Und wie sieht es bei uns aus?
35 bis 60 % der Bevölkerung – je nach Alter – essen keinen Fisch.

Das Wort Iod ist vom griechischen Wort „iodes" – veilchenfarbig – abgeleitet. Ioddämpfe sind blauviolett.

Schon mehr als zehn Millionen Bundesbürger leiden unter ganz ähnlichen Beschwerden: Sie verspüren ein eigenartiges Kloßgefühl im Hals, das ihnen die Luft abschnürt; sie sind dauernd erkältet, auch wenn sie noch so sehr auf sich achten; sie nehmen ohne ersichtlichen Grund an Gewicht zu, neigen zu trockener Haut und zu Kreislaufbeschwerden. Auch wenn es draußen warm ist, fangen sie plötzlich an zu frieren. Die Ursache ist ein Iodmangel. Bei Iodmangel verlaufen viele Körperfunktionen langsamer.

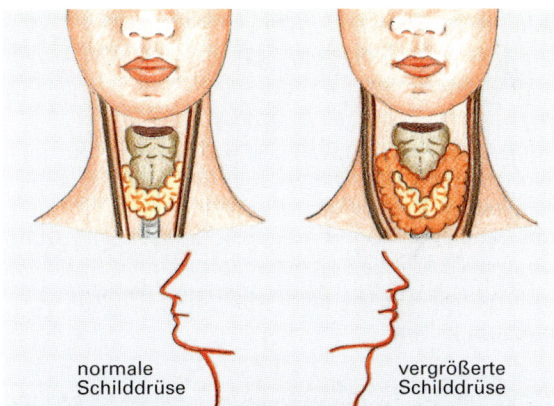

normale Schilddrüse — vergrößerte Schilddrüse

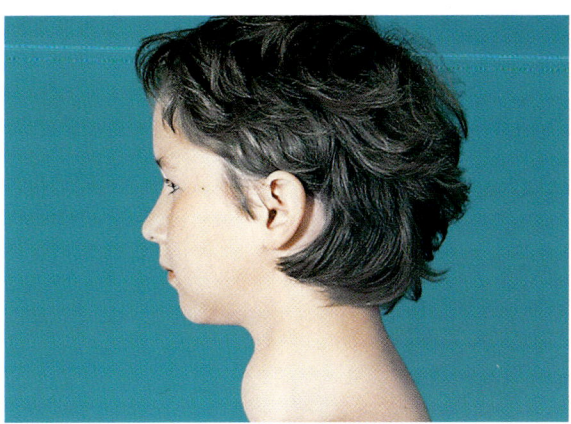

Kropfbildung bei einem Kind – Iodmangel

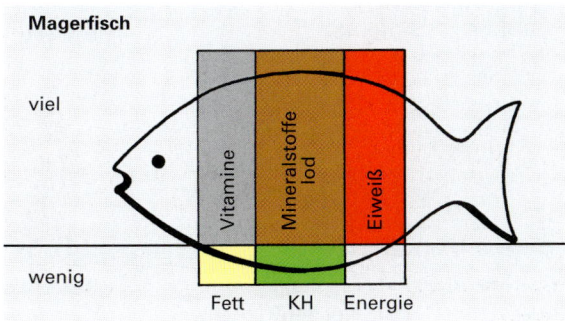

Magerfisch

viel — wenig

Vitamine · Mineralstoffe Iod · Eiweiß

Fett · KH · Energie

Fleisch – ein Stück Lebenskraft?

Fleisch enthält viel hochwertiges Eiweiß. Eier und Milch haben noch hochwertigeres Eiweiß. Der Eiweißbedarf kann auch ohne Fleisch gedeckt werden.

Der Sättigungswert von Fleisch ist aufgrund des Bindegewebes und des Eiweiß- und Fettanteils gut.

Fleisch enthält wichtige Vitamine und Mineralstoffe. Die B-Vitamine sind reichlich in Fleisch enthalten. Schweinefleisch ist neben Vollkornprodukten der wichtigste Thiaminlieferant, vgl. S. 155. Auch Eisen ist im Fleisch reichlich vorhanden, Eisen aus Fleisch kann besonders gut ausgenutzt werden. Bei einer Verringerung des Fleischkonsums muss also besonders auf Lebensmittel mit einem hohen Thiamin- und Eisengehalt geachtet werden, z. B. Vollkornbrot.

Innereien, Leber, Niere, sollten nicht oder nur selten verzehrt werden, da die Schadstoffbelastung hoch ist.

Fleisch in geringen Mengen kann also ein wertvoller Nährstofflieferant sein.

Fleisch kann ein Stück Lebenskraft sein, aber:

▶ Fleisch und Fleischwaren enthalten Fett, Cholesterin und Purine. Der Fettgehalt, besonders von Fleischwaren, ist eine Ursache für den hohen Fettverzehr in der Bundesrepublik Deutschland. Übergewicht kann die Folge sein; dies ist ein Risikofaktor für weitere ernährungsbedingte Erkrankungen.

▶ Der hohe Cholesteringehalt führt bei entsprechender Veranlagung zur Erhöhung der Blutfettwerte und somit zu Arterienverkalkung, vgl. S. 188.

▶ Ein Überangebot an Purinen – Bestandteile der Zellkerne – kann bei entsprechender Veranlagung zu Gicht führen, vgl. S. 186.

▶ Für die Fleischerzeugung wird durchschnittlich siebenmal so viel Energie benötigt wie für die Erzeugung pflanzlicher Lebensmittel, d. h., nur ein Siebtel der aufgenommenen Energie wandelt das Tier in von Menschen essbares Fleisch um.

▶ Bei der Massentierhaltung fallen große Güllemengen an, die auf den Feldern versickern und das Grundwasser belasten. Teilweise müssen Tierarzneimittel eingesetzt werden. Futtermittel für die Tiere werden auch in Entwicklungsländern geerntet, die den Nahrungsbedarf der eigenen Bevölkerung nicht ausreichend decken können. Auf eine artgerechte Tierhaltung, z. B. beim „Biobauern", ist zu achten.

> **Die DGE empfiehlt:**
> wöchentlich 300 bis 600 g Fleisch und Wurst, fettarme Produkte bevorzugen.

Fleischteile – Rind

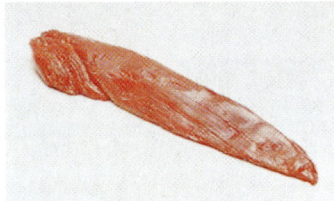

① **Filet**
(Braten, Grillen)

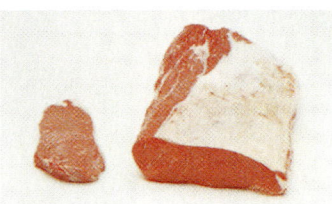

② **Roastbeef, Rumpsteak**
(Braten, Grillen)

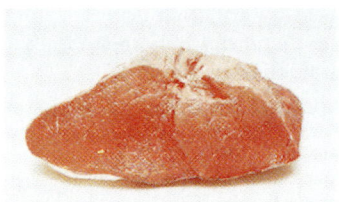

③ **Oberschale**
(Braten, Schmoren)

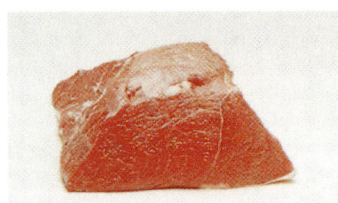

④ **Schwanzstück**
(Braten, Schmoren)

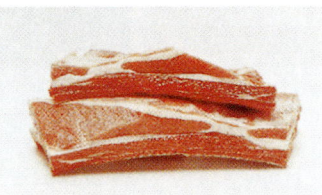

⑤ **Spann-/Quer-, Flachrippe**
(Kochen)

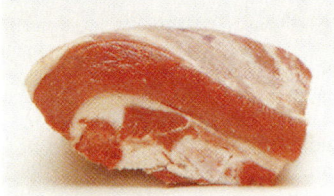

⑥ **Mittelbrust**
(Kochen, Schmoren)

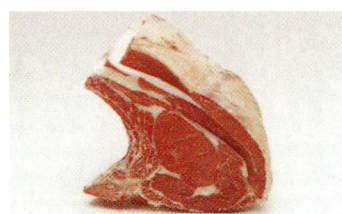

⑦ **Hohe Rippe**
(Braten, Grillen, Kochen)

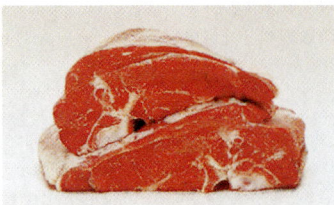

⑧ **Kamm/Nacken**
(Schmoren, Kochen)

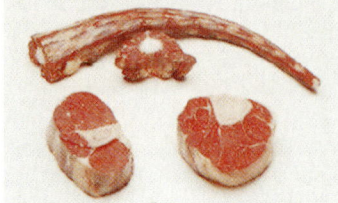

⑨ **Schwanz und Beinscheiben**
(Kochen)

Rind

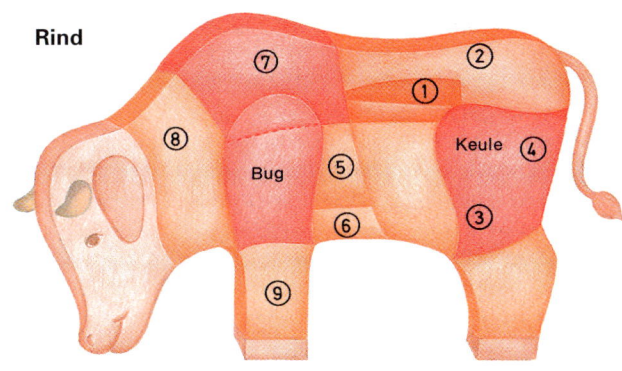

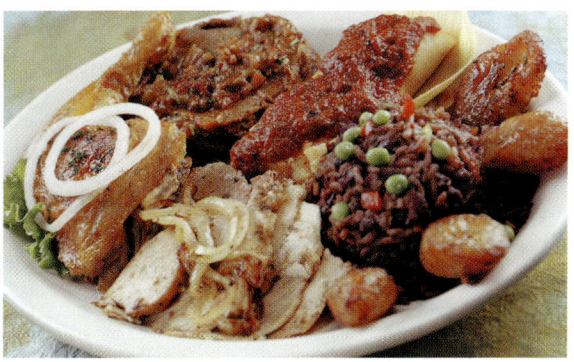

Schwein

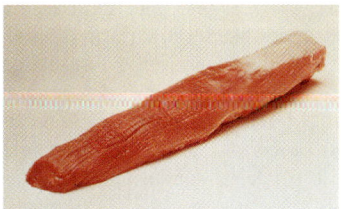

1. Nennen Sie Fleischgerichte, für die Sie die verschiedenen Fleischteile verwenden können.

2. Erkunden Sie Preise für die verschiedenen Fleischteile.

3. Erläutern Sie die Zubereitung von
   a) Gulasch,   b) Schnitzel.

4. Führen Sie eine Pro-und-Kontra-Diskussion zum Thema: „Muss es Biofleisch sein?"

Fleischteile – Schwein

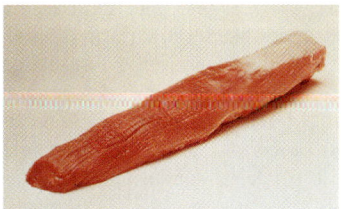

① **Filet**
(Braten, Grillen)

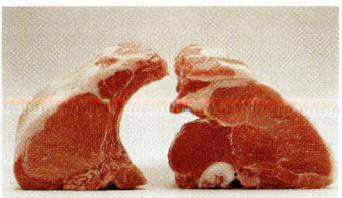

② **Kotelett**
(Braten, Grillen)

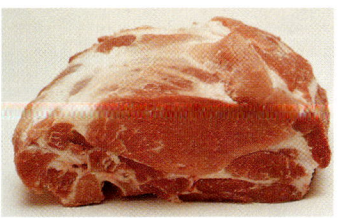

③ **Nacken, Kamm**
(Schmoren, Grillen, Kochen)

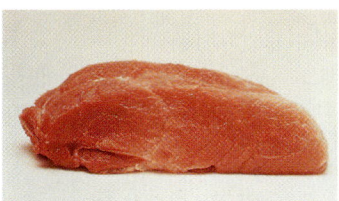

④ **Oberschale**
(Schmoren, Braten, Kochen)

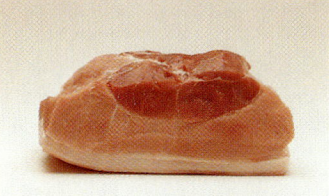

⑤ **Schinkenspeck (Hüfte)**
(Schmoren, Braten, Kochen)

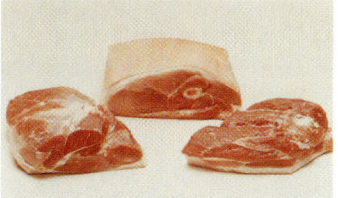

⑥ **Schulter**
(Schmoren, Braten, Kochen)

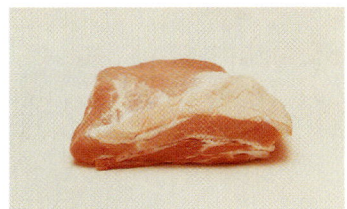

⑦ **Dicke Rippe**
(Schmoren, Braten, Kochen)

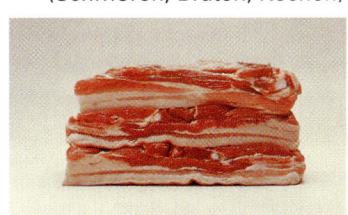

⑧ **Bauchfleisch**
(Schmoren, Braten, Kochen)

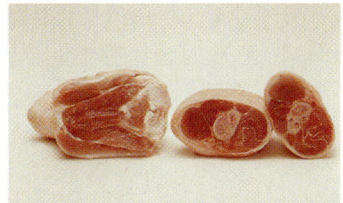

⑨ **Eisbein**
(Kochen, Grillen)

Einkauf und Verarbeitung von Fleisch

1. Beschreiben Sie den Arbeitsablauf und die Geräteauswahl bei der Zubereitung von
   a) 100 Frikadellen,
   b) 100 Königsberger Klopsen.

2. Führen Sie eine Pro-und-Kontra-Diskussion zum Thema: „Muss es täglich Fleisch sein?"

▶ Fleisch entsprechend Verwendungszweck und Garverfahren einkaufen.
  • Zum Kurzbraten, Braten und Grillen eignet sich bindegewebsarmes und gut gereiftes Fleisch.
  • Zum Schmoren und Kochen eignet sich bindegewebsreiches Fleisch, es muss länger gegart werden.

▶ Fleisch nur unzerkleinert und kurz unter fließendem Wasser waschen. Wasser löst sonst Nährstoffe aus dem Fleisch.

▶ Flache Fleischstücke vor dem Garen klopfen. Das Bindegewebe wird zerrissen, das Fleisch erscheint zarter.

▶ Fleisch vor dem Schmoren, Braten oder Grillen abtupfen. Das Fett spritzt sonst.

▶ Fleischstücke beim Schmoren oder Braten zunächst von allen Seiten anbraten. Durch die Hitze gerinnt das Eiweiß, die Randschichten schließen sich, es kann keine Flüssigkeit austreten, das Fleisch bleibt saftiger. Es bräunt schneller.

▶ Unpaniertes Fleisch erst nach dem Anbraten würzen. Salz entzieht dem Fleisch Flüssigkeit, das Fleisch wird zäh.

▶ Fleisch zum Kochen in kochendes Wasser geben. Die Randschichten schließen sich schneller.

▶ **Aber:** Zur Herstellung einer kräftigen Brühe Fleisch in kaltes Wasser geben, langsam erhitzen. Die Geschmacksstoffe und Nährstoffe werden aus dem Fleisch herausgelöst.

▶ Fleischstücke nach dem Panieren sofort braten. Bleibt das Fleisch liegen, so feuchtet die Panade durch.

▶ Hackfleisch und Leber am Tag des Einkaufs weiterverarbeiten. Sie verderben sehr leicht.

▶ Kleine tiefgekühlte Fleischstücke sofort unaufgetaut garen. Beim Auftauen geht Fleischsaft mit wichtigen Nährstoffen verloren.

▶ Größere tiefgekühlte Fleischstücke, z.B. Geflügel, erst langsam vollständig auftauen lassen, dann sofort garen. Die Auftauflüssigkeit auffangen und weggießen, sie kann Salmonellen enthalten, vgl. S. 23. Ist das Fleisch nicht vollständig aufgetaut, so wird es evtl. nicht ausreichend durchgegart. Es kann zu Lebensmittelvergiftungen kommen.

▶ Fleisch ist gar, wenn es bei der Druckprobe nicht mehr nachgibt, vgl. S. 56. Nicht in das Fleisch stechen, Fleischsaft mit Nährstoffen tritt aus.

▶ Fleisch quer zur Faser aufschneiden. Das Bindegewebe wird dabei zerschnitten, das Fleisch erscheint zarter.

▶ Gegartes Fleisch, z.B. Bratenreste, kann wieder eingefroren werden.

▶ **Schweinefleisch:** Fleischfarbe hellrot, Fettfarbe weiß, durchschnittlicher Gewichtsverlust beim Garen: 25 %.

▶ **Rindfleisch:** Fleischfarbe frisch-rot, Fettfarbe gelb, durchschnittlicher Gewichtsverlust beim Garen: 35 %.

Fleischfehler

Blasses (**p**ale), weiches (**s**oft), wässriges (**e**xudative), extrem fettarmes Schweinefleisch aus dem Rücken und Schinken kann PSE-Fleisch sein. PSE-Fleisch ist eine Folge einer beschleunigten Fleischreifung nach dem Schlachten überzüchteter Schweine. Der Fleischsaft kann nicht durch das Eiweiß gebunden werden, das Fleisch wird zäh und trocken, es schmeckt fade.

Um zu vermeiden, dass man PSE-Fleisch erhält, Koteletts oder Braten aus dem Nackenstück bevorzugen. Fragen Sie nach etwas fetterem Fleisch mit kräftiger Farbe. Ein dünnes Fleischstück ist außerdem nach dem Braten weniger saftig als ein dickeres.

Falls Sie das PSE-Fleisch erst nach der Zubereitung erkennen, sollten Sie dies bei Ihrem Schlachter beanstanden.

Klopfen von Fleisch

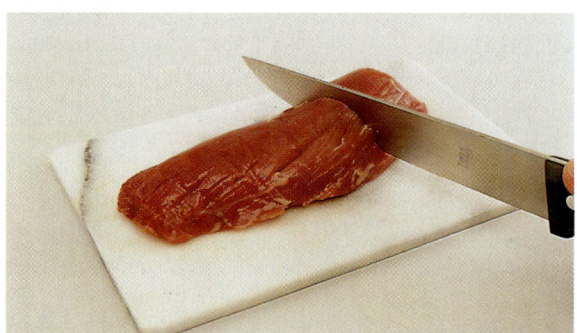

Aufschneiden von Fleisch

Würste und Fleischwaren

Pökeln von Fleischwaren

Durch das Pökeln soll

▶ die Haltbarkeit verlängert werden,

▶ ein ansprechendes Aussehen – sogenannte Umrötung – und

▶ das typische Pökelaroma erzielt werden.

Beim Pökeln werden Nitrat und/oder Nitritpökelsalz und sogenannte Pökelhilfsstoffe verwendet.

Nitrat wird vor allen Dingen Rohschinken und länger reifenden Rohwürsten zugesetzt. Nitritpökelsalz wird eingesetzt bei der Herstellung von Mettwurst, Bierschinken, Blutwurst, Fleischkäse usw.

Während des Pökelns entsteht durch Nitrat der sogenannte Pökelfarbstoff. Ohne Pökelfarbstoff werden Weißwürste, Gelbwurst, Hausmacherleberwurst, Bratwürste, Parmaschinken usw. hergestellt.

Im Magen und auch in den Lebensmitteln, z. B. beim Grillen und Braten von Kasseler, bildet Nitrit mit Eiweiß krebserregende Stoffe. Gekochter Schinken sollte aus diesem Grund nicht zusammen mit Käse überbacken oder gegrillt werden, z. B. Toast Hawaii.

Kochsalz und Fettgehalt

Fleischwaren haben einen hohen Gehalt an Kochsalz. Dies dient der Wasserbindung und Geschmacksbildung.

Wurstsorten enthalten 6 bis 65 % – oft verstecktes – Fett. Mit zwei Scheiben Wurst können bis zu 40 g Fett aufgenommen werden. Wurst sollte daher nicht jeden Tag gegessen werden. Brot kann auch mit Quark, Fisch, Tomaten-, Gurkenscheiben usw. belegt werden.

Bei dem Einkauf sollte auf die freiwillige „Fettkennzeichnung" geachtet werden. Auf der Verpackung steht z. B. „Fettgehaltsstufe 25 % ± 5 %".

Kochwürste

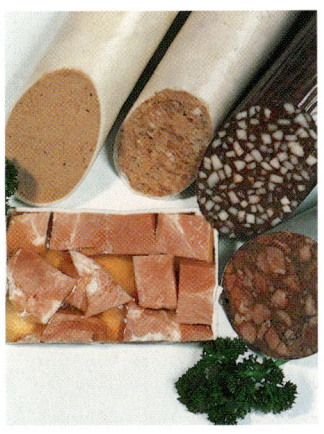

Sorten

Leberwurst
25 bis 45 % Fett

Blutwurst
40 bis 45 % Fett

Sülzwurst
5 bis 20 % Fett

Herstellung: Die vorgegarte Wurstmasse – Innereien, Fleisch, Speck, Blut usw. – wird nach dem Abfüllen in Wursthüllen nochmals gebrüht oder gekocht und teils geräuchert.

Haltbarkeit: bei Kühlung kurzfristig.

Dauerwürste, Rohwürste

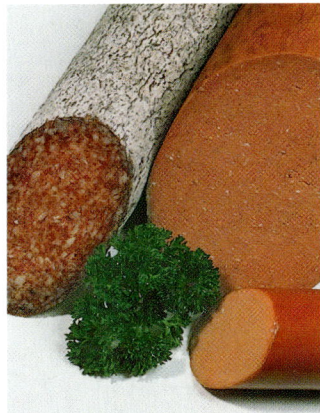

Sorten

Schnittfest
Cervelatwurst
Plockwurst
Schlackwurst
Salami

Streichfähig
Mettwurst
Teewurst

Der **Fettgehalt** liegt zwischen 35 und 45 %, bei Mettwurst sogar bei 70 %.

Herstellung: Die roh belassene Wurstmasse – Fleisch, Speck, Nitrat, Salz, Gewürze – wird kalt geräuchert, luftgetrocknet.

Haltbarkeit: lange, ausgenommen Mett- und Teewurst. Toxoplasmosegefahr, vgl. S. 25.

Brühwürste

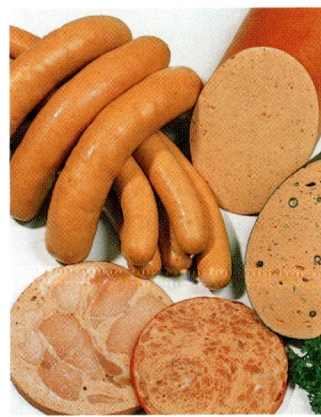

Sorten

Jagdwurst
Mortadella
20 bis 35 % Fett

Bierschinken
15 bis 25 % Fett

Bockwurst
Wiener Würstchen
20 bis 35 % Fett

Bratwurst
20 bis 40 % Fett

Herstellung: Die Wurstmasse (Brät) – Fleisch, Speck, Nitrat, Salz, evtl. Phosphate (binden Wasser), Gewürze, Wasser – wird bei 70 bis 80 °C gebrüht und teils geräuchert.

Haltbarkeit: zum alsbaldigen Verzehr bestimmt.

Jagdwurst

Zutaten: Schweinefleisch 76 %, Trinkwasser, Nitritpökelsalz (Kochsalz, Konservierungsstoff E 250), Gewürze, Zuckerstoffe, Emulgator E 471, Antioxidationsmittel: E 301, Geschmacksverstärker: E 621.

bei +7 °C mindestens haltbar bis	Grundpreis	Einwaage	Packungspreis
23.02.	€ 0,53/100 g	**350 g**	**€ 1,86**

1. Benennen Sie mithilfe der Abbildung die Bestandteile eines Hühnereies.

2. **Sichtprobe rohe Hühnereier**
Schlagen Sie getrennt
a) ein frisches Ei,
b) ein älteres Ei
auf je einem großen Teller auf.
Vergleichen Sie Aussehen und Beschaffenheit von Eiklar und Eigelb.

3. **Sichtprobe hart gekochte Hühnereier**
Kochen Sie zwei frische und zwei ältere Eier hart.
Schneiden Sie jeweils ein älteres und ein frisches Ei längs bzw. quer durch.
Vergleichen Sie Lage und Größe von Eidotter und Luftkammer.

Bestandteile des Hühnereies

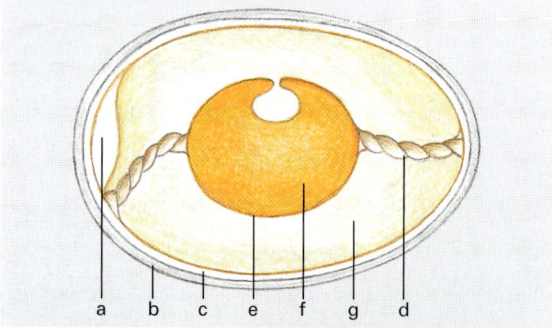

a b c e f g d

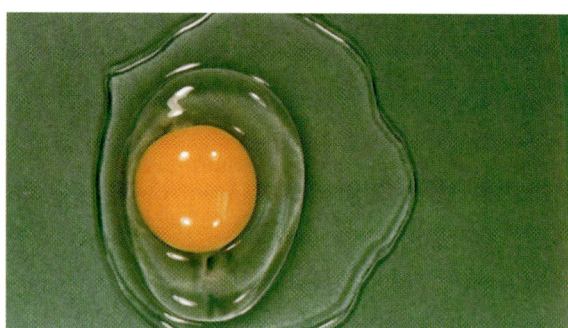

Frisches Ei

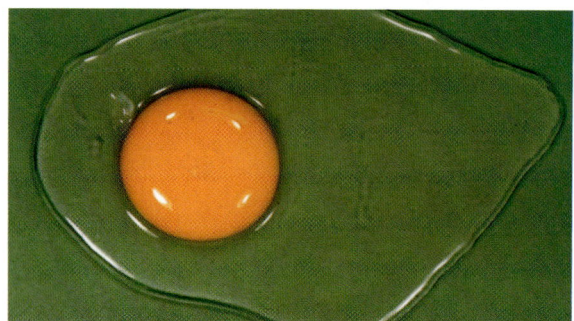

Älteres Ei

Hühnerei – welche Nährstoffe liefert es?

Besonders Eigelb enthält hochwertiges Eiweiß, Mineralstoffe, z. B. Eisen und Calcium, und Vitamine, aber auch reichlich Fett und Cholesterin, vgl. S. 188. Das Fett in Hühnereiern ist leicht verdaulich.

Durch Fett- und Cholesterinablagerungen kann es frühzeitig zu Arterienverkalkung und Folgeerkrankungen, z. B. Herzinfarkt, kommen. Aus diesem Grund sollte der Eierkonsum auf drei Eier pro Woche beschränkt werden.

Wer jedoch gesund ist und sich abwechslungsreich ernährt, braucht nicht auf sein Frühstücksei zu verzichten. Bei zu hohen Blutfettwerten sollten dagegen nicht mehr als ein bis zwei Eier pro Woche gegessen werden. Diese Menge ist meist bereits in Speisen, z. B. Backwaren, enthalten.

Eier sind vor allem weich gekocht leicht verdaulich, hart gekocht oder gebraten schwerer verdaulich. Beim Erhitzen gerinnt das Eiweiß, und die Verdauungsenzyme können leichter eindringen. Bei hart gekochten Eiern ist die Struktur jedoch wieder so fest, dass dies nur noch schwer möglich ist.

Eier von Hühnern aus Freilandhaltung kosten meist nur wenig mehr, je nach den Umweltbedingungen haben sie jedoch eine höhere Qualität. Die Haltung von Hühnern in Legebatterien ist auf keinen Fall artgerecht.

Die DGE empfiehlt:
wöchentlich bis zu drei Hühnereier – inklusive verarbeitetes Ei

Hühnereier sind
- **preiswert,**
- **konzentrierte Energielieferanten,**
- **weich gekocht leicht verdaulich.**

Besonders Eigelb enthält
- **hochwertiges Eiweiß,**
- **Mineralstoffe und Vitamine,**
- **viel Fett.**

Sind braune Eier besser?

Diese häufig anzutreffende Verbrauchermeinung ist falsch. Braune Eier sind nicht besser. Die Farbe der Schale ist abhängig von der Hühnerrasse. Allerdings ist die weiße Schale meist etwas dünner und platzt beim Kochen leichter.

Auch die Farbe des Eidotters sagt wenig über die Qualität eines Hühnereies aus. Früher war das Eidotter im Sommer, wenn die Hühner Grünfutter pickten, orangegelb und im Winter blassgelb. Heute kann der Hersteller die Dotterfarbe bestimmen, ganzjährig wird dem Futter der Legebatterie-Hennen ein natürlicher Farbstoff, Carotin, zugesetzt.

Verarbeitung von Hühnereiern

▶ Bei der Herstellung von Speisen mit rohen Eiern darauf achten, dass ganz frische Eier verwendet werden. Bei älteren Eiern steigt die Gefahr der Salmonellenbelastung, vgl. S. 23.

▶ **Eigelb und Eiklar trennen**
Das Eigelb von einer Schalenhälfte in die andere gleiten lassen. Das Eiklar dabei in das darunter stehende Gefäß tropfen lassen. Oder einen Eiertrenner benutzen, vgl. Abbildung.

Eier jeweils in ein gesondertes Gefäß aufschlagen. Das Ei könnte schlecht sein.

▶ **Speisen mit Eischnee lockern**
Das Eigelb sauber abtrennen. Das Gefäß und der Schneebesen müssen ganz sauber sein, sonst wird der Eischnee nicht steif. Eischnee steif schlagen, es müssen Spitzen stehen bleiben. Eischnee sofort verwenden, er wird sonst wieder flüssig.

▶ **Unterheben von Eischnee**
Eischnee z. B. auf die Teigmasse gleiten lassen. Eischnee vorsichtig unterheben, unterziehen. Durch Rühren oder Erschütterung wird das Gerüst im Eischnee zerstört.

Aufkochen von Speisen nach dem Unterheben von Eischnee vermeiden.

▶ **Legieren (Sämigmachen) mit Eigelb**
Suppen oder Soßen werden z. B. zur Verfeinerung legiert. Arbeitsschritte: Ei trennen. Eigelb mit etwas heißer Flüssigkeit verrühren. Eigelb in die heiße Speise geben. Speise nicht mehr kochen. Das Eigelb gerinnt sonst, es flockt aus.

▶ **Eigelb wirkt emulgierend**, vgl. S. 134.

▶ Zur Herstellung von Rührei oder Eierstich pro Ei die gleiche Menge Wasser/Milch zusetzen. Kloß- und Fleischteigen kann Ei als Bindemittel zugesetzt werden. Ei bindet beim Erhitzen die entsprechende Wassermenge.

▶ Mürbe- und Hefegebäck vor dem Backen mit Eigelb oder Milch bestreichen, das Gebäck erhält ein ansprechendes Aussehen, es wird braun.

▶ Eine trübe Knochenbrühe kann durch Aufkochen mit Eiklar geklärt werden. Eiklar umschließt die schwebenden Teilchen und setzt sich dann als Schaum an der Oberfläche ab.

▶ In der Gemeinschaftsverpflegung keine Speisen mit rohen Eiern oder Mayonnaise anbieten.

Lebensmittelkennzeichnung
Das Lebensmittelrecht schreibt vor, dass beim Verkauf von Hühnereiern Güteklassen, Gewichtsklassen, Art der Legehennenhaltung, Mindesthaltbarkeitsdatum und Erzeugerbetrieb angegeben werden müssen. Im Einzelhandel werden hauptsächlich Hühnereier der Güteklasse A und der Gewichtsklasse S (klein), M (mittelgroß), L (groß) und XL (sehr groß) angeboten.

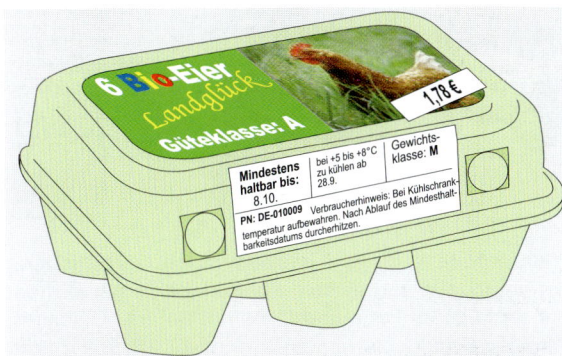

1. Erläutern Sie die Angaben auf der Eierpackung.

2. Eine Spargelsuppe wurde mit Eigelb legiert. Was muss beim Aufwärmen beachtet werden?

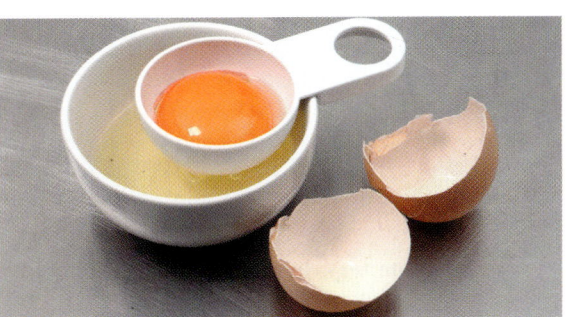

Eigelb und Eiklar trennen

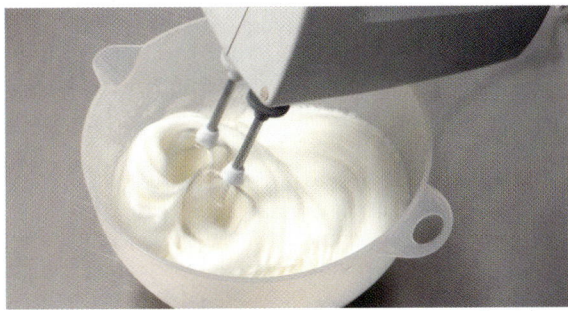

Eischnee schlagen

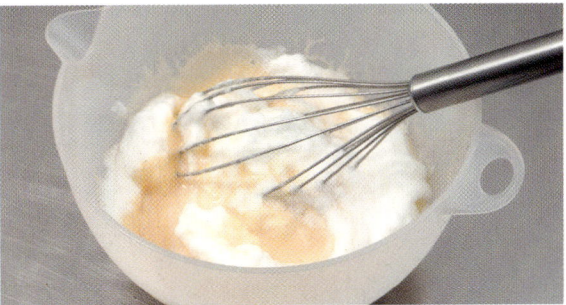

Eischnee unterheben

2.16 Lebensmittelgruppe Speisefette und Speiseöle

Gewinnung von Speiseölen und -fetten

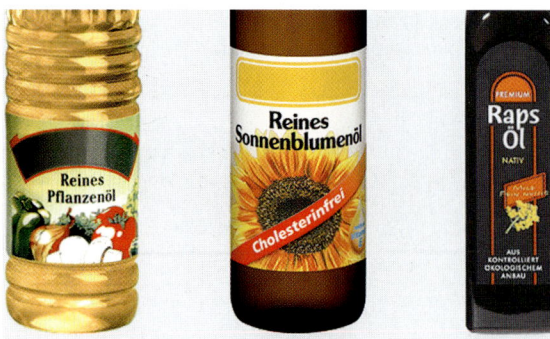

Pflanzenfette und -öle werden durch verschiedene Verfahren aus fettreichen Pflanzenteilen gewonnen. Die wichtigsten Fette und Öle sind: Sojaöl, Kokosfett, Palmöl, Sonnenblumenöl, Erdnussöl, Palmkernfett, Baumwollsaatöl.

Kaltpressung:
Fettreiche Samen und Früchte werden gereinigt, zerkleinert und unter hohem Druck ausgepresst.

Öle aus Kaltpressung, z.B. Olivenöl, enthalten alle Geschmacks- und Geruchsstoffe, evtl. jedoch auch Schadstoffe. Das Kaltpressverfahren setzt also eine besonders sorgfältige Auswahl der Rohware voraus.

Extraktionsverfahren – Herauslösungsverfahren:
Samen bzw. Früchte werden auf 70 bis 80°C erwärmt. Mit einem Fettlösungsmittel werden die Öle und Fette herausgelöst.

Raffination: Durch Extraktion gewonnene Rohöle und -fette werden raffiniert, d.h. von Fruchtrückständen, Geruchsstoffen und Geschmacksstoffen gereinigt. Durch Raffination werden Speiseöle und -fette zugleich länger haltbar.

Auswahl und Bewertung von Speiseölen
Zunächst sind der Verwendungszweck und der Genusswert, z.B. Geschmack, für die Auswahl eines Speiseöls entscheidend. Kalt gepresste, nicht raffinierte Speiseöle, z.B. Olivenöl, haben einen typischen Geschmack, der bei der Raffination verloren geht.

> 1. Stellen Sie Preisunterschiede und Qualitätsunterschiede zwischen den abgebildeten Speiseölsorten fest:
>   - reines Pflanzenöl – 0,89 €/l
>   - reines Sonnenblumenöl – 1,89 €/l
>   - Rapsöl aus kontrolliert ökologischem Anbau – 7,18 €/l
>
> 2. Nennen Sie Verwendungszwecke für die verschiedenen Speiseölsorten.

Fettverderb

Fette und fettreiche Lebensmittel verderben verhältnismäßig schnell. Der Fettverderb wird durch das Einwirken von Licht, Sauerstoff, Metall und Mikroorganismen begünstigt. Beim Fettverderb unterscheidet man zwei Abschnitte:

Sauerwerden von Fetten
Zunächst werden die Fettsäuren abgespalten.

Freie Fettsäuren sind nun im Fett vorhanden. Der Fettverderb entspricht so weit dem Fettabbau im Verdauungstrakt. Der Geschmack „alter Butter" beruht auf dem Vorhandensein von freier Buttersäure.

Ranzigwerden von Fetten
Freie Fettsäuren werden durch Luftsauerstoff und Mikroorganismen weiter zersetzt. Dabei entstehen übel riechende und schmeckende Stoffe.

Butter wird besonders schnell ranzig. Aufgrund des Wassergehaltes herrschen hier ideale Lebensbedingungen für Mikroorganismen. Margarine und Speiseöle werden nicht so schnell ranzig, weil sie meist einen hohen Anteil an Vitamin E enthalten. Vitamin E verhindert zunächst das Ranzigwerden.

Aufbewahrung von Speiseölen und -fetten
Speiseöle und Speisefette sollten kühl und lichtgeschützt aufbewahrt werden, hierdurch kann die Haltbarkeit deutlich erhöht werden. Aus diesem Grund werden Speiseöle in braunen Flaschen angeboten, bei Aufbewahrung im Kühlschrank ist dieser Lichtschutz jedoch nicht erforderlich.

> 1. Sortieren Sie die folgenden Lebensmittel nach ihrem Fettgehalt. Das Lebensmittel mit dem höchsten Fettgehalt bekommt die Nummer eins.
>   a) Mayonnaise,   b) Chips,
>   c) Sahne,   d) Leberwurst,
>   e) Butter,   f) Schokolade,
>   g) Salami,   h) Speck,
>   i) Emmentaler Käse, j) Walnüsse.
>
> 2. Schreiben Sie Namen von Speisefetten und -ölen auf Karten. Ordnen Sie die Karten nach Verwendungsmöglichkeiten der Speisefette und Speiseöle.
>
> 3. Täglich sollen nicht mehr als 20 bis 30 g Butter oder Margarine als Streichfett verwendet werden. Stellen Sie fest, wie viel Scheiben Brot damit bestrichen werden können.
>
> 4. 75 g Fett decken den Tagesbedarf eines Jugendlichen. Berechnen Sie den Energiegehalt.

Wie entsteht aus Sonnenblumenöl Sonnenblumenmargarine?

Sonnenblumenmargarine besteht wie alle Fette aus den Bausteinen **Glycerin** und unterschiedlichen **Fettsäuren**.

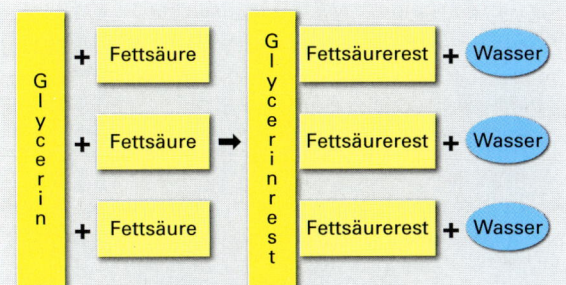

Fettbildung – allgemeine Reaktionsgleichung

Fettsäuren bestimmen den Schmelzpunkt: Ob ein Fett bei Zimmertemperatur fest oder flüssig ist, wird durch die enthaltenen Fettsäurearten bestimmt.

Gesättigte langkettige Fettsäuren – alle Bindungsarme der Kohlenstoffatome sind mit Wasserstoff abgesättigt – schmelzen zwischen 55 und 70 °C, sie sind bei **Zimmertemperatur fest**.

Mehrfach ungesättigte langkettige Fettsäuren – zwei oder mehr Kohlenstoffatome sind nicht vollständig mit Wasserstoff abgesättigt – schmelzen zwischen 5 und 11 °C, sie sind bei Zimmertemperatur flüssig.

Sonnenblumenöl besteht zu 60 % aus Linolsäure, einer mehrfach ungesättigten Fettsäure. Sonnenblumenöl ist also bei **Zimmertemperatur flüssig**.

Linolsäure – eine essenzielle Fettsäure – ist Bestandteil aller Zellen und von Gewebshormonen, die den Blutfettspiegel und Blutcholesterinspiegel senken. Bei einem Mangel an essenziellen Fettsäuren, z.B. in Entwicklungsländern, kommt es zu schweren Stoffwechselstörungen.

Fetthärtung – aus Öl wird Fett

Bei der Herstellung von Sonnenblumenmargarine wird ein Teil des Sonnenblumenöls gehärtet, d.h., Wasserstoff wird an die freien Kohlenstoffatome angelagert. Aus ungesättigten Fettsäuren entstehen gesättigte Fettsäuren. Sonnenblumenöl wird Sonnenblumenfett, dies wird dann mit einem Emulgator zu Margarine weiterverarbeitet.

Sonnenblumenmargarine besteht zu einem größeren Teil aus gesättigten Fettsäuren. Sonnenblumenmargarine ist also bei Zimmertemperatur fester, sie ist streichfähig.

Vitamin E verhindert das Ranzigwerden von Speiseölen und Speisefetten.

Weitere Zusätze müssen in der Zutatenliste angegeben werden.

Die im Handel erhältlichen Margarinesorten werden in folgende Gruppen unterteilt:

Standardware besteht aus Fetten pflanzlicher und/oder tierischer Herkunft.

Pflanzenmargarine: Mindestens 97 % der Fette/Öle sind pflanzlicher Art. Stammt der Fettanteil zu mindestens 97 % von einer Pflanzenart, so kann der Name mit angegeben werden, z.B. Sonnenblumenmargarine. Pflanzenmargarine enthält mindestens 15 % Linolsäure. Die Kennzeichnung „linolsäurereich" ist ein Hinweis auf einen Linolsäuregehalt von mindestens 30 %. Vitaminzugaben werden ebenfalls auf der Packung vermerkt.

Diätmargarine enthält 50 % Linolsäure.

Weitere Kennzeichnungsmöglichkeiten:

- Vitaminzugaben,
- streng natriumarm: enthält nicht mehr als 40 mg Natrium/100 g
- natriumarm: enthält nicht mehr als 120 mg Natrium/100 g. Diese Margarinesorte wird für Personen mit Bluthochdruck, Arteriosklerose angeboten.

Halbfettmargarine enthält nur 39 bis 41 % Fett. Der Fett- und Energiegehalt sind also nur halb so hoch wie bei Margarine. Sie ist aufgrund des hohen Wassergehaltes nur als Streichfett, nicht aber zum Braten und Backen geeignet.

Auch andere Fettgehaltsstufen, z.B. Dreiviertelfettmargarine, sind möglich. Der Gesamtfettgehalt kann 20 bis 80 % betragen. Der Milchfettgehalt darf höchstens 3 % des Gesamtfettgehaltes betragen.

Margarinesorten – gewerbliche Verarbeitung

Backmargarine wird für die gewerbliche Herstellung von Hefe- und Mürbeteiggebäck verwendet. Sie lässt sich gut im Teig verrühren.

Ziehmargarine ist „zäh" und „lang". Sie wird zur Herstellung von Blätterteig benutzt. Durch den hohen Schmelzbereich dieses Fettes können die Fettschichten im Teig ausgebildet werden.

Margarine wurde in Frankreich erfunden
Kaiser Napoleon III. benötigte für seine Soldaten einen preiswerten Butterersatz, da Butter und Schmalz knapp geworden waren. Napoleon veranstaltete also einen Wettbewerb.
1869 entwickelte so ein Chemiker aus Rindertalg und Magermilch ein neues Streichfett, das den Namen „Margarine" (griech. – Perle) erhielt.
In dem kommenden Jahrhundert versuchten die Hersteller, die Margarine der Butter in Geschmack und Aussehen möglichst anzugleichen.

Butterherstellung – Sorten

Die Kuhmilch wird zunächst gefiltert und so von groben Verunreinigungen befreit. Durch Zentrifugieren bei 40 °C mit etwa 6 000 Umdrehungen pro Minute wird der Rahm mit einem Fettgehalt von 45 bis 50 % von der Milch abgetrennt. Der Rahm wird dann pasteurisiert, haltbar gemacht, vgl. S. 118. Je nach dem weiteren Verfahren unterscheidet man Sauerrahm-, Süßrahm- oder mild gesäuerte Butter.

Sauerrahmbutter: Der Rahm wird mit Milchsäurebakterien versetzt. Es folgt eine Reifung unter ständigem Rühren bei 8 bis 19 °C über bis zu 24 Stunden.

Der Sauerrahm wird danach auf 8 bis 10 °C abgekühlt und in den Butterfertiger gegeben. Eiweißhüllen, die das Milchfett umgeben, werden hier durch mechanische Bearbeitung aufgebrochen. Butterkörner entstehen und Buttermilch trennt sich ab.

Die Rohbutter mit 82 % Fett wird gewaschen, geknetet, geformt und abgepackt.

Süßrahmbutter: Rahm wird bei 4 bis 6 °C mindestens drei Stunden gelagert. Die weitere Verarbeitung im Butterfertiger entspricht der Herstellung von Sauerrahmbutter.

Mild gesäuerte Butter: In Süßrahmbutter wird nachträglich Milchsäure eingeknetet.

Butterschmalz: Butter wird erhitzt, das Wasser verdunstet und das Eiweiß gerinnt. Butterschmalz ist wasser- und eiweißfrei, es kann stärker erhitzt werden und ist länger haltbar.

Halbfettbutter enthält wie Halbfettmargarine nur 39 bis 41 % Fett. Zitronensäure, Speisegelatine, Emulgatoren und Milcheiweiß dürfen zugesetzt werden.

Der Zusatz „gesalzen" darf verwendet werden, wenn die Butter mehr als 0,1 % Salz enthält.

Emulsionen

Durch den Zusatz von Emulgatoren, z.B. in Eigelb, kann ein Öl-Wasser-Gemisch bzw. Wasser-Öl-Gemisch in eine beständige Emulsion überführt werden. Der Emulgator umschließt die Öl- bzw. Wassertröpfchen und ermöglicht so eine feine Verteilung der einen Flüssigkeit in der anderen.

Man unterscheidet zwei Emulsionsarten:

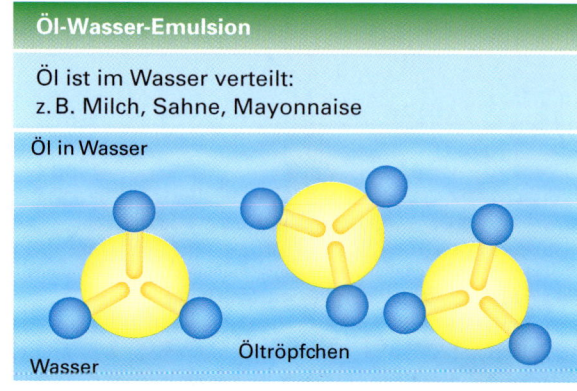

Öl-Wasser-Emulsion

Öl ist im Wasser verteilt:
z.B. Milch, Sahne, Mayonnaise

Öl in Wasser

Öltröpfchen

Wasser

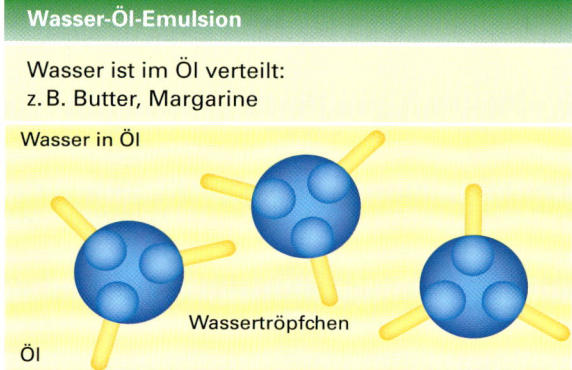

Wasser-Öl-Emulsion

Wasser ist im Öl verteilt:
z.B. Butter, Margarine

Wasser in Öl

Wassertröpfchen

Öl

Übersicht – Tierische Fette

Fettart	Herkunft	Bemerkung
Schmalz	Bauchfett von Schweinen, Gänsen und Enten	**Gewinnung:** Ausschmelzen aus frischem Fettgewebe. **Zusammensetzung:** ist von der Fütterung der Tiere abhängig.
Talg	Depotfett von Rindern, Hammeln	**Gewinnung:** Ausschmelzen aus frischem Fettgewebe (sehr hoher Schmelzpunkt). **Verwendung:** kaum noch für die menschliche Ernährung. **Ziehmargarine** ist aus Feintalg hergestellt.
Seetieröle (Tran)	Depotfett von Seetieren: Robben	**Gewinnung:** Fett wird durch Erhitzen und Druck aus dem zerkleinerten fetthaltigen Gewebe entfernt. **Verwendung:** Margarineindustrie – nach dem Rückgang der Bestände rückläufig.
Fischleberöle (Lebertran)	Leber von Dorsch, Heilbutt, Schellfisch	Lebertran ist reich an Vitamin A und D. Besonders Dorschlebertran wird heute auch aufgrund des Fettsäuregehaltes als Medizin angeboten. Nach Auskunft des Herstellers soll er schadstofffrei sein.
Butter	Milchfett	Unter den tierischen Fetten ist Butter schon rein mengenmäßig von besonderer Bedeutung für die menschliche Ernährung.

Garen mit Fett

▶ Lebensmittel nur gut abgetrocknet in heißes Fett geben. Das Wasser spritzt sonst.

▶ Lebensmittel zum Garen in heißes Fett geben. Gartemperatur zunächst prüfen. Poren schließen sich schneller, es kann nur wenig Fett eindringen. Der Energiegehalt bleibt niedrig.

▶ Fett beim Garen sparsam verwenden. Fettzusatz erhöht den Geschmackswert von Speisen. Gleichzeitig wird der Energiegehalt erhöht.

▶ Garen bei höheren Temperaturen:
  • Es bilden sich Röststoffe,
  • Aromastoffe,
  • die Garzeit wird verkürzt.

  Die Geschmacksverbesserung bzw. die kürzere Garzeit ist unabhängig vom Fettzusatz, sie kann auch durch andere Gartechniken, z.B. Grillen, oder andere Geräte, z.B. beschichtete Pfanne, erreicht werden.

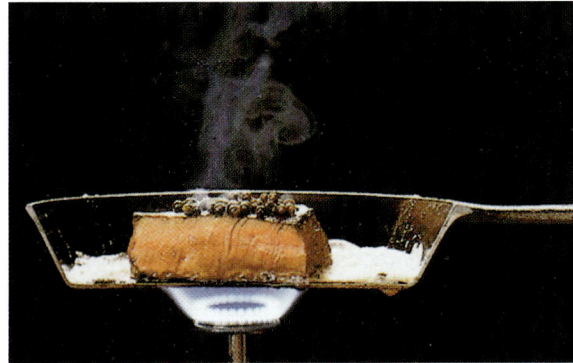

Gartemperatur beachten!

▶ Fette lassen sich unterschiedlich stark erhitzen. Reine Speisefette und Speiseöle zersetzen sich erst bei höheren Temperaturen, es entstehen stechend riechende, gesundheitsschädliche Dämpfe. Zersetzte Öle schäumen stark und sind dunkel. Butter und Margarine enthalten Wasser und Eiweiß, sie werden so eher braun als eiweißfreie, reine Fette.

▶ Für Speisen mit
  • kurzer Garzeit/niedriger Gartemperatur können Butter und Margarine verwendet werden.
  • längerer Garzeit/höherer Gartemperatur müssen reine Pflanzenfette, z.B. Plattenfette oder Pflanzenöle, evtl. auch Schmalz verwendet werden. Butter und Margarine können aufgrund des Wasser- und Eiweißgehalts nicht hoch erhitzt werden.
    Talg wird aufgrund des hohen Schmelzbereiches nur für einige Speisen verwendet, z.B. Irish Stew.

▶ Kalt gepresste Öle enthalten Begleitstoffe, die bei höheren Temperaturen den Geschmack beeinträchtigen.

▶ Fetthaltige Speisen, z.B. Suppen und Soßen, kann man entfetten. Fett ist leichter als Wasser, es kann von der Oberfläche abgeschöpft werden.

▶ Fette höchstens zwei- bis dreimal zum Frittieren verwenden. Nach dem Gebrauch durch einen Papierfilter gießen und so reinigen. Fette werden nicht nur durch zu starkes, sondern auch durch mehrmaliges Erhitzen zersetzt.

  Nicht über dem Fettbad salzen.

▶ Fette können sich selbst entzünden. Auf brennendes Fett kein Wasser gießen!! Einen Deckel auf das Gefäß legen, damit die Flammen ersticken.

Übersicht – Fette und Öle: Eigenschaften und Verwendungsmöglichkeiten

	Pflanzenöle	Butter, Margarine	reine Pflanzenfette, Talg, Schmalz
Schmelzbereiche	unter 5 °C flüssige Fette	30 bis 35 °C weiche Fette	35 bis 50 °C feste Fette
	Fette, die unter 37 °C schmelzen, sind leichter verdaulich		
Zusammensetzung	100 % Fett, reines Fett	wasserhaltiges Fett, geringe Eiweißspuren	100 % Fett, reines Fett
	Bei stärkerem Erhitzen: Wasser spritzt, Eiweiß verbrennt		
Erhitzbarkeit	190 °C	150 °C	200 °C
	Fette und Öle nur auf 170 °C erhitzen, es bildet sich sonst Acrylamid! Fette nicht überhitzen. Fette nur zwei- bis dreimal für ein Fettbad verwenden.		
Verwendungsmöglichkeiten	Marinade, Braten, Grillen, Schmoren, Frittieren, Dünsten	Dünsten, Kurzbraten, Backen, Streichfett	Kurzbraten, Braten, Schmoren, Frittieren, Backen, Streichfett

2.17 Trends im Lebensmittelangebot

Functional Food – funktionelle Lebensmittel

Die Idee für die Schaffung von Functional Food – funktionellen Lebensmitteln – stammt aus Japan. Bereits vor zwanzig Jahren forderte die japanische Regierung, dass funktionelle Lebensmittel entwickelt werden sollten, um die Gesundheit der Bevölkerung zu verbessern und somit die Kosten im Gesundheitswesen zu senken. Auch bei uns werden gesundheitliche Aspekte von den Verbrauchern zunehmend in die Kaufentscheidungen einbezogen.

Definition: Funktionelle Lebensmittel entsprechen in ihrem Erscheinungsbild typischen Lebensmitteln. Ihre Besonderheit besteht darin, dass sie neben ihren normalen Funktionen als Energie- und Nährstofflieferant einen positiven gesundheitlichen Zusatznutzen haben. Funktionelle Lebensmittel sind keine Pillen, Kapseln oder Pulver, sondern Teil einer normalen Mahlzeit. Diese Lebensmittel sollen in eine ausgewogene Ernährung passen.

Allein durch den Verzehr funktioneller Lebensmittel kann die Gesundheit nur bedingt gesteigert werden. Diese Lebensmittel sind lediglich eine mögliche Ergänzung innerhalb einer gesundheitsbewussten Ernährung.

Funktionelle Lebensmittel, die bei uns bereits länger auf dem Markt sind, sind **probiotische Milchprodukte**. Joghurt z. B. soll den Körper mit Eiweiß und Calcium versorgen, probiotischer Joghurt enthält zusätzlich Milchsäurebakterien, die sich vorübergehend im Dickdarm ansiedeln. Hier üben sie einen positiven Einfluss auf die Gesundheit aus. Dieser Joghurt „deckt also nicht nur den Nährstoffbedarf", sondern kann darüber hinaus einen gewissen gesundheitlichen Nutzen bringen. Dies gilt zwar auch für „herkömmlichen Joghurt", bei probiotischen Lebensmitteln tritt der gesundheitliche Aspekt jedoch stärker in den Vordergrund.

Die ACE-Getränke sind ein weiteres Beispiel. Diese Erfrischungsgetränke sind mit den Vitaminen Beta-carotin – hierfür steht das A auf der Verpackung – C und E angereichert. Von diesen Vitaminen ist bekannt, dass sie im Körper als Radikalfänger wirken. Auch Suppen und andere vorgefertige Lebensmittel werden inzwischen als ACE-Produkte angeboten.

Daneben werden Wellness-Getränke angeboten, die Extrakte aus Kräutern, z. B. Melisse und Johanniskraut, enthalten.

Für funktionelle Lebensmittel gibt es in der EU bisher keine rechtliche Regelung, rein rechtlich unterscheiden sie sich nicht von herkömmlichen Lebensmitteln oder speziellen Diätprodukten. Funktionelle Lebensmittel sind keine Arzneimittel.

Werbung für funktionelle Lebensmittel
Es besteht ein Verbot krankheitsbezogener Werbeaussagen, z. B. „beseitigt, lindert oder verhüet ...". Gesundheitsbezogene Werbeaussagen sind dagegen erlaubt, z. B. „unterstützt die körpereigenen Abwehrkräfte" oder „leistet einen aktiven Beitrag für Ihr Wohlbefinden". Diese Aussagen müssen jedoch wissenschaftlich ausreichend gesichert sein. Lebensmittel dringen somit in einen Bereich vor, der bisher eindeutig den Arzneimitteln vorbehalten war.

Substanzen, die den funktionellen Lebensmitteln zugesetzt werden:
– Sekundäre Pflanzenstoffe zur Senkung des Blutcholesterinspiegels in Margarine.
– Vitamine A (β-Carotin), C und E als Antioxidantien, deren vorbeugende Wirkung bei Krebserkrankungen und Herz-Kreislauf-Erkrankungen diskutiert wird.
– Fischöle, Omega-3-Fettsäuren, sie sollen das Risiko für Herz-Kreislauf-Erkrankungen senken.
– Probiotische Bakterien, sie sollen das Krebsrisiko senken.
– Lösliche Ballaststoffe für die Senkung des Blutfett- und Blutcholesterinspiegels.
– Zuckeralkohole zur Vermeidung von Karies.

---

1. *Erkunden Sie in einem Supermarkt das Angebot an neuartigen Lebensmitteln. Erstellen Sie eine Liste der ermittelten funktionellen Lebensmittel und Nahrungsergänzungsmittel.*

2. *Begründen Sie, warum ACE-Getränke zu den funktionellen Lebensmitteln gehören.*

3. *Nennen Sie Personengruppen, für die Nahrungsergänzungsmittel sinnvoll sein können.*

4. *Führen Sie eine Pro-und-Kontra-Diskussion: „Funktionelle Lebensmittel gehören zum täglichen Nahrungsangebot."*

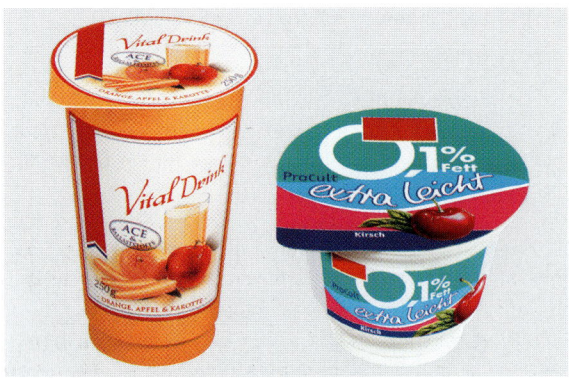

ACE-Getränk und probiotischer Joghurt

Nahrungsergänzungsmittel

Nahrungsergänzungsmittel sind Lebensmittelbestandteile, die wegen ihres Nährwertes verzehrt werden, um die tägliche, gewöhnliche Nahrung gesunder Personen zu ergänzen, deren Zufuhr an einem oder mehreren Nährstoffen aus dieser gewöhnlichen Nahrung möglicherweise zweifelhaft oder vorübergehend unzureichend ist. Das angestrebte Ziel ist eine ausreichende Versorgung mit Vitaminen, Mineralstoffen/Spurenelementen, essenziellen Fettsäuren, Aminosäuren, Eiweiß und Kohlenhydraten. Vitamin- und Mineralstoffpräparate, Grapefruitkernextrakte und sonstige Produkte sind also Nahrungsergänzungsmittel.

Nahrungsergänzungsmittel werden als Tabletten, Kapseln, Brausetabletten, Trinkampullen und in Pulverform angeboten. Nahrungsergänzungsmittel sind keine Arzneimittel, sie unterliegen dem Lebensmittelrecht. Für Arzneimittel wird eine Zulassung benötigt, für Nahrungsergänzungsmittel besteht keine Meldepflicht. Jeder, der eine Gewerbeerlaubnis besitzt, kann diese herstellen. Der Nährwert muss nicht angegeben werden, lediglich Vitamine sind zu kennzeichnen.

In den Werbestrategien für Nahrungsergänzungsmittel entsteht der Eindruck, die normale Ernährung reiche für die Versorgung mit den notwendigen Nährstoffen nicht aus, eine Ergänzung sei lebensnotwendig. Eine unzureichende Nährstoffzufuhr ist jedoch meist auf eine ungünstige Lebensmittelauswahl zurückzuführen. Zu hohe Dosen an Vitaminen und Mineralstoffen können darüber hinaus gesundheitliche Schäden verursachen. In Deutschland werden jährlich ca. eine Milliarde Euro für Nahrungsergänzungsmittel ausgegeben. Gesundheit kann man aber nicht kaufen.

Zu den Risikogruppen, für die Nahrungsergänzungsmittel sinnvoll sein können, zählen lediglich Patienten mit Erkrankungen des Magen-Darm-Traktes, Schwangere, Personen, die über längere Zeit eine Reduktionsdiät machen, und Senioren, die sich aufgrund von Essstörungen einseitig ernähren.

Für Vitamine und Mineralstoffe werden Höchstmengen – bezogen auf die vom Hersteller empfohlene Tagesdosis – festgesetzt.

Die Kennzeichnung muss diese Angaben enthalten:
– die Namen von Nährstoffen und sonstigen Stoffen, die für das Erzeugnis kennzeichnend sind,
– die empfohlene Verzehrsmenge in Portionen,
– einen Warnhinweis, die angegebene empfohlene Tagesdosis nicht zu überschreiten,
– einen Hinweis darauf, dass die Produkte außerhalb der Reichweite von Kindern zu lagern sind.

Bei der Aufmachung und Werbung für Nahrungsergänzungsmittel darf nicht darauf hingewiesen werden, dass sie der Verhütung, Behandlung oder Heilung von Krankheiten dienen.

Novel Food – neuartige Lebensmittel und Lebensmittelzusatzstoffe

In zunehmendem Maße werden Lebensmittel hergestellt, die mehr Gesundheit versprechen. Sie werden gezielt für bestimmte Zwecke hergestellt. Diese Lebensmittel werden auch als „Designerfood" bezeichnet.

Novel Food sind neuartige Lebensmittel oder Lebensmittelzutaten. In der Verordnung im Lebensmittelrecht werden folgende Gruppen unterschieden:

► Lebensmittel oder Lebensmittelzutaten mit neuer und gezielt modifizierter primärer Molekularstruktur, z.B. Fettersatzstoffe, bei denen die Fettsäuren gezielt modifiziert wurden.

► Lebensmittel und Lebensmittelzutaten, die aus Mikroorganismen, Pilzen oder Algen bestehen oder aus diesen isoliert worden sind, z.B. Einzellerproteine.

► Lebensmittel oder Lebensmittelzutaten, die aus Pflanzen bestehen oder aus Pflanzen isoliert worden sind, und aus Tieren isolierte Lebensmittelzutaten, außer Lebensmitteln oder Lebensmittelzutaten, die mit herkömmlichen Vermehrungs- oder Zuchtmethoden gewonnen wurden und die erfahrungsgemäß als unbedenkliche Lebensmittel gelten können.

► Lebensmittel oder Lebensmittelzutaten, bei deren Herstellung ein nicht übliches Verfahren angewandt worden ist und bei denen dieses Verfahren eine bedeutende Veränderung ihrer Zusammensetzung oder Struktur bewirkt hat, die sich auf ihren Nährwert, ihren Stoffwechsel oder auf die Menge unerwünschter Stoffe im Lebensmittel auswirkt.

Lebensmittel, die unter die Novel-Food-Verordnung fallen, dürfen
– keine Gefahr für den Verbraucher darstellen,
– keine Irreführung des Verbrauchers bewirken,
– sich von Lebensmitteln oder Lebensmittelzutaten, die sie ersetzen sollen, nicht so unterscheiden, dass ihr normaler Verzehr Ernährungsmängel für den Verbraucher mit sich bringt.

Unbedenklichkeit und Kennzeichnungspflicht
Novel Food muss vor dem ersten Verkauf von dem Hersteller auf seine gesundheitliche Unbedenklichkeit geprüft werden. Die EU-Kommission lässt Novel Food erst dann zu, wenn die gesundheitliche Unbedenklichkeit feststeht. Konventionelle Lebensmittel bedürfen keiner staatlichen Zulassung.

Novel Food muss gekennzeichnet werden, wenn die Lebensmittel Unterschiede zu herkömmlichen Lebensmitteln aufweisen und wenn sie gentechnisch veränderte Organismen enthalten, vgl. S. 138 f.

Der Verbraucher soll über Ernährungseigenschaften der Lebensmittel, wie Zusammensetzung, Nährwert und Verwendungszwecke, informiert werden.

Gentechnisch veränderte Lebensmittel

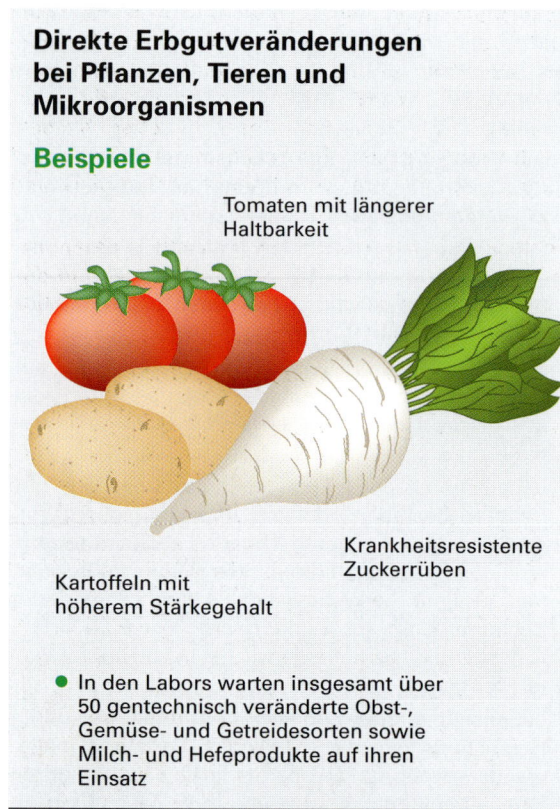

Direkte Erbgutveränderungen bei Pflanzen, Tieren und Mikroorganismen

Beispiele

Tomaten mit längerer Haltbarkeit

Krankheitsresistente Zuckerrüben

Kartoffeln mit höherem Stärkegehalt

- In den Labors warten insgesamt über 50 gentechnisch veränderte Obst-, Gemüse- und Getreidesorten sowie Milch- und Hefeprodukte auf ihren Einsatz

Methoden

Schematische Darstellung am Beispiel einer Pflanze

Der Pflanze werden Zellen entnommen

Zelle   Zellkern

Erbmaterial (DNA) enthält die Gene mit den Erbinformationen

Ein fremdes Gen mit den gewünschten Eigenschaften wird eingeschleust

- durch Bakterien oder Viren („Gen-Taxi")
- oder durch direktes Einfügen oder Einspritzen in den Zellkern

Die Zelle hat durch die Genübertragung etwas Neues „gelernt", sie erfüllt eine neue Aufgabe

Über Zellkulturen werden Pflanzen mit den neu gewonnenen Eigenschaften vermehrt

Seit circa 20 Jahren wird die Gentechnik eingesetzt. Gentechnik kann die klassischen Züchtungsmethoden nicht ersetzen, sondern sie ist ein zusätzliches Mittel zum schnelleren Erreichen züchterischer Ziele. Nahezu alle Pflanzen werden heute in einer Kombination von Gentechnik und klassischer Züchtung weiterentwickelt.

Mittels der Gentechnik ist es möglich, gezielt einzelne vorteilhafte Eigenschaften in eine Pflanze oder ein Tier einzubauen oder unerwünschte Eigenschaften daraus zu entfernen. Der Unterschied zur traditionellen Züchtung liegt darin, dass die Änderungen rascher und gezielter herbeigeführt werden können.

Bei der Gentechnik können Gene artübergreifend kombiniert werden. Der entscheidende Unterschied zwischen klassischer Zucht und gentechnischer Veränderung von Lebewesen ist also die Überwindung der Artgrenzen. Man kann z. B. Gene aus Fischen in Kartoffeln einbauen.

Gene im menschlichen Organismus

Der menschliche Körper besteht aus rund 100 Billionen Zellen. In jeder Zelle – außer in den roten Blutkörperchen – befindet sich die gesamte Erbinformation des Menschen, verteilt auf 30 000 bis 40 000 Gene. Sobald wir etwas essen, nehmen wir viele Milliarden fremde Gene von Rindern, Schweinen oder Tomaten auf. Wer das nicht möchte, müsste verhungern.

Was machen aber all diese Gene in der Zelle? Die meisten nichts. In jeder Zelle sind nur einige tausend Gene aktiv. Ein Gen ist dann aktiv, wenn es für die Produktion eines Proteins sorgt. Jedes Gen enthält die Bauanleitung für ein Protein. Die Proteine sind dann die eigentlichen Akteure im Körper.

Prinzip der Gentechnik

Die Bausteine des genetischen Codes sind bei allen Lebewesen gleich. Nur Anzahl und Reihenfolge sind von Art zu Art verschieden, deshalb ist auch ein Austausch von Genen zwischen beliebigen Lebewesen möglich.

Gentechnik besteht darin, genetische Informationen aus der DNA von einem Lebewesen auf ein anderes zu übertragen, sodass dieses Lebewesen völlig fremdartige Informationen verwerten kann. Zunächst muss ein Gen identifiziert werden, z. B., welche erwünschten Eigenschaften es bewirken könnte. Dann wird das Gen, dessen Informationsgehalt bekannt ist, aus dem Spenderorganismus gezielt isoliert und in den Empfängerorganismus eingebracht.

Wenn ein Gen von einem Lebewesen auf ein anderes übertragen wird, wird jeweils ein bestimmtes Ziel verfolgt: Man möchte z. B. ein Bakterium dazu bringen, Insulin zu produzieren, oder ein Lachs ist erwünscht, der schneller wächst, oder Mais, der sich selbst gegen Fraßschädlinge schützt, oder man will Tomaten, die nicht so schnell verderben.

Anders als bei der klassischen Züchtung ist die Gentechnik nicht an Artgrenzen gebunden. Erstmals kann Erbinformation z. B. aus Insekten in Pflanzen „eingekreuzt" werden. Dies alles ist möglich, da der genetische Code bei allen Lebewesen derselbe ist, er wird von allen Organismen erkannt.

Klonen

Jede einzelne Zelle eines Organismus hat den kompletten Satz des Erbgutes, so kann theoretisch aus jeder Zelle ein neuer Organismus hervorgehen.

Zumindest beim Schaf, aber auch bei Kühen und Schweinen wurde dies mittlerweile Realität.

Das Vorgehen ist einfach erklärt, aber schwierig in der Durchführung: Aus einer Eizelle wird der Zellkern entfernt und durch einen Zellkern eines ausgewachsenen Tieres ersetzt. Die Eizelle entwickelt sich zum Embryo, der anschließend in eine (Leih-)mutter eingepflanzt und der üblichen Entwicklung überlassen wird.

Gentechnisch veränderte Lebensmittel können in drei Gruppen unterteilt werden:

1. Lebensmittel aus gentechnisch veränderten Organismen, z. B. gentechnisch veränderte Sojabohnen oder Tomaten.

2. Lebensmittel, die lebende gentechnisch veränderte Organismen enthalten, z. B. Joghurt mit gentechnisch veränderten Milchsäurebakterien.

3. Lebensmittel, die isolierte oder verarbeitete Produkte aus gentechnisch veränderten Organismen enthalten, z. B. Enzyme, Vitamine oder Öle, aber nicht mehr den gentechnisch veränderten Organismus. Gegenwärtig sind mehr als 40 verschiedene Enzyme aus gentechnisch veränderten Organismen auf dem Markt. Auch für die Gewinnung von Lebensmittelzusatzstoffen, z. B. Vitaminen, werden gentechnische Verfahren eingesetzt. Die biologische Synthese ist preiswerter als die chemische.

Das gegenwärtige Angebot

Der Verbraucher erhält nur importierte gentechnisch veränderte Lebensmittel, wie Sojabohnen, Raps, Mais oder Öl, oder Proteine. Man geht davon aus, dass zurzeit 60 bis 70 % aller Lebensmittel in irgendeiner Weise mit der Gentechnik in Berührung gekommen sind.

Außerdem helfen gentechnisch veränderte Hefekulturen und Bakterienkulturen beim Brauen, bei der Käseherstellung und beim Backen. Bakterienkulturen produzieren Aromen, Vitamine, Süßstoffe und Enzyme für die Lebensmittelindustrie und so auch für den Verbraucher. Auch Insulin für Diabetiker kann heute aufgrund der Gentechnik durch Mikroorganismen erzeugt werden.

Nutzen für den Verbraucher

Gentechnisch veränderte Lebensmittel bringen derzeit keinen Nutzen für den Verbraucher. 70 % der Verbraucher lehnen gentechnisch veränderte Lebensmittel ab.

Vertrieb und Kennzeichnung

Im Ausland gentechnisch hergestellte Lebensmittel und Zusatzstoffe dürfen ohne spezielle Beschränkung nach Deutschland eingeführt werden. Ausgenommen sind Lebensmittel, die vermehrungsfähige Organismen enthalten, also z. B. das lebende Schwein, dem ein Gen für menschliches Wachstum eingefügt wurde, muss laut Gentechnik-Gesetz draußen bleiben. Das Kotelett vom Gen-Schwein darf jedoch importiert werden, ebenso wie Cornflakes aus Gen-Mais und Ketchup aus Gen-Tomaten.

Gentechnisch veränderte Lebensmittel müssen immer als solche gekennzeichnet werden, wenn in den Lebensmitteln die neu eingeführte Erbinformation nachgewiesen werden kann.

Kennzeichnung von gentechnisch veränderten Lebensmitteln

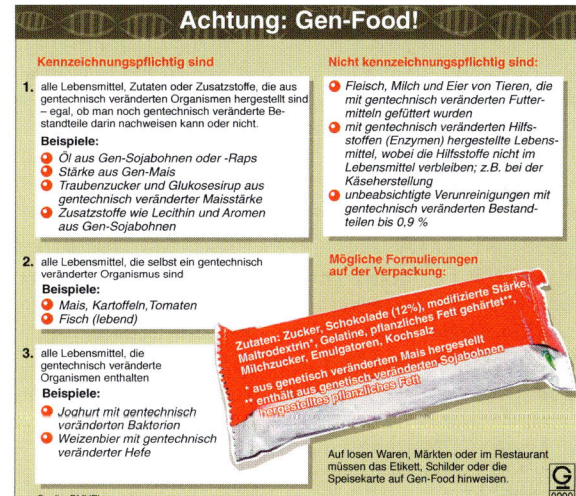

Folgende Befürchtungen hinsichtlich der Gentechnik werden geäußert:

▶ Die ökologischen Risiken bei der Freisetzung von gentechnisch veränderten Organismen in die Umwelt sind nicht vorhersehbar. Es kann zu einer Kreuzung zwischen gentechnisch veränderten und eng verwandten „unveränderten" Pflanzen kommen. Z. B. kann es dann auch evtl. bei biologisch angebauten Pflanzen zu Genveränderungen kommen.

▶ Mögliche gesundheitliche Risiken für die Verbraucher sind zurzeit nicht klar abschätzbar, z. B. Allergien, da es keine Langzeituntersuchungen gibt.

▶ Es gibt keinen überragenden Nutzen für die Verbraucher, der die Inkaufnahme des Risikos rechtfertigt. Der Einsatz der Gentechnik wird vor allem vorangetrieben, um die Lebensmittelherstellung industriellen Anforderungen anzupassen.

> ▶ **Gentechnik: Erbinformationen werden aus dem Zellkern entfernt und durch neue ersetzt.**

2.18 Zusatzstoffe in Lebensmitteln

Farbstoffe

Bei der Lebensmittelverarbeitung gelangen unzählige Zusatzstoffe in die Nahrung. Zu den Zusatzstoffen zählt man Farbstoffe, Konservierungsstoffe, Emulgatoren usw., vgl. Tabelle S. 142.

Bevor ein Zusatzstoff durch das Lebensmittelrecht zugelassen wird, ermittelt man die zulässige Höchstmenge für jeden einzelnen Stoff im Tierversuch.

Warum werden Farbstoffe verwendet?

Lebensmitteln, die farblos sind oder bei der Verarbeitung ihre natürliche Farbe verloren haben, werden oft natürliche oder synthetische Farbstoffe zugesetzt. Farbe und Aroma sind wichtige Faktoren bei der unbewussten Beurteilung von Lebensmitteln. Ausgebleichte Erdbeerkonfitüre z. B. ist bei uns nicht einmal als Billigprodukt zu verkaufen, die fehlende Farbe signalisiert eine mindere Qualität. Farbe kann also auch zur Verfälschung der Lebensmittelqualität eingesetzt werden, viel Farbe kann z. B. viel frische Frucht signalisieren. Durch die Zutatenliste soll eine derartige Täuschung jedoch ausgeschlossen werden. Ob die Verbraucher die Zutatenliste beachten?

Natürliche Farbstoffe sind gesundheitlich unbedenklich, z. B. Betenrot – Farbstoff der Roten Bete –, Betanin, Zuckercouleur, Carotine – Farbstoff der Möhre –, Laktoflavin, Chlorophylle – Farbstoff der Pflanze usw.

Synthetische Farbstoffe sind einfacher und billiger herzustellen. Lebensmittel können damit gleichmäßiger und kräftiger gefärbt werden.

Azorubin (E 122), rot, ist der Farbstoff, der am häufigsten pseudoallergische Reaktionen, z. B. Nesselfieber oder Asthma, auslöst, vgl. rechts. Azofarbstoffe sind in Schweden seit 1979 verboten.

Die Verbraucher können sich vor Produkten mit synthetischen Farbstoffen schützen, indem sie die Zutatenliste beachten. Verwendete Farbstoffe müssen mit dem Namen oder der E-Nummer in der Zutatenliste angegeben werden.

Die Hersteller bemühen sich seit einiger Zeit, synthetische Farbstoffe durch natürliche Farbstoffe zu ersetzen, da viele Verbraucher Waren mit synthetischen Farbstoffen ablehnen.

1. Stellen Sie mithilfe der Zutatenlisten auf Lebensmittelpackungen fest, welche Lebensmittelgruppen Farbstoffe, besonders die Azofarbstoffe, enthalten.

2. Lesen Sie das Fallbeispiel.
   a) Welche Personen sind besonders betroffen?
   b) Welche Symptome treten auf?
   c) Warum spricht man von einer pseudoallergischen Reaktion?

3. Ermitteln Sie für weitere Zusatzstoffe
   a) die technologische Bedeutung bei der Lebensmittelverarbeitung,
   b) evtl. gesundheitliche Auswirkungen.

Allergien: Schätzungsweise 10 % der Bundesbürger reagieren allergisch auf Lebensmittel bzw. auf die darin enthaltenen Zusatzstoffe.

Eine Allergie ist eine Überempfindlichkeitsreaktion des Körpers auf bestimmte Stoffe, **Allergene**, durch die Antikörper im Blut gebildet werden. Allergische Symptome sind z. B. Nesselfieber, Asthma, Schnupfen oder gar ein Kreislaufzusammenbruch.

Einige synthetische Farbstoffe und Konservierungsstoffe rufen **pseudo**(scheinbar)**allergische Reaktionen** hervor – mit den gleichen Symptomen wie bei Allergien. Anschließend können jedoch keine Antikörper im Blut festgestellt oder durch Hauttests nachgewiesen werden; deshalb spricht man von pseudoallergischen Reaktionen.

Peter bekommt Asthmaanfälle, wenn er sich aufregt. Vor einigen Tagen machte er sich eine Limonade aus rotem Brausepulver. Bereits Minuten nachdem er sie getrunken hatte, bekam er plötzlich Atemnot und musste nach Luft ringen. Sein Zustand besserte sich nach kurzer Zeit. Ein ähnlicher Anfall trat einige Wochen später nach dem Genuss von Süßigkeiten auf. Auch bei Peter ergab ein Allergietest kein positives Ergebnis.

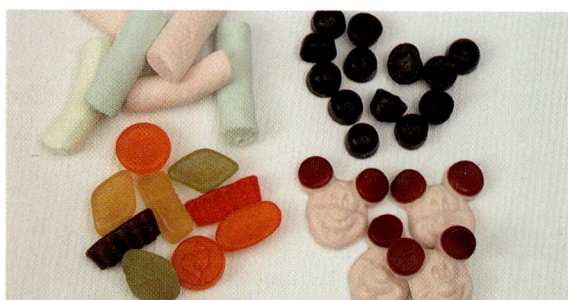

Unterschiedlich gefärbte Süßigkeiten

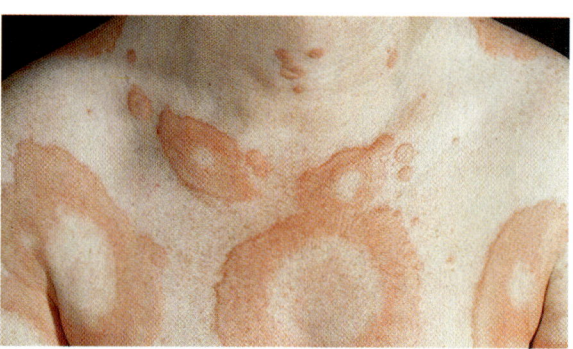

Nesselfieber

Chemische Konservierungsstoffe

Petra will Quittengelee herstellen, hierfür benötigt sie Geliermittel. In einem Geschäft findet sie folgendes Angebot, vgl. Abbildung:

- **Geliermittel ohne Konservierungsstoff,** 1 kg für 1 kg Früchte.
- **Geliermittel, zuckersparend,** mit Konservierungsstoff Sorbinsäure, ½ kg Zucker für 1 kg Früchte.

1. *Warum muss dem zuckersparenden Geliermittel Sorbinsäure zugesetzt werden?*

2. *Welches Geliermittel soll Petra kaufen? Begründen Sie Ihre Entscheidung.*

3. *Ermitteln Sie in einem Supermarkt weitere Lebensmittel, denen chemische Konservierungsstoffe zugesetzt wurden.*

4. *Stellen Sie fest, wie in Ihrem Betrieb die Kennzeichnung der Zusatzstoffe erfolgt.*

5. *Beurteilen Sie die Angaben auf der abgebildeten Speisekarte.*

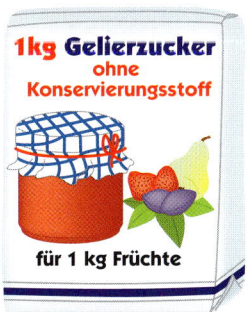

1kg **Gelierzucker** ohne **Konservierungsstoff**

für 1 kg Früchte

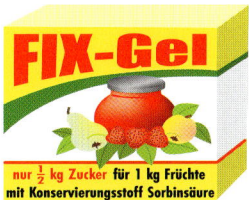

FIX-Gel

nur ½ kg Zucker **für 1 kg Früchte** mit Konservierungsstoff Sorbinsäure

Häufig verwendete Konservierungsstoffe sind:
Sorbinsäure (E 200 bis 203) für Salate, Fruchtsäfte, Sauerkonserven, Marzipan und Schnittbrot.

Benzoesäure (E 210 bis 213) für Salate, Fruchtsäfte, Sauerkonserven, Marzipan.

PHB-Ester (E 214 bis 219) für Salate, Marzipan.

Schwefeldioxid für Trockenfrüchte, Trockengemüse.

Diphenyl und Orthophenylphenol (E 230 bis 232) zur Oberflächenbehandlung von Zitrusfrüchten, Bananen.

Nitrat und Nitrit (E 249 bis E 252) für Wurstwaren und Fleisch.

Propionsäure (E 280 bis E 283) für Brot, Feinbackwaren.

Getrocknete Gewürze und Kräuter können auch durch **Bestrahlung** haltbar gemacht werden, vgl. S. 15.

Das Lebensmittelrecht erlaubt den Zusatz bestimmter chemischer Konservierungsstoffe, um den Lebensmittelverderb und damit mögliche Lebensmittelvergiftungen zu verhindern.

Die Kenntlichmachung verwendeter Konservierungsstoffe ist vorgeschrieben. Auf einem Behälter mit Kartoffelsalat kann z. B. Folgendes stehen:

Zutatenliste: ... **Benzoesäure** oder **E 210**.

Oder auf einer Speisekarte steht hinter der Angabe **Heringstopf: Konservierungsstoff E 200** (Sorbinsäure).

Der Verbraucher weiß aufgrund dieser Angaben, dass den Lebensmitteln bzw. Speisen Konservierungsstoffe zugesetzt wurden. Da gewöhnlich auch Lebensmittel gleicher Art ohne Konservierungsstoffe angeboten werden, kann er entscheiden, welche Lebensmittel bzw. Speisen er bevorzugt.

Speisekarte

Fischspezialitäten

Lachsschnittchen mit Ei und Zwiebel
(Lachsersatz mit Farbstoff, Benzoesäure, Konservierungsstoff)

Bratheringe mit Zwiebeln, Gurken, Bratkartoffeln

Kutterscholle mit Bratkartoffeln, grüner Salat

Antioxidantien
Antioxidantien werden neben den chemischen Konservierungsstoffen zur Verhinderung des Verderbs eingesetzt. Antioxidantien verhindern die Verbindung des Sauerstoffes der Luft mit dem Lebensmittel und so den Verderb. Vitamin E verhindert so z. B. das Ranzigwerden von Margarine und Speiseölen.

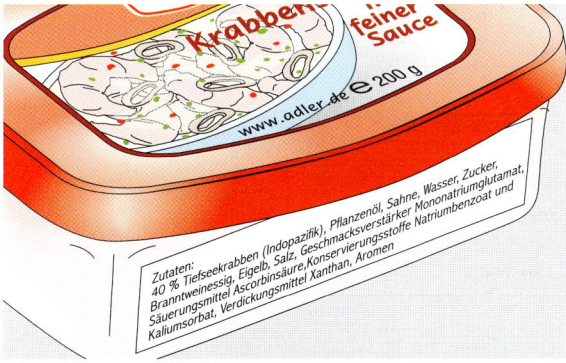

Chemische Konservierungsstoffe werden eingesetzt, um den Lebensmittelverderb und evtl. dadurch ausgelöste Lebensmittelvergiftungen zu verhindern.

Zusatzstoffe sind auch in der Gemeinschaftsverpflegung kenntlich zu machen.

Süßstoffe

Süßstoffe haben eine höhere Süßkraft als Haushaltszucker, aber keinen entsprechend hohen Energiegehalt. Die Süßstoffe haben heute eine große Bedeutung, da die Nachfrage nach energiefreien bzw. -armen Süßungsmitteln und Lightprodukten gestiegen ist. Um Übergewicht und Karies vorzubeugen, sind Süßstoffe für eine breite Palette von Lebensmitteln zugelassen.

Zum Süßen von Baby- und Kleinkinderkost sollten Süßstoffe nicht verwendet werden.

Der Zusatz von Süßstoffen muss auf Fertigpackungen kenntlich gemacht werden, z. B. „Süßstoff Saccharin".

Verwendung von Süßstoffen: Getränke, Süßwaren, Obstkonserven usw. Die Zutatenliste sollte auch bei Süßstoffen beachtet werden.

Saccharin (E 954) ist der älteste Süßstoff, der bereits vor 100 Jahren entdeckt wurde. Saccharin ist in kaltem Wasser schwer löslich, in heißem Wasser gut löslich. Der bittere Nachgeschmack kann durch die Zugabe von Cyclamat gemindert werden. Zum Kochen und Backen ist es nur bedingt geeignet.

Die WHO empfiehlt für einen 70 kg schweren Menschen eine tägliche Höchstaufnahme von 11 Tabletten (2,5 mg pro kg Körpergewicht/Tag).

Cyclamat (E 952) ist hitzebeständig. Cyclamat hat einen reineren Süßgeschmack als Saccharin, ist allerdings nicht so süß. Die WHO empfiehlt für einen 70 kg schweren Menschen eine tägliche Höchstaufnahme von 14 Tabletten (11 mg pro kg Körpergewicht/Tag).

Cyclamat darf nur noch energieverminderten Erfrischungsgetränken zugesetzt werden.

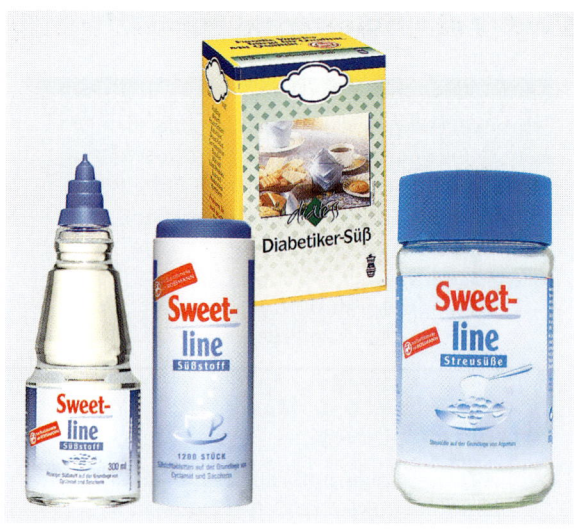

Aspartam (E 951) wird aus Aminosäuren hergestellt. Personen, die an Phenylketonurie leiden, dürfen diesen Süßstoff nicht benutzen. Ein entsprechender Hinweis wird auf der Verpackung gegeben. Die WHO empfiehlt für einen 70 kg schweren Menschen eine tägliche Höchstaufnahme von 155 Tabletten (40 mg pro kg Körpergewicht/Tag).

Zum Kochen und Backen kann Aspartam nicht verwendet werden. Aspartam wird zum Süßen von Colagetränken und Milchprodukten verwendet.

Acesulfam (E 950) darf, wie Aspartam, zahlreichen Lebensmitteln zugesetzt werden: Erfrischungsgetränken, Kaugummi, Süßspeisen, Milcherzeugnissen, Zuckerwaren, Feinkostsalaten, Gemüse- und Obstkonserven, Würzsoßen.

Neu sind die Süßstoffe **Neohesperidin** DC und **Thaumatin**, beide werden aus Pflanzen gewonnen.

Übersicht – Zusatzstoffe

Gruppenname	Nummern	Wirkung	Anwendung
Farbstoffe	E 100–180	geben eine ansprechende Farbe	z. B. Cremespeisen, Flammeri, Süßigkeiten
Konservierungsstoffe Antioxidantien	E 200–330	hemmen Mikroorganismen, verhindern Verderb	z. B. Salate, Trockenfrüchte, Backwaren
Emulgatoren/ Stabilisatoren	E 425–495	halten Gemische von Fett und Wasser stabil	z. B. Mayonnaise, Reaktionen
Geschmacksverstärker	E 620–640	verstärken den Eigengeschmack von Lebensmitteln	z. B. Fertigsuppen, Fertiggerichte
Süßstoffe	E 950–967	Süßkraft ohne bzw. mit wenig Energie	z. B. Erfrischungsgetränke, Süßspeisen, Feinkostsalate

2.19 Lebensmittelkennzeichnung

1. In einem Laden entdecken Sie eine Packung Speisequark ohne Etikett im Sonderangebot.
   Tragen Sie zusammen, was Sie über den Speisequark wissen möchten.

2. Erstellen Sie ein Etikett mit der notwendigen Lebensmittelkennzeichnung für eine Packung Erdbeerquark.

   Erdbeerquark
   250 g Erdbeeren (240 g ohne Abfall)
   250 g Magerquark
   1/8 l Milch
   20 g Zucker
   1 Vanillinzucker (10 g)

3. Erkunden Sie in Geschäften die Lebensmittelkennzeichnung von Produkten für die Großküche.

Das Etikett – Lebensmittelkennzeichnung

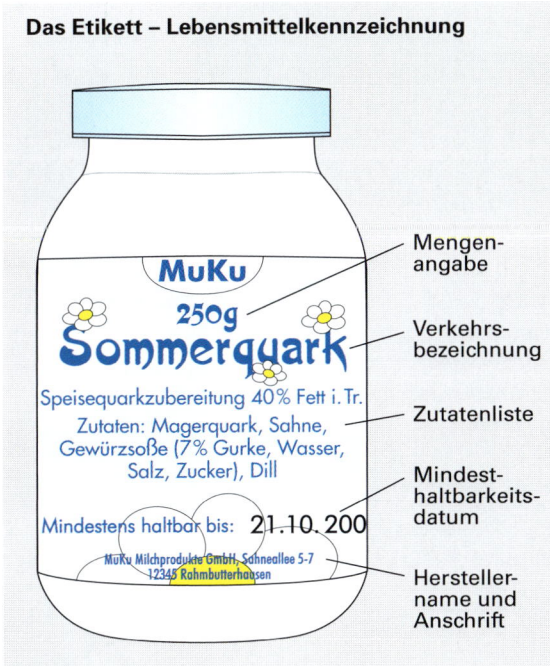

Die Lebensmittelkennzeichnung soll Verbraucher
- vor gesundheitlichen Schäden,
- vor Täuschung schützen.

Die Lebensmittelkennzeichnung ermöglicht einen Qualitätsvergleich. Bei undurchsichtigen Packungen sind die Verbraucher allein auf diese Angaben angewiesen.

Bei gefährdeten Lebensmitteln ist anstelle des Mindesthaltbarkeitsdatums ein Verbrauchsdatum vorgeschrieben.

Stichworte zur Lebensmittelkennzeichnung

Das Lebensmittelrecht schreibt vor, dass folgende Angaben auf Fertigpackungen in deutlich sichtbarer und leicht lesbarer Schrift gemacht werden müssen.

Verkehrsbezeichnung: Durch die Bezeichnung bzw. Beschreibung soll eine Unterscheidung von ähnlichen Erzeugnissen ermöglicht werden, z.B. Erdbeerquark und nicht Sommernachtstraum.

Zutatenliste: Die Zutaten des Lebensmittels müssen in absteigender Reihenfolge ihrer Gewichtsanteile zum Zeitpunkt der Verwendung bzw. Herstellung genannt werden. Die Zutat mit dem größten Gewichtsanteil steht an erster Stelle, die Zutat mit dem geringsten Anteil an letzter Stelle. Zu den Zutaten gehören auch die Zusatzstoffe, z.B. Konservierungsstoffe wie E 200, Farbstoffe wie E 123 usw.

Wird eine Zutat in der Verkehrsbezeichnung genannt oder im Bild auf dem Etikett hervorgehoben, so muss die prozentuale Menge, z.B. 7% Erdbeeren, angegeben werden. Allergene in Lebensmitteln müssen ebenfalls gekennzeichnet werden, z.B. Glucosesirup auf Weizenbasis, da Weizen ein glutenhaltiges Getreide ist.

Mindesthaltbarkeitsdatum: Unter angemessenen Aufbewahrungsbedingungen behält das Lebensmittel bis zu diesem Datum seine Eigenschaften. Das Mindesthaltbarkeitsdatum ist kein Verbrauchsdatum. Ist das Mindesthaltbarkeitsdatum nur bei Einhaltung bestimmter Temperaturen gewährleistet, so ist ein entsprechender Hinweis zu geben, z.B. „bei +10°C mindestens haltbar bis …". Das Mindesthaltbarkeitsdatum muss unverschlüsselt unter Angabe von Tag, Monat und Jahr angegeben werden. Je nach Haltbarkeitsdauer reicht auch lediglich die Angabe von Monat und Jahr oder nur des Jahres.

Name des Herstellers oder Abfüllers, Ort der gewerblichen Niederlassung: Diese Angaben ermöglichen eine eventuelle Beanstandung des Lebensmittels.

Mengenangabe: Füllmenge (Abtropfgewicht) oder sonstige Mengenangaben müssen in Liter bzw. Kilogramm angegeben werden. Abtropfgewicht heißt z.B. bei Würstchen im Glas: Würstchen ohne Flüssigkeit.

Preise müssen pro Packung sowie zusätzlich pro 100 g oder pro kg angegeben werden.

Nicht vorgeschrieben sind
- genaue Energie- und Nährstoffangaben,
- namentliche Kennzeichnung von Zusatzstoffen, hier genügen die Klassennamen und die E-Nummern, vgl. S. 142,
- genaue Angabe des Herstellungsortes,
- Rezepte und Verwendungsvorschläge.

Personengruppen verpflegen

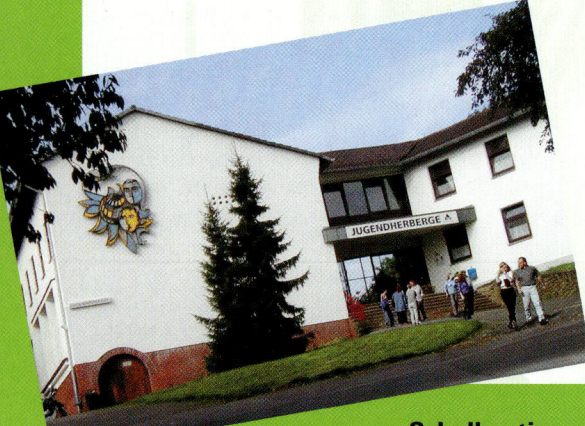

Erstellen von Verpflegungsplänen

Eine Jugendgruppe – 20 Jugendliche, 15 bis 16 Jahre alt – ist für zwei Wochen in der Jugendherberge untergebracht.

Die Jugendlichen wollen in der Jugendherberge morgens frühstücken und abends eine warme Mahlzeit zu sich nehmen.

Was ist zu tun?
Erstellung von Verpflegungsplänen für 20 Jugendliche.

Informieren:
Wie viel Geld steht zur Verfügung?
Was essen und benötigen Jugendliche?
usw.

Schulkantine erweitert ihr Angebot durch ein vegetarisches Gericht

In der Schulkantine herrscht Personalmangel, trotzdem soll mittags immer ein vegetarisches Gericht angeboten werden.

An zwei Tagen in der Woche gibt es also ein Gericht ohne Fleisch und Fisch, z. B. Eierfrikassee mit Naturreis. Für die restlichen Tage der Woche müssen Speisen gefunden werden, die durch geringe Abwandlung mit und ohne Fleisch bzw. Fisch hergestellt werden können.

Was ist zu tun?
Zusammenstellung eines Speiseplanes für Vegetarier und Nichtvegetarier.

Informieren:
Wie viel Geld steht zur Verfügung?
Welche Ernährungsgrundsätze beachten Vegetarier?
usw.

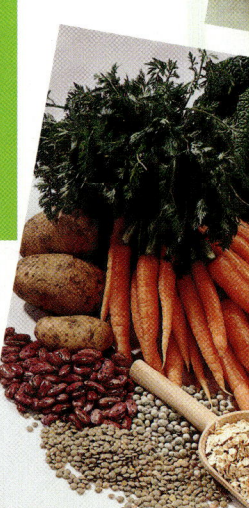

Frühstückbüfett für Übergewichtige

Übergewichtige merken oft gar nicht, wie viel und was sie essen. Ein Frühstücksbüfett mit schmackhaften energiearmen Speisen und Getränken soll für 50 Personen erstellt werden.

Das Besondere an dem Büfett: Die einzelnen Speisen und Getränke sollen mit dem Energiegehalt und evtl. auch Grundnährstoffgehalt gekennzeichnet werden.

Was ist zu tun?
Zusammenstellung eines Frühstücksbüfetts mit energiearmen Speisen und Getränken.

Informieren:
Welche energiearmen Frühstücksspeisen und Getränke gibt es?
Wie wird der Energie- und Nährstoffgehalt berechnet?
usw.

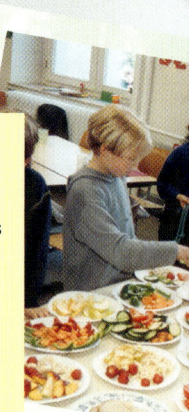

Das Ernährungskonzept der Luisenklinik

In der Luisenklinik führen übergewichtige Patienten Reduktionsdiäten durch.

Damit das mühsam erreichte Ergebnis möglichst lange vorhält, sollen die Patienten mithilfe eines Flyers Tipps für die schnelle und schmackhafte Zubereitung einer energiearmen Kost erhalten.

Was ist zu tun?
Erstellung eines Flyers zum Thema „Energiearme Ernährung".

Informieren:
Welche Regeln gibt es für eine Reduktionsdiät?
Wie kann man einen Flyer gestalten?
usw.

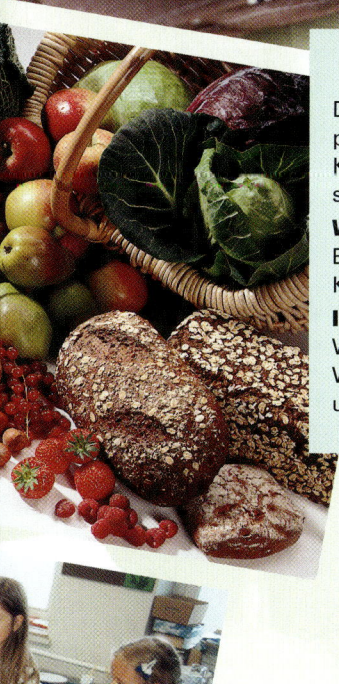

Essen aus der Region für Senioren

Es wird angenommen, dass es in Ihrer Umgebung viele Senioren gibt, die ein Angebot „Mittagessen aus der Region" begrüßen würden.

Der endgültige Bedarf soll nun durch eine Mittagsspeisekarte für zwei Wochen ermittelt werden. Die Speisekarte soll an alle Haushalte mit Senioren verteilt werden.

Gewinn: Eine Woche Gratisessen aus der Region.

Was ist zu tun?
Erstellung einer Speisekarte mit Mahlzeiten aus der Region.

Informieren:
Was ist bei der Seniorenernährung zu beachten?
Welche Mahlzeiten aus der Region eignen sich?
usw.

Vollwert-Ernährung im „Martinshaus"

In der Tagungsstätte „Martinshaus" soll das bisherige Speisenangebot durch ein Vollwert-Ernährungsangebot ersetzt werden. Gleichzeitig sollen die Tagungsgäste über dieses Ernährungskonzept informiert werden.

Was ist zu tun?
Erstellung von Grundsätzen für die Vollwert-Ernährung.

Informieren:
Wie unterscheiden sich Vollwert-Ernährung und herkömmliche Ernährung?
Wie kann man die Tagungsgäste informieren?
usw.

Mittagessen in der „Villa Kunterbunt"

Der Kindergarten „Villa Kunterbunt" wird im kommenden Schuljahr zwei Hortgruppen bekommen. Die Kinder – sechs bis zehn Jahre – sollen nach der Schule in dem Kindergarten ein warmes Mittagessen bekommen. In den beiden Gruppen sind sechs türkische Kinder. Für das Mittagessen stehen pro Kind 2,50 € zur Verfügung.

Was ist zu tun?
Erstellung eines Mittagessensplans – für zwei Wochen – für deutsche und türkische Kinder.

Informieren:
Was ist bei der Kinderernährung zu beachten?
Was essen türkische Kinder?
usw.

Ernährungskonzept des Hauses „Sonnenschein"

Das Seniorenheim Haus „Sonnenschein" möchte den Senioren eine salzarme, vitamin- und mineralstoffreiche Kost anbieten. Mit diesem hauseigenen Ernährungskonzept will das Haus „Sonnenschein" gleichzeitig für seine gesunde Versorgung werben.

Was ist zu tun?
Sammeln bzw. Abändern von Rezepten für eine salzarme, vitamin- und mineralstoffreiche Kost für Senioren.

Informieren:
Wie kann der beeinträchtigte Geschmackssinn von Senioren überlistet werden?
Warum ist eine salzarme Kost gesundheitsfördernd?
usw.

3.1 Vollwertige Ernährung

Vollwertig essen und trinken nach den 10 Regeln der DGE

1. **Vielseitig essen:** Genießen Sie die Lebensmittelvielfalt. Merkmale einer ausgewogenen Ernährung sind abwechslungsreiche Auswahl, geeignete Kombination und angemessene Menge nährstoffreicher und energiearmer Lebensmittel.

2. **Reichlich Getreideprodukte – und Kartoffeln:** Brot, Nudeln, Reis, Getreideflocken – am besten aus Vollkorn – sowie Kartoffeln enthalten kaum Fett, aber reichlich Vitamine, Mineralstoffe, Spurenelemente sowie Ballaststoffe und sekundäre Pflanzenstoffe. Verzehren Sie diese Lebensmittel mit möglichst fettarmen Zutaten.

3. **Gemüse und Obst – Nimm „5" am Tag …:** Genießen Sie 5 Portionen Gemüse und Obst am Tag, möglichst frisch, nur kurz gegart, oder auch eine Portion als Saft – idealerweise zu jeder Hauptmahlzeit und auch als Zwischenmahlzeit: Damit werden Sie reichlich mit Vitaminen, Mineralstoffen, Ballaststoffen und sekundären Pflanzenstoffen versorgt. Das Beste, was Sie für Ihre Gesundheit tun können.

4. **Täglich Milch und Milchprodukte, ein- bis zweimal in der Woche Fisch; Fleisch, Wurstwaren sowie Eier in Maßen:** Diese Lebensmittel enthalten wertvolle Nährstoffe, wie Calcium in Milch, Iod, Selen und Omega-3-Fettsäuren in Seefisch. Fleisch ist wegen des hohen Beitrags an verfügbarem Eisen und an den Vitaminen B_1, B_6 und B_{12} vorteilhaft. Mengen von 300–600 g Fleisch und Wurst pro Woche reichen hierfür aus. Bevorzugen Sie fettarme Produkte, vor allem bei Fleischerzeugnissen und Milchprodukten.

5. **Wenig Fett und fettreiche Lebensmittel:** Fett liefert lebensnotwendige (essenzielle) Fettsäuren und fetthaltige Lebensmittel enthalten auch fettlösliche Vitamine. Fett ist besonders energiereich, daher kann zu viel Nahrungsfett Übergewicht fördern, möglicherweise auch Krebs.

Zu viele gesättigte Fettsäuren fördern langfristig die Entstehung von Herz-Kreislauf-Krankheiten. Bevorzugen Sie pflanzliche Öle und Fette (z. B. Raps- und Sojaöl und daraus hergestellte Streichfette). Achten Sie auf unsichtbares Fett, das in Fleischerzeugnissen, Milchprodukten, Gebäck und Süßwaren sowie in Fast-Food- und Fertigprodukten meist enthalten ist. Insgesamt 60–80 g Fett pro Tag reichen aus.

6. **Zucker und Salz in Maßen:** Verzehren Sie Zucker und Lebensmittel bzw. Getränke, die mit verschiedenen Zuckerarten (z. B. Glucosesirup) hergestellt wurden, nur gelegentlich. Würzen Sie kreativ mit Kräutern und Gewürzen und wenig Salz. Bevorzugen Sie iodiertes Speisesalz.

7. **Reichlich Flüssigkeit:** Wasser ist lebensnotwendig. Trinken Sie ca. 1,5 l Flüssigkeit jeden Tag. Bevorzugen Sie Wasser – ohne oder mit Kohlensäure – und andere kalorienarme Getränke. Alkoholische Getränke sollten nur gelegentlich und nur in kleinen Mengen konsumiert werden.

8. **Schmackhaft und schonend zubereiten:** Garen Sie die Speisen bei möglichst niedrigen Temperaturen, soweit es geht kurz, mit wenig Wasser und wenig Fett. Das erhält den natürlichen Geschmack, schont die Nährstoffe und verhindert die Bildung schädlicher Verbindungen.

9. **Nehmen Sie sich Zeit, genießen Sie Ihr Essen:** Bewusstes Essen hilft, richtig zu essen. Auch das Auge isst mit. Lassen Sie sich Zeit beim Essen. Das macht Spaß, regt an, vielseitig zuzugreifen, und fördert das Sättigungsempfinden.

10. **Achten Sie auf Ihr Gewicht und bleiben Sie in Bewegung:** Ausgewogene Ernährung, viel körperliche Bewegung und Sport (30 bis 60 Minuten pro Tag) gehören zusammen. Mit dem richtigen Körpergewicht fühlen Sie sich wohl und fördern Ihre Gesundheit.

Lebensmittelempfehlungen der DGE auf einen Blick

Lebensmittel	Verzehrsempfehlungen
Gruppe 1: Getränke	Täglich 1½ l Flüssigkeit, z. B. Wasser, Tee, Kaffee, verdünnte Obst- und Gemüsesäfte
Gruppe 2: Getreide, Getreidepro- dukte und Kartoffeln	Täglich 4 bis 6 Scheiben Brot (ca. 200 bis 300 g) 1 Portion Reis (gekocht 150 bis 180 g) oder Nudeln (gekocht 200 bis 250 g) oder Kartoffeln (ca. 200 bis 250 g ≙ 4 mittelgroße) Vollkornprodukte bevorzugen
Gruppe 3: Gemüse, Salat	Täglich mindestens 300 g Gemüse gegart und 100 g Rohkost/Salat oder 200 g gegart und 200 g roh
Gruppe 4: Obst	Täglich mindestens 2 bis 3 Stück oder 2 bis 3 Portionen Obst (200 g und mehr)
Gruppe 5: Milch und Milchprodukte	Täglich 200 bis 250 g Milch/ Joghurt und 2 Scheiben Käse (50 bis 60 g), fettarme Produkte bevorzugen
Gruppe 6: Fisch, Fleisch, Wurst und Eier	Wöchentlich 1 bis 2 Portionen Seefisch (80 bis 150 g fettarm und 70 g fettreich), wöchentlich 300 bis 600 g Fleisch und Wurst, fettarme Produkte bevorzugen, wöchentlich bis zu 3 Eier
Gruppe 7: Fette (Butter, Pflanzen- margarine oder -öle)	Täglich 15 bis 30 g Butter oder Margarine und 10 bis 15 g Öl, z. B. 2 Esslöffel Butter oder Margarine und 1 Esslöf- fel hochwertiges Pflanzenöl

Außerdem sollten die Lebensmittel

▶ möglichst wenig verarbeitet und frei von Zusatz- stoffen – z. B. Konservierungsstoffen und Farbstof- fen – sein,

▶ aus der Region und der Jahreszeit entsprechend ausgewählt werden – ökologischer Anbau,

▶ möglichst frisch und unverpackt sein,

▶ die Bedürfnisse des Einzelnen erfüllen, z. B. Ge- nusswert, Eignungswert.

▶ Eine vollwertige Ernährung sollte sowohl Kohlen- hydrate, Fette, Eiweiß als auch Vitamine und Mine- ralstoffe im angemessenen Verhältnis enthalten.

1. Verteilen Sie die Lebensmittel der Verzehrsempfehlungen auf fünf Mahlzeiten.

2. Lesen Sie auf S. 161, was der 16-jährige Michael gestern gegessen hat.
   Berechnen Sie die
   a) Gesamtenergiezufuhr,
   b) Eiweißzufuhr,
   c) Fettzufuhr,
   d) Kohlenhydratzufuhr.

3. Welche Nährstoffe nimmt Michael mit dem Tageskostplan auf
   a) zu viel,
   b) zu wenig auf?

4. Machen Sie Verbesserungsvorschläge. Wie kann sich Michael gesünder ernähren?

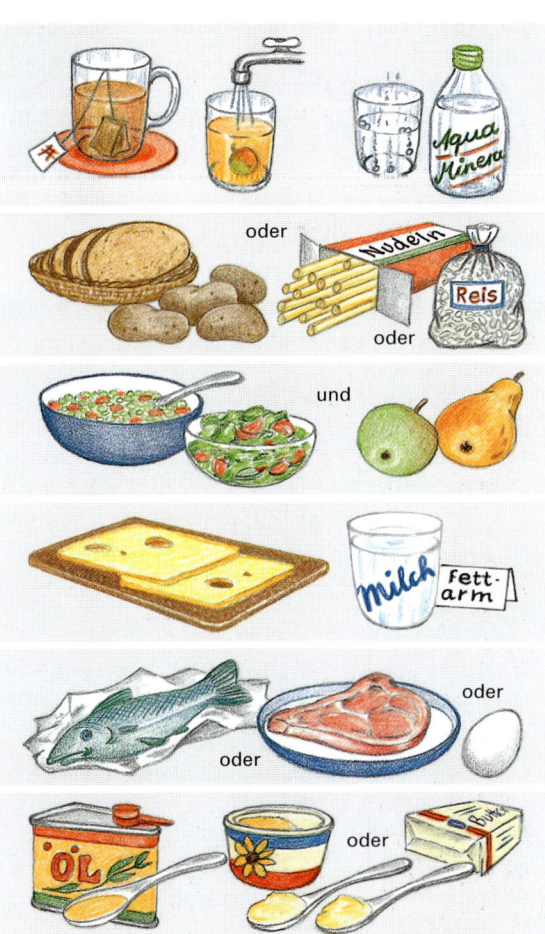

Energiebedarf

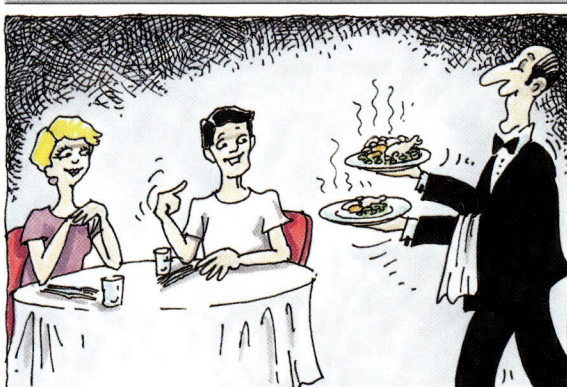

Wer bekommt die größte Portion?

Tätigkeiten und Energiebedarf (DGE)

Körperliche Aktivität	Beispiele	PAL-Wert
ausschließlich sitzende oder liegende Lebensweise	alte, gebrechliche Menschen	1,2
ausschließlich sitzende Tätigkeit, wenig oder keine anstrengende Freizeitaktivität	Büroangestellte, Feinmechaniker	1,4 bis 1,5
sitzende Tätigkeit, zeitweilig auch stehende Arbeit	Laboranten, Kraftfahrer, Schüler	1,6 bis 1,7
überwiegend gehende und stehende Arbeit	Hauswirtschafter, Verkäufer	1,8 bis 1,9
körperlich anstrengende berufliche Arbeit	Bauarbeiter, Leistungssportler	2,0 bis 2,4

Der Gesamtenergiebedarf einer Person setzt sich zusammen aus **Grundumsatz und Leistungsumsatz**.

Grundumsatz

Als Grundumsatz (Ruhe-Nüchtern-Umsatz) bezeichnet man die Energiemenge, die ein Mensch

- bei völliger Ruhe,
- 12 Stunden nach der letzten Nahrungsaufnahme,
- leicht bekleidet,
- in einem Raum mit einer Temperatur von 20 °C

durchschnittlich benötigt.

Der Grundumsatz sinkt mit zunehmendem Alter, da sich die Stoffwechselvorgänge, z. B. Atmung, verlangsamen.

Der Grundumsatz steigt mit zunehmender Größe (Gewicht), da mehr Zellen versorgt werden müssen. Diese Aussage gilt selbstverständlich nur für normalgewichtige Personen, für „zusätzliches" Fettgewebe benötigt der Körper kaum Energie.

Darüber hinaus wird der Grundumsatz durch Stress, Krankheiten und das Geschlecht beeinflusst.

Frauen haben einen niedrigeren Grundumsatz als Männer.

Berechnung des Grundumsatzes:
Als Faustregel für die Berechnung des Grundumsatzes gilt: 4 kJ pro kg Körpergewicht pro Stunde
Beispiel: Bei einem Körpergewicht von 60 kg wird der Grundumsatz so berechnet:

$$60 \times 4 \times 24 = 5\,760 \text{ kJ}$$

Leistungsumsatz

Der Leistungsumsatz wird hauptsächlich durch körperliche Aktivitäten – Muskeltätigkeit – in Beruf und Freizeit und durch die Wärmeregulation – Schwitzen und Frieren – bestimmt.

Der Leistungsumsatz wird heute mit dem PAL angegeben. Körperlicher Aktivitätsgrad heißt auf Englisch **p**hysical **a**ctivity **l**evel. Der Leistungsumsatz bei einem PAL-Wert von 1,4 bis 1,5 beträgt 2 bis 4 kJ pro kg Körpergewicht pro Stunde.

Berechnung des Leistungsumsatzes:
Beispiel: Bei einem Körpergewicht von 60 kg wird der Leistungsumsatz bei einem PAL von 1,4 so berechnet:

$$60 \times 2 \times 24 = 2\,880 \text{ kJ}$$

Gesamtenergiebedarf

Grundumsatz und Leistungsumsatz zusammen ergeben den täglichen Gesamtenergiebedarf.
Beispiel: 5 760 kJ + 2 880 kJ = 8 640 kJ

Der Gesamtenergiebedarf dieser Person mit einem Körpergewicht von 60 kg und einer ausschließlich sitzenden Tätigkeit beträgt also ca. 8 600 kJ.

Der Gesamtenergiebedarf einer Person wird im Wesentlichen durch den Grundumsatz bestimmt. Für die Leistungen im Schulunterricht wird z. B. kaum Energie benötigt, auch wenn man sich in den Pausen „völlig fertig" fühlt; dies ist reine Nervensache.

Kohlenhydratbedarf

Bei der Zusammenstellung der Tageskostpläne sollte man nicht nur darauf achten, dass die Gesamtkohlenhydratzufuhr stimmt. Auch die Anteile der einzelnen Kohlenhydratarten sollten beachtet werden.

Zwei Drittel unseres Kohlenhydratbedarfs sollten durch Vielfachzucker – Stärke – gedeckt werden.
Hierfür eignen sich besonders folgende Lebensmittel: Vollkornprodukte, Kartoffeln, Obst, Gemüse und Hülsenfrüchte.

Obst und Gemüse sollten außerdem möglichst oft roh verzehrt werden. In dieser Form sind neben Stärke und Ballaststoffen auch reichlich Vitamine, Mineralstoffe und sekundäre Pflanzenstoffe enthalten.

Aufgrund des Ballaststoffgehaltes regen diese Lebensmittel die Darmbewegung an, eine bessere Verdauung ist gesichert. Außerdem werden diese Lebensmittel nicht so schnell verdaut, die Kohlenhydrate werden langsam und gleichmäßig ans Blut abgegeben. Das Sättigungsgefühl hält länger vor.

▶ Energiearme, kohlenhydratreiche, ballaststoffreiche Lebensmittel sind die Grundlage der verschiedenen täglichen Mahlzeiten.

Ein Drittel unseres Kohlenhydratbedarfs kann durch Doppelzucker und Einfachzucker gedeckt werden, z. B. Haushaltszucker, Traubenzucker.
Unsere Ernährungsgewohnheiten sehen jedoch anders aus. Wir essen zu süß. Unser Geschmacksempfinden „süß" nimmt ab, die Speisen und Getränke werden immer stärker gesüßt.

Bei der Lebensmittelverarbeitung werden häufig Ballaststoffe entfernt, übrig bleiben leicht verdauliche, energiereiche Lebensmittel wie Zucker, Brötchen, Kuchen, Süßigkeiten. Diese Lebensmittel enthalten oft kaum Vitamine und Mineralstoffe. Sie haben einen geringen Sättigungswert, sie machen oft hungrig und durstig. So besteht die Gefahr, dass zu große Mengen davon aufgenommen werden. Übergewicht kann die Folge sein.

▶ Energiereiche, kohlenhydratreiche Lebensmittel sollten nur in geringen Mengen aufgenommen werden.

---

1. *Machen Sie Vorschläge für die Kohlenhydratbedarfsdeckung zu den verschiedenen Mahlzeiten: zum Frühstück anstelle von hellen Brötchen ... usw.*

2. *Ermitteln Sie mithilfe der Nährwerttabelle Lebensmittel mit einem hohen Ballaststoffgehalt.*

3. *Berechnen Sie den Kohlenhydratbedarf einer Person mit einem Energiebedarf von 9 000 kJ.*

Berechnung der empfohlenen Kohlenhydratzufuhr für Jugendliche und Erwachsene

Die empfehlenswerte Kohlenhydratzufuhr in g bei einem Gesamtenergiebedarf von 10 000 kJ soll berechnet werden:

Gesamtenergiebedarf ...... 100 % .... 10 000 kJ
Kohlenhydratzufuhr .... 55 % .... 5 500 kJ

1 g Kohlenhydrate liefert .... 17 kJ
x g Kohlenhydrate liefern .... 5 500 kJ

$$5\,500 : 17 = 324 \text{ g}$$

Jugendliche und Erwachsene mit einem Gesamtenergiebedarf von 10 000 kJ sollten täglich 324 g Kohlenhydrate aufnehmen.

Bei der Zusammenstellung der Mahlzeiten sollte neben der Gesamtkohlenhydratmenge besonders auf die Kohlenhydratart geachtet werden.

Täglich sollten 30 g Ballaststoffe aufgenommen werden.

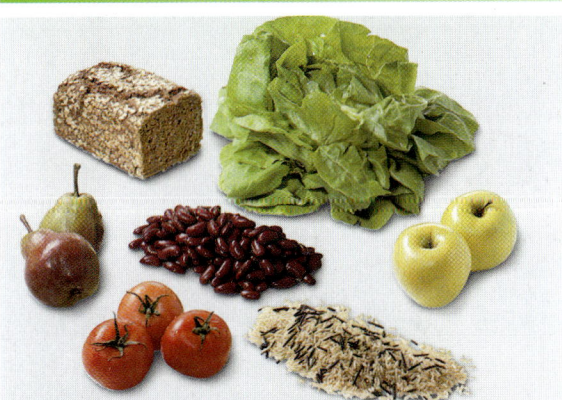

Energiearme, kohlenhydratreiche, ballaststoffreiche Lebensmittel

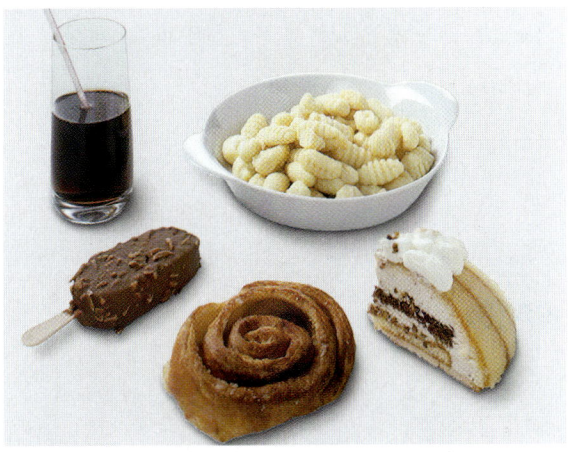

Energiereiche, kohlenhydratreiche, ballaststoffarme Lebensmittel

Berechnung der empfohlenen Fettzufuhr für Jugendliche

Die empfehlenswerte Fettzufuhr in g bei einem Gesamtenergiebedarf von 10 000 kJ soll berechnet werden.

Gesamtenergiebedarf ...... 100 %	....	10 000 kJ
Fettzufuhr .... 30 %	....	3 000 kJ
1 g Fett liefert		37 kJ
x g Fett liefern..		3 000 kJ

$$3\,000 : 37 = 81\ g$$

Die empfehlenswerte tägliche Fettzufuhr beträgt 81 g.

Gesamtfettzufuhr	10 20 30 40 50 60 70 80 g

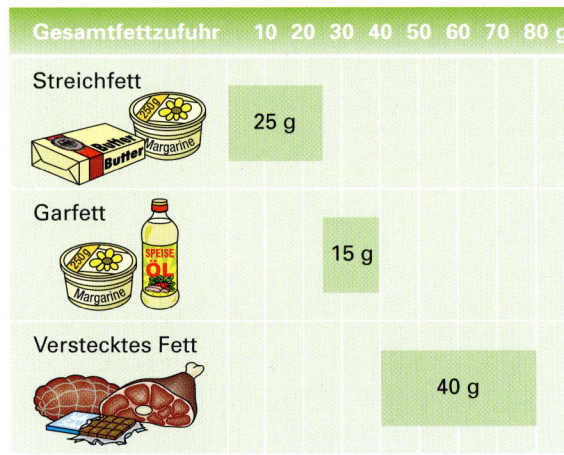

Streichfett — 25 g

Garfett — 15 g

Verstecktes Fett — 40 g

Die gleiche Fettmenge, wie sie in einer Hotelportion Butter enthalten ist, finden wir auch in folgenden Lebensmitteln:

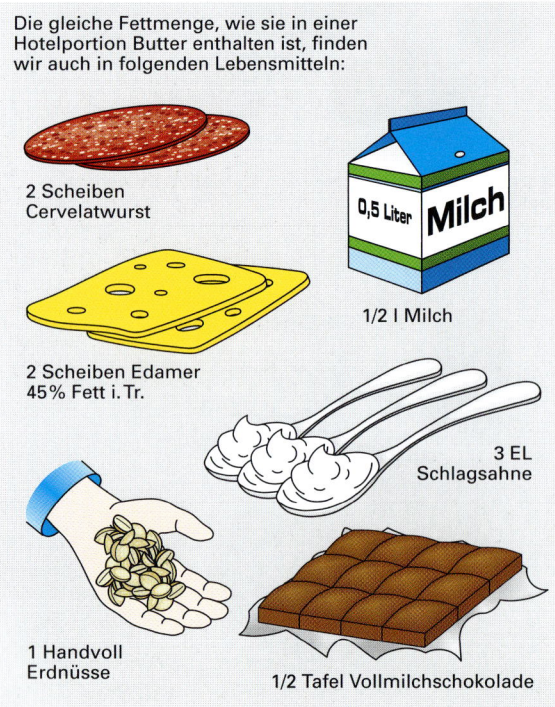

2 Scheiben Cervelatwurst

0,5 Liter Milch — 1/2 l Milch

2 Scheiben Edamer 45 % Fett i. Tr.

3 EL Schlagsahne

1 Handvoll Erdnüsse

1/2 Tafel Vollmilchschokolade

Fettbedarf

Jugendliche und Erwachsene sollten täglich bei einem Gesamtenergiebedarf von 10 000 kJ nicht mehr als etwa 80 g Fett aufnehmen. Nicht mehr als 30 % der täglich benötigten Gesamtenergiemenge dürfen in Form von Fetten aufgenommen werden.

10 % des täglichen Fettbedarfs sollten durch essenzielle Fettsäuren – Linolsäure und Linolensäure – gedeckt werden.

Die tägliche Fettzufuhr setzt sich zusammen aus Streichfett, Garfett – Zubereitung von Speisen – und unsichtbaren „versteckten" Fetten in Lebensmitteln.

▶ **Streichfett:** Täglich sollten höchstens 20 bis 30 g Butter oder Margarine verwendet werden.

▶ **Garfett** und Streichfett zusammen sollten nicht mehr als die Hälfte der täglichen Fettzufuhr ausmachen.

▶ **Gartechniken** auswählen, die nur wenig oder keinen Fettzusatz erfordern, z. B. Dämpfen, Grillen, Mikrowelle. Für Salate usw. geringe Mengen an hochwertigen Pflanzenölen verwenden.

▶ **Fettreiche Lebensmittel – versteckte Fette** – sollten möglichst vermieden werden, da sonst die Gefahr einer zu hohen Fettzufuhr besteht. Ohne es zu sehen, werden „versteckte" Fette aufgenommen.

In Deutschland wird mit Fleisch, Fleischwaren, fettreichen Zwischenmahlzeiten an Imbissständen usw. viel zu viel Fett aufgenommen. Wir nehmen täglich etwa doppelt so viel Fett auf wie benötigt. Auch der Bedarf an essenziellen Fettsäuren ist reichlich gedeckt.

Wir müssen uns vor allem fragen:
Wie kann ich meinen Fettverzehr einschränken?
und nicht: Welches Fett soll ich essen?

Bei einer eingeschränkten Fettzufuhr wird der Blutfettspiegel gesenkt, eine zusätzliche Aufnahme von essenziellen Fettsäuren zur Senkung des Blutfettspiegels wird hierdurch überflüssig.

1. Machen Sie für den Kostplan auf S. 161 Vorschläge für die Einsparung von
   a) versteckten Fetten,
   b) Streichfett,
   c) Garfetten.

2. Ermitteln Sie je zehn
   a) besonders fettreiche,
   b) besonders fettarme Lebensmittel.

3. Beraten Sie Michael bei der Auswahl und Zusammenstellung seiner täglichen Fettzufuhr.

4. Stellen Sie einen Preisvergleich an:
   a) Lightprodukte,
   b) herkömmliche Produkte.

Eiweißbedarf

Hinsichtlich des täglichen Eiweißbedarfs unterscheidet man zwei Personengruppen:

Personen, die Eiweiß zur Erneuerung und zum Aufbau von Körpereiweiß benötigen:

▶ Zu dieser Gruppe gehören Säuglinge, Kinder und Jugendliche. Der Eiweißbedarf ist von der Wachstumsgeschwindigkeit abhängig.

▶ Zu dieser Gruppe mit erhöhtem Eiweißbedarf gehören auch Schwangere und Stillende.

Personen, die Eiweiß nur zur Erneuerung von Körpereiweiß benötigen:

▶ Erwachsene sollten bei einer gemischten Kost täglich mindestens 0,8 g Eiweiß pro kg Körpergewicht aufnehmen.

▶ Bei einer vegetarischen bzw. überwiegend pflanzlichen Kost muss mehr Eiweiß pro kg Körpergewicht aufgenommen werden.

▶ Ältere Menschen müssen auf eine eiweißreiche Kost – eine größere Nährstoffdichte – achten, da lediglich ihr Energiebedarf, aber nicht ihr Eiweißbedarf sinkt.

Richtlinien für die Eiweißbedarfsdeckung

▶ Nur ein Drittel der Eiweißaufnahme sollte durch tierische Lebensmittel erfolgen.

▶ Eine ausreichende Versorgung mit Milch, Milchprodukten und Seefisch ist neben der Eiweißbedarfsdeckung auch für die Calciumbedarfsdeckung, Iodbedarfsdeckung usw. notwendig.

▶ Durch pflanzliche Lebensmittel, Vollkornprodukte, Gemüse, Kartoffeln, Hülsenfrüchte usw., sollten zwei Drittel des Eiweißbedarfs gedeckt werden.

▶ Pflanzliche Lebensmittel enthalten gleichzeitig Ballaststoffe, die eine Überversorgung mit Energie und Eiweiß verhindern.

▶ Täglich sollten höchstens 15 % der Gesamtenergiemenge in Form von Eiweiß aufgenommen werden.

▶ Der Eiweißbedarf muss auf jeden Fall gedeckt werden. Eiweiß kann durch keinen anderen Nährstoff ersetzt werden.

▶ Eiweiß sollte regelmäßig aufgenommen werden, da es nur begrenzt gespeichert werden kann.

▶ In Deutschland wird häufig zu viel Eiweiß aufgenommen. Die Werbung ermuntert uns zusätzlich, Eiweiß aufzunehmen.

Ermitteln Sie für den Kostplan auf S. 161 die Zufuhr in Gramm an
a) Eiweiß insgesamt,
b) tierischem Eiweiß,
c) pflanzlichem Eiweiß.

Machen Sie evtl. Verbesserungsvorschläge.

Berechnung der empfohlenen Eiweißzufuhr – Beispiel

Die empfehlenswerte Eiweißzufuhr in g bei einem Gesamtenergiebedarf von 10 000 kJ soll berechnet werden.

Gesamtenergiebedarf ...... 100 %	....	10 000 kJ
Eiweißzufuhr .... 15 %		1 500 kJ
1 g Eiweiß liefert.......................................		17 kJ
x g Eiweiß liefern.......................................		1 500 kJ

$$1500 : 17 = 88 \text{ g}$$

Jugendliche sollten täglich bei einem Gesamtenergiebedarf von 10 000 kJ nicht mehr als 88 g Eiweiß aufnehmen.

Eiweißgemische mit gutem Ergänzungswert

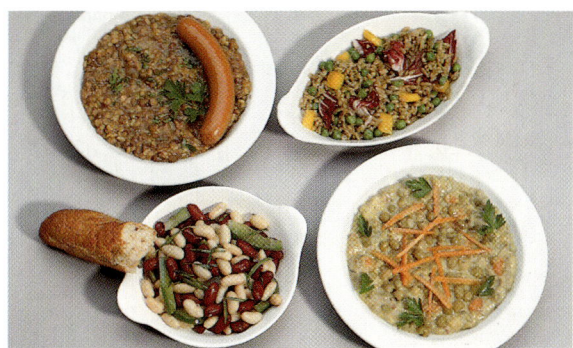

Hülsenfrüchte
mit Milch, Fleisch, Fisch, Ei oder Getreideerzeugnissen

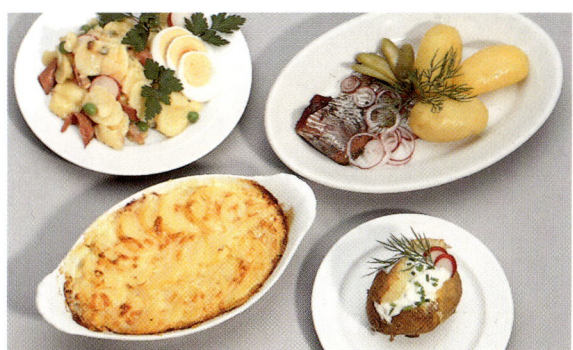

Kartoffeln
mit Milch, Fleisch, Fisch oder Ei

Nahrungseiweißstoffe können sich bei gleichzeitiger Aufnahme ergänzen, d. h., es kann mehr Eiweiß in Körpereiweiß umgebaut werden als bei getrennter Aufnahme.

Eiweiß ist lebensnotwendig.

Vorkommen in Lebensmitteln

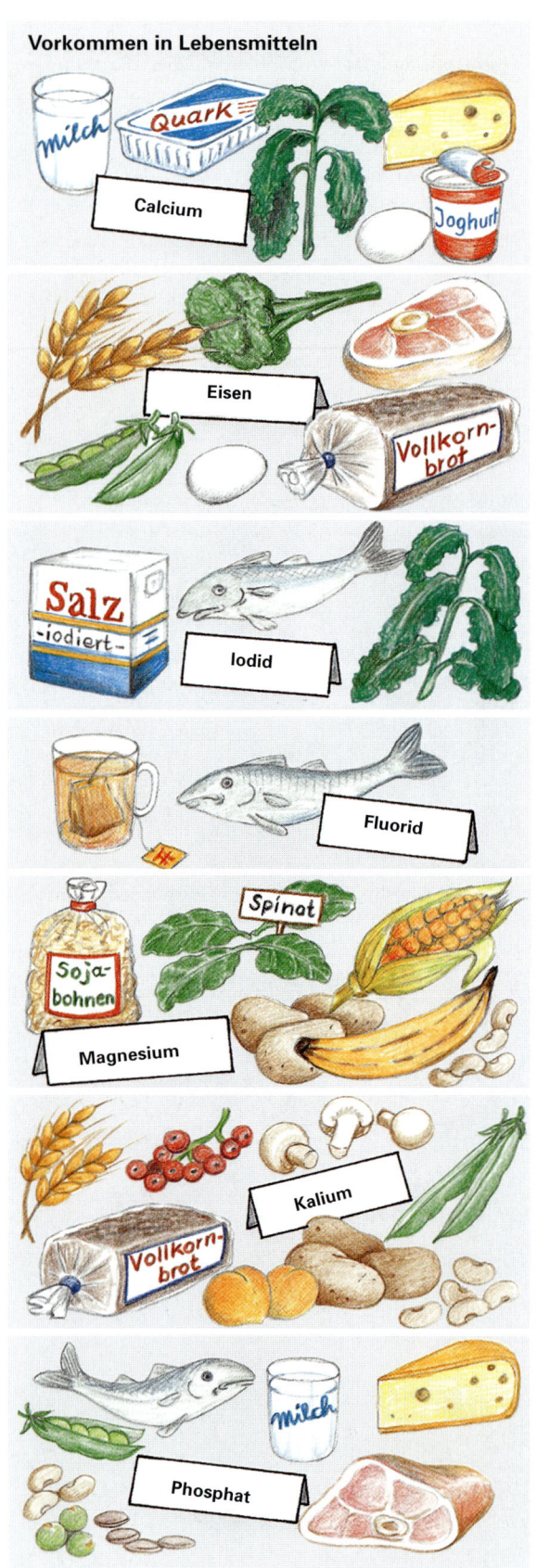

Mineralstoffe

1. Ermitteln Sie mithilfe der Abbildungen, welche Mineralstoffe in den folgenden Lebensmitteln enthalten sind:
   a) Getreide und Getreideprodukte,
   b) Kartoffeln,
   c) Obst,   d) Gemüse,
   e) Hülsenfrüchte, f) Milch,
   g) Eier,   h) Fisch,
   i) Fleisch,   j) Fette und Öle.

2. Sammeln und beurteilen Sie Werbetexte für Lebensmittel, denen Mineralstoffe zugesetzt wurden, z. B. Calcium.

Neben den energieliefernden Grundnährstoffen – Kohlenhydraten, Eiweiß, Fett – müssen wir auch anorganische, nicht brennbare Nahrungsbestandteile, die Mineralstoffe, aufnehmen. Die Mineralstoffe haben unterschiedliche Aufgaben im menschlichen Körper zu erfüllen.

Baustoffe: Calcium und Phosphat z. B. sind am Aufbau der Knochen beteiligt. Mineralstoffe geben diesen die Festigkeit und ermöglichen dadurch die Stützfunktion der Knochen.

Reglerstoffe: Natrium und Kalium z. B. regeln mit anderen Mineralstoffen den osmotischen Druck, die Gewebespannung. Die Stoffwechselvorgänge in den Zellen können nur bei normaler Gewebespannung ablaufen.

Bestandteile von wichtigen organischen Verbindungen: Iod z. B. ist Bestandteil der Schilddrüsenhormone und regelt so den normalen Grundumsatz. Eisen ist Bestandteil der roten Blutkörperchen und hier für den Sauerstofftransport verantwortlich.

Mineralstoffe haben jedoch nicht nur spezifische Aufgaben, sondern auch das Zusammenwirken dieser Stoffe ist von wesentlicher Bedeutung.

Der Anteil an Mineralstoffen im menschlichen Körper beträgt etwa 4 %. 15 bis 20 g Mineralstoffe werden täglich ausgeschieden, dieser Verlust muss regelmäßig wieder durch die Nahrung ersetzt werden.

Je nach der Menge des Vorkommens unterscheidet man:

Mengenelemente		
Natrium	Chlorid	Phosphat
Kalium	Calcium	Magnesium

Spurenelemente		
Eisen	Cobalt	Mangan
Kupfer	Iodid	Molybdän
Zink	Fluorid	Selen

Übersicht – Mineralstoffe

Mineral-stoffe	Körper-bestand	Tages-bedarf[1]	Vorkommen in Lebensmitteln	Aufgaben im menschlichen Körper
Natrium	70 g	3–5 g	Kochsalz, Wurst, Käse	in Blut und Gewebsflüssigkeiten zur Regulation der Gewebsspannung, Wasserhaushalt
Chlorid	120 g	3–5 g	Kochsalz, Wurst, Käse	in Blut und Gewebsflüssigkeiten zur Regulation der Gewebsspannung, Wasserhaushalt, Salzsäurebildung im Magen
Kalium	170 g	2–3 g	Getreide, Obst, Gemüse, Kartoffeln	in den Körperzellen zur Regulation der Gewebsspannung
Calcium	1 kg	1,2 g	Milch, Milch-produkte, Eigelb, grüne Gemüse, Brot	Aufbau von Knochen und Zähnen, Durchlässigkeit der Zellwände, Blutgerinnung, normale Erregbarkeit von Muskeln und Nerven
Magnesium	30 g	0,35–0,40 g	alle grünen Gemüsesorten (Blattgrün), Fleisch	Bestandteil von Enzymen, normale Erregbarkeit von Muskeln und Nerven
Phosphat (Phosphor)	700 g	1,25 g	Fleisch, Milch und Milchprodukte, Hülsenfrüchte	Aufbau von Knochen und Zähnen, Bestandteil der Zellkerne, Bestandteil energieübertragender Verbindungen
Schwefel	150 g		Eier, Fleisch	Aufbau von Eiweißstoffen, Bestandteil von Enzymen, zur Entgiftung
Eisen	5 g	12–15 mg	Leber, Fleisch, Eidotter, Gemüse, Brot, Backwaren	Bestandteil des roten Blutfarbstoffes (Sauerstofftransport aus der Lunge zu den Zellen)
Kupfer	100 mg	1,0–1,5 mg	Leber, Eigelb, Fleisch, Fisch, Roggen	zum Aufbau des roten Blutfarbstoffes
Iodid	10–20 mg	0,2 mg	Seefisch, Milch, Weizen, Salat	Bestandteil der Schilddrüsen-hormone, normaler Ablauf des Grundumsatzes
Fluorid	2–6 g	3,2–2,9 mg	Seefisch, schwarzer Tee	Härtung des Zahnschmelzes, Kariesverminderung
Zink	1–2 g	10–7 mg	Rindfleisch, Leber, Erbsen, Hafer, Weizen	zum Aufbau von Insulin, Bestandteil von Enzymen
Cobalt	1–2 mg	0,005 mg	Leber, Getreide, Hülsenfrüchte	Bestandteil des Vitamin B_{12}, Bildung von Blutzellen

[1] Empfehlenswerte Höhe der Zufuhr für Jugendliche (DGE)

Vitamine

Kleine Menge – große Wirkung

Vorkommen in Lebensmitteln

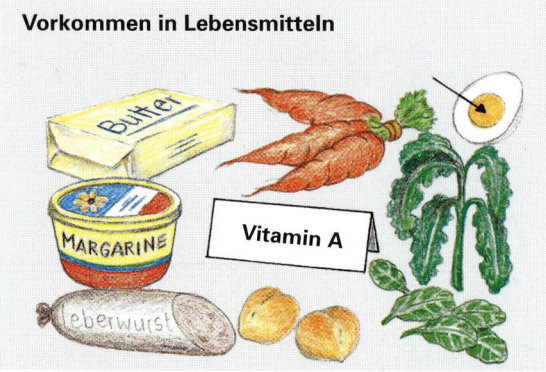

Vitamin A

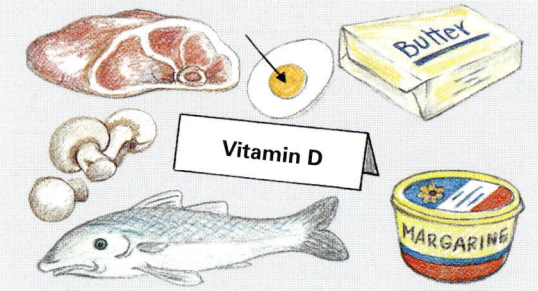

Vitamin D

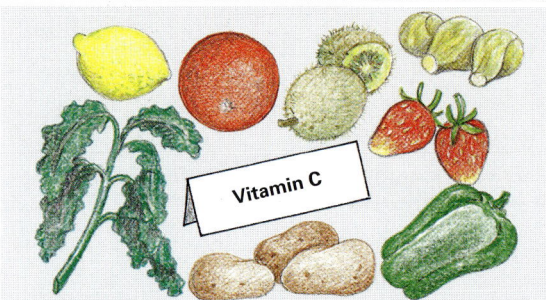

Vitamin C

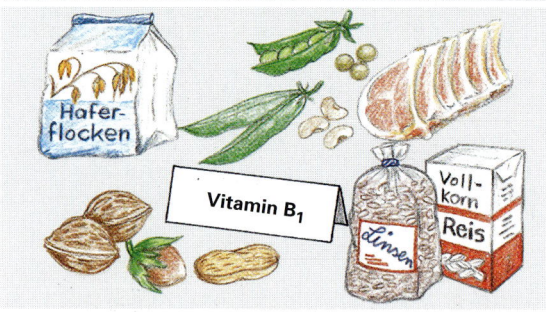

Vitamin B$_1$

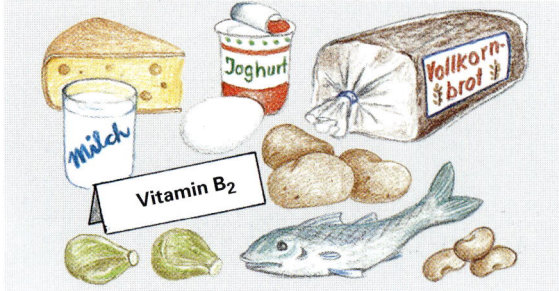

Vitamin B$_2$

---

1. Ermitteln Sie mithilfe der Abbildungen, welche Vitamine in den folgenden Lebensmitteln enthalten sind:
   a) Getreide und Getreideprodukte,
   b) Kartoffeln,
   c) Obst,   d) Gemüse,
   e) Hülsenfrüchte,   f) Milch,
   g) Eier,   h) Fisch,
   i) Fleisch,
   j) Fette und Öle.

2. Sammeln und beurteilen Sie Werbetexte für Lebensmittel, denen Vitamine zugesetzt wurden, z. B. ACE-Getränke.

Vitamine sind essenzielle, d.h. lebensnotwendige organische Nahrungsbestandteile. (Vita heißt Leben.) Vitamine können nicht oder nur in unzureichender Menge im Körper gebildet werden. In kleiner Menge wirken sie, z.B. als Enzymbestandteile, im Zellstoffwechsel der Nährstoffe mit. Ohne Vitamine kann das Stoffwechselgeschehen also nicht ablaufen.

Abgesehen von Vitamin C liegen die Empfehlungen für die tägliche Zufuhr unter 20 mg.

Hinweis: Die Benennung der Vitamine mit Buchstaben und Zahlen ist historisch bedingt und heute teils irreführend.

Lebensmittel werden als vitaminreich bezeichnet, wenn durch eine übliche Portion 10 bis 20 % des Vitaminbedarfs erreicht werden.

Werden zu geringe Vitaminmengen aufgenommen, so kommt es zu Mangelerscheinungen. Durch eine abwechslungsreiche und ausgewogene Ernährung kann jedoch der Vitaminbedarf gedeckt werden.

Vitamine unterscheiden sich in ihrer Löslichkeit. Sie werden in fettlösliche und wasserlösliche Vitamine unterteilt. Fettlösliche Vitamine können nur mit Fett aufgenommen werden. Diese Vitamine werden dann im Körper gespeichert. Hohe Dosierungen können so gesundheitsschädlich sein. Wasserlösliche Vitamine werden nicht gespeichert, sie werden mit dem Harn ausgeschieden.

Fettlösliche Vitamine	Wasserlösliche Vitamine
Retinole, A	Thiamin, B$_1$
Calciferole, D	Riboflavin, B$_2$
Tocopherole, E	Pyridoxin, B$_6$
Phyllochinone, K	Cobalamin, B$_{12}$
	Biotin
	Folsäure
	Niacin
	Pantothensäure
	Ascorbinsäure, C

Übersicht – Vitamine

Vitamine, wasserlösliche	Tages- bedarf [1]	Vorkommen in Lebensmitteln	Wirkungsweise	Hypovitaminose/Avitaminose Vitaminmangel
Thiamin, B_1	1,3–1,0 mg	Vollkornpro- dukte, Schweine- fleisch, Hefe	Zellstoffwechsel: Kohlenhydratabbau	verminderte Leistungsfähigkeit, Muskelschwäche, Nervenstörungen: **Beri-Beri**
Riboflavin, B_2	1,5–1,2 mg	Milch, Milchpro- dukte, Fleisch, Eier	Zellstoffwechsel: Wasserstofftransport, Energiegewinnung	Veränderungen von Haut und Schleimhäuten
Pyridoxin, B_6	1,6–1,2 mg	in allen Lebens- mitteln	Zellstoffwechsel: Aminosäurestoff- wechsel	Hautveränderungen usw., bei Kindern Krämpfe
Cobalamin, B_{12}	3,0 µg	in tierischen Lebens- mitteln	Zellstoffwechsel: Zellkernaufbau	verminderte Zellteilung, Anämie, Nervenstörungen, Mangel bei strengen Vegetariern
Biotin	30–60 µg	Eigelb, Soja- bohnen, Voll- kornprodukte	Zellstoffwechsel: CO_2-Übertragung	Hautveränderungen, Mangel bei reichlichem Verzehr von rohem Eiklar
Folsäure	400 µg	Gemüse, Fleisch, Vollkorn- produkte	Zellstoffwechsel: Aminosäurestoff- wechsel	Hautveränderungen, Anämie, Mangel bei Eiweißunterernährung
Niacin	17–13 mg	Fisch, Fleisch, Gemüse, Voll- kornprodukte	Zellstoffwechsel: Wasserstofftransport, Energiegewinnung	Hautveränderungen, Nervenstörun- gen, Mangel bei überwiegender Maisernährung, **Pellagra**
Pantothen- säure	6 mg	in allen Lebens- mitteln	Zellstoffwechsel: Fett-, Kohlenhydrat- stoffwechsel	Mangel nur bei längerer Behand- lung mit Sulfonamiden, bei Infek- tionskrankheiten
Ascorbin- säure, C	100 mg	Obst, Gemüse, Kartoffeln	Aufbau von Binde- gewebe, Eisenstoff- wechsel, verhindert Radikalbildung	Störungen im Bindegewebsstoff- wechsel, verzögerte Wundheilung, **Skorbut**

Vitamine, fettlösliche	Tages- bedarf [1]	Vorkommen in Lebensmitteln	Wirkungsweise	Hypovitaminose/ Avitaminose	Hypervitaminose
Retinol, A

Provitamin Carotin | 1,1–0,9 mg | Fett, Fettfisch, Eigelb, Karotten, Grüngemüse | Bestandteil des Sehpurpurs, fördert Zell- wachstum | Verhornung von Haut und Schleimhäuten, Nachtblindheit | Erbrechen, Durchfall, Schleimhautblutungen, Knochenbrüchigkeit, Übererregbarkeit |
| Calciferol, D

Provitamin vorhanden | 5 µg

Bildung in der Haut | Fettfisch, Margarine, Eigelb, Pilze | Aufnahme von Calcium und Verkalkung der Knochen | Knochen- erweichung, Rachitis, Osteoporose | Calciumablagerungen in den Blutgefäßen, Lunge und Niere |
| Tocopherol, E | 15–12 mg | Keimöl, Vollkorn- produkte, Grüngemüse | Schutz für die Zellmembranen, verhindert Radikalbildung | unbekannt | unbekannt |
| Phyllochinon, K | 70–60 µg | Grüngemüse, Fleisch, Fisch | normaler Ablauf der Blutgerinnung | gestörte Blutgerinnung | unbekannt |

[1] Empfehlenswerte Höhe der täglichen Zufuhr für Jugendliche (DGE)

Verdauung im Überblick

Im Mund wird die Nahrung zunächst durch Beißen und Kauen zerkleinert. Durch Geschmack, Geruch und Aussehen der Speisen wird die Speichelproduktion angeregt, „das Wasser läuft uns im Mund zusammen". Durch den Speichel wird die Gleitfähigkeit des Speisebreis erhöht. Der Speichel enthält auch kohlenhydratspaltende Enzyme. Verdauungsenzyme bewirken den Abbau der Nährstoffe.

Der Speisebrei gelangt durch die Speiseröhre in den Magen. Der Magensaft enthält Salzsäure, die den Speisebrei durchsäuert und Mikroorganismen abtötet.

Der Magensaft enthält eiweißspaltende Enzyme. Nach zwei bis acht Stunden wird der Speisebrei Schub um Schub durch den Pförtner aus dem Magen in den Zwölffingerdarm, den oberen Abschnitt des Dünndarms, befördert.

Der Dünndarm ist drei bis vier Meter lang. Durch die Darmzotten wird die Oberfläche des Dünndarms auf die Fläche eines Tennisplatzes vergrößert, ca. 180 m².

In den Zwölffingerdarm mündet der Ausgang der Bauchspeicheldrüse. Der Bauchspeichel, der wichtigste Verdauungssaft, enthält kohlenhydrat-, fett- und eiweißspaltende Enzyme. Durch den Gallengang gelangt auch der in der Leber gebildete Gallensaft in den Zwölffingerdarm. Im Dünndarm kommen täglich noch etwa drei Liter Dünndarmsaft hinzu. Der Darmsaft bzw. die Darmwand enthält eiweiß- und kohlenhydratspaltende Enzyme.

Die Grundbausteine der Nährstoffe werden in den Verdauungssäften gelöst und durch die Darmzotten in die Blutbahnen oder Lymphbahnen aufgenommen und zu den Zellen transportiert.

In den Zellen werden die Nährstoffe zur Energiegewinnung abgebaut oder gespeichert.

Der eigentliche Verdauungsvorgang ist im Dünndarm abgeschlossen. Im Dickdarm werden keine Verdauungssäfte gebildet. Hier werden nur noch Schleimstoffe abgesondert, die die Gleitfähigkeit der unverdaulichen Nahrungsbestandteile erhöhen.

Die unverdaulichen Nahrungsbestandteile, die Ballaststoffe, regen die Darmbewegung an, eine ballaststofffreie Nahrung führt zu Verstopfung.

Verweildauer von Speisen im Magen

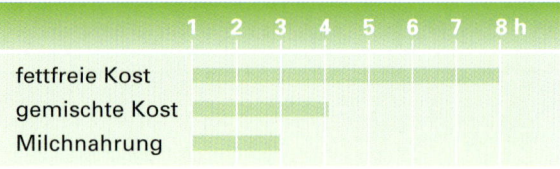

	1	2	3	4	5	6	7	8 h
fettfreie Kost								
gemischte Kost								
Milchnahrung								

Kann man Fett schmecken?

Alle Feinschmeckergenüsse sind entweder Geruchsempfindungen oder eine bestimmte Geschmacksmischung aus süß, sauer, salzig und bitter. Hinzu kommen die jeweiligen Tastempfindungen und die Temperatur. Schmecken und Riechen ergänzen sich.

Auf der Zunge sind etwa 2 000 bis 3 000 Geschmacksknospen in die Schleimhaut eingelassen, die alle einige Geschmackszellen enthalten.

Die Geschmacksarten süß, salzig, sauer und bitter sind auf allen Bereichen der Zunge schmeckbar. Die Geschmacksarten werden auf den Bereichen jedoch unterschiedlich stark wahrgenommen. So wird süß hauptsächlich an der Zungenspitze wahrgenommen, salzig an der Zungenspitze und am Zungenrand, sauer am Zungenrand sowie bitter am Zungengrund.

Kinder schmecken noch mit der ganzen Zunge, mit zunehmendem Alter geht das Geschmacksempfinden in der Mitte der Zunge verloren. Auch durch sehr süße oder salzige Speisen wird das Geschmacksempfinden gemindert, „gesalzene Lebensmittel" schmecken nicht mehr salzig.

Die größten Feinschmecker sind aber nicht Menschen, sondern Wirbeltiere. Die Kuh z. B. hat 70 000 Geschmacksknospen auf der Zunge.

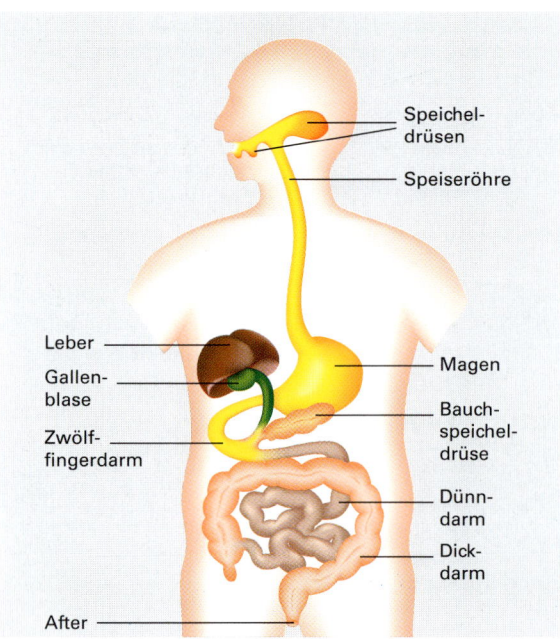

Speicheldrüsen
Speiseröhre
Leber
Gallenblase
Zwölffingerdarm
Magen
Bauchspeicheldrüse
Dünndarm
Dickdarm
After

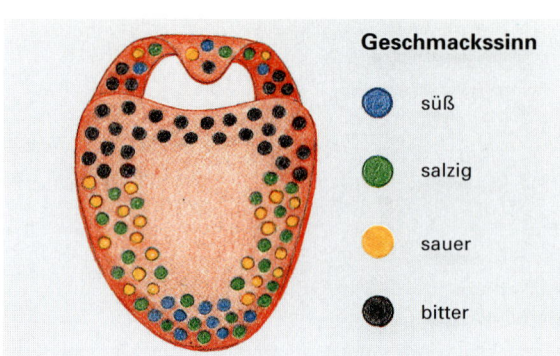

Geschmackssinn

- süß
- salzig
- sauer
- bitter

Übersicht – Verdauung

Verdauungsorgane Verdauungssäfte	Abbau der Grundnährstoffe		
	Kohlenhydrate	**Fette**	**Eiweißstoffe**
Mund **Mundspeichel** (1 l)	Vorbereitung durch Zerkleinerung; **Amylasen** spalten verdauliche Vielfachzucker → Dextrine → Malzzucker	Vorbereitung durch Zerkleinerung, schmelzen	Vorbereitung durch Zerkleinerung
Magen **Magensaft** (2 l)	Amylasen wirken bis zur Durchsäuerung des Speisenbreies weiter	Fettgehalt bestimmt die Verweildauer im Magen	**Salzsäure** denaturiert Eiweißstoffe; Endopeptidasen spalten Eiweißstoffe → Polypeptide
Zwölffingerdarm **Gallensaft** (1 l)		**Gallensaft** wirkt emulgierend auf die Fette	
Bauchspeichel (1 l)	Amylasen spalten verdauliche Vielfachzucker → Dextrine → Malzzucker; **Glucosidasen** spalten die Verzweigungsstellen der Vielfachzucker	**Lipasen** spalten Fette → Glycerin und Fettsäuren	**Endopeptidasen** spalten Eiweißstoffe → Polypeptide; **Exopeptidasen** spalten Polypeptide → Aminosäuren
Dünndarm **Dünndarmsaft** (3 l)	Die Enzyme des Bauchspeichels wirken weiter, die verdaulichen Vielfachzucker werden vollständig zu Malzzucker abgebaut; **Maltasen, Saccharasen, Laktasen** spalten an der Darmwand Doppelzucker in Einfachzucker	Lipasen des Bauchspeichels spalten Fette vollständig in Glycerin und Fettsäuren	**Exopeptidasen** spalten Polypeptide vollständig in Aminosäuren
Dem Körper werden zugeführt	Einfachzucker	Glycerin und Fettsäuren	Aminosäuren

Mahlzeitengestaltung

Das erste Frühstück ist das Sprungbrett in den Tag.
Ein gutes Frühstück ermöglicht die Leistungsfähigkeit am Vormittag.

Folgende Grundsätze sollten bei der Zusammenstellung und der Einnahme des Frühstücks beachtet werden:

▶ Rechtzeitig aufstehen, nicht in Eile frühstücken.

▶ Möglichst gemeinsam am ansprechend gedeckten Tisch frühstücken.

▶ Das Frühstück nicht einsparen, um schlank zu bleiben.

▶ Nicht immer das gleiche Frühstück anbieten. Es gibt viele Abwechslungsmöglichkeiten. Verschiedene Brotsorten und unterschiedlichen Brotbelag, nicht nur Schoko-Nuss-Creme, Konfitüre usw. anbieten. Fruchtsäfte, Obst, Müsli, Joghurt und andere Milchprodukte können das Frühstück verbessern.

Das zweite Frühstück sollte vitaminreich und mineralstoffreich sein.

▶ Das zweite Frühstück soll das erste Frühstück in Bezug auf die Nährstoffzufuhr ergänzen. Wurde z. B. mit dem ersten Frühstück wenig Eiweiß aufgenommen, müssen nun eiweißreiche Lebensmittel ausgewählt werden.

▶ Obst, Gemüse, Milch und Milchprodukte sind besonders geeignet.

Das Mittagessen soll eine nicht zu umfangreiche Hauptmahlzeit sein.

▶ Höchstens ein Drittel der täglichen Gesamtenergie soll aufgenommen werden. Große Mahlzeiten erfordern viel Verdauungsarbeit. Die geistige Leistungsfähigkeit lässt nach, da das Gehirn weniger

versorgt wird. Eine kleinere Mahlzeit hilft schneller über das Leistungstief.

▶ Die Mahlzeit soll langsam eingenommen werden, da sich das Sättigungsgefühl erst nach 15 Minuten einstellt.

▶ Es muss nicht immer Fleisch sein. Milch, Milchprodukte, Fisch, Hülsenfrüchte und Getreidegerichte sind eine Alternative.

▶ Fett ist in Lebensmitteln oft zu reichlich enthalten. Fettreiche Lebensmittel sollten durch fettarme Lebensmittel ersetzt werden, da sie zu Übergewicht führen können. Auch bei der Zubereitung sollte auf eine sparsame Verwendung von Fett geachtet werden.

Nachmittagsmahlzeit

▶ Fünf kleinere Mahlzeiten sind besser als drei große Mahlzeiten.

▶ Bei fünf Mahlzeiten bleibt die Leistungsfähigkeit besser erhalten, der Körper wird nicht so stark belastet.

▶ Die Nachmittagsmahlzeit sollte, wie das zweite Frühstück, vitaminreich und mineralstoffreich sein.

Das Abendbrot ermöglicht den Ausgleich.

▶ Nährstoffe, die bei den anderen Mahlzeiten zu wenig aufgenommen wurden, sollen berücksichtigt werden. War das Mittagessen z. B. vitaminarm, kann es zum Abendbrot einen Rohkostsalat geben.

▶ Ist die Familie erwerbstätig, kann abends gemeinsam ein warmes Abendessen gegessen werden. Ein warmes Abendessen führt nicht zur Gewichtssteigerung.

▶ Das Abendbrot sollte spätestens zwei Stunden vor dem Schlafengehen eingenommen werden, da der Schlaf sonst beeinträchtigt wird.

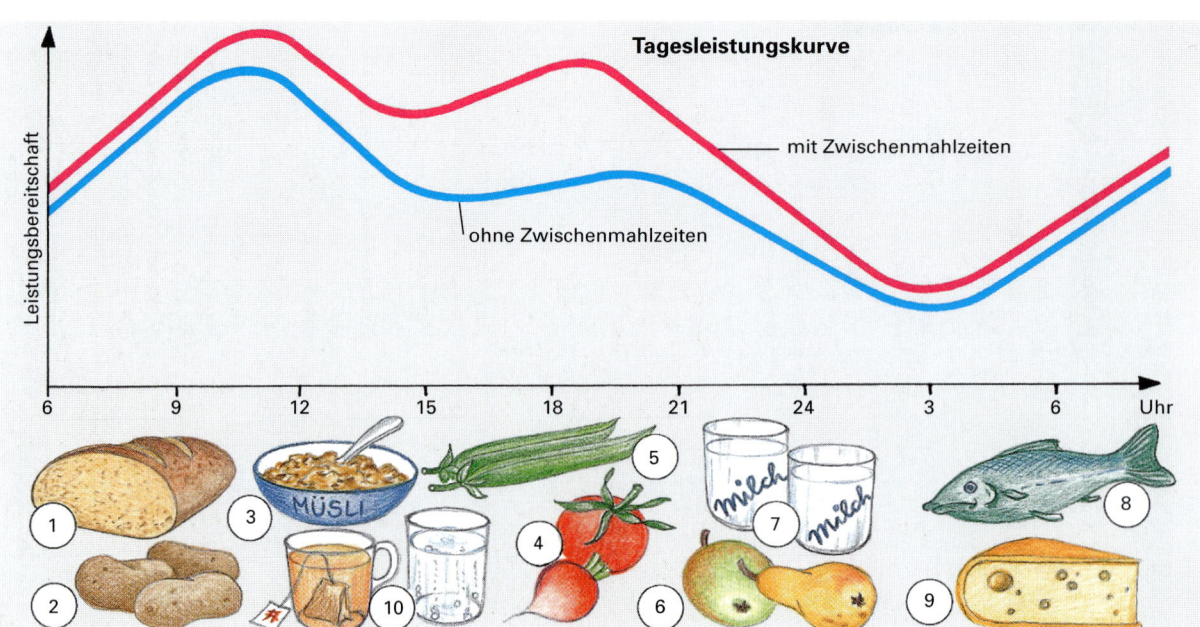

Tagesleistungskurve
— mit Zwischenmahlzeiten
— ohne Zwischenmahlzeiten
Leistungsbereitschaft
6 9 12 15 18 21 24 3 6 Uhr

Mahlzeitenzusammenstellung

▶ Die Speisen sollten appetitanregend aussehen.

▶ Die Lebensmittel einer Mahlzeit sollten unterschiedliche Farben haben. Ein Gericht wie Blumenkohl, Kartoffelbrei und Kalbsgeschnetzeltes wirkt wenig appetitanregend.

▶ Die Lebensmittel sollten unterschiedliche Struktur haben, z.B. Fisch mit weicher, Rohkostsalat mit fester Struktur. Durch Lebensmittel mit fester Struktur wird ein höherer Sättigungswert erreicht.

▶ Die Lebensmittel sollten unterschiedlichen Geschmack haben, dieser kann besonders durch die Zugabe von Kräutern und Gewürzen verstärkt werden. Der Eigengeschmack der Speisen sollte erhalten bleiben.

Essgewohnheiten werden wie andere Verhaltensweisen anerzogen.

Ernährungsfehlverhalten kann so Folge falscher Essgewohnheiten oder Traditionen sein, z.B.

▶ **essen müssen, was auf den Tisch kommt, auch wenn man es nicht mag oder wenn man satt ist,**

▶ **nicht essen dürfen, weil noch nicht Essenszeit ist, auch wenn man hungrig ist,**

▶ **nicht essen, weil man meint, keine Zeit zu haben.**

Häufiges Ernährungsfehlverhalten:

▶ **zu hastig essen,**

▶ **zu unkontrolliert essen,**

▶ **unregelmäßig essen,**

▶ **statt fünf Mahlzeiten drei, meist mit zu großen Portionen.**

1. *Beschreiben Sie den Verlauf der Tagesleistungskurve. Machen Sie aufgrund des Verlaufs Vorschläge für die Mahlzeitengestaltung.*

2. *Stellen Sie verschiedene Frühstücksvorschläge zusammen.*

3. *Zum ersten Frühstück gibt es Tee, Brötchen mit Konfitüre, Camembert und Bierschinken. Machen Sie Vorschläge für ein ergänzendes zweites Frühstück.*

4. *Nicht jede Mahlzeit kann ein ausgewogenes Nährstoffverhältnis aufweisen. Zum Mittagessen gibt es Erbseneintopf mit Würstchen. Stellen Sie ein ergänzendes Abendessen zusammen.*

5. *Ergänzen Sie folgende Lebensmittel zu vollständigen, appetitanregenden Mittagsmahlzeiten:*
   a) gebratenes Fischfilet,
   b) Rührei,
   c) Huhn in Currysoße,
   d) Grünkernbratlinge,
   e) Kartoffelgratin.

6. *Stellen Sie Regeln für das Benehmen bei Tisch zusammen.*

7. *Beurteilen Sie den Tageskostplan für den 16-jährigen Michael, vgl. S. 161.*

Aufteilung der Energie- und Grundnährstoffzufuhr

	Energie		Eiweiß		Fett		Kohlenhydrate	
	allg. in %	Beisp. in kJ	allg. in %	Beisp. in g	allg. in %	Beisp. in g	allg. in %	Beisp. in g
Tagesbedarf	100	8 400	100	74	100	68	100	272
Bei fünf Mahlzeiten								
1. Frühstück	25	2 100	20	14	25	17	30	76
2. Frühstück	10	850	10	8	7,5	5	10	30
Mittagessen	30	2 500	30	23	35	24	25	68
Nachmittag	10	850	10	8	7,5	5	10	30
Abendessen	25	2 100	30	21	25	17	25	68
Bei drei Mahlzeiten								
Frühstück	30	2 500	25	18	30	20	35	95
Mittagessen	40	3 400	45	34	40	28	35	95
Abendessen	30	2 500	30	22	30	20	30	82

Speisekomponenten – Grundmengen

Grundmengen pro Person – Angaben beziehen sich teils auf die Rohware

Rohkost, Salat	roh, geputzt	50–100 g	Suppen, Eintöpfe	Vorspeise	200 g
	gekocht	125–150 g		Hauptgericht	500 g ($\frac{1}{2}$ l)
Soßen		60–150 g	Fleisch	mit Knochen	150 g
Mayonnaise		40 g		ohne Knochen	100 g
Reis, Teigwaren	Beilage	60 g		Hackfleisch	75–100 g
	Hauptgericht	100 g	Fisch	im Ganzen	250 g
	Suppeneinlage	20 g		ohne Kopf	220 g
Kartoffeln	Beilage, Eintopf	250 g		Filet	100–150 g
Gemüse	Beilage	250 g	Obst	frisch	150–200 g
	Sauerkraut	100 g		Kompott	125 g
	Hülsenfrüchte	60 g		Backobst	50 g
			Süßspeisen	Flammeri, Creme	125 g
				Gallerte	125 g

Folgende Abkürzungen werden verwendet:

1 Liter	1 l	1 Gramm	1 g	1 Prise	1 Pr.		3 Teelöffel	≙	1 Esslöffel
1 Milliliter	1 ml	1 Kilogramm	1 kg	1 Esslöffel	1 EL		8 Esslöffel	≙	$\frac{1}{8}$ l
				1 Teelöffel	1 TL				

Definitionen für Speisekomponenten

▶ **Mehlschwitze** = eine mit Mehl hergestellte Grundlage für Suppen und Soßen

▶ **Suppe** = ein flüssiges, gekochtes Gericht

▶ **Soße** = eine süße oder salzige Beigabe, die mit Bindemittel gegart wird

▶ **Marinade** = eine gewürzte Flüssigkeit, die Grundzutaten Geschmack gibt

▶ **Salat** = ein kaltes Gericht aus marinierten Zutaten

▶ **Breie** = warme süße oder salzige breiige Speisen

▶ **Klöße** = Teigmassen, die man in viel Flüssigkeit gar ziehen lässt

▶ **Aufläufe** = Gerichte, die in einer feuerfesten Form im Backofen auflaufen

▶ **Bratlinge** = Teigmassen, die in der Pfanne gebraten werden

▶ **Plinsen** = Pfannkuchen

▶ **Creme** = eine feine süße Eierspeise

▶ **Kompott** = Obst, das mit Zucker gegart wurde

▶ **Kaltschale** = Flüssigkeit, mit rohen Einlagen kalt gemischt

▶ **Flammeri** = eine süße gekochte Speise, kalt gestürzt

▶ **Gallerte** = eine Speise, deren Flüssigkeit durch Gelatine gesteift wird

▶ **Pudding** = ein Gericht, das in verschlossener Form im Wasserbad gegart und warm gestürzt wird

1. Für 40 Personen ist Gemüse zuzubereiten. Die verzehrfertige Menge pro Person soll 150 g betragen.
   Putzverluste bei Lauch betragen 40 %.
   Putzverluste bei Spargel betragen 25 %.
   Putzverluste bei Spinat betragen 15 %.
   Wie viel Gemüse ist jeweils einzukaufen?

2. 400 g tiefgekühlter, küchenfertiger Lauch kosten 1,29 €.
   1 kg frischer Lauch kostet 1,99 €, Putzverluste 40 %.
   Ermitteln Sie den jeweiligen Preis für eine Portion Lauch von 150 g.

3. **Rezept: Erdbeerquark**
   250 g Erdbeeren (240 g ohne Abfall)
   250 g Magerquark, $\frac{1}{8}$ l Milch
   20 g Zucker, 1 Vanillinzucker (10 g)
   Menge pro Person 125 g.
   Wie viel Rezepte müssen für 20 Personen zubereitet werden?

4. Pellkartoffeln: Putzverluste 10 %
   Salzkartoffeln: Putzverluste 20 %
   Die verzehrfertige Menge pro Person soll 200 g betragen.
   Wie viel Kartoffeln müssen jeweils für 75 Personen eingekauft werden?

5. Eine Suppentasse fasst 150 ml.
   Wie viel Liter Suppe benötigen Sie für 88 Personen?

Tageskostplan: Michael, 16 Jahre, Gesamtenergiebedarf 10 600 kJ

Menge	Lebensmittel	Energie in kJ	kcal	Eiweiß in g	Fett hydrate in g	Kohlen- in g
Erstes Frühstück						
40 g	Brötchen (1 Stück)	426	101	3	0	20
50 g	Roggenvollkornbrot (1 Scheibe)	428	102	4	1	21
25 g	Butter	814	194	+	21	0
57 g	Hühnerei (1 Stück)	370	88	7	6	1
30 g	Doppelrahmfrischkäse (1 Portion)	497	118	5	11	1
50 g	Schinken, gekocht (1 Scheibe)	553	132	10	10	+
20 g	Konfitüre	224	53	+	0	13
	Tee	0	0	0	0	0
	Istzufuhr erstes Frühstück	?		?	?	?
Zweites Frühstück						
50 g	Vollmilchschokolade (½ Tafel)	1 160	276	5	16	27
	Istzufuhr zweites Frühstück	?		?	?	?
Mittagessen						
150 g	Schweineschnitzel (1 großes Stück)	653	155	32	3	+
10 g	Maiskeimöl (1 EL)	370	88	0	10	0
200 g	Kartoffelsalat mit Öl	770	183	4	6	30
200 g	Bohnensalat	420	100	2	5	10
75 g	Eiscreme	671	160	3	9	16
30 g	Schlagsahne	381	90	1	9	1
	Istzufuhr Mittagessen	?		?	?	?
Nachmittag						
50 g	Kartoffelchips (kleine Tüte)	1 180	281	3	20	21
330 g	Cola-Getränk (1 Dose)	611	145	0	0	36
	Istzufuhr Nachmittag	?		?	?	?
Abendessen						
40 g	Roggenmischbrot (1 Scheibe)	362	86	2	+	18
50 g	Roggenvollkornbrot (1 Scheibe)	428	102	4	1	21
25 g	Margarine	785	187	+	20	0
35 g	Leberwurst, grob (1 Portion)	445	106	3	10	+
30 g	Edamer Käse, 45 % Fett i.Tr. (1 Scheibe)	443	105	7	8	1
70 g	Tomate (1 Stück)	49	12	1	+	2
	Tee	0	0	0	0	0
	Istzufuhr Abendessen	?		?	?	?
	Gesamt-Istzufuhr	?		?	?	?
	Gesamt-Sollzufuhr	?		?	?	?

Berechnung des Energie- und Grundnährstoffgehaltes von Speisen und Getränken

Als Beispiel sollen Energiegehalt und Grundnährstoffgehalt für eine Portion Müsli berechnet werden.

1. *Machen Sie Vorschläge für die Arbeitsweise bei einer solchen Berechnung.*

   1 Portion Müsli

2 EL Haferflocken, kernige	20 g
4 EL Vollmilch	60 g
1 kleiner Apfel	100 g
½ Banane	150 g
1 TL Sultaninen	15 g
1 EL Haselnüsse	5 g
1 EL Zitronensaft	15 g

2. *Übertragen Sie die Tabelle für die Nährwertberechnung, vgl. S. 163.*

3. *Ermitteln und übertragen Sie die fehlenden Werte für je 100 g Lebensmittel aus der Nährwerttabelle.*

Die Energie- und Nährstoffangaben in der Nährwerttabelle, vgl. S. 242 ff., beziehen sich jeweils auf 100 g bzw. ml Lebensmittel.

Folgende Angaben sind hier zu finden:
* Energiegehalt in Kilojoule/Kilokalorien
* Eiweiß-, Fett- und Kohlenhydratgehalt in g

4. *Vervollständigen Sie die Nährwertberechnung für das Müsli.*

5. *Berechnen Sie den Energiegehalt und Grundnährstoffgehalt von*

   a) *½ **Käsebrötchen** – Zutaten:*
   ½ Brötchen (20 g), 5 g Butter, 1 Scheibe Emmentaler Käse (30 g),

   b) *einem **Rezept Kartoffelbrei** für **12 Personen** – Zutaten:*
   3 kg Kartoffeln, ungeschält, ¾ l Milch, 75 g Butter,

   c) *einer Portion **Kartoffelbrei**.*

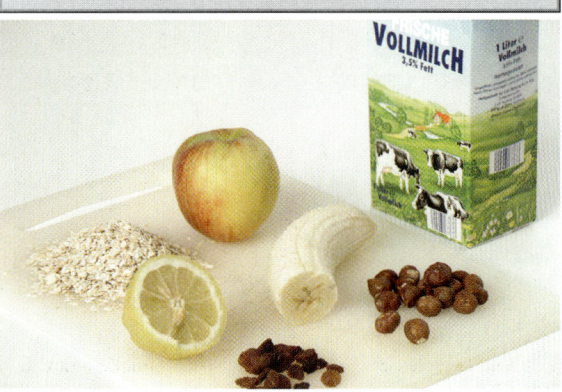

Die Berechnung erfolgt am besten folgendermaßen:

▶ **Übertragung der Angaben aus der Nährwerttabelle**

Der Energiegehalt, Eiweißgehalt, Fettgehalt und Kohlenhydratgehalt für jeweils 100 g bzw. 100 ml Lebensmittel werden zunächst aus der Nährwerttabelle in eine Tabelle für die Berechnung übertragen.

▶ **Nun müssen die Werte umgerechnet werden.**

Bei der Berechnung unterscheidet man
1. Teilmengen,
2. gleiche Mengen,
3. vielfache Mengen.

Umrechnung der Nährstoffangaben

1. Teilmenge – 20 g Haferflocken

Von den Haferflocken werden nur 20 g benötigt. Die Angaben in der Nährwerttabelle beziehen sich jedoch auf 100 g.

Es handelt sich also um eine Teilmenge von 100 g.

$$20 : 100 = 0{,}2$$

Die aus der Nährwerttabelle übernommenen Werte müssen also mit 0,2 multipliziert werden.

Die so ermittelten Werte sollten jeweils auf- bzw. abgerundet werden.

20 g Haferflocken enthalten		
Energie	1565 kJ × 0,2 ≙	313 kJ
Eiweiß	13 g × 0,2 ≙	3 g
Fett	7 g × 0,2 ≙	1 g
Kohlenhydrate	63 g × 0,2 ≙	13 g

20 g Haferflocken enthalten also 313 kJ Energie, 3 g Eiweiß, 1 g Fett und 13 g Kohlenhydrate.

Diese Werte werden nun in die Tabelle in die Spalte „x g" eingetragen.

2. Gleiche Menge – 100 g Apfel

Es werden 100 g Apfel benötigt.

In der Nährwerttabelle sind die Werte für 100 g Lebensmittel angegeben.

Die Werte können also ohne Umrechnung in die Spalte „x g" übertragen werden.

3. Vielfache Menge – 150 g Banane

Es werden 150 g Banane benötigt, dies ist ein Vielfaches, da sich die Angaben in der Nährwerttabelle auf 100 g beziehen.

$$150 : 100 = 1{,}5$$

Die aus der Nährwerttabelle übernommenen Werte müssen also mit 1,5 multipliziert werden.

Die so ermittelten Werte sollten jeweils auf- bzw. abgerundet werden.

150 g Banane enthalten			
Energie	290 kJ × 1,5 ≙		435 kJ
Eiweiß	1 g × 1,5 ≙		2 g
Fett	+ Der Wert wird nicht verändert.		
Kohlenhydrate	16 g × 1,5 ≙		24 g

150 g Banane enthalten also 435 kJ Energie, 2 g Eiweiß, Fett in Spuren und 24 g Kohlenhydrate.

Diese Werte werden nun in die Tabelle in die Spalte „x g" eingetragen.

> **Arbeitsschritte bei der Berechnung des Energie- und Grundnährstoffgehaltes von Speisen und Getränken:**
>
> **Aus der Nährstofftabelle werden zunächst die Werte für jeweils 100 g Lebensmittel in eine Tabelle übertragen.**
>
> **Dann werden Energiegehalt und Nährstoffgehalt auf die wirklich verwendeten Lebensmittelmengen umgerechnet.**
>
> **Zur Ermittlung des Energie- und Grundnährstoffgehaltes der jeweiligen Speisen und Getränke werden Energieangaben und die jeweiligen Grundnährstoffangaben der verschiedenen Lebensmittel addiert.**
>
> **Rezepte für mehrere Personen können außerdem durch die Personenzahl dividiert werden.**

Kostpläne mithilfe eines Computer-Nährwertprogramms erstellen

Nährwertprogramme werden erstellt zur Berechnung einzelner Mahlzeiten bzw. ganzer Tageskostpläne, nicht nur für die alltägliche Ernährung, sondern auch für besondere Ernährungsformen und Diäten.

Mit dem Computer macht die Nährwertberechnung mehr Spaß: Er erleichtert bzw. übernimmt die Rechenarbeit und macht es so möglich, sich auf das Wesentliche zu konzentrieren.

In kürzester Zeit kann jeder viele verschiedene Abwandlungen einzelner Mahlzeiten und ganzer Tageskostpläne zusammenstellen und auf ihre Tauglichkeit hin überprüfen.

Einmal erstellte Mahlzeiten/Tageskostpläne lassen sich immer wieder neu auf die persönlichen Bedürfnisse abstimmen und ermöglichen die Berechnung individueller Reduktionsdiäten.

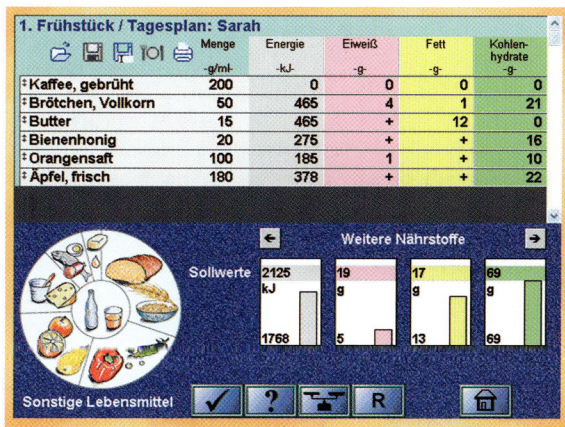

1 Portion Müsli – Energie- und Grundnährstoffberechnung[1]

Eingekaufte Ware	Lebensmittel	Im essbaren Anteil eingekaufter Ware							
		Energie in		Eiweiß in		Fett in		Kohlenhydrate in	
		100 g	x g	100 g	x g	100 g	x g	100 g	x g
20 g	Haferflocken	1565 kJ	313 kJ	13 g	3 g	7 g	1 g	63 g	13 g
60 g	Vollmilch	310 kJ	?	3,5 g	?	3,5 g	?	5 g	?
100 g	Apfel	210 kJ	210 kJ	+	+	+	+	12 g	12 g
150 g	Banane	290 kJ	435 kJ	1 g	2 g	+	+	16 g	24 g
15 g	Sultaninen	?	?	?	?	?	?	?	?
5 g	Haselnüsse	?	?	?	?	?	?	?	?
15 g	Zitronensaft	?	?	?	?	?	?	?	?
1 Portion Müsli		?	?	?	?	?	?	?	?

+ ≙ in Spuren enthalten

---

[1] Die ermittelten Werte sollten jeweils auf- bzw. abgerundet werden, da es sich lediglich um Richtwerte handeln kann. Es gibt z.B. sehr viele unterschiedliche Apfelsorten mit unterschiedlichem Nährstoffgehalt.

3.2 Ernährung besonderer Personengruppen

Ernährung während Schwangerschaft und Stillzeit

Für die Ernährung während einer Schwangerschaft gelten generell die Regeln der vollwertigen Ernährung. Eine vielseitige und ausgewogene, schadstoffarme bzw. -freie Kost ist für die Gesunderhaltung der Mutter und die gesunde Entwicklung des Kindes besonders wichtig.

Der Energiebedarf ist nach neueren Untersuchungen während der gesamten Schwangerschaft geringfügig erhöht. Eine zusätzliche Aufnahme von 1,1 MJ/Tag wird empfohlen.

Der Energiebedarf erhöht sich aufgrund
- des erhöhten Grundumsatzes,
- des Wachstums des Kindes,
- der körperlichen Belastung durch die Gewichtszunahme.

Die **Eiweißzufuhr** sollte im 2. und 3. Schwangerschaftsdrittel täglich um ca 10 g erhöht werden. Insgesamt nimmt der Körpereiweißbestand während der Schwangerschaft um ca. 1 kg zu, da Plazenta und kindlicher Organismus aufgebaut werden. Eine ausreichende Eiweißzufuhr ist wesentlich für die gesunde Entwicklung des Kindes.

Geeignete Lebensmittel: fettarme Fleisch-, Fischsorten, Milch und Milchprodukte. Milch und Milchprodukte dienen gleichzeitig als Calciumlieferanten.

Die **Kohlenhydrat- und Fettzufuhr** sollte kaum gesteigert werden. Auch hier gelten die Regeln der vollwertigen Ernährung.

Vitamine und Mineralstoffe: Lebensmittel mit hoher Nährstoffdichte sollten ausgewählt werden. Ein Ausspruch besagt: „Jedes Kind kostet die Mutter einen Zahn." Für den Aufbau der kindlichen Knochen wird viel Calcium benötigt, bei einer Mangelernährung kann die Zahnsubstanz der Mutter angegriffen werden. Außerdem begünstigen Erbrechen und Sodbrennen das Entstehen von Karies. Der Zahnarzt sollte die Zähne während der Schwangerschaft vierteljährlich nachsehen. Auch der erhöhte Folsäure- und Eisenbedarf sollte berücksichtigt werden.

Getränke: täglich mindestens 1,5 l Flüssigkeit in Form von Getränken aufnehmen, z.B. Leitungswasser, verdünnte Fruchtsäfte, verdünnte Gemüsesäfte, ungesüßte Kräuter- und Früchtetees und Mineralwasser.

Zwei bis drei Tassen Kaffee oder Tee pro Tag gelten als unbedenklich. Auf Alkohol sollten Schwangere ganz verzichten, da es keinen Grenzwert für den Alkoholkonsum gibt, unterhalb dessen eine Schädigung des ungeborenen Kindes sicher vermieden werden kann. Bei Koffein, Alkohol und Nikotin ist zu bedenken, dass diese Stoffe das Kind erreichen und schädigen.

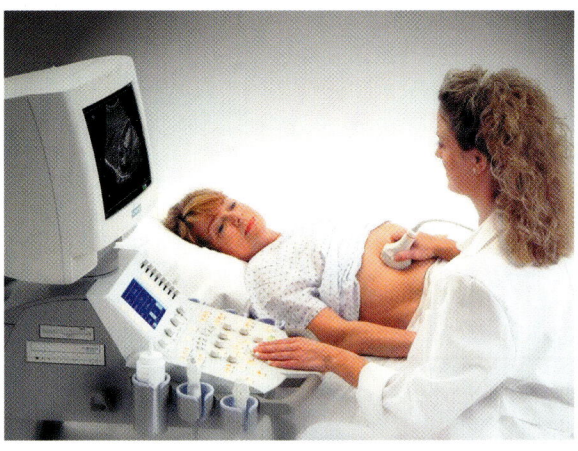

Toxoplasmose: Während der Schwangerschaft kein rohes Fleisch, z.B. Tatar oder Mett, sowie Rohwurst essen. Diese Lebensmittel können Krankheitserreger enthalten, die bei dem ungeborenen Kind zu schweren Fehlbildungen führen, vgl. S. 25.

Listeriose: Rohmilch, rohe Eier und nicht durchgebratenes Fleisch meiden, vgl. S. 25.

Auf **Leber** sollten Schwangere in den ersten drei Schwangerschaftsmonaten verzichten, da der hohe Vitamin-A-Gehalt evtl. das Ungeborene schädigen kann.

Für **Stillende** gelten ähnliche Ernährungsempfehlungen wie für Schwangere.

Der zusätzliche Energie- und Nährstoffbedarf ist von der vom Säugling getrunkenen Milchmenge abhängig.

Die DGE empfiehlt täglich zusätzlich 2 700 kJ und 15 g Eiweiß und eine erhöhte Vitamin- und Mineralstoffzufuhr.

Hülsenfrüchte, Kohl, Sauerkraut und Zwiebeln in der Ernährung einer Stillenden können beim Säugling Blähungen hervorrufen.

---

1. *Machen Sie Vorschläge für die Ernährung einer werdenden Mutter.*

2. *Ermitteln Sie die Lebensmittelmengen, die den zusätzlichen Energiebedarf von 1 100 kJ während der Schwangerschaft decken können:*
   a) Vollkornbrot,   c) Vollmilch,
   b) Vollkornreis,   d) Sonstiges.

3. *Ermitteln Sie Lebensmittelmengen, in denen 10 g Eiweiß enthalten sind:*
   a) Speisequark, mager,   c) Vollmilch,
   b) Goudakäse,   d) Sonstiges.

4. *Eine Schwangere leidet unter Eisenmangel. Ermitteln Sie Lebensmittel zur Bedarfsdeckung.*

Ernährung des Säuglings

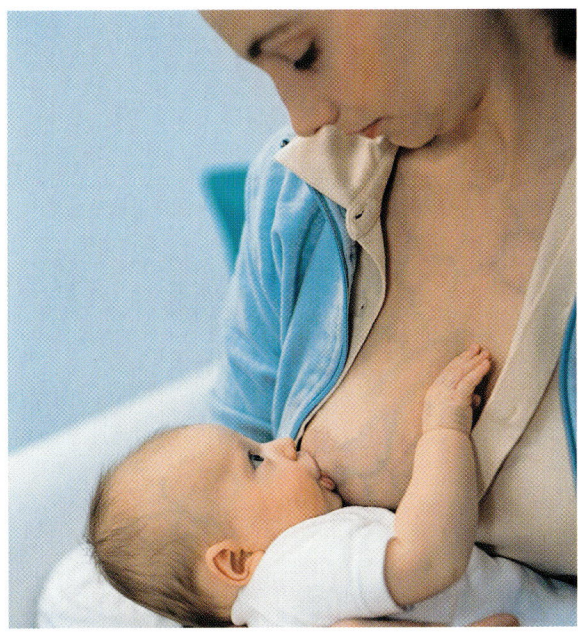

Karin erzählt ihrer Freundin Heidi:
Ich holte das Baby um 6, 10, 14, 18 und 22 Uhr
(zuerst auch noch um 2 Uhr) aus dem Bettchen.
Schlief es zu „seiner" Zeit noch, nahm ich es
trotzdem auf. Schrie es schon lange vorher, ver-
suchte ich das zu überhören, denn es war
schließlich noch nicht „dran".
Immer war ich peinlich darauf bedacht, ihm die
Menge, die auf der Packung angegeben war,
auch zukommen zu lassen. Das war ziemlich
lästig: Wiegen, Stillen – was allerdings immer
weniger wurde –, wieder Wiegen, den Rest mit
der Flasche nachfüttern.
So große Mühe ich mir auch gab: Stillen und
Flaschegeben, anfangs mit so viel Freude erlebt,
wurde allmählich zu einer Belastung und schließ-
lich zu einer regelrechten Katastrophe für mich
und das Kleine. Denn das reagierte ganz anders,
als ich es mir immer vorgestellt hatte. Und kei-
ner sagte mir, warum. Ich bin froh, dass ich mich
mit meiner Situation nicht einfach abfand, son-
dern beim Arzt alles zur Sprache brachte.
„Manchmal wird es nicht richtig wach", erzählte
ich ihm nach aufreibenden Monaten, als ich ihm
unser trinkfaules Baby zeigte, „oder es schläft
immer wieder über der Flasche ein. Dauernd
muss ich es mit dem Schnuller reizen, damit es
trinkt. Was mich noch mehr nervt: Oft schreit
das Kleine scheinbar grundlos beim Füttern wie
am Spieß, drückt die Flasche weg, so zieht sich
die Mahlzeit über eine Stunde lang hin. Inzwi-
schen habe ich richtig Angst vor dem Füttern."
(Essgeschichten, Bundeszentrale für gesundheit-
liche Aufklärung)

Stillen

In den ersten Tagen nach der Geburt enthält Muttermilch mehr Eiweiß – Abwehrstoffe – und weniger Fett
und Kohlenhydrate. Die reife Muttermilch enthält
mehr Fett und weniger Eiweiß. Die Muttermilch ist in
ihrer Zusammensetzung den kindlichen Bedürfnissen
angepasst – im Gegensatz zur Kuhmilch:

► Milchzucker – Laktose – kann besser verwertet werden, die Darmflora wird positiv verändert.

► Das Eiweiß ist leichter verdaulich, es werden keine
Abwehrreaktionen ausgelöst.

► Der Anteil an essenziellen Fettsäuren ist höher.

► Abwehrstoffe gegen Infektionen sind enthalten.

Gestillte Säuglinge werden seltener krank und übergewichtig und entwickeln seltener Allergien, vgl.
S. 140, als nicht gestillte. Beim Stillen besteht außerdem ein enger Hautkontakt, die Mutter-Kind-Bezie-
hung wird verstärkt.

Muttermilch ist mit Schadstoffen belastet, da fettlösliche Schadstoffe im Fettgewebe gespeichert und mit
der Milch abgegeben werden. Trotzdem überwiegen
in den ersten vier bis sechs Monaten die Vorteile der
natürlichen Ernährung. Der Schadstoffgehalt der Muttermilch kann durch eine bewusste, schadstoffarme
Ernährung über mehrere Jahre gesenkt werden.

Das Stillen stärkt darüber hinaus die Mutter-Kind-Be-
ziehung.

Flaschennahrung

Kuhmilch kann für Säuglinge in den ersten Lebensmonaten nicht unverändert als Nahrung verwendet
werden, da der Eiweiß- und Mineralstoffgehalt zu
hoch sind. Sie muss der Muttermilch angepasst –
adaptiert – werden. Kann ein Säugling nicht gestillt
werden, so erhält er zunächst **Säuglingsanfangsnahrung**, die für die besondere Ernährung von Säuglingen während der ersten vier bis zwölf Monate bestimmt ist und den Ernährungsanforderungen dieser
Personengruppe entspricht.

Folgenahrung ist für die besondere Ernährung von
Säuglingen über vier Monate bestimmt.

In Säuglingsanfangsnahrung und Folgenahrung darf
kein Stoff in einer die Gesundheit von Säuglingen
oder Kleinkindern gefährdenden Menge enthalten
sein.

Bei industriell hergestellter Säuglingsnahrung sollen
die Hinweise und Dosierungsvorschriften auf den
Packungen befolgt werden. Außerdem muss der
Nitratgehalt des Trinkwassers beachtet werden, vgl.
S. 92.

Weizenmehl usw. dürfen in den ersten vier Lebensmonaten nicht zugesetzt werden, da sie Zöliakie verursachen können, vgl. S. 196.

Säuglingsanfangsnahrung muss zusätzlich mit einem
Hinweis auf die Überlegenheit des Stillens versehen
sein.

Kostplan für das erste Lebensjahr

In den ersten vier bis sechs Monaten wird das Baby ausschließlich gestillt, oder es erhält Flaschennahrung. Fünf bis sechs Mahlzeiten sind notwendig, bei gestillten Babys sind es meist mehr. Wird ein Säugling gestillt, benötigt er bis ca. Ende des ersten Lebenshalbjahres keine weitere Nahrung. Ausschließliches Stillen in den ersten sechs Monaten wird zur Allergievorbeugung empfohlen. Nach dem vierten Monat darf mit der Beikost begonnen werden.

Ab dem **5. Monat** wird eine Mahlzeit durch Gemüsebrei ersetzt. Das Baby erhält zunächst eine einzige Gemüsesorte. Gemüse und schaumig geschlagene Banane eignen sich besonders für die ersten Essversuche mit dem Löffel. Im Übrigen erhält das Baby Flaschennahrung bzw. wird gestillt. Die WHO empfiehlt das Weiterstillen – neben der Beikost – bis zu zwei Jahren und darüber hinaus.

Ab dem **6. Monat** ist es teilweise möglich, dass man dem Baby nur noch vier Mahlzeiten gibt. Morgens und nachmittags bekommt es die Flasche. Mittags erhält es Gemüse-Kartoffel-Fleisch-Brei und abends Milch-Getreide-Brei.

Unter den Gemüse-Kartoffel-Brei werden 2 bis 3 TL gekochtes und fein zerkleinertes Fleisch gemengt. **Geeignete Gemüsesorten:** Kürbis, Pastinaken, Fenchel, junge Erbsen, junger Kohlrabi. Ballaststoffreiche Gemüsesorten, z.B. Kohlarten, sind ungeeignet.

Im **7. Monat** werden dem Baby eine Flasche mit Vollmilch, ein Gemüse-Kartoffel-Fleisch-Brei, ein Milch-Getreide-Brei und ein Getreide-Obst-Brei gegeben.

Im **8. bis 10. Monat** wird diese Kost fortgeführt. Etwa ab dem 10. Monat können anstelle von vier Mahlzeiten drei Hauptmahlzeiten und zwei Zwischenmahlzeiten gegeben werden.

Ab dem 11. Monat, sobald das Kind Zähne hat, kann die Nahrung gröber werden. Das Baby kann an einem Brotkanten oder einer Möhre „nagen".

Nun erfolgt schrittweise der Übergang zur festen Kleinkinderkost.

Vom Kinderarzt werden Vitamin-D-Gaben und Fluorid-Gaben verordnet.

Für Säuglinge sollen schadstoffarme bzw. -freie Lebensmittel ausgewählt werden.

Im ersten Lebensjahr sollte Honig vermieden werden. Er kann Botulinus-Sporen enthalten, die für den Säugling sehr gefährlich sein können, vgl. S. 26.

Gemüsebrei ab 5. Monat	
100 bis 150 g Gemüse	waschen, putzen, dünsten, fein pürieren.
50 bis 75 g Kartoffeln	waschen, kochen, pellen, fein pürieren, Gemüse und Kartoffeln mischen.
5 bis 10 g Rapsöl	unterrühren.

Diese „Mahlzeiteneinteilung" kann nur als Anhaltspunkt dienen. Oft sind auch im 5. Monat noch fünf Mahlzeiten erforderlich.

Muttermilch ist die natürlichste Ernährung für den Säugling.

Bei der Säuglingsernährung muss berücksichtigt werden, dass die Funktionen des Verdauungsapparates, der Leber und Niere erst nach Ablauf des ersten Lebensjahres voll entwickelt sind.

Einige Säuglinge, die nur schlecht vom Löffel essen, bekommen die Flasche länger. Sie erhalten eine Breiflasche.

Gemuste und schaumig geschlagene Banane eignet sich für die ersten Essversuche mit dem Löffel. Der süße und fruchtige Geschmack ist ein Anreiz.

Anstelle von gesüßten Instantkindertees, die kariesfördernd sind, sollten ungesüßte Kräuter- oder Früchtetees verwendet werden. Außerdem wird so vermieden, dass der Säugling frühzeitig an einen übersüßen Geschmack gewöhnt wird.

Besonders für Säuglinge sollten schadstoffarme bzw. -freie Lebensmittel ausgewählt werden.

Vergleich: Gemüsebrei, selbst hergestellt oder vorgefertigt?

1. *Vergleichen Sie Kosten, Arbeitszeit und Geschmack von Gemüsebrei*
   a) selbst hergestellt,
   b) verzehrfertig.

Eine Portion	Menge	Preis	Tätigkeitszeit	Geschmack
selbst hergestellt	? g	? €	? min	?
verzehrfertig	? g	? €	? min	?

2. *Begründen Sie den Hinweis auf einem Glas Babynahrung.*

   Rahmspinat ab 6. Monat

   Bitte beachten: Erforderliche Menge entnehmen und erwärmen. Erwärmte Reste vernichten. Nicht erwärmte Reste im verschlossenen Glas kühl stellen, innerhalb von zwei Tagen verbrauchen.

Ernährung im Kindesalter

Den **Energiebedarf** nicht zu hoch einschätzen. Das Essen soll liebevoll angerichtet werden und die Portionen sollen nicht zu groß sein. Kinder essen täglich nicht immer die gleiche Menge, ein gesundes Kind isst, was es benötigt. Man soll das Kind nicht zwingen, den Teller leer zu essen, da es sonst sein natürliches Sättigungsgefühl verliert.

Der Energiebedarf pro kg Körpergewicht nimmt mit zunehmendem Alter des Kindes ab, da der Grundumsatz sinkt. Der Gesamtenergiebedarf steigt selbstverständlich mit dem Alter. Der genaue Energiebedarf des einzelnen Kindes ist – wie bei Erwachsenen – von der körperlichen Aktivität abhängig.

Der **Eiweißbedarf** ist bei Kindern höher als bei Erwachsenen. Da die Wachstumsrate bei jüngeren Kindern größer ist, muss auch die Eiweißzufuhr pro kg Körpergewicht zunächst höher sein. Bei der Eiweißbedarfsdeckung sollten besonders Milch und Milchprodukte berücksichtigt werden.

Für die **Fett- und Kohlenhydratbedarfsdeckung** gelten die gleichen Grundsätze wie für Erwachsene.

Der **Flüssigkeitsbedarf** ist verhältnismäßig hoch. Bei der Getränkeauswahl darauf achten, dass nicht zu viel Zucker, z.B. mit Obstsaft, aufgenommen wird. Früchte- und Kräutertees, verdünnte Obstsäfte usw. sind geeignet.

Vitamin- und mineralstoffreiche Zwischenmahlzeiten sind auch für Kinder wichtig, sie steigern die Leistungsfähigkeit. Ein Stück Obst, ein Milchmixgetränk oder ein belegtes Stück Vollkornbrot sind besonders geeignet.

Die Kost muss **altersgemäß** sein. Bei kleineren Kindern darauf achten, dass die Kaufähigkeit noch nicht voll ausgebildet ist. Fleisch wird von ihnen häufig abgelehnt, da ihnen das Kauen noch Schwierigkeiten bereitet. Die Speisen abwechslungsreich mit Kräutern und milden Gewürzen abschmecken.

Naschen nicht verbieten, aber einschränken. Gesunde Nachspeisen, z.B. Quarkspeise oder Obstsalat, sollen angeboten werden, hierdurch kann das Bedürfnis nach Süßigkeiten – leeren Kohlenhydraten – gesenkt werden. Eine vorher festgelegte Wochenration kann sich das Kind selbst einteilen.

**Empfehlenswerte Wasserzufuhr
pro kg Körpergewicht pro Tag**

Alter	ml Wasser
Säuglinge	130 bis 110
1 bis unter 4 Jahre	95
4 bis unter 7 Jahre	75
7 bis unter 10 Jahre	60
10 bis unter 13 Jahre	50
13 bis unter 15 Jahre	40
Jugendliche	40

1. Machen Sie Vorschläge für die Verteilung der Lebensmittel für Tageskostpläne, vgl. unten, auf die verschiedenen Mahlzeiten.

2. Mit wie viel Liter Apfelsaft wird der Energiebedarf eines dreijährigen Jungen gedeckt? Energiebedarf 4700 kJ.

3. Was soll man tun, wenn ein Kind
a) kein Obst oder Gemüse isst,
b) keine Milch trinkt?

Lebensmittel für Tageskostpläne

Lebens-mittel	Tagesgesamt-menge in g		Austausch-möglichkeiten
	1- bis 3-jährige Kinder	4- bis 6-jährige Kinder	
Milch	300	400	Joghurt, Sauermilch: gleiche Menge; anstatt 100 ml Milch: 15–20 g Käse
Käse	15	20	anstatt 15–20 g Käse: 100 ml Milch
Aufschnitt	10	15	anstatt 30 g Aufschnitt: 1 Ei oder 40 g Fisch in Soße
Fleisch	40	45	anstatt 50 g Fleisch: 60–70 g Fischfilet oder 1 Ei
Koch- und Streichfett	20	30	pflanzliche und tierische Fette; anstatt 10 g Fett: 30 g Schlagsahne
Brot	120	150	anstatt 10 g Brot: 7 g Getreideerzeugnisse wie Mehl, Nährmittel, Knäckebrot oder 35 g Kartoffeln
Mehl und Nährmittel	15	15	anstatt 7 g Nährmittel: 10 g Brot oder 35 g Kartoffeln

1. Ermitteln Sie den Energie- und
   Nährstoffbedarf für
   a) ein sechsjähriges Mädchen,
   b) einen zehnjährigen Jungen.
   Machen Sie Vorschläge für eine
   angemessene Ernährung.

2. Beurteilen Sie das Frühstück
   und die Mittagsmahlzeiten
   hinsichtlich ihrer Eignung für
   a) ein sechsjähriges Mädchen,
   b) einen zehnjährigen Jungen.

3. Berechnen Sie den
   Flüssigkeitsbedarf für
   a) ein sechsjähriges Mädchen,
   b) einen zehnjährigen Jungen.

Körpergröße – Gewicht – Energiebedarf (DGE)
Referenzmaße für Kinder und Jugendliche

Personen	Körper-größe cm		Körper-gewicht kg		kJ/Tag	
	m	w	m	w	m	w
Säuglinge						
0– 3 Monate	58	57	5,1	4,7	2 000–	1 900
4–12 Monate	71	69	8,7	8,1	3 000–	2 900
Kinder						
1– 3 Jahre	91	91	13,5	13,0	4 700–	4 400
4– 6 Jahre	113	112	19,7	18,6	6 400–	5 800
7– 9 Jahre	130	130	26,7	26,7	7 900–	7 100
10–12 Jahre	147	148	37,5	39,2	9 400	8 500
13–14 Jahre	163	160	50,8	50,3	11 200	9 400
Jugendliche						
15–18 Jahre	174	166	67,0	58,0	13 000	10 500

Beispiel – Frühstück

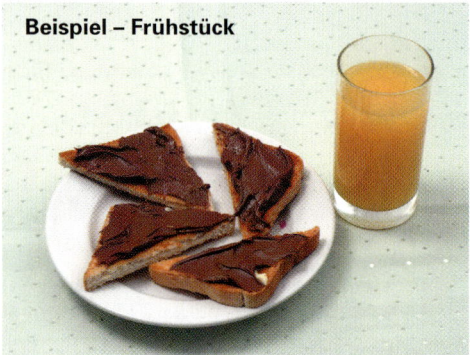

Menge Lebensmittel	Energie kJ	Eiweiß g	Fett g	Kohlen-hydrate g
200 g Fruchtsaft-getränk Orange	410	0	0	24
40 g Toastbrot	436	3	2	19
20 g Butter	651	+	17	0
30 g Nuss-Nugat-Creme	690	2	11	15
	2 187	**5**	**30**	**58**

Beispiel – Mittagessen

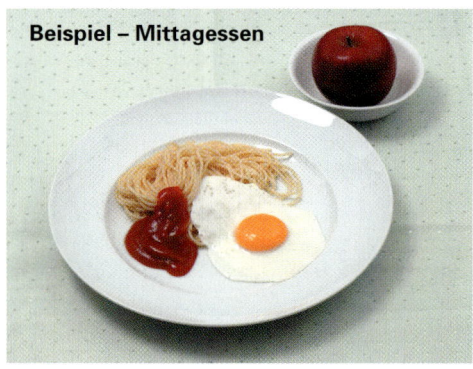

Menge Lebensmittel	Energie kJ	Eiweiß g	Fett g	Kohlen-hydrate g
Nudeln mit Butter und Ketchup				
40 g Spaghetti	604	5	1	28
10 g Butter	326	+	8	0
30 g Ketchup	134	1	0	7
Spiegelei				
1 Hühnerei	370	7	6	1
10 g Butter	326	+	8	0
150 g Apfel	315	+	+	18
	2 075	**13**	**23**	**54**

Beispiel – Mittagessen

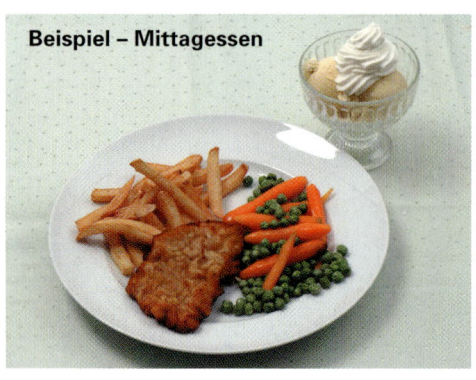

Menge Lebensmittel	Energie kJ	Eiweiß g	Fett g	Kohlen-hydrate g
Kinderteller				
80 g Schnitzel, mager	348	17	2	+
10 g Margarine	314	+	8	0
50 g Erbsen, grün	190	4	1	7
50 g Möhren	53	1	+	3
100 g Pommes frites	1 100	4	13	31
Eis mit Sahne				
75 g Vanilleeis	671	3	9	16
10 g Schlagsahne	127	+	3	+
	2 803	**29**	**36**	**57**

Ernährung im Alter

Richtige Ernährung spielt neben ausreichender körperlicher Bewegung eine entscheidende Rolle bei der Vorbeugung gegen vorzeitiges Altern. Eine gesunde Lebensweise und eine angepasste Ernährung können sich also wesentlich auf die Lebenserwartung des Einzelnen auswirken.

Aus gesundheitlichen Gründen ist es erstrebenswert, dass der Mensch etwa vom 30. Lebensjahr an sein Gewicht konstant hält. Der Ausspruch „Dein Bauch ist dein Tod" hat durchaus seine Berechtigung.

Die Energiezufuhr muss an den geringeren Energiebedarf angepasst werden.
Die Energiezufuhr muss im Alter verringert werden, da sich das Stoffwechselgeschehen – der Grundumsatz – verlangsamt. Auch die körperliche Betätigung nimmt meistens ab. Das Ausscheiden aus dem Beruf kann ebenfalls einen Einfluss auf den verringerten Energiebedarf haben.

Der Nährstoffbedarf ist teils unverändert.
Der Eiweiß-, Mineralstoff- und Vitaminbedarf bleibt auch im Alter unverändert. Bei einem geringeren Energiebedarf müssen also Lebensmittel mit einer höheren Nährstoffdichte ausgewählt werden, d.h. eiweißreiche, mineralstoffreiche und vitaminreiche Lebensmittel. Daneben sollte bei der Lebensmittelverarbeitung besonders auf Vitamin- und Mineralstofferhaltung geachtet werden. Eine ausreichende Calciumbedarfsdeckung durch Milch und Milchprodukte ist wichtig, um einer Knochenbrüchigkeit – Osteoporose – entgegenzuwirken. Der Vitamin C Bedarf sollte durch einen ausreichenden Verzehr von Obst und Gemüse gedeckt werden.

Fettbedarf und Kohlenhydratbedarf sinken parallel zum Energiebedarf. Besonders der Gehalt an Cholesterin sollte beachtet werden. Senioren sind die höchste Risikogruppe für Fettstoffwechselstörungen.

Neben der Auswahl fettarmer Lebensmittel sollten Gartechniken eingesetzt werden, die keinen oder nur einen geringen Fettzusatz erfordern, z.B. Dämpfen, Dünsten.

Die Zuckertoleranz ist im Alter eingeschränkt. Die Zuckeraufnahme sollte also begrenzt werden, um dem Risiko eines Altersdiabetes entgegenzuwirken.

Die Kost muss **ausreichend – aber nicht zu viel – Ballaststoffe** enthalten, da ältere Menschen oft unter Verstopfung leiden.

Der **Flüssigkeitsbedarf ist im Alter nicht gesenkt.** Das Durstgefühl lässt jedoch nach, aus diesem Grund ist auf eine ausreichende Flüssigkeitszufuhr zu achten. Ältere Menschen sollten zum Trinken angeregt werden. Ein Flüssigkeitsmangel kann Herz-, Hirn- und Nierenfunktion beeinträchtigen. Viele alte Menschen „vertrocknen", ohne dass sie es merken. Geeignete Getränke sind: Mineralwasser, Obstschorle, Kräutertees zu den Mahlzeiten und zwischendurch.

Geschmacks- und Geruchssinn lassen im Alter nach. Im Alter geht das Geschmacksempfinden in der Mitte der Zunge verloren. Aber auch schon bei jüngeren Menschen kann das Geschmacksempfinden durch sehr süße oder salzige Speisen beeinträchtigt werden. Das eingeschränkte Geschmacksempfinden führt zu einer verminderten Freude am Essen. Essen, das nicht „schmeckt", mag niemand. Das verminderte Geschmacksempfinden – süß, salzig, bitter – sollte deshalb durch eine vielseitige Verwendung von Kräutern und Gewürzen und nicht durch einen erhöhten Kochsalzkonsum ausgeglichen werden.

Die **Lebensmittelverträglichkeit** muss beachtet werden, vgl. S. 176. Schwer verdauliche Lebensmittel werden schlecht vertragen.

Zusammenstellung und Präsentation der Speisen sollten mit besonderer Sorgfalt erfolgen, damit der Appetit angeregt wird. Die Ernährung sollte daneben auch die Gewohnheiten und die Bedürfnisse des Einzelnen berücksichtigen.

Fünf bis sechs kleinere Mahlzeiten sollten gleichmäßig über den Tag verteilt eingenommen werden. Das Mittagessen ist auch für ältere Menschen die Hauptmahlzeit. Nachmittagsmahlzeit (Kaffeetrinken) und Abendbrot sollten leichter verdaulich sein.

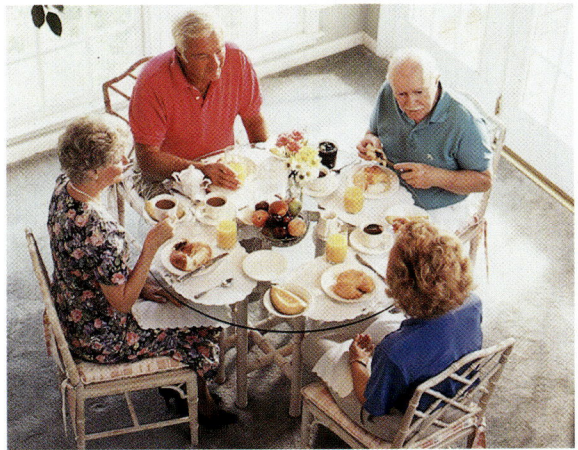

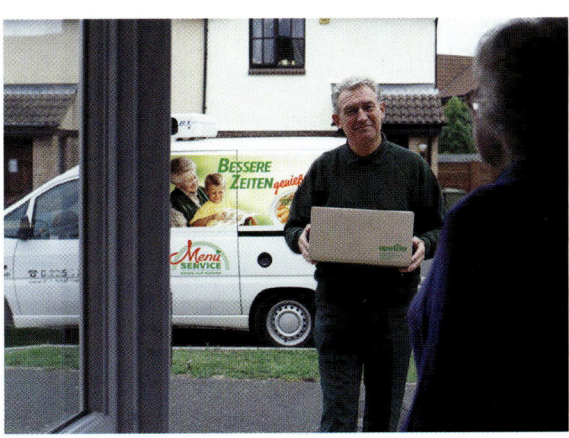

Essen auf Rädern

Empfehlungen zur Verhütung und Beseitigung von Ernährungsproblemen im Alter

Vielseitige Lebensmittelauswahl.

Nährstoffschonende und geschmackvolle Zubereitung der Speisen.

5 bis 6 kleine Mahlzeiten reichen, das wirkt sich positiv auf die verminderte Kohlenhydrattoleranz aus. Der Blutzuckerspiegel wird nicht so leicht erhöht.

Für ausreichenden Aufenthalt im Freien sorgen, das fördert die Bildung von Vitamin D durch das Sonnenlicht.

Die Trinkgewohnheiten kontrollieren und zum Trinken ermuntern. Das Durstgefühl sinkt im Alter.

Die Mahlzeitengestaltung an die individuellen Bedürfnisse anpassen, z. B. Ernährungsgewohnheiten oder Beeinträchtigungen, z. B. Kaufähigkeit.

Eine ausgewogene, bedarfsgerechte Ernährung ist wichtig für den Erhalt der geistigen und körperlichen Leistungsfähigkeit bis ins hohe Alter.

Eine evtl. notwendige Diättherapie beachten.

---

1. *Erkunden Sie das Angebot „Essen auf Rädern" in Ihrer Umgebung. Stellen Sie einen Kostenvergleich zu selbst hergestellten Speisen an.*

2. *Machen Sie Vorschläge, wie das „Essen auf Rädern" durch die anderen Mahlzeiten ergänzt werden kann.*

3. *Viele ältere Menschen trinken zu wenig. Machen Sie Vorschläge, wie Sie einen älteren Menschen zum Trinken anregen können.*

4. *Die Kaufähigkeit von Frau Neumann ist beeinträchtigt. Machen Sie Vorschläge für appetitanregende Mittagsmahlzeiten für Frau Neumann.*

5. *Machen Sie Vorschläge, wie Obst und Gemüse bei Kaubeschwerden zubereitet werden sollten.*

6. *Lesen und diskutieren Sie den Inhalt des Märchens.*

7. *Berechnen Sie die Fettmenge, die eine 60-jährige Frau bei einem Gesamtenergiebedarf von 7,5 MJ aufnehmen darf.*

8. *Treffen Sie aufgrund der errechneten Menge eine mengenmäßige Einteilung in Garfett, Streichfett und versteckte Fette.*

Die Nahrungsaufnahme im Alter wird oft durch zahlreiche Faktoren beeinträchtigt:

▶ Schwierigkeiten beim Einkauf und bei der Zubereitung. Alte Menschen verlassen teilweise ihr Haus kaum mehr und leben allein – isoliert,

▶ Schwierigkeiten bei der Nahrungsaufnahme – das Kauen und Schlucken ist teilweise beeinträchtigt,

▶ geringes Einkommen, die alten Ernährungsgewohnheiten können nicht beibehalten werden,

▶ Appetitminderung aufgrund von Einsamkeit.

Die Freude am Essen wird durch diese Schwierigkeiten häufig stark gemindert.

Nur ein Märchen?

Es war einmal ein steinalter Mann, dem waren die Augen trüb geworden, die Ohren taub, und die Knie zitterten ihm. Wenn er bei Tisch saß, konnte er den Löffel kaum halten, so schüttete er Suppe auf das Tischtuch. Sein Sohn und dessen Frau ekelten sich davor, und deshalb musste der alte Großvater endlich hinter dem Ofen in der Ecke sitzen. Sein Essen bekam er in einem kleinen Porzellanschüsselchen, satt wurde er kaum. Er sah betrübt hinüber zu dem Tisch, und seine Augen wurden nass.

Einmal konnten seine zitternden Hände das Schüsselchen nicht festhalten, es fiel auf den Boden und zerbrach. Nun bekam der Großvater ein hölzernes Schüsselchen, es hatte nicht viel gekostet. Wie sie so dasitzen, trägt der kleine Enkel von vier Jahren ein paar Brettchen zusammen. „Was machst du da?", fragte der Vater. „Ich mache ein Tröglein", antwortete das Kind, „daraus sollen Vater und Mutter essen, wenn ich groß bin."

Da sahen sich Mann und Frau eine Weile an, fingen endlich an zu weinen. Sie holten den alten Großvater an den Tisch und ließen ihn von nun an mitessen, sie sagten auch nichts mehr, wenn er ein wenig Suppe verschüttete.

(nach Gebrüder Grimm)

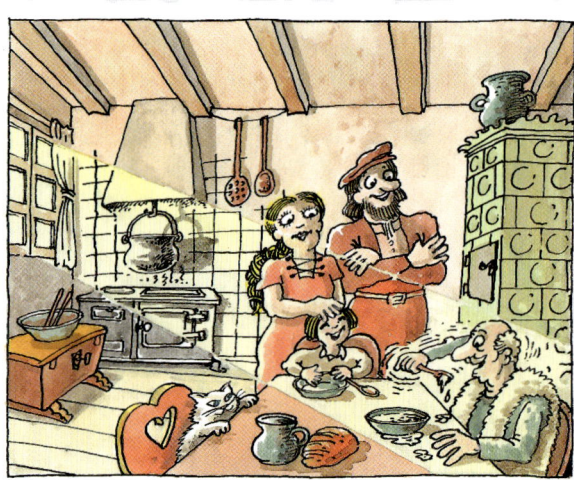

3.3 Unterschiedliche Ernährungsformen

Übersicht – alternative Ernährungsformen

Ernährungsformen	Prinzipien	Beurteilung
Vegetarismus	Verzicht auf Produkte von toten Tieren, teils auch von lebenden	Vegane Ernährung als Dauerkost nicht zu empfehlen; (ovo)laktovegetarische Ernährung als Dauerkost geeignet
Bircher-Benner-Kost	Ovolaktovegetarische Kost, mindestens 50 % Rohkost, Müsli, aus ökologischem Anbau	Bei sorgfältiger Lebensmittelauswahl als Dauerkost geeignet
Haysche Trennkost	Laktovegetarische Kost, Eiweiß und Kohlenhydrate werden getrennt aufgenommen, da zwischen basen- und säurenüberschüssigen Lebensmitteln unterschieden wird, Bevorzugung von basenüberschüssigen Lebensmitteln: Obst, Gemüse, Milch	Umstrittene bzw. falsche Aussagen: Ordnung der Verdauung, Übersäuerung des Körpers, Trennung der Nährstoffe schwierig, deshalb als Dauerkost weniger geeignet
Schnitzer-Kost	Intensivkost: reine Rohkost (Getreide, Obst, Nüsse, Keimlinge) Normalkost: ovolaktovegetarische Kost; aus ökologischem Anbau	Intensivkost: als Dauerkost ungeeignet Normalkost: als Dauerkost eingeschränkt geeignet; falsche Aussagen, z. B. Vorbeugung und Heilung von Diabetes
Anthroposophische Ernährung	Überwiegend laktovegetarische Kost; Einschränkung des Kartoffelverzehrs; aus biologisch-dynamischem Anbau	Beurteilung der Lebensmittel nach ihrem geistigen Gehalt ist fragwürdig; als Dauerkost geeignet
Makrobiotik	Einteilung der Nahrung nach „YIN" und „YANG" Ursprung im ZEN-Buddhismus, Einteilung der Nahrung in zehn Koststufen; aus ökologischem Anbau	Zahlreiche Aussagen zumindest in älteren Übersetzungen sind falsch, z. B. Heilung von sämtlichen Krankheiten einschließlich Krebs; ab Stufe 3 Gefahr einer einseitigen Ernährung, der Getreideanteil ist zu hoch, es fehlen Obst und Milch, als Dauerkost ungeeignet
Vollwert-Ernährung	Überwiegend laktovegetarische Kost; geringer Verarbeitungsgrad der Lebensmittel; aus ökologischem Anbau, lebensmittel-, nicht nährstofforientiert	Als Dauerkost geeignet; Erhitzung bzw. Verarbeitung der Lebensmittel bedeutet nur teilweise eine Qualitätsminderung

1. Informieren Sie sich im Internet über die genannten und weitere alternative Kostformen.

2. Sammeln und erproben Sie Rezepte zu den unterschiedlichen alternativen Kostformen.

Vegetarische Ernährung – pflanzliche Ernährung

In der Bundesrepublik Deutschland ernährt sich etwa 9 % der Bevölkerung vegetarisch. In der ganzen Welt sind es etwa eine Milliarde Menschen, die meisten allerdings unfreiwillig aus wirtschaftlichen oder klimatischen Gründen.

Die vegetarische Ernährung soll Menschen eine natürliche und gesunde Lebensweise ermöglichen. 1867 wurde in Deutschland die erste vegetarische Vereinigung gegründet.

Vegetarier ist, wer keine Lebensmittel von getöteten Tieren zu sich nimmt, z. B. auch kein Schweineschmalz.

Formen des Vegetarismus

► **Ovolaktovegetarier** essen neben pflanzlichen Lebensmitteln Produkte von lebenden Tieren wie **Milch, Milcherzeugnisse und Eier**.

► **Laktovegetarier** verzichten zusätzlich auf **Eier**.

► **Veganer** verzehren keine Lebensmittel, die von Tieren stammen, auch nicht Milch, Milchprodukte und Honig.

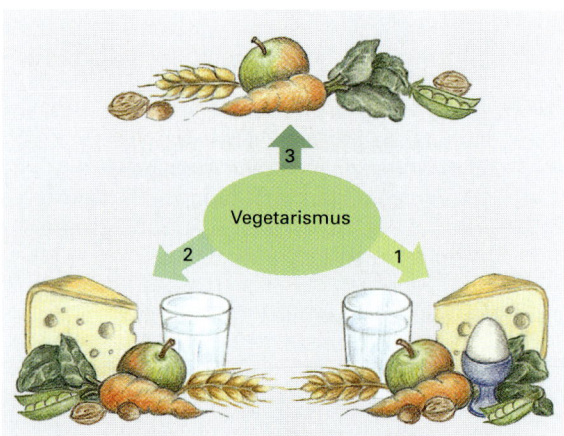

Ovolaktovegetarier – Zusammensetzung der Kost

Die Kost besteht aus Rohkost oder gegarten pflanzlichen Lebensmitteln, daneben werden Milch und Milchprodukte und Eier gegessen. Die Kost sollte nur schwach gesalzen werden und mit frischen Kräutern und Gewürzen schmackhaft gestaltet werden. Als Garfette und Streichfette werden pflanzliche Fette und Öle verwendet.

Produkte aus Sojaeiweiß dienen teilweise dazu, die Kost abwechslungsreicher zu gestalten.

Laktovegetarier erhalten die gleiche Kost, jedoch ohne Eier.

Veganer – Zusammensetzung der Kost

Die Kost setzt sich rein aus pflanzlichen Lebensmitteln – roh und gegart – zusammen. Gemüse als Rohkost oder gegart, Kartoffeln als Pellkartoffeln oder Backkartoffeln, Vollkorn- und Knäckebrot. Daneben werden Pflanzenöle oder Pflanzenmargarine verzehrt.

Bewertung der Kostformen

Ovolaktovegetarier und **Laktovegetarier** ernähren sich bei richtiger Lebensmittelauswahl vollwertig. Auf Fleisch und Fisch kann in der Ernährung verzichtet werden, solange Milch und Milchprodukte und evtl. auch Eier die pflanzliche Nahrung ergänzen. Getreide, Hülsenfrüchte, Nüsse, Obst und Gemüse bilden die Grundlage dieser gesunden Ernährung. Diese Kost enthält ausreichend Energie, Eiweiß, Kohlenhydrate, Ballaststoffe, Vitamine und Mineralstoffe.

Vegetarier sind meist gesünder als Nichtvegetarier, sie haben häufig

- ein geringeres Körpergewicht,
- einen niedrigeren Blutdruck,
- einen niedrigeren Blutfettspiegel.

Herz- und Kreislauferkrankungen treten bei dieser Personengruppe aufgrund der Ernährung und der sonstigen gesunden Lebensführung seltener auf. Vegetarier lehnen meist den Genuss von Alkohol und Nikotin ab und empfehlen körperliche Bewegung.

Veganer, die nur pflanzliche Lebensmittel essen, müssen ihre Kost sehr sorgfältig zusammenstellen. Bei dieser Kostform kann es durch falsche bzw. einseitige Lebensmittelauswahl zu einer Eiweiß-, Vitamin- und Mineralstoffunterversorgung kommen.

Der Rohkostanteil muss gering gehalten werden. Gegarte Lebensmittel werden vom Körper besser ausgenutzt.

Bei der Zusammenstellung der Speisen ist besonders auf Vollkornprodukte, Hülsenfrüchte, Nüsse, Kartoffeln, Trockenobst und Hefeflocken zu achten.

Säuglingen, Kleinkindern, Schwangeren und Stillenden ist aufgrund des höheren Eiweiß-, Vitamin- und Mineralstoffbedarfs von einer rein pflanzlichen Ernährung abzuraten. Auch für ältere Menschen ist diese Ernährungsform nicht empfehlenswert.

> **Gefahr für den Säugling durch eine vegane Ernährung der Mutter**
>
> Ist die Mutter Veganerin, kann es bei ihrem Säugling zu Entwicklungsstörungen kommen.
>
> Am stärksten gefährdet sind Säuglinge, die von Müttern gestillt werden, die weder Fleisch, Fisch, Milch oder Milchprodukte zu sich nehmen. Die Kinder entwickeln sich in den ersten Lebensmonaten normal, doch nach etwa vier bis acht Monaten verlieren sie Fähigkeiten, die sie vorher bereits erworben hatten. Solche Kinder verlieren die Kontrolle über ihre Kopfbewegung, sie können nicht mehr krabbeln oder sitzen, sie können andere nicht mehr fest ansehen.
>
> **Rechtzeitige Vitamingaben können die Gefahren meist mindern.**

Tageskostplan für eine Person – Vollwert-Ernährung

Erstes und zweites Frühstück

Frischkornmüsli
3 EL Weizen, grob
    geschrotet, in
2 EL Wasser eingeweicht
4 EL Dickmilch
1   Apfel
1 TL Honig
1 EL gehackte Nüsse

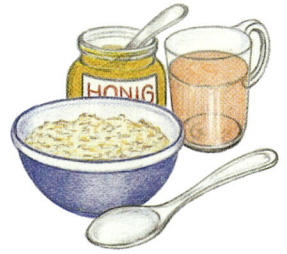

Früchtetee

1 Scheibe Vollkornbrot
1 TL Butter
1   Scheibe Gouda
1   Tomate

Vorzugsmilch

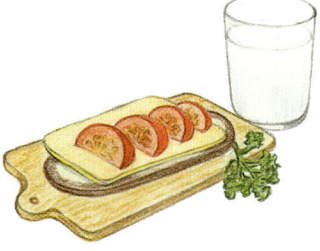

Mittagessen und Nachmittagsmahlzeit

Linseneintopf
  75 g Linsen in
350 g Gemüsebrühe
    über Nacht quellen
    lassen
100 g Kartoffeln
100 g Lauch
  75 g Tomaten
    Majoran, Thymian
3 EL Sahne
1 EL Zitronensaft
1 EL Petersilie

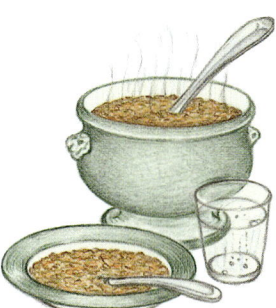

Mineralwasser

Obstsalat
½   Birne
½   Apfel
75 g Honigmelone
75 g blaue Wein-
    trauben
1 TL Pinienkerne

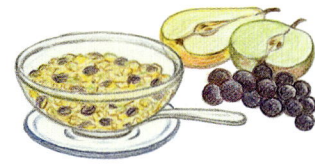

Frisches Obst oder Gemüse

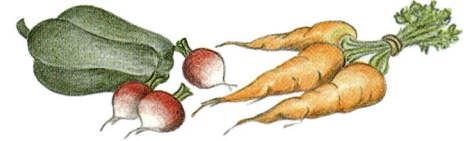

Abendessen

Bunter Salat
75 g Salatgurke
75 g Tomate
1   gelbe Paprikaschote
50 g Rettich
1 EL kalt gepresstes
    Olivenöl
1 EL Apfelessig
    Kräutersalz
40 g Schafskäse

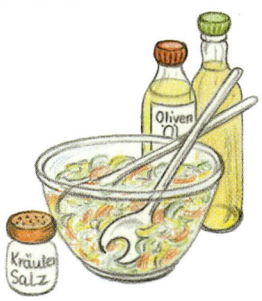

Apfelpfannkuchen
1 TL Butter, zerlassen
55 g Dinkel, gemahlen
⅛ l Milch
1   Eigelb
1   Eischnee
1 EL Butter zum
    Backen
½   Apfel

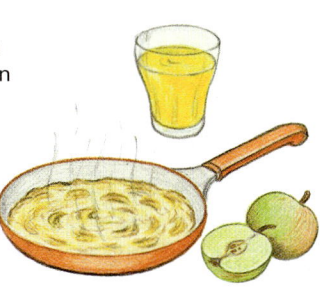

Obstsaft

Lesen Sie den Tageskostplan.

1. *Welche Lebensmittelgruppen sind*
   a) enthalten?
   b) nicht enthalten?

2. *Welche Verarbeitungsverfahren*
   werden bevorzugt?

3. *Erkunden Sie das Lebensmittelangebot*
   aus ökologischer Landwirtschaft.

Die DGE hat den Ernährungskreis entwickelt.
In anderen Ländern bevorzugt man die
Lebensmittelpyramide.

4. *Versuchen Sie den Ernährungskreis in*
   eine pyramidenförmige Darstellung zu
   übertragen.

5. *Nennen Sie Vorteile und Nachteile der*
   beiden Darstellungsformen.

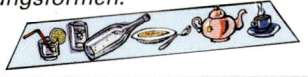

Vollwert-Ernährung

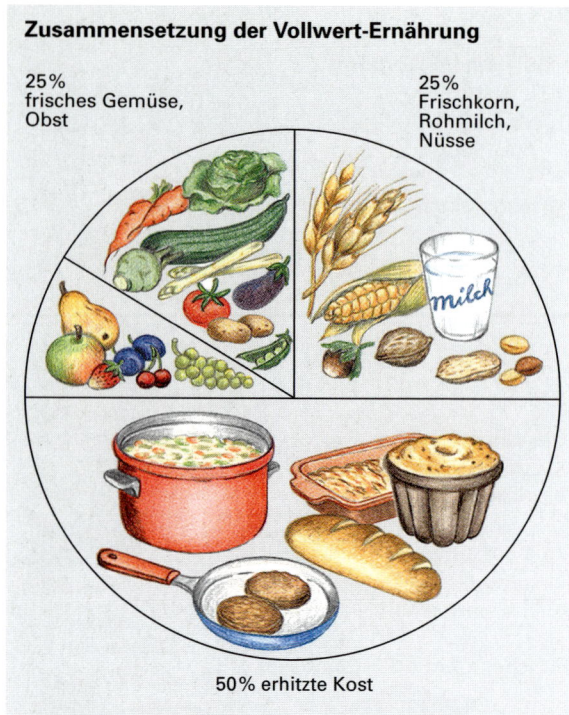

Zusammensetzung der Vollwert-Ernährung

25%
frisches Gemüse,
Obst

25%
Frischkorn,
Rohmilch,
Nüsse

milch

50% erhitzte Kost

Uwe: Hier steht: Vollwert-Ernährung – gesund und umweltschonend essen. So möchte ich mich auch ernähren, aber wie macht man das eigentlich?

Helga: Das kann ich dir sagen. Bei uns zu Hause gibt es zu jeder Mahlzeit etwas Frisches, Müsli, Rohkost u. a. Wir stellen alles selber her, z. B. mahlen wir auch unser Getreide selbst. Fertigprodukte aus Konserven usw. gibt es bei uns nicht mehr. Seit wir uns so ernähren, fällt bei uns bei Weitem nicht mehr so viel Müll an. Auf den Fensterbänken stehen Keimschalen, und im Frühjahr pflücke ich junge Löwenzahnblätter. Wir verwenden viel Gemüse, Getreideprodukte und Hülsenfrüchte. Getreide, Milch und Eier holen wir direkt beim Bauern. Fleisch gibt es bei uns kaum noch, die Massentierhaltung ist doch schrecklich.

Uwe: Was ist daran gesünder? Außerdem haben wir dann nur noch mehr Arbeit. Kannst du mir sagen, was ihr wirklich zu den verschiedenen Mahlzeiten esst?

Helga: Da hast du einen Tageskostplan, vgl. S. 173. Sieh ihn dir genauer an, dann wirst du die Regeln für eine gesunde und umweltschonende Vollwert-Ernährung entdecken.

Der Mediziner und Ernährungsforscher Werner Kollath begründete 1942 mit dem Buch „Die Ordnung der Natur" die „Vollwert-Ernährung". Er entwickelte ein Wertesystem. Die Lebensmittel sollten so natürlich wie möglich belassen werden: je geringer der Verarbeitungsgrad, desto höher der Wert eines Lebensmittels.

Die Thesen der Vollwert-Ernährung wurden von Koerber, Männle und Leitzmann aktualisiert.

Die Vollwert-Ernährung ist überwiegend eine laktovegetarische Ernährung, bei der gering verarbeitete Lebensmittel bevorzugt werden. Hauptsächlich verwendete Lebensmittel sind Vollkornprodukte, Gemüse, Obst, Kartoffeln, Hülsenfrüchte sowie Milch und Milchprodukte, daneben können geringe Mengen an Fleisch, Fisch und Eiern enthalten sein. Etwa die Hälfte der Nahrung besteht aus unerhitzter Frischkost. Die Zubereitung erfolgt schonend mit wenig Fett. Lebensmittel mit Zusatzstoffen werden vermieden. Die Vollwert-Ernährung ist nicht nur gesund, sondern auch umweltfreundlich.

Vollwert heißt: Die Lebensmittel sollen möglichst
* naturbelassen sein,
* frei von Schadstoffen sein.

Lebensmittel aus der Region und entsprechend der Jahreszeit

Durch die Verwendung von Lebensmitteln aus der Region sollen umfangreiche Transporte und damit Energieverbrauch, Schadstoffbelastung, Lärmbelastung und Müllerzeugung verringert werden.

Lebensmittel aus winterlichem Unterglasanbau sollen vermieden werden. Treibhausgemüse weist aufgrund der Behandlung mit Pestiziden und Dünger häufig einen höheren Schadstoffgehalt auf. Außerdem wird für die Erzeugung viel Energie benötigt.

Lebensmittel aus ökologischer Landwirtschaft

Es sollen möglichst nur Erzeugnisse aus anerkannter ökologischer Landwirtschaft verwendet werden. Der ökologische Landbau trägt zur Schadstoffverminderung, zum Umweltschutz und zur Erhaltung der ländlichen Struktur bei.

Geringer Verarbeitungsgrad

Die Einteilung der Lebensmittel nach Wertstufen erfolgt nach dem Verarbeitungsgrad. Je geringer der Verarbeitungsgrad, desto höher ist der Wert eines Lebensmittels.

Bei der Lebensmittelverarbeitung werden häufig wichtige Inhaltsstoffe vermindert, zerstört oder abgetrennt. Beim Reis wird z. B. mit den Randschichten Thiamin – Vitamin B_1 – entfernt. Isolierte Lebensmittelsubstanzen, wie Zucker, sollen möglichst gemieden werden.

Bei der Lebensmittelverarbeitung werden häufig Zusatzstoffe, wie Farb- und Konservierungsstoffe, zugesetzt. Es sollen Lebensmittel ohne Zusatzstoffe ausgewählt werden.

Verarbeitete Lebensmittel belasten außerdem häufig durch ihre Verpackung die Umwelt.

Generell gilt für die Lebensmittelauswahl:

▶ Getreide und Getreideprodukte aus Vollkorn bevorzugen, Auszugsmehle usw. nur selten verwenden.

▶ Gemüse und Obst reichlich verzehren, einen großen Teil davon als unerhitzte Frischkost.

▶ Kartoffeln und Hülsenfrüchte in den Speiseplan einbeziehen.

▶ Die Gesamtfettaufnahme einschränken, kalt gepresste Speiseöle, Butter und ungehärtete Pflanzenmargarine verwenden.

▶ Vorzugsmilch, pasteurisierte Vollmilch oder Milchprodukte ohne Zusatzstoffe bevorzugen.

▶ Fleisch, Fisch und Eier, wenn überhaupt, nur gelegentlich verwenden.

▶ Natürliches Mineralwasser oder ungesüßte Kräuter- und Früchtetees zum Durstlöschen bevorzugen.

▶ Gewürze und Kräuter zur Geschmacksverfeinerung verwenden, iodiertes Speisesalz dagegen sparsam einsetzen.

▶ Zum Süßen frisches, süßes Obst, nicht wärmegeschädigten Honig oder ungeschwefeltes Trockenobst in geringen Mengen bevorzugen, Zucker und Süßstoffe meiden.

▶ Möglichst ausschließlich Erzeugnisse aus anerkannt ökologischer Landwirtschaft verwenden; Lebensmittel regionaler Herkunft und entsprechend der Jahreszeit bevorzugen.

Die Vollwert-Ernährung kennt keine Verbote, sondern nur Empfehlungen, „minderwertige Produkte" zu meiden.

Ziele der Vollwert-Ernährung

▶ Optimale Versorgung des Körpers mit allen notwendigen Nährstoffen

▶ Gesunderhaltung durch Ausbildung der Abwehrkräfte gegenüber Krankheiten

▶ Verminderung der Kosten im Gesundheitswesen

▶ Optimale körperliche und geistige Entwicklung und Leistungsfähigkeit

▶ Schonung der Umwelt, Energieeinsparung, Vermeidung von Veredelungsverlusten

▶ Förderung der sozialen Gerechtigkeit – weltweit

Die Vollwert-Ernährung ist nicht nur gesund, sondern auch umweltfreundlich.

Ökologischer Landbau ermöglicht eine geringere Schadstoffbelastung von Nahrung, Mensch und Umwelt.

Ökologischer Landbau ist ein Beitrag zur Erhaltung der ländlichen Struktur.

Wertstufen für die Einteilung der Lebensmittel

Stufe I **Sehr empfehlenswert**
Nicht/gering verarbeitete Lebensmittel (unerhitzt)
Etwa die Hälfte der Nahrung
Gekeimtes Getreide, z. B. Frischkornmüsli
Ölsamen, Ölfrüchte, z. B. Sonnenblumenkerne
Vorzugsmilch, Mineralwasser
Frische Kräuter und Gewürze
Frisches Obst als Süßungsmittel

Stufe II **Sehr empfehlenswert**
Mäßig verarbeitete Lebensmittel (vor allem erhitzt)
Etwa die Hälfte der Nahrung
Vollkornprodukte, z. B. Vollkornbrot
Erhitztes bzw. tiefgekühltes Gemüse und Obst
Gekochte Kartoffeln, Pellkartoffeln
Erhitzte Hülsenfrüchte, blanchierte Keime
Kalt gepresste Öle, ungehärtete Pflanzenmargarine
Pasteurisierte Vollmilch, -produkte ohne Zusatzstoffe
Fleisch, Fisch, Eier 1- bis 2-mal/Woche
Kräuter- und Früchtetees
Verdünnte Frucht- und Gemüsesäfte
Gemahlene Gewürze, getrocknete Kräuter
Iodiertes Meersalz
Honig, Trockenobst als Süßungsmittel

Stufe III **Weniger empfehlenswert**
Stark verarbeitete Lebensmittel (vor allem konserviert)
Nur selten verzehren
Nicht-Vollkornprodukte, z. B. weißer Reis
Gemüse- und Obstkonserven
Kartoffelfertigmischungen
Sojamilch, Tofu usw.
Extrahierte, raffinierte, gehärtete Fette und Öle
H-Milch, -produkte mit Zusatzstoffen
Fleisch-, Wurst-, Fischwaren
Tafelwasser, Fruchtnektar, Kakao, Kaffee, Tee
Bier, Wein
Kräuter-, Meer-, Kochsalz
Wärmebehandelter Honig, geschwefeltes Trockenobst, Dicksaft, Sirup

Stufe IV **Nicht empfehlenswert**
Übertrieben verarbeitete Lebensmittel und Isolate/Präparate
Möglichst nicht essen
Getreidestärke, Ballaststoffpräparate
Vitamin- und Mineralstoffpräparate
Tiefkühlfertiggerichte
Pommes frites, Chips
Sojafleisch, -protein
Nuss-Nugat-Creme, gehärtete Margarine
Kondensmilch, Milch- und Käseimitate
Schmelzkäse, Milchpulver, Limonaden,
Cola-Getränke, Fruchtsaftgetränke,
Instantkakao, Sportlergetränke, Spirituosen
Aromastoffe, Geschmacksverstärker
Zucker, Süßigkeiten, Süßstoffe

3.4 Ausgewählte Diätformen

Jan hat Fieber und eine
Magen-Darm-Verstimmung.
Langsam geht es ihm wieder besser.
Er hat Appetit und möchte etwas essen.

1. Welche Nährstoffe braucht er unbedingt?

2. Welche Lebensmittel und Getränke
    darf er zu sich nehmen?

3. Welche Gartechniken sind erlaubt?

4. Stellen Sie einen Tageskostplan zusammen:
    leichte Vollkost für ein 17-jähriges Mädchen,
    Körpergewicht 50 kg.

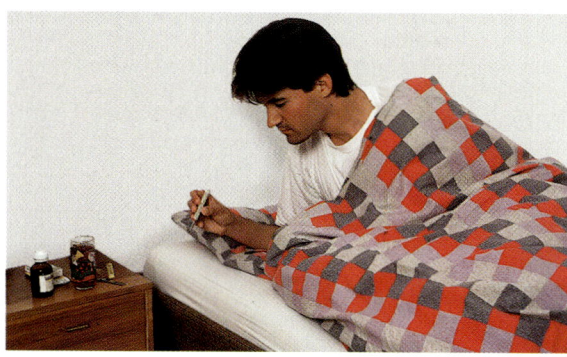

Häufigkeit von Lebensmittelunverträglichkeiten

Unverträglich-keiten	%	Unverträglich-keiten	%
Hülsenfrüchte	30,1	Mayonnaise	11,8
Gurkensalat	28,6	Kartoffelsalat	11,4
frittierte Speisen	22,4	Geräuchertes	10,7
Weißkohl	20,2	Eisbein	9,0
kohlensäure-haltige Getränke	20,1	zu stark gewürzte Speisen	7,7
Grünkohl	18,1	zu heiße und zu	
fette Speisen	17,2	kalte Speisen	7,6
Paprikagemüse	16,8	Süßigkeiten	7,6
Sauerkraut	15,8	Weißwein	7,6
Rotkraut	15,8	rohes Stein- und	
süße und fette		Kernobst	7,3
Backwaren	15,8	Nüsse	7,1
Zwiebeln	15,8	Sahne	6,8
Wirsing	15,6	paniert Gebratenes	6,8
Pommes frites	15,3	Pilze	6,1
hart gekochte Eier	14,7	Rotwein	6,1
frisches Brot	13,6	Lauch	5,9
Bohnenkaffee	12,5	Spirituosen	5,8
Kohlsalat	12,1	Birnen	5,6

Zusammengestellt von der Arbeitsgemeinschaft für klinische Diätetik

Leichte Vollkost – Schonkost

Eine leichte Vollkost – früher auch Schonkost genannt – soll zur Entlastung einzelner Verdauungsorgane oder des gesamten Stoffwechselgeschehens beitragen, um Intoleranzen in diesem Bereich zu vermeiden, aber auch z. B. bei Morbus Crohn und anderen Erkrankungen des Verdauungstraktes.

Die leichte Vollkost unterscheidet sich von der Vollkost durch Auswahl und Zubereitung der Lebensmittel bzw. Speisen.

Generell gilt: Alles was vertragen wird, ist erlaubt. Im Übrigen soll die leichte Vollkost eine vollwertige Ernährung sein, d. h., alle notwendigen Nährstoffe müssen in ausreichenden Mengen vorhanden sein. In Bezug auf die Energiezufuhr und die Nährstoffaufnahme gelten die gleichen Grundsätze wie bei der vollwertigen Ernährung.

Bei akuten Krankheiten ist Trinken noch wichtiger als Essen. Getränke, z. B. schwarzer Tee, Fenchel- oder Kamillentee mit Salz und Traubenzucker, sind hier für den Energiestoffwechsel und den Blutkreislauf ein wichtiges Heilmittel.

Um die Verdauungsorgane bzw. das gesamte Stoffwechselgeschehen zu entlasten, sollte Folgendes beachtet werden:

Die Kost muss reizarm sein:

► Die Speisen sollten wenig gesalzen und mäßig gewürzt sein. Scharfe Gewürze wie Paprika, Chili, Meerrettich, Senf usw. vermeiden, frische oder tiefgefrorene Kräuter zum Würzen verwenden.

► Gebratene und geröstete Lebensmittel vermeiden. Geeignete Gartechniken sind Dünsten und Dämpfen, Garen in Folie und im Römertopf, in der Mikrowelle.

► Fettreiche und zuckerreiche Lebensmittel und Speisen vermeiden.

► Alkoholische und kohlensäurehaltige Getränke sowie Kaffee meiden.

► Stark blähende Speisen wie Rettich, Zwiebel, Paprika, Kohlarten, Hülsenfrüchte, Pflaumen, Gurken werden häufig schlecht vertragen, vgl. Tabelle „Lebensmittelunverträglichkeiten".

► Die Speisen und Getränke sollten weder zu heiß noch zu kalt gegessen oder getrunken werden.

► Im Einzelfall muss die individuelle Verträglichkeit von Lebensmitteln beachtet werden.

Zur Entlastung des Stoffwechselgeschehens sollte außerdem Folgendes beachtet werden:

► Täglich fünf bis sechs kleine Mahlzeiten einnehmen. Ein zu voller Teller wird häufig als Last empfunden.

► Ausreichend Zeit zum Essen nehmen, gut kauen.

Lebensmittelauswahl bei leichter Vollkost

Lebensmittel-gruppen	Empfehlenswerte Lebensmittel	Nicht empfehlenswerte Lebensmittel
Brot	abgelagertes Brot	frisches, noch warmes Brot
Backwaren	fettarme Sorten, z. B. Biskuit, Kekse, Zwieback	fettreiche Sorten, z. B. Creme- und Sahne-torte, Blätterteig, Fettgebäck, frischer Hefeteig
Kartoffeln, Reis, Teigwaren	fettarme Zubereitung	fettreiche Zubereitung; Bratkartoffeln, Pommes frites
Gemüse und Salate	junge, zarte Gemüsesorten, z. B. Karotten, Blumenkohl, Kopfsalat, Feldsalat, abgezogene Tomaten; Gemüse ohne Mehlschwitze zubereiten, oft als fein zerkleinerte Rohkost	schwer verdauliche, blähende Gemüse-sorten, z. B. Gurken, Weiß- und Rotkohl, Pilze (außer Champignons), Zwiebeln, Hülsenfrüchte
Obst	rohes, feines Obst: Bananen, weiche Pfirsiche, Himbeeren; oder als Kompott bzw. Obstsaft, bei Obstkonserven den Zuckergehalt beachten	unreifes, saures Obst, Steinobst, Rosinen, Datteln, Feigen, getrocknete Pflaumen, Nüsse, in Zuckersirup konservierte Früchte
Fleisch	mageres, zartes Fleisch; gekocht oder gegrillt	fettreiche und stark gewürzte Sorten; gebraten und geräuchert
Fleisch-waren	magere Sorten, z. B. Zunge, Geflügel-wurst, roher oder gekochter Schinken ohne Fettrand	stark geräucherter und gewürzter Schinken, fettreiche Sorten
Fisch	Magerfisch, z. B. Rotbarsch, Kabeljau, Seelachs, Heilbutt, Hecht, Scholle, Forelle; gekocht, gedünstet oder gegrillt	Fettfisch, z. B. Aal, Makrele, Räucherfisch, Fisch in pikanter Marinade
Eier	Eier im Glas, zum Legieren, Eierstich	hart gekochte, gebratene Eier, stark gezuckerte und fettreiche Eierspeisen
Milch und Milch-produkte	fettarme Sorten: Magermilch, Butter-milch, Joghurt, Kefir, Magerquark, milde und fettarme Käsesorten	stark gezuckerte Milchprodukte, Schlag-sahne, fettreiche und stark gewürzte Käsesorten
Gewürze		Chili, Curry, Paprika, Senf, Essig, Pfeffer, Zwiebelpulver, Salz
Kräuter	frische, tiefgefrorene oder getrocknete Kräuter	die Verträglichkeit von Kräutern und Gewürzen ist individuell verschieden
Getränke	Gemüse- und Obstsäfte, Kräutertee, Mineralwasser	alkohol- und koffeinhaltige Getränke

Im Einzelfall muss die individuelle Verträglichkeit von Lebensmitteln beachtet werden.

Bluthochdruck – natriumarme Diät

1. Nennen Sie für folgende Speisen Gewürze, Kräuter, die man anstelle von Kochsalz verwenden kann:
   a) Pizza,
   b) Hähnchen,
   c) Tomaten-Gurken-Salat,
   d) Kartoffelsalat.

2. Frau Meier hat Bluthochdruck. Sie soll sich kochsalzarm ernähren. Ermitteln Sie mithilfe des Speiseplanes, wie viel Kochsalz Frau Meier täglich mit der Nahrung aufnimmt.

3. Machen Sie Vorschläge, wie bei dem Speiseplan von Frau Meier Kochsalz eingespart werden kann.

4. Stellen Sie einen Kostplan für eine kochsalzarme Diät für einen 60-jährigen Mann, Körpergewicht 75 kg, zusammen.

5. Erkunden Sie, warum Curry in einer salzarmen Diät verboten ist.

Speiseplan von Frau Meier	Kochsalz-zufuhr in mg
Frühstück	
2 Scheiben Mischbrot	600
1 Portion Mettwurst	800
1 Portion Margarine	15
1 Scheibe Gouda	650
1 Glas Früchtetee	0
Pause	
1 Portion Kartoffelchips	600
Mittagessen	
1 Portion Pommes frites	2 700
1 Portion grüne Erbsen, sterilisiert	1 000
2 Wiener Würstchen	3 700
1 Portion Ketchup	490
Nachmittag	
6 Butterkekse	375
1 Tasse Tee	0
Abendessen	
2 Scheiben Roggenbrot	2 100
1 Portion Butter	5
1 Essiggurke	1 200
1 Scheibe Schinken, roh	2 800
1 Portion Harzer	1 150
Kochsalzzufuhr, insgesamt	?

Steigt der Blutdruck über 140 mm Hg systolisch und 90 mm Hg diastolisch, so wird dies als Bluthochdruck – Hypertonie – bezeichnet.

Ein länger bestehender unbehandelter Bluthochdruck kann u.a. zu Arteriosklerose, Herz- und Nierenschädigungen führen.

Übergewicht, Alkohol, hoher Kochsalzkonsum, Rauchen und Stress sind neben der vererbten Veranlagung mögliche verstärkende Ursachen.

10 bis 20 % der Bundesbürger leiden unter Bluthochdruck.

Diätetische Maßnahmen

Personen, die übergewichtig sind, können durch eine Normalisierung des Gewichts eine Senkung des Blutdrucks erreichen. Daneben sind ausreichend Bewegung und der Abbau des Stresses notwendig.

Im Übrigen gelten die gleichen Grundsätze wie bei einer vollwertigen Ernährung:

- bedarfsgerechte Energiezufuhr
- wenig leicht verdauliche Kohlenhydrate
- ausreichend Ballaststoffe
- nicht mehr als 30 % Fett
- Verminderung des Alkoholkonsums
- natriumarme (kochsalzarme) und kaliumreiche Ernährung

Der Blutdruck kann meist durch eine Senkung der Natriumzufuhr – Kochsalzzufuhr – und eine Erhöhung der Kaliumzufuhr gesenkt werden. Der Wassergehalt im Organismus ist vom Natriumgehalt abhängig. Natrium vermag Wasser zu binden. Bei einer erhöhten Natriumzufuhr kann es so zu einer Zunahme der Blutflüssigkeit kommen.

Natriumarme Diät

Lediglich 3 g Kochsalz pro Tag sind erlaubt.

Lebensmittel, die für eine natriumarme Ernährung bestimmt sind, dürfen mit einem Hinweis darauf in den Verkehr gebracht werden. Im genussfertigen Zustand dürfen sie nicht mehr als 120 mg Natrium in 100 g enthalten. Die Kennzeichnung „natriumarm" kann durch die zusätzliche Angabe „kochsalzarm" ergänzt werden.

Streng natriumarme Diät

Lediglich 1 g Kochsalz pro Tag ist erlaubt.

Lebensmittel und Speisen, die als streng natriumarm – kochsalzarm – in den Verkehr gebracht werden, dürfen nicht mehr als 40 mg Natrium pro 100 g enthalten.

Generell gilt:

5 g Kochsalz pro Tag sind ausreichend.

Von einer Zufuhr von über 10 g Kochsalz täglich ist abzuraten, sie kann gesundheitsschädlich sein.

Salzarme Speisen bevorzugen.

Für eine kochsalzarme Diät geeignete bzw. ungeeignete Lebensmittel

Lebensmittelgruppen	geeignete Lebensmittel	ungeeignete Lebensmittel
Brot und Gebäck	nur natriumarmes Brot	normales Weißbrot und Schwarzbrot
Getreideprodukte	allgemein erlaubt	Cornflakes
Kartoffeln	erlaubt	Kartoffelerzeugnisse
Gemüse und Salate	allgemein erlaubt	Gewürzgurken, Sauerkraut, Gemüsekonserven, soweit nicht natriumarm; gesalzene Gemüsesäfte
Obst	erlaubt	–
Fleisch und Fleischwaren	100 g täglich	geräuchertes, gesalzenes und konserviertes Fleisch, Wurst
Fisch und Fischwaren	100 g täglich	geräucherter, gesalzener und konservierter Fisch und Fischwaren
Eier	2 bis 3 Stück wöchentlich	–
Milch und Milchprodukte	kleine Mengen; Dickmilch, Magermilch, saure und süße Sahne, ungesalzene Käsesorten	Milchpulver alle gesalzenen Käsesorten
Fette	alle Fettsorten bis 0,4 % Natriumgehalt	alle gesalzenen Fettsorten
Süßwaren	allgemein erlaubt	Lakritze
Getränke	1,5 l Flüssigkeit täglich	natriumreiche, kaliumarme Mineralwässer
Gewürze	Kräuter, Anis, Ingwer, Kümmel, Muskatnuss, Paprika, Pfeffer, Zimt	Würzmischungen, Fleischextrakt, Tomatenketchup usw.

So wird der Salzkonsum eingeschränkt und dadurch evtl. Bluthochdruck vermieden:

▶ Weniger oder kein Kochsalz zum Würzen von Speisen verwenden. Frische Kräuter, Zwiebeln und salzfreie Gewürze können Salz zumindest teilweise ersetzen. Die Zutatenliste bei Gewürzsalzen usw. beachten.

▶ Seltener salzreiche Lebensmittel, z.B. Salzgebäck, Schinken, Matjes, Konserven, Fertiggerichte, verwenden. Mit Fleisch- und Fischwaren werden täglich etwa 2 g Kochsalz aufgenommen.

▶ Mehr frische, unbearbeitete Lebensmittel verwenden, sie enthalten kaum Salz und haben den unveränderten Eigengeschmack.

▶ Garverfahren wählen, bei denen der Eigengeschmack der Speisen erhalten bleibt, z.B. Dämpfen, Dünsten, Grillen, der „verlorene" Geschmack muss dann nicht durch Salz ausgeglichen werden.

▶ Bei Mineralwasser auf die Kennzeichnung achten, es kann viel Natrium enthalten.

▶ Langsam auf eine salzärmere Kost umsteigen. Das Geschmacksempfinden für Salz kann so wieder verstärkt werden. Baby- bzw. Kleinkinderkost gar nicht oder kaum salzen. Die Vorliebe für Salz ist nicht angeboren, sondern wird erlernt. Der Geschmackssinn wird durch viel Salz immer unempfindlicher und damit das Verlangen nach Salz immer größer. Dieser Teufelskreis mit seinen negativen Folgen muss unterbrochen werden.

▶ **Aber:** Eine ausreichende Iodversorgung ist nur durch eine ausschließliche Verwendung von iodiertem Kochsalz oder iodiertem Meersalz in der Lebensmittelindustrie, in der Gemeinschaftsverpflegung und im Haushalt möglich.

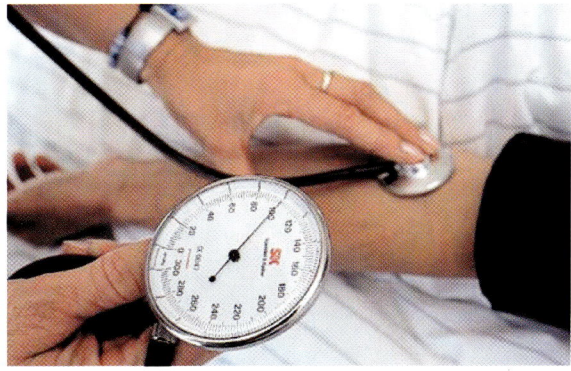

Messung des Blutdrucks

1. Übergewichtige essen häufig das Falsche. Nennen Sie Lebensmittel, die anstelle der abgebildeten energiereichen Lebensmittel gegessen werden können. Anstelle von Weintrauben kann man Wassermelone essen, anstelle von Gulaschsuppe …?

2. Nennen Sie für folgende Lebensmittel energiearme Zubereitungsarten:
a) Fisch,   b) Fleisch,
c) Kartoffeln.

3. Begründen Sie die Regeln für ein bewusstes Essverhalten, vgl. S. 181.

4. Erstellen Sie einen Tageskostplan für einen Übergewichtigen. Gesamtenergiezufuhr 6 000 kJ.

Energiereiche, fettreiche Lebensmittel

Weintrauben ①
Gulaschsuppe ②
Pommes frites ③
Sahnequark ④
Cornflakes ⑤
Mettwurst ⑥
grüne Erbsen ⑦
Vollmilchschokolade ⑧
Cola ⑨
Sahnetorte ⑩
Doppelrahmfrischkäse ⑪
Erdnüsse ⑫

Energiereduzierte Mischkost

Reduktionsdiäten – Abmagerungsdiäten – führen oft zu einer schnellen Gewichtsabnahme. Meist sind die „verlorenen Pfunde" aber schnell wieder aufgeholt, wenn die Person zu ihren alten Ernährungsgewohnheiten zurückkehrt.

Übergewichtige merken meist gar nicht, was sie essen und wie viel sie essen.
Bei einer energiereduzierten Mischkost soll eine möglichst normale Mahlzeitengestaltung vorgenommen werden, die auch nach Beendigung der Diät beibehalten werden kann. Die energiereduzierte Mischkost ist keine Diät von begrenzter Dauer, sie ist eine Lebensweise, die zur Gesunderhaltung beitragen kann.

Durch die
- **Auswahl von energiearmen Lebensmitteln** und durch ein
- **bewusstes Ernährungsverhalten** soll es zu einer verminderten Energiezufuhr und so zu einer Gewichtsabnahme kommen.

Durch ein bewusstes Ernährungsverhalten kann das Gewicht reduziert – vermindert – werden, und auch das Entstehen von Übergewicht und so ernährungsbedingten Erkrankungen kann verhindert werden.

Für eine energiereduzierte Mischkost gelten generell die gleichen Grundsätze wie für eine vollwertige Ernährung. Die Energiezufuhr muss jedoch um mindestens 2 000 kJ pro Tag gesenkt werden.

Eine energiereduzierte Mischkost soll zur Veränderung von Lebensmittelauswahl und Essverhalten führen.

Veränderte Lebensmittelauswahl – energiearme Lebensmittel

▶ Mehr frisches Obst und Gemüse auswählen, möglichst oft roh essen, sie enthalten Ballaststoffe und viel Wasser, Vitamine und Mineralstoffe. Vor jeder Mahlzeit eine Portion Rohkost essen oder ein Glas Wasser trinken.

▶ Vollkornprodukte und Kartoffeln häufiger essen, sie enthalten ebenfalls Ballaststoffe, Vitamine, Mineralstoffe und Eiweiß. Diese Lebensmittel haben ein großes Nahrungsvolumen und gleichzeitig einen geringen Energiegehalt.

▶ Stark verfeinerte Lebensmittel, wie Auszugsmehle, Zucker, stark gezuckerte Lebensmittel usw., meiden, sie enthalten konzentrierte Energie.

▶ Weniger tierische eiweißreiche Lebensmittel essen, sie enthalten meist gleichzeitig versteckte Fette.

▶ Fettkonsum einschränken. Fettarme Gartechniken auswählen, z. B. Dämpfen, Dünsten, Grillen.

▶ Speisen nicht stark salzen, der Flüssigkeitsbedarf wird sonst erhöht. Ein hoher Salzkonsum kann bei einer Reduktionsdiät den Nieren schaden. Kräuter und Gewürze verwenden.

▶ Auf ausreichende Flüssigkeitszufuhr achten, damit die Stoffwechselendprodukte der abgebauten körpereigenen Stoffe ausgeschieden werden können.

Bewusstes Essverhalten

▶ **Feststellen, was man eigentlich isst.**

Aufschreiben, was man täglich isst, dadurch können ... ?

Eine Liste mit energiearmen Lebensmitteln zusammenstellen, so ... ?

Eine Einkaufsliste erstellen, möglichst schmackhafte energiearme Lebensmittel besorgen.

▶ **Ernährungsgewohnheiten langsam umstellen.**

So z. B. nur noch kleinere Portionen der Lieblingsspeisen essen, bei der Zubereitung Fett einsparen.

Den Teller nur einmal und nie ganz voll füllen, so ... ?

▶ **Die Mahlzeiten genießen.**

Für einen schön gedeckten Tisch, appetitlich angerichtete Speisen und eine freundliche Stimmung sorgen, so ... ?

Langsam essen, kleine Bissen und Schlucke nehmen – gründlich kauen, auf Geschmack und Sättigung achten. Die Mahlzeiten sollten etwa 30 Minuten dauern.

▶ **Nicht unkonzentriert essen.**

Regelmäßig – zu festgelegten Zeiten – kleine Mahlzeiten einnehmen. Nicht zwischendurch essen.

Immer am gleichen Platz essen. Während des Essens weder Zeitung lesen noch fernsehen.

Nicht aus Langeweile essen, sondern ... ?

Nicht mit Lebensmitteln trösten, beruhigen oder loben, sondern ... ?

▶ **Verlockungen widerstehen.**

Keine Knabbereien und Süßigkeiten in der Wohnung herumstehen haben.

Radieschen, Gurken, Möhren usw. für den Heißhunger vorrätig haben.

Keinen Alkohol zu den Mahlzeiten trinken, da ... ?

▶ **Ernährungstraining**

Sich eventuell einer Gruppe anschließen. Erfahrungsaustausch und Gemeinschaft in der Gruppe können den Erfolg erhöhen.

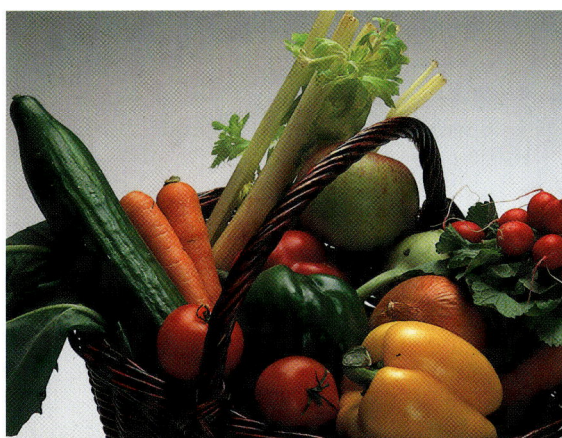

Obst und Gemüse für den Heißhunger

Normalgewicht nach Body-Mass-Index
(Körpermassenindex)

Allgemein: $BMI = \dfrac{\text{Körpergewicht in kg}}{(\text{Körpergröße in m})^2}$

Das Verhältnis von Körpergewicht in kg zu Körpergröße in m zum Quadrat wird berechnet.

Beispiel: $\dfrac{64 \text{ kg}}{(1{,}70 \text{ m})^2} = 22{,}1$

Body-Mass-Index

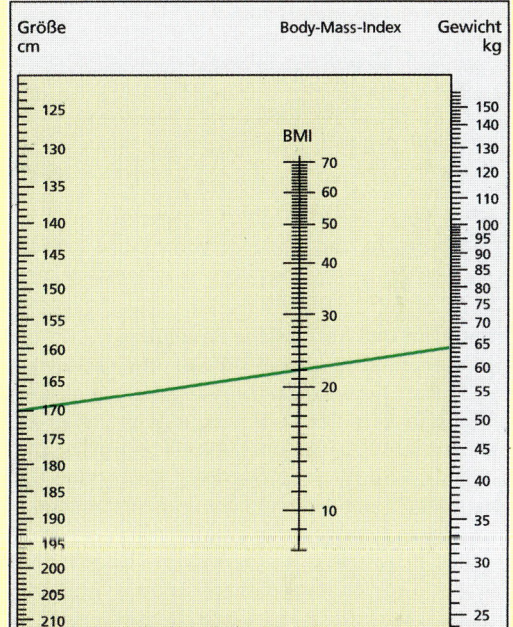

Bewertung

unter 18: Untergewicht – empfehlenswert ist eine Gewichtszunahme

18–25: Normalgewicht

26–30: Übergewicht – eine Gewichtsabnahme ist notwendig

> 30 Fettsucht – Adipositas

Eine energiereduzierte Mischkost soll zu einer Umstellung
• **der Lebensmittelauswahl,**
• **des Essverhaltens führen.**

Ein bewusstes Ernährungsverhalten verhindert Übergewicht.

Bei einer energiereduzierten Mischkost sollte die Energiezufuhr um mindestens 2 000 kJ pro Tag gesenkt werden.

Überernährung

---

1. Nennen Sie mögliche Ursachen für das Übergewicht von Monika.

2. Überlegen Sie, welche Auswirkungen das Übergewicht auf Monikas Verhalten hat.

3. Ermitteln Sie eine Überschrift für den Bericht.

4. Schreiben Sie einen Bericht über das „neue Leben" von Monika und der Hauswirtschafterin.

5. Versuchen Sie Ihr eigenes Körpergewicht zu beurteilen. Sind Sie
   a) normalgewichtig,
   b) untergewichtig,
   c) übergewichtig?

6. Ermitteln Sie Ihren Body-Mass-Index, vgl. S. 181.

Übergewicht und körperliche Bewegung

Regelmäßige körperliche Bewegung schützt vor Übergewicht. Kinder und Jugendliche können durch regelmäßige körperliche Bewegung in vielen Fällen die gewünschte Gewichtsabnahme erzielen. Bei Erwachsenen führt regelmäßige Bewegung ohne gleichzeitige Ernährungsumstellung nur zu einer geringen Gewichtsabnahme. Außerdem lassen sich Übergewichtige meist nur schwer zu einer dauerhaften Steigerung der körperlichen Aktivität motivieren.

Auf körperliche Bewegung kann jedoch nicht verzichtet werden, da sie folgende günstige Auswirkungen hat:

▶ Risikofaktoren für Herz- und Kreislauferkrankungen werden günstig beeinflusst.

▶ Der Verlust der Muskelmasse bei einer energiereduzierten Mischkost wird vermindert und auch der Grundumsatz wird nicht so stark gesenkt. Der Jo-Jo-Effekt nach Beendigung der Diät wird also gemindert.

▶ Körperliches Training gibt Übergewichtigen ein positives Körpergefühl und unterstützt so langfristig den Gewichtsverlust.

Etwa 40 % der Erwachsenen und 20 % der Kinder und Jugendlichen in Deutschland sind übergewichtig.

Bereits ein geringes Übergwicht erhöht das Risiko für Herz- und Kreislauferkrankungen.

Regelmäßige Bewegung hat einen positiven Einfluss auf das gewünschte Gewicht.

???

Monika, 16 Jahre, ist das dickste Mädchen in ihrer Klasse. Ihre Mitschüler und Mitschülerinnen hänseln sie oft, besonders im Sportunterricht. In solchen Situationen fühlt Monika sich zum Heulen. So allein …! In der anschließenden Pause kauft sie sich dann zwei Stück Kuchen und Schokolade.

Ihre Mutter kann es nicht verstehen, dass Monika gehänselt wird und oft allein ist. Sie meint: „Monika ist vielleicht etwas pummelig, aber wenn sie erst einmal erwachsen ist, wird das bisschen Speck von selbst weggehen." Monikas Mutter ist sehr stolz auf ihre Tochter.

Monika bringt meist sehr gute Noten mit nach Hause, für die es jedes Mal etwas zum Naschen gibt. Aber auch für eine schlechte Note gibt es zum Trösten Schokolade oder ein Eis.

Monika ist es von klein auf gewohnt, allein zu Hause zu sein. Ihre Eltern arbeiten den ganzen Tag. Als Monika noch jünger war, brachten ihre Eltern ihr jeden Tag etwas Leckeres mit, oder eine süße Überraschung lag nach der Schule auf dem Küchentisch.

Heute braucht Monika nur an den Küchenschrank zu gehen, um sich das, was sie mag, selbst zu holen, oder ihre Mutter legt ihr Geld hin, damit sie selbst etwas kaufen kann.

Monikas Eltern freuen sich, dass Monika so gut allein zu Hause sein kann. Monikas Lieblingsbeschäftigung ist Fernsehen oder Video. Dabei knabbert sie dann eine Tüte Chips oder Erdnüsse … hm, lecker.

Wenn ihre Eltern wieder einmal später am Abend von Freunden oder aus dem Kino nach Hause kommen, bringen sie Monika etwas aus dem Imbiss mit, da sie wissen, dass Monika gern Pommes mit Mayo isst.

Eines Tages beschließen Monika und eine neu eingestellte Hauswirtschafterin:

„Jetzt wird alles anders." …

Mögliche Fragen zur Texterfassung:

▶ Durch welche Personen wird das Ernährungsfehlverhalten von Monika verursacht?

▶ Durch welche Rahmenbedingungen oder Verhaltensweisen wird das Fehlverhalten ausgelöst oder verstärkt?

▶ Entsteht eine gesundheitliche Gefahr durch das Verhalten?

▶ Wie kann das Fehlverhalten von Monika abgebaut und ein gesundes Ernährungsverhalten verstärkt werden?

▶ Wie kann Monika durch Bewegung – ein verändertes Freizeitverhalten – ihr Gewicht vermindern?

Übergewicht führt zu gesundheitlichen Gefährdungen

Übergewicht entwickelt sich meist langsam und stetig durch falsche Ernährungsgewohnheiten und durch Bewegungsmangel. Gleichzeitig haben wir viele Entschuldigungen bereit, um das Übergewicht zu begründen.

Nehmen wir an, wir müssten eine Einkaufstasche mit einem Gewicht von 20 kg in unsere Wohnung im 5. Stock schleppen. Wir wären froh, wenn wir sie dort endlich abstellen könnten. Übergewicht kann man nicht „abstellen", man schleppt es oft jahrelang mit sich herum und schädigt bzw. gefährdet den eigenen Körper.

Knochen und Gelenke werden durch Übergewicht überbeansprucht. Es kann zu Veränderungen an **Wirbelsäule, Knien und Füßen kommen**.

Bronchien werden anfälliger für Erkrankungen. Die freie Atmung ist beeinträchtigt, es kann leichter eine **Bronchitis entstehen**.

Herz und Kreislauf werden überbelastet. Herz- und Kreislauferkrankungen, Bluthochdruck können entstehen.

Stoffwechselerkrankungen können durch Übergewicht bzw. Überernährung zum Ausbruch kommen. Bluthochdruck, Zuckerkrankheit (Diabetes mellitus), Fettstoffwechselstörungen und Gicht sind die häufigsten Folgeerkrankungen.

Unfälle bei der Arbeit und auf der Straße treten bei Übergewichtigen leichter auf, da sie meist langsamer als Normalgewichtige sind.

Seelische Störungen sind häufig eine Folge des Übergewichts, z. B. Komplexe – Minderwertigkeitsgefühle.

Lightprodukte – sind sie wirklich leicht?

Fasten ist out, Schlemmen ist in, aber bitte nur, wenn es nicht dick macht. Man erfand die Lightprodukte und machte damit das große Geschäft.

Light bedeutet keineswegs immer das Gleiche:

Milch- oder Käseprodukte mit wenig Fett erhalten ein Etikett „light", die gleichen Lebensmittel gibt es auch ohne dieses Etikett, dann aber häufig preiswerter.

Bei Getränken wird Süßstoff anstelle von Zucker verwendet, ein neues Lightprodukt ist da.

Bei Butter und Margarine wird der Fettgehalt gesenkt und durch Wasser ersetzt – noch ein Lightprodukt! Und für das Wasser müssen wir kräftig in die Tasche langen.

Einige Produkte, z. B. Quarkspeisen, werden aufgeschäumt, der Energiegehalt pro 100 g wird nicht verändert.

Lightprodukte, da denkt mancher: Die haben ja kaum oder keine Energie, da kannst du dir die Butter ruhig etwas dicker auf das Brot streichen. Und schon ist der Traum vom Energiesparen ausgeträumt! Oft betrügt man sich selbst mit diesen Produkten, anstatt sein Ernährungsverhalten zu ändern. Ein gesundes Ernährungsverhalten kann man nicht kaufen.

Lightprodukte sind meist nicht gesünder als herkömmliche Lebensmittel, oft sind Zusatzstoffe wie Süßstoffe und Konservierungsmittel enthalten. Gesünder erscheinen sie nur in der Werbung.

Gesundheitliche Gefährdungen

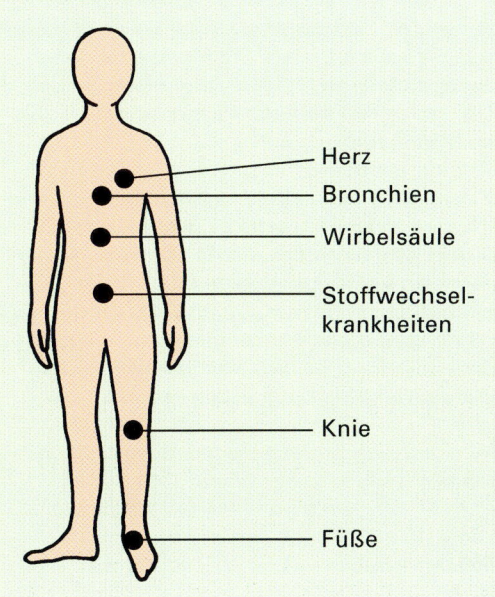

- Herz
- Bronchien
- Wirbelsäule
- Stoffwechsel- krankheiten
- Knie
- Füße

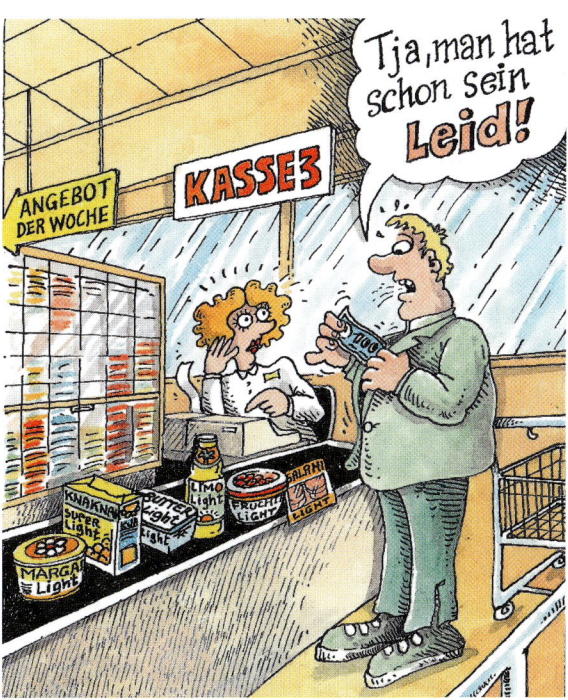

Essstörungen

In unserer Gesellschaft hat das Interesse an Jogging, Trimmaktionen und Diäten zugenommen. Gleichzeitig vermitteln uns die Medien, dass Glück und Erfolg vom Erreichen eines „übertriebenen Idealgewichts" abhängen. Drei Viertel der 14- bis 19-jährigen Mädchen hatten bereits das Gefühl, Übergewicht zu haben.

Von einer Essstörung spricht man, wenn Gedanken und Gefühle sich nur noch auf das Essen, den Körper, das Gewicht konzentrieren und das Interesse an Freunden, Familie und Beruf abnimmt.

Man schätzt, dass 500 000 Frauen in Deutschland an Magersucht oder Ess-Brech-Sucht erkrankt sind. Viele Magersüchtige hungern sich zu Tode.

Die Betroffenen brauchen Verständnis außerhalb der Familie, z. B. von Freunden oder in einer Selbsthilfegruppe. Nur mithilfe einer länger dauernden ärztlichen oder sonstigen fachkundlichen Behandlung können Essgestörte langsam wieder gesund werden.

Voraussetzung für die Heilung ist, dass die Essgestörten ihr Essverhalten als Krankheit begreifen und gesund werden möchten.

Magersucht – Anorexia nervosa

Kennzeichen der Magersucht:

▶ Die Pubertätsmagersucht – 95 % der Betroffenen sind Mädchen – fällt in die Entwicklungsstufe, die wir als Übergang zwischen Kindheit und Erwachsensein bezeichnen. Die eigene Sexualität wird abgelehnt.

▶ Es besteht ein Zwang zum Hungern. Bei einem Gewichtsverlust von mindestens 25 % des Normalgewichts spricht man von Magersucht.

▶ Eine falsche Einschätzung des Körpergewichts liegt vor. Man ist mager, glaubt aber, man wäre sehr dick. Selbst bei Untergewicht empfindet man sich noch als zu dick.

▶ Die Gedanken kreisen ständig um das Essen.

▶ Die Belastbarkeit ist gering, Fleiß und Ehrgeiz sind extrem hoch, die schulischen Leistungen sind gut.

▶ Die Krankheit wird geleugnet.

▶ Es besteht ein Eiweiß-, Vitamin- und Mineralstoffmangel, dieser kann zu bleibenden organischen Schäden führen und lebensgefährlich werden.

▶ Es liegt keine Erkrankung vor, durch die der Gewichtsverlust begründet werden könnte.

▶ **Mögliche Anzeichen der Magersucht**
Ausbleiben der Menstruation
Fehlen der sekundären Geschlechtsmerkmale
niedriger Puls und Blutdruck
Ausfallen der Kopfbehaarung, Flaumbehaarung am Körper
trockene, faltige Haut
Überaktivität, z. B. übertriebenes Joggen

Die Behandlung

Bei starkem, lebensbedrohlichem Untergewicht werden die Betroffenen in Kliniken verhaltenstherapeutisch behandelt. Normales Essen muss wieder erlernt werden. Die familiären und sonstigen Probleme müssen bewältigt werden.

Das schwierigste Problem ist die Motivierung des Essgestörten, da die Notwendigkeit der Behandlung nicht eingesehen wird.

Heilungschancen sind nur bei ca. einem Drittel der Betroffenen gegeben.

1. *Nennen Sie mögliche Ursachen für das gestörte Essverhalten von Sonja.*

2. *Nennen und begründen Sie*
   a) gesundheitliche,
   b) soziale Folgen.

3. *Wie kann Sonja geholfen werden?*

Sonja wiegt 33 kg und ist 157 cm groß. Zuerst machte sie Diäten, nun trinkt sie nur noch Tee, knabbert am Knäckebrot. Sonja hungert und treibt Sport bis zum Umfallen. Sonja meint: „Ich bin stark, ich kann über meinen Körper bestimmen, ich werde die magische Grenze von 30 Kilogramm erreichen." Die Menstruation ist inzwischen ausgeblieben, in ihrem Körper wird kein Kind wachsen.

Bei einem Familienfest vor einem Jahr haben sich die Verwandten über ihre Pummeligkeit lustig gemacht. Sie wog damals 55 kg bei einer Größe von 155 cm. Sonja ist begabt, in der Schule hat sie keine Schwierigkeiten, in der letzten Zeit kann sie sich allerdings nicht mehr so recht konzentrieren. Die Haare sind dünn und glanzlos geworden. Sonja trägt einen großen Pullover, in den sie ihren Körper einhüllen, ihn schützen kann.

Ihr Vater ist Maurer, ihre Mutter ist Geschäftsführerin in einem Lebensmittelladen. Im letzten Jahr fing Sonjas Vater an zu trinken, inzwischen ist die Ehe geschieden. Sonja hatte sich früher mit ihrem Vater gut verstanden. Jetzt beschimpft er sie immer: „Du bist ja nicht normal; aus dir wird nie etwas; so findest du nie einen Mann …" Sonja denkt: „Die Frau von heute: erfolgreich, schlank, sportlich und aktiv. Ich nicht?"

Sonja hat sich zurückgezogen. Sie glaubt, sie hätte es leichter, wenn sie ein Junge wäre. Sonja kocht gern für andere. Sie selbst isst wenig. Vom Essen bekommt Sonja Magendrücken.

Ess-Brech-Sucht – Bulimie

1. Nennen Sie mögliche Ursachen für das gestörte Essverhalten von Katja.

2. Nennen und begründen Sie
   a) gesundheitliche,
   b) soziale Folgen.

3. Wie kann Katja geholfen werden?

4. Stellen Sie
   a) Unterschiede,
   b) Gemeinsamkeiten bei Magersucht und Ess-Brech-Sucht fest.

5. Stellen Sie den Suchtkreislauf bei Essstörungen mit entsprechenden Abbildungen dar:
   a) Gewichtsabnahme,
   b) Machtgefühl über den Körper,
   c) „Fressanfall",
   d) Schuldgefühl,
   e) usw.

Nach einem Umzug versuchte Katja, das Interesse ihrer Mitschüler durch besondere Kleidung zu erregen. Katja war immer gehorsam, die Eltern hatten mit ihr im Gegensatz zu ihren Geschwistern wenig Schwierigkeiten.

Katja bezeichnet ihre Mutter als kühl, bestimmend und teilweise egoistisch, ihren Vater dagegen als warmherzig.

Katja wiegt 62 kg bei einer Größe von 178 cm, sie meint, sie wäre zu dick. Durch eine Diät gelang ihr eine Gewichtsabnahme von 5 kg, dies reichte ihr noch nicht, sie hungerte weiter. Zwischendurch kam es immer wieder zu Heißhungeranfällen. Danach fühlte sie sich jeweils schuldig und versuchte, diese Anfälle durch Erbrechen zu beenden. Hungerphasen und Heißhungeranfälle wechselten sich in der Folgezeit ab.

Katja berichtet weiter, eine Freundschaft sei in die Brüche gegangen. Der Freund sei ihr so wenig entgegengekommen und sie hätte immer daran denken müssen, ob er sie wirklich liebe.

Kennzeichen der Ess-Brech-Sucht:

▶ Besonders Frauen im Alter zwischen 15 und 35 Jahren sind betroffen. Diese Essstörung ist nicht am äußeren Erscheinungsbild zu erkennen. Die Personen können normal-, unter- oder übergewichtig sein.

▶ Verschlingen größerer Lebensmittelmengen. Dabei erfolgt ein wahlloses Durcheinanderessen aller sonst verbotenen „Dickmacher", bis zu 40 000 kJ werden auf einmal aufgenommen. Die Essanfälle treten mehrmals wöchentlich auf, bei einigen Betroffenen sogar mehrmals täglich. Die Betroffenen geben sehr viel Geld für Lebensmittel aus. Manche sind hoch verschuldet.

▶ Die Heißhungerattacken werden durch selbst herbeigeführtes Erbrechen beendet. Durch das Erbrechen erlernen die Betroffenen, ihr Gewicht zu kontrollieren.

▶ Nach vermehrtem Essen erfolgt der Versuch, wieder abzunehmen. Strenge Diät, Erbrechen, Abführmittel und Entwässerungsmittel werden zur Gewichtsabnahme eingesetzt. Es kommt zu Gewichtsschwankungen von bis zu 5 kg zwischen dem übermäßigen Essen und dem Fasten.

▶ Die Personen haben Angst, die Willenskontrolle über die Nahrungsaufnahme zu verlieren. Oft ziehen sie sich zurück, haben wenig Kontakt. Minderwertigkeitsgefühle und Selbstvorwürfe folgen den Fressanfällen. Die Betroffenen sind in dem Teufelskreis zwischen Hungern und Essen gefangen.

▶ Durch das Erbrechen – Magensalzsäure – werden Magen, Speiseröhre, Mund und Zähne geschädigt. Gleichzeitig wird der Mineralstoffhaushalt – auch durch die Medikamente – gestört. Wie bei der Magersucht kann es auch zu Vitamin- und Eiweißmangel kommen.

Die Behandlung
Je nach Schweregrad der Erkrankung werden die Betroffenen stationär oder in Selbsthilfegruppen behandelt. Nur mithilfe von Fachleuten bestehen Heilungschancen.

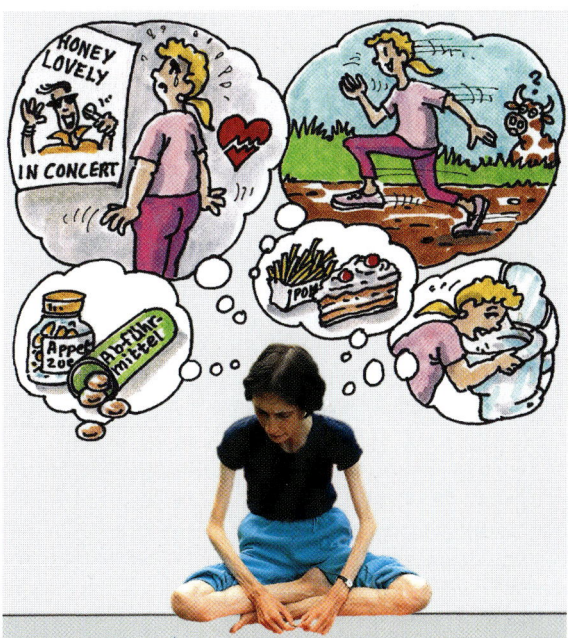

Gicht – Hyperurikämie

1. Ermitteln Sie mithilfe der Tabelle auf S. 187 Lebensmittel mit
   a) hohem Harnsäuregehalt,
   b) niedrigem Harnsäuregehalt.

2. Machen Sie Vorschläge, was anstelle von Fleisch zum Mittagessen gereicht werden kann.

3. Stellen Sie einen genau berechneten Kostplan für einen 40-jährigen gichtkranken Mann zusammen.

4. Erläutern Sie, wie eine Normalisierung des Körpergewichts erreicht werden kann.

Formen der Gicht

Primäre Gicht ist eine angeborene Stoffwechselstörung, deren Ausbruch durch Über- und Fehlernährung begünstigt wird. Personen mit Übergewicht, Diabetes mellitus oder Fettstoffwechselstörungen haben teilweise auch einen erhöhten Harnsäurespiegel. Meist ist die Harnsäureausscheidung gestört. An Gicht erkranken besonders Männer im mittleren und höheren Lebensalter.

Sekundäre Gicht wird durch andere Erkrankungen, z. B. der Niere, hervorgerufen.

Stadien bei Gicht

1. Stadium: Es liegen erhöhte Blutharnsäurewerte vor, Krankheitsanzeichen treten noch nicht auf.

2. Stadium: Es kommt zu Gelenkentzündungen. Ein Gichtanfall tritt meist nach üppigen Mahlzeiten, reichlichem Alkoholgenuss, totalem Fasten oder nach größerer körperlicher Belastung auf. Dabei entstehen unter heftigen Schmerzen Rötung und Schwellung an den betroffenen Gelenken. Da die ersten Beschwerden meist im Grundgelenk des großen Zehs auftreten, hat Gicht auch den Namen „Zipperlein" erhalten. Die Entzündungen dauern ein bis zwei Wochen.

3. Stadium: Chronische Entzündungen führen zur Ausbildung von Gichtknoten im Ohrknorpel und in den Gelenken. Es kommt zu Gelenkdeformationen und im fortgeschrittenen Stadium zur Gichtniere, diese ist bei 25 % der Erkrankten die Todesursache.

Der medizinische Fachausdruck für die Gicht lautet Hyperurikämie: erhöhte Konzentration (Hyper-) der Harnsäure (-urik-) im Blut (-ämie).

Die in den Zellkernen enthaltenen **Purine** werden im Körper zu **Harnsäure** abgebaut.

Bei einem Anstieg der Harnsäurekonzentration in den Körperflüssigkeiten bzw. bei Verschiebung des pH-Wertes in den sauren Bereich kommt es zur Ausfällung von Harnsäurekristallen, die zur Reizung und Entzündung der Gewebe führen.

Diät bei Gicht

Neben einer Behandlung mit Medikamenten kann durch eine Diät die Harnsäurekonzentration im Blut verringert werden.

▶ Der Harnsäuregehalt der Nahrung sollte bei 300 mg pro Tag liegen, hierdurch kann die verringerte Harnsäureausscheidung gemindert bzw. ausgeglichen werden. Der Harnsäuregehalt einer normalen Kost kann 700 mg betragen.

Die Kost wird nach den Richtlinien einer energiereduzierten Mischkost aufgestellt.

▶ Der Eiweißbedarf sollte überwiegend durch fettarme Milch und Milchprodukte gedeckt werden, da diese Lebensmittel keine Purine enthalten. Eier sind ebenfalls purinarm.

▶ Die tägliche Flüssigkeitsaufnahme sollte 1,5 bis 2 Liter betragen, dadurch soll eine Verdünnung der Harnsäure im Blut und so eine bessere Ausscheidung erreicht werden.

▶ Das Körpergewicht sollte – falls notwendig – langsam durch eine energiereduzierte Mischkost normalisiert werden, hierdurch wird eine Senkung des Blutharnsäurespiegels erreicht. Eine Nulldiät darf nicht durchgeführt werden, da durch den verstärkten Abbau von „Körperzellen" der Blutharnsäurespiegel gefährlich ansteigen kann.

Zu meidende Speisen:

▶ Alle besonders purinreichen Lebensmittel wie z. B. Innereien, Fleischextrakte, Anchovis, Hering, Makrele, Ölsardinen, Soja.

▶ Alle fettreichen Lebensmittel.

▶ Fructose und Sorbit können in hohen Mengen, wie sie nicht in der täglichen Ernährung vorkommen, die Harnsäure im Blut steigern.

▶ Fettarme Fleischgerichte und Wurst sollten wegen des hohen Puringehalts nur jeden zweiten Tag in die Kostplanung einbezogen werden.

▶ Alkohol darf nur in kleinen Mengen getrunken werden, da er die Harnsäureausscheidung hemmt.

Bei einem Gichtanfall sollte man die Nahrungsaufnahme kurzfristig ganz einstellen. Ausreichend Flüssigkeit sollte jedoch getrunken werden.

Verringerung der Purinzufuhr
Normalisierung des Körpergewichts
Senkung des Alkoholkonsums

Purinarme Kost
- 300 mg Harnsäure pro Tag oder
- 2000 mg Harnsäure pro Woche.

Streng purinarme Kost
- Maximal 120 mg Harnsäure können pro Tag gebildet werden.

Kostplan

1. Frühstück	2. Frühstück	Mittagessen	Kaffee	Abendessen
Mischbrot Butter, Honig 1 Ei Kaffee	Milchmixgetränk	100 g Schweinefilet Paprikagemüse Reis Kompott	Gebäck Tee	Mischbrot, Butter verschiedene Käsesorten Tomatensalat Tee

Harnsäuregehalt ausgewählter Lebensmittel in 100 g – angegeben als mg gebildete Harnsäure

Aal, geräuchert	115	Gurken	8	Kokosfett	0	Sago	0
Ananas	0	Hackfleisch	127	Kondensmilch	0	Sauerkraut	12
Anchovis	360	Hammelkotelett	125	Konfitüre	0	Sauermilch	0
Apfel	2	Hammellende	195	Kopfsalat	10	Schellfisch	160
Aprikosen	4	Hase	110	Krabben	168	Schinken, gekocht	118
Austern	90	Haselnüsse	30	Kürbis	0	Schinken, geräuchert	70
Bananen	0	Hecht	140	Lachs	150	Schnittbohnen, grün	50
Bier	16	Heidelbeeren	0	Leber	336	Scholle	156
Birnen	2	Heilbutt	120	Linsen	185	Schweinefilet	154
Blumenkohl	25	Hering	280	Magermilch	0	Schweinekotelett	118
Bohnen, weiß	130	Herz	408	Maiskeimöl	0	Schweineschmalz	0
Bries	1032	Himbeeren	0	Mandeln	30	Seezunge	127
Bückling	318	Hirn	100	Margarine	0	Sellerie	30
Butter	0	Honig	0	Melone	0	Sojamehl	390
Buttermilch	0	Huhn, Brust	175	Miesmuscheln	370	Sonnenblumenöl	0
Camembert	0	Huhn, Keule	110	Mischbrot	36	Spargel	30
Champignons	20	Huhn, gekocht	170	Morcheln	30	Speck	0
Datteln	15	Hühnerei	2	Niere	240	Speisequark	0
Eigelb	5	Hummer	175	Nudeln, Teigwaren	38	Spinat	70
Eiklar	0	Joghurt	0	Ölsardinen	560	Sprotten, geräuchert	535
Emmentaler	0	Johannisbeeren	0	Pfifferlinge	25	Stärke	0
Endivien	20	Kabeljau	150	Pfirsich	0	Steinpilze	50
Ente	153	Kaffee	0	Pflaumen	0	Tee	0
Erbsen, gelb	140	Kakao	0	Radieschen	15	Tomaten	10
Erbsen, grün	145	Kalbsfilet	190	Rahm, Sahne	0	Truthahn, Puter	170
Erdbeeren	12	Kalbskotelett	125	Räucherlachs	242	Vollkornbrot	40
Erdnüsse	100	Kaninchen	145	Reh	110	Vollmilch	0
Fasan	110	Karotten, Möhren	25	Reis	0	Walnüsse	25
Feldsalat	45	Karpfen	150	Rettich	15	Weißbrot	15
Fleischextrakt	3500	Kartoffeln	5	Rhabarber	10	Weizenmehl	20
Forellen	170	Kaviar	144	Rinderfilet	130	Wirsing	20
Gans	240	Kirschen	0	Rindfleisch, fett	110	Zucker	0
Gervais	0	Knäckebrot	60	Rosenkohl	15	Zunge	115
Grieß	55	Knochenmark	100	Rote Bete	15	Zwieback	29
Grünkohl	30	Kohlrabi	11	Rotkohl	25	Zwiebeln	9

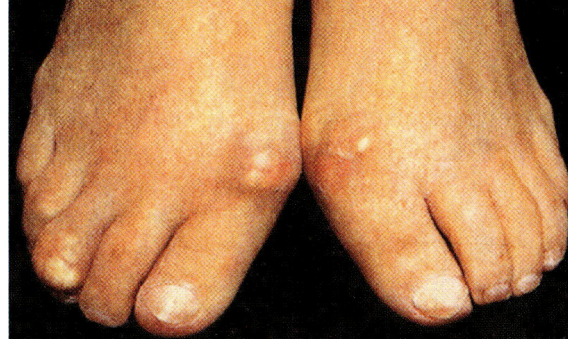

Gichtknoten im Grundgelenk des großen Zehs

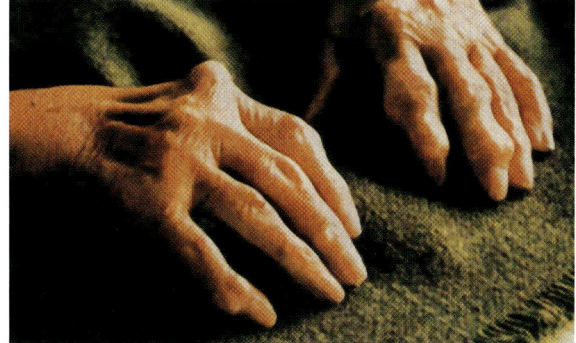

Gicht in beiden Händen

Fettstoffwechselstörungen

Ein Internist stellt bei einer älteren Patientin einen erhöhten Blutcholesterinspiegel fest. In der Beratung sagt er zu der Patientin: „Sie essen doch hoffentlich keine Butter!" Die Patientin antwortet mutig: „Doch, die eine Scheibe Brot zum Frühstück bestreiche ich mit Butter!"

1. Beurteilen Sie die im Fallbeispiel dargestellte Situation.

2. Ermitteln Sie mithilfe der Nährwerttabelle den Fettgehalt von fünf Wurstsorten. Berechnen Sie jeweils den Fettgehalt für eine Portion (30 g).

3. Frau Schulze hat Übergewicht und einen zu hohen Blutfettspiegel.
   Erstellen Sie für Frau Schulze einen Tageskostplan mit sechs Mahlzeiten.
   Der Fettkonsum soll 40 g nicht übersteigen.

Fettstoffwechselstörungen sind wie Diabetes mellitus und Gicht vererbbare Stoffwechselerkrankungen. Ein erhöhter Blutcholesterinspiegel ist eine Hauptursache für die Entstehung von Arteriosklerose, eines Herzinfarkts oder Schlaganfalls. Das Cholesterin dringt in die Gefäßwände ein und verhärtet sie.

Risikofaktoren für das Entstehen eines Herzinfarkts:

* überreichliche Ernährung, erhöhter Blutcholesterinspiegel, Diabetes mellitus, Gicht
* Bewegungsmangel
* reichlicher Alkohol-, Nikotin- und Koffeinkonsum
* chronische Überbelastung, Stress
* Bluthochdruck (Hypertonie)

Grundsätzlich begünstigt Überernährung und damit Übergewicht die Entstehung von Fettstoffwechselstörungen. Auch ein chronischer Alkoholkonsum und Bewegungsmangel sind mögliche Ursachen.

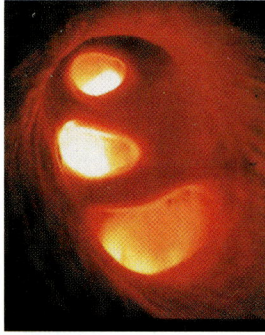

Gesunde Arterienverzweigung

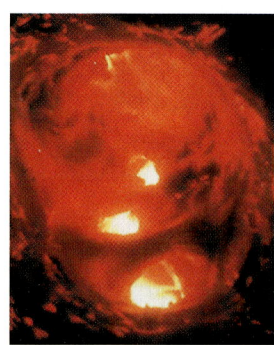

Kranke Arterienverzweigung

Diät bei erhöhtem Blutfettspiegel

▶ Die Energiezufuhr sollte gesenkt bzw. die körperliche Aktivität gesteigert werden.

▶ Eine Gewichtsreduktion ist die wirksamste Maßnahme zur Senkung des Blutfettspiegels. Insgesamt gelten also die gleichen Grundsätze wie bei einer energiereduzierten Mischkost.

▶ Der Alkoholkonsum sollte ebenfalls eingeschränkt werden, da Alkohol im Körper in Fett umgebaut wird. Man spricht nicht umsonst vom Bierbauch.

▶ Täglich sollten nicht mehr als 200 mg Cholesterin und 30 % Fett aufgenommen werden.

▶ Zu meiden sind:
  * cholesterinreiche Lebensmittel wie Eier (besonders Eigelb), Leber, Austern, Hummer, Krebse, Krabben, Kaviar. Cholesterin kommt nur in tierischen Lebensmitteln vor;
  * fettreiche Lebensmittel wie Sahne, Vollmilch, fette Fleisch- und Wurstsorten, Käsesorten mit mehr als 30 % Fett i. Tr., Cremetorten, Blätterteig, Schmalzgebäck;
  * fettreiche Gartechniken wie Frittieren, Schmoren, Braten;
  * fettreiche Süßigkeiten wie Schokolade, Nugat, Marzipan, Pralinen.

▶ Die Nahrung sollte ballaststoffreich sein. Ballaststoffe können Nahrungscholesterin zum Teil binden – adsorbieren – und wirken so senkend auf den Blutcholesterinspiegel. Ballaststoffreiche Lebensmittel sind Vollkornprodukte, Obst und Gemüse. Deshalb täglich fünf Portionen Obst bzw. Gemüse.

▶ Es sollten wenig zuckerhaltige Lebensmittel verzehrt werden, da bei reichlicher Zufuhr Zucker ebenfalls in Fett umgebaut wird.

▶ Die Nahrung sollte mehr pflanzliches Eiweiß und weniger tierisches Eiweiß enthalten. Hierdurch werden gleichzeitig die Ballaststoffzufuhr erhöht und die Fett- und Cholesterinzufuhr gesenkt.

Erlaubte Speisen

▶ Vollkorngetreideerzeugnisse wie Vollkornbrot, Vollkornnudeln.

▶ Gemüsesäfte, Salat und Gemüse roh, gedämpft, gekocht oder gedünstet.

▶ Kartoffel möglichst als Pellkartoffeln, Kartoffeln in Folie oder als Kartoffelbrei mit fettarmer Milch.

▶ Obst außer zuckerreichen Weintrauben und Trockenfrüchten.

▶ Fleisch und Wurst: möglichst fettarme Sorten.

▶ Fisch: fettarme Sorten gedünstet, gekocht oder gegrillt.

▶ Milch und Milchprodukte: fettarme Trinkmilch, Buttermilch, Magerquark, Käsesorten mit bis zu 30 % Fett i. Tr.

Bei Fettstoffwechselstörungen geeignete Lebensmittel

Lebensmittel-gruppen	geeignete Lebensmittel	ungeeignete Lebensmittel
Fleisch	magere Sorten, z. B. Steak, Tatar, Huhn, Pute ohne Haut, Wild	fette Sorten, z. B. Eisbein, Speck, Gans, Ente, Innereien
Fleischwaren	Wurstsorten bis 10 % Fett, z. B. Corned Beef, Sülz-, Geflügelwurst, Roastbeef, magerer Schinken	Wurstsorten über 10 % Fett, z. B. Leber-, Mett-, Cervelatwurst, Bratwurst, Schweinemett
Fisch, Fischwaren	magere Sorten, z. B. Kabeljau, Fisch, geräuchert, in Gelee, gesäuert	fette Sorten, z. B. Aal, Muscheln, Krabben, Fisch in Öl
Eier	Eiklar	Eigelb
Milch, Milch-produkte	fettarme Milch, z. B. entrahmte Milch, Buttermilch, Magermilchprodukte, Magerquark, Käsesorten bis 30 % Fett i. Tr.	Vollmilch, Sahne, Kondensmilch, Voll-milchprodukte, Sahnequark, Käsesorten über 30 % Fett i. Tr.
Fette, Öle	linolsäurereiche Speiseöle, z. B. Maiskeimöl, Diätmargarine	Butter, Schmalz, Talg, Kokosfett, Olivenöl, einfache Margarine
Gemüse Obst	alle Arten alle Arten, außer	Weintrauben, Trockenobst
Kartoffeln	fettarm bzw. in linolsäurereichem Fett gegart	in linolsäurearmem Fett gegart, z. B. Pommes frites
Süßwaren	Diätkonfitüre	Zucker, Honig, Konfitüre, Schokolade, Speiseeis usw.
Brot, Backwaren	Vollkornbrot, fettarmes Gebäck, z. B. Obsttorte, Hefeteig	fettreiches Gebäck, z. B. Sahnetorte, Blätterteig, Fettgebäck
Nüsse	alle Arten, außer	Kokosnüsse
Getränke	zuckerfreie, z. B. Kaffee, Tee, Mineralwasser	zuckerreiche, z. B. Limonaden, Alkohol

Die Lebensmittel dürfen selbstverständlich nur im Rahmen der erlaubten Gesamtenergiezufuhr gegessen werden.

Der Streit „Butter oder Margarine" trifft nicht den wesentlichen Punkt einer gesunden, vollwertigen Ernährung, einer Gesundheitsvorsorge. Bei uns werden täglich durchschnittlich pro Person 160 g Fett verzehrt, davon je 20 g Butter, 20 g Margarine und 30 g Speiseöl. Mit der Butter werden täglich etwa 45 mg Cholesterin aufgenommen. Margarine und Speiseöl enthalten kein Cholesterin. Cholesterin wird vor allen Dingen durch andere Lebensmittel aufgenommen. Trotz eines täglichen Butterkonsums von nur 5,5 g in den USA liegt die tödliche Herzinfarktrate dort sehr hoch.

Hauptcholesterinlieferanten		
20 g	Butter	48 mg
100 g	Schweineschnitzel	70 mg
100 g	Wurst	85 mg
100 g	Aal	145 mg
100 g	Muscheln	160 mg
100 g	Krabben	160 mg
1	Ei	315 mg
100 g	Kalbsleber	360 mg

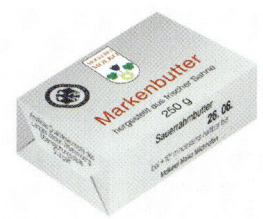
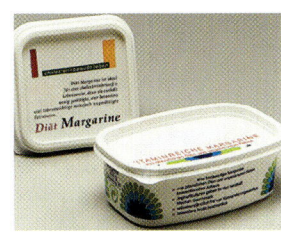

Bei erhöhtem Blutfettspiegel:
► Die tägliche Energiezufuhr senken.
► Auf reichlich Bewegung achten.
► Fettreiche und cholesterinreiche Lebensmittel meiden.
► Alkoholkonsum einschränken.

Obstipation – Verstopfung

Zum Frühstück gibt es bei Claudia Weizenbröt-chen mit Konfitüre oder Honig, dazu ein Glas Multivitamin-Nektar, der so besonders gesund sein soll. Zum zweiten Frühstück isst sie den kleinen Happen für den großen Hunger zwischendurch. Zur Abwechslung gibt es auch mal Joghurtschokolade oder Vitaminbonbons. Zum Mittagessen ein Burgerbrötchen … Nachmittags ein Stück Kuchen und ein Glas Cola-Getränk …

1. *Ermitteln Sie mithilfe der Nährwerttabelle Lebensmittel mit einem hohen Ballaststoffgehalt.*
   Berechnen Sie jeweils den Ballaststoffgehalt pro Lebensmittelportion.

2. *Claudia, vgl. Fallbeispiel, leidet unter Verstopfung. Machen Sie Vorschläge, wie sie ihr Ernährungsverhalten ändern sollte.*

3. *Stellen Sie einen Kostplan für ein 17-jähriges Mädchen zusammen, das an Obstipation leidet.*

Obstipation – Verstopfung – liegt vor, wenn die Stuhlentleerung nur in sehr großen Zeitabständen erfolgt. Die Tätigkeit des Dickdarms und Mastdarms ist gestört. Es kommt zu einer Verhärtung des Kots.

Kostbeispiel bei Obstipation

1. Frühstück	Eingeweichte Pflaumen oder anderes eingeweichtes Trockenobst, Vollkornbrot oder Müsli, Butter, Honig, Konfitüre, Schnittkäse oder Ei, Kaffee
2. Frühstück	Frisches Obst oder Buttermilch oder Sauermilch oder Joghurt, Vollkornbrot und Butter
Mittagessen	Normalkost, aber vorher: Rohkost oder Gemüsesaft oder Sauermilch oder Buttermilch, reichlich Gemüse als Nachspeise: Obstsalat oder frisches Obst oder Quarkspeise mit Obst
Nachmittags	Frisches Obst oder Vollkornbrot mit Butter, Kaffee oder Fruchtsaft
Abends	Normalkost und Rohkostsalat
Spätmahlzeit	Frisches Obst oder Joghurt

Folgeerscheinungen von Obstipation sind: Völlegefühl, Appetitlosigkeit, belegte Zunge.

Die chronische Verstopfung wird zu den Zivilisationskrankheiten gezählt. In Deutschland wurde bei einer Umfrage festgestellt, dass bis zu 40 % der Befragten unter Verstopfung litten.

Die DGE empfiehlt eine Ballaststoffzufuhr von mindestens 30 g pro Tag.

Bei einer Umstellung von einer ballaststoffarmen auf eine ballaststoffreiche Kost kann meist schnell ein Verschwinden der Obstipation beobachtet werden.

Geeignete Lebensmittel bei Obstipation

▶ **Ballaststoffreiche Lebensmittel:** Vollkornprodukte, Leinsamen, Obst und Gemüse (außer Bananen), Trockenobst, z. B. Backpflaumen, Feigen, Aprikosen. Bei einer plötzlichen Steigerung der Ballaststoffzufuhr treten jedoch häufig unangenehme Nebenwirkungen wie Blähungen und Durchfall auf.

Auf eine ausreichende Flüssigkeitszufuhr sollte geachtet werden, da eine zu geringe Flüssigkeitszufuhr Obstipation bewirkt.

▶ Weizenkleie zeigt das beste Wasserbindungsvermögen: 440 g Wasser pro 100 g Kleie. Weizenkleie darf also nur bei gleichzeitiger reichlicher Flüssigkeitsaufnahme gegessen werden. Der Verzehr von Weizenkleie ist jedoch generell unnötig, da durch die Auswahl von ballaststoffreichen, „vollständigen" Lebensmitteln ein ausreichendes Stuhlvolumen erreicht werden kann.

▶ **Milchzucker** und milchsäurehaltige Lebensmittel: Sauermilchprodukte, Buttermilch, Joghurt, Sauerkraut usw.

Milchzucker und Lebensmittel, die Milchsäure oder Milchzucker enthalten, bewirken eine Veränderung des pH-Wertes im Dickdarm und regen so die Darmtätigkeit an.

In der Säuglingsernährung wird Milchzucker zur Verdauungsförderung eingesetzt.

▶ Fettreiche Lebensmittel, z. B. Nüsse, sind ebenfalls verdauungsanregend. Sie wirken als „Gleitmittel", sind jedoch aufgrund der meist ohnehin reichlichen Aufnahme von Fett ungeeignet.

▶ **Kaffee** hat eine verdauungsfördernde Wirkung.

Ungeeignete Lebensmittel bei Obstipation

▶ Kakao, Schokolade, Rotwein, schwarzer Tee und Banane

▶ ballaststoffarme Lebensmittel: Teigwaren, Kuchen, Zucker usw.

▶ eiweißreiche Kost

Bei Personen, die an Abführmittel gewöhnt sind, erfordert die Umstellung auf eine ballaststoffreiche Kost meist Geduld, der Darm muss außerdem an bestimmte Zeiten gewöhnt werden. Auch eine unregelmäßige Lebensführung kann zur Verstopfung beitragen.

Diabetes mellitus

Diabetes mellitus bedeutet „honigsüßes Hindurchfließen" oder sinngemäß übersetzt „Durchlauf honigsüßen Urins". Die Anzeichen der Krankheit sind seit Jahrtausenden bekannt, eine Behandlung gelang jedoch erst im Jahr 1922. In der Bundesrepublik Deutschland sind über sechs Millionen Menschen als zuckerkrank bekannt.

Bei Diabetes mellitus wird zu wenig Insulin – ein Hormon – gebildet bzw. ans Blut abgegeben, hierdurch kommt es zu Stoffwechselveränderungen.

Insulin wird in den B-Zellen der langerhansschen Inseln der Bauchspeicheldrüse gebildet. Diese Zellgruppen sehen unter dem Mikroskop wie „Inseln" im Gewebe der Bauchspeicheldrüse aus.

Insulin senkt den Blutzucker, es befördert die Zuckermoleküle in die Zellen. Aus Blutzucker wird nun in Leber und Muskel Glykogen – Speicherform des Zuckers – und im Fettgewebe Fett aufgebaut.

Die fein abgestimmte Wechselwirkung zwischen Nahrungsaufnahme und Insulinbildung einerseits und Bereitstellung von Nährstoffen aus den Körperreserven in den „Hungerphasen" und in der Nacht andererseits garantieren die Versorgung von Gehirn, Gewebe und Organen.

Beim Diabetiker, der unter Insulinmangel leidet, werden die Kohlenhydrate der Nahrung normal verdaut und ins Blut aufgenommen, sie gelangen aber gar nicht oder nur viel zu langsam in die Zellen.

Bei unbehandelten Diabetikern – bei Insulinmangel – steigt also der Blutzuckergehalt. Die Nierenschwelle wird überschritten, Zucker wird mit sehr viel Urin ausgeschieden, der Flüssigkeitsbedarf, der Durst, steigt.

Da die Körperzellen trotz des hohen Blutzuckers nicht ausreichend mit „Zucker" versorgt werden, werden körpereigene Stoffe zur Energiegewinnung abgebaut, man fühlt sich müde und schlapp, es kommt zur Gewichtsabnahme.

Produziert die Bauchspeicheldrüse noch Insulin – Typ-2-Diabetiker –, kann eine Diät mit gleichmäßig über den Tag verteilten kleinen Mahlzeiten schon ausreichen, um den Hormonmangel in Belastungsphasen zu vermeiden. In anderen Fällen helfen Tabletten, die die Insulinbildung unterstützen.

Kann die Bauchspeicheldrüse gar kein Insulin bilden, so muss das Insulin von außen gezielt zugeführt – „gespritzt" – werden.

Insulin ist also das Hormon, das das Aufnehmen, Speichern und Umbauen von Kohlenhydraten im Körper ermöglicht. Die Insulinproduktion reagiert in Sekundenschnelle auf Veränderungen des Blutzuckerspiegels.

Im Hungerzustand sinkt der Insulinspiegel im Blut auf sehr niedrige Werte und steigt bei Nahrungsaufnahme schnell wieder auf Spitzenwerte an. Bei einer ständigen Überernährung verweilt der Insulinspiegel auf einem hohen Niveau und verhilft so der aufgenommenen überschüssigen Energie in die Fettdepots. Hierdurch kann es dann allerdings zu einer Überbeanspruchung der Bauchspeicheldrüse kommen, die Insulinproduktion „versiegt". Folge ist der Typ-2-Diabetes.

Ursache für das Ausbrechen des Typ-1-Diabetes sind dagegen Infektionen durch Viren, z.B. bei Grippe, Mumps und Röteln. Durch die Vireninfektion wird die Eiweißstruktur der B-Zellen der langerhansschen Inseln verändert.

Eine kurzfristige starke Erhöhung des Blutzuckerspiegels führt zum Koma. Sind die Blutzuckerwerte über Jahre hinweg erhöht, so kommt es mit der Zeit zu Veränderungen an den feinsten Blutgefäßen. Die Aderwände werden dicker und spröder. Dies kann zur völligen Erblindung und zur Zerstörung der Nieren führen.

Eine Unterzuckerung des Körpers infolge zu geringer oder zu später Kohlenhydratzufuhr kann wie eine Überzuckerung zu Bewusstlosigkeit führen.

Insulinbildung in den B-Zellen der langerhansschen Inseln

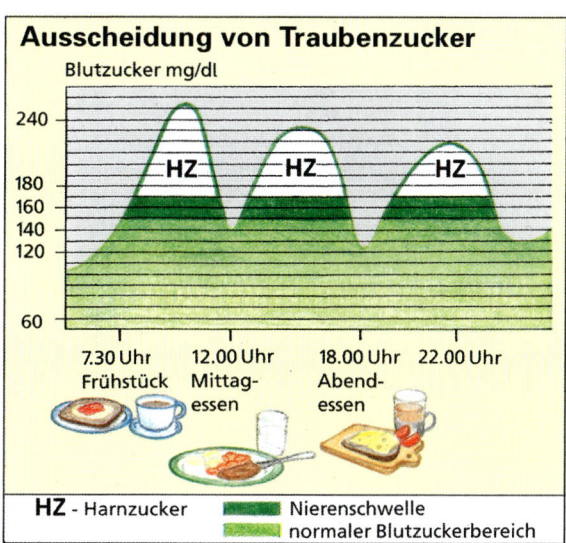

Diät für Typ-1-Diabetiker

Die Bauchspeicheldrüse des Typ-1-Diabetikers kann kein Insulin bilden. Insulin muss von außen gezielt zugeführt – „gespritzt" – werden. Beim Typ-1-Diabetiker müssen Kohlenhydrat- und Insulinzufuhr genau aufeinander abgestimmt werden.

Für jugendliche Typ-1-Diabetiker wird eine „freie Kost" mit angepasster Insulinzufuhr empfohlen.

Diät für Typ-2-Diabetiker

Die Bauchspeicheldrüse des Typ-2-Diabetikers produziert noch Insulin. Eine Diät mit gleichmäßig über den Tag verteilten kleinen Mahlzeiten reicht meist aus, um einen Hormonmangel in Belastungsphasen auszuschließen. In anderen Fällen helfen Tabletten, die die Insulinbildung unterstützen. Eine energiereduzierte Mischkost kann zu einer Gewichtsnormalisierung und so zu einer Verbesserung des Stoffwechselgeschehens beitragen.

▶ **Energieaufnahme und Körpergewicht:**
Übergewichtige Diabetiker sollten ihre Energieaufnahme senken und ihren Energieverbrauch durch körperliche Bewegung steigern. Für normalgewichtige Diabetiker gibt es keine besonderen Empfehlungen für die Energiezufuhr.

▶ **Mahlzeiten:**
Die Nahrungsaufnahme sollte täglich auf sechs bis sieben kleinere Mahlzeiten verteilt werden. Die Kohlenhydrate werden gleichmäßiger aufgenommen, Insulin- und Kohlenhydratzufuhr können so besser aufeinander abgestimmt werden.

▶ **Nährstoffzusammensetzung:**
Kohlenhydrate: Ballaststoffreiche zuckerarme Lebensmittel sind besonders zu empfehlen: Getreideprodukte, Obst, Gemüse und Hülsenfrüchte. Die Lebensmittel enthalten gleichzeitig Mineralstoffe und Vitamine.

Eine mäßige **Zuckeraufnahme unter 10 % der Gesamtenergie** ist, wenn erwünscht, möglich. Zucker sollte vorzugsweise in Mahlzeiten „verpackt" verzehrt werden, d. h. z. B. 1 TL Honig im Vollkornmüsli. Getränke mit hohem Zuckergehalt sollten gemieden werden.

Vor dem Zubettgehen sollten ballaststoffreiche zuckerarme Lebensmittel in ausreichender Menge aufgenommen werden, um das Risiko einer nächtlichen Unterzuckerung zu vermindern.

Zum einfacheren Austausch kohlenhydrathaltiger Lebensmittel werden Austauschmaße angewendet. Man spricht von **1 BE** – **B**rot**e**inheit – oder **1 KHE** – **K**ohlen**h**ydrat**e**inheit.

1 BE (oder 1 KHE) entspricht der Lebensmittelmenge, die 12 g (oder 10 g) Kohlenhydrate enthält.

Kohlenhydrathaltige Lebensmittel werden für die Diabetesdiät in vier Gruppen unterteilt:

- **Täglich sollte eine BE in Form von fettarmer Milch oder Milchprodukten aufgenommen werden**, hierdurch wird die Calciumversorgung gesichert.

1 BE entspricht ¼ l Buttermilch, Joghurt, Kefir usw.

- **Täglich sollten 2 bis 3 BE in Form von Obst aufgenommen werden**, hierdurch wird die Ballaststoff-, Vitamin- und Mineralstoffzufuhr gesichert.

1 BE entspricht im Durchschnitt 125 g Obst oder 80 g Banane.

Weintrauben, Obstkonserven mit Zuckerzusatz und Trockenobst, z. B. Sultaninen, Feigen, Datteln, sind aufgrund des hohen Zuckergehalts ungeeignet.

- **Gemüse wird ebenfalls zur Ballaststoff-, Vitamin- und Mineralstoffbedarfsdeckung benötigt.**

Ohne Anrechnung können folgende kohlenhydratarme Gemüsesorten in beliebiger Menge gegessen werden: Brokkoli, Blumenkohl, Chicorée, Chinakohl, Eisbergsalat, Endiviensalat, Feldsalat, Gurken, Kohlrabi, Kopfsalat, Mangold, Rettich, Radieschen, Spargel, Spinat, Tomaten, Weißkohl, Wirsing, Zucchini.

Ohne Anrechnung können täglich einmal 200 g von folgenden Gemüsesorten gegessen werden: Auberginen, Bohnen, Grünkohl, Karotten, Kürbis, Paprikaschoten, Porree, Rosenkohl, Rotkohl, Rote Bete, Steckrüben, Zwiebeln.

Die restlichen Gemüsesorten, z. B. Erbsen und Mais, werden angerechnet.

Hülsenfrüchte werden aufgrund ihres hohen Kohlenhydratgehalts im Allgemeinen auf die Broteinheiten angerechnet.

1 BE = 20 g Hülsenfrüchte

- **Kartoffeln, Getreideprodukte und Brot sind aufgrund des hohen Kohlenhydratgehalts nur begrenzt im Rahmen der festgesetzten Kohlenhydratmenge erlaubt.** Vollkornprodukte sind zu bevorzugen.

- **Kräuter und Gewürze sind im Allgemeinen erlaubt.** Verboten sind nur solche mit Zuckerzusatz, z. B. Tomatenketchup und Senf.

- **Mit einer Diätwaage und einem Messbecher sollen zunächst die Lebensmittelmengen genau abgewogen werden.** Auch die eigene Fähigkeit, Lebensmittelmengen abschätzen zu können, kann hierdurch kontrolliert werden.

Fett: Die tägliche Fettaufnahme sollte unter 30 % der Gesamtenergiemenge liegen. Fettreiche Lebensmittel sollten also gemieden werden, da sie das Risiko für Herzerkrankungen erhöhen. Falls die Cholesterinwerte erhöht sind, sollte die tägliche Cholesterinaufnahme nicht über 300 mg liegen. Ein erhöhter Fischverzehr ist empfehlenswert, da Studien vermuten lassen, dass ein regelmäßiger Fischverzehr das Risiko einer Herzerkrankung zu senken vermag.

Eiweiß: Die tägliche Aufnahme kann zwischen 10 und 20 % der Gesamtenergie liegen. Eiweißreiche fettreiche Lebensmittel wie Fleischwaren sollten nur gelegentlich verzehrt werden.

Natrium: Ebenso wie bei Gesunden sollte die tägliche Kochsalzzufuhr unter 6 g pro Tag liegen.

Im Übrigen gelten für Diabetiker die gleichen Ernährungsempfehlungen wie für die übrige Bevölkerung.

Das genaue Einhalten der Diät kann die Lebenserwartung eines Diabetikers erhöhen. Es ist also wichtig, dass Diabetiker von den Menschen, mit denen sie zusammenleben, bei der Diät unterstützt werden.

Diabetiker- oder Diätprodukte

Alkoholfreie Erfrischungsgetränke, die mit Süßstoffen gesüßt sind, können Diabetiker verwenden.

Zum Verzehr von Fructose und anderen Zuckeraustauschstoffen sollte nicht ermuntert werden. Viele Lebensmittel, die als „geeignet für Diabetiker" angepriesen werden, haben einen hohen Fett- und Energiegehalt, sie sind meist teurer als herkömmliche Produkte.

Potenzielle Diabetiker: Diabetes mellitus ist häufig eine erblich bedingte Stoffwechselerkrankung. Bei Kindern von diabetischen Eltern und bei stark übergewichtigen Neugeborenen muss befürchtet werden, dass die Krankheit früher oder später auftritt. Durch Vermeidung von Übergewicht wird der Ausbruch der Krankheit evtl. verzögert.

Diabetisches Koma: Zu hohe Blutzucker- und Harnzuckerwerte führen zur Übersäuerung des Körpers. Anzeichen: Übelkeit, Erbrechen, Bauchschmerzen, Aceton in Atemluft, Bewusstlosigkeit.

Hypoglykämischer Schock: Eine Unterzuckerung infolge zu geringer Kohlenhydratzufuhr bzw. zu hoher Insulinzufuhr führt zu Herzklopfen, Zittern, Unruhe, Kopfschmerzen.

Spätschäden: Jede Stoffwechselentgleisung Diätfehler – schädigt die Blutgefäße; im schlimmsten Fall folgt Nierenversagen, Erblindung, Herzinfarkt, diabetischer Brand an den Füßen.

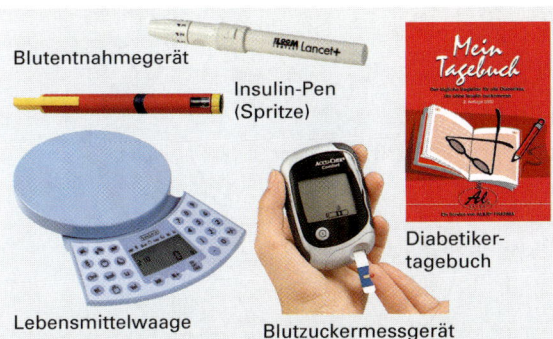

Blutentnahmegerät
Insulin-Pen (Spritze)
Diabetikertagebuch
Lebensmittelwaage
Blutzuckermessgerät

1. Erkunden und beurteilen Sie im Handel angebotene Diabetikerprodukte.
2. Erstellen Sie einen Tageskostplan für einen Diabetiker: 8500 kJ, 19 BE.
3. Erstellen Sie Zwischenmahlzeiten mit 1 bzw. 2 BE.

Beratung über eine geeignete Kost bei Diabetes mellitus

Klären Sie über den Fettgehalt – Menge und Art – in Lebensmitteln auf.

Erklären Sie, dass es notwendig ist, gehärtete Fette in der Nahrung zu begrenzen, und geben Sie praktische Hinweise für den geeigneten Verzehr.

Weisen Sie darauf hin, dass eine hohe Eiweißaufnahme nicht erforderlich ist.

Informieren Sie den Diabetiker darüber, dass der größte Teil der Nahrung aus Kohlenhydraten und einfach ungesättigten Fettsäuren bestehen soll. Nennen Sie Lebensmittel, die diese enthalten.

Vermeiden Sie eine unnötige Kohlenhydratbegrenzung (Anzahl der Kohlenhydratportionen) in der Kostempfehlung.

Weisen Sie darauf hin, dass kohlenhydrathaltige Lebensmittel, die gleichzeitig Ballaststoffe enthalten, zu empfehlen sind.

Erklären Sie, warum der Zuckerverzehr begrenzt werden soll – weniger als 10 % der täglichen Energie – und warum Zucker nur „verpackt" in Mahlzeiten und nicht „gelöst" in Getränken verzehrt werden soll. Zuckerhaltige Getränke sollen nur bei einer Unterzuckerung getrunken werden.

Ermuntern Sie zum Verzehr von frischem Obst und Gemüse (5 Portionen am Tag), sie sichern eine ausreichende Aufnahme von Ballaststoffen und Vitaminen.

Erläutern Sie, dass Fisch, fettarme Milchprodukte und pflanzliche Speiseöle zur Zubereitung von Salaten ebenfalls zu einer sinnvollen Ernährung gehören.

Besprechen Sie individuell das Thema alkoholische Getränke – für viele Diabetiker sind 1 bis 2 Glas Wein pro Tag oder entsprechende Mengen anderer alkoholischer Getränke in Verbindung mit Mahlzeiten möglich.

Weisen Sie besonders bei Bluthochdruck darauf hin, dass es gesünder ist, wenig Kochsalz und dafür frische Kräuter zu verwenden.

Informieren Sie den Diabetiker, dass spezielle Lebensmittel für Diabetiker nicht notwendig sind.

Diabetiker, die Insulin spritzen, müssen Kohlenhydratportionen sicher einschätzen können sowie Blutzuckerkontrolle und Selbstanpassung der Insulindosis beherrschen. Die verzehrten Kohlenhydratportionen bestimmen die Insulinmenge, die zuvor gespritzt werden muss – Spritz-Ess-Abstand je nach Insulinart.

Für Diabetiker, die kein Insulin spritzen, sind Körperwaage und Blutglucoseselbstkontrolle die wichtigsten Messinstrumente für den Therapieerfolg.

Mediterrane Ernährung

Hierbei handelt es sich um die Ernährungsform, die in den 60er-Jahren in den Olivenanbaugebieten Kretas anzutreffen war.

Die Kost bestand im Wesentlichen aus Getreideprodukten, Gemüse, Hülsenfrüchten, Salaten und Obst. Zubereitet wurden die Speisen mit Olivenöl. Olivenöl hat wie Rapsöl einen besonders hohen Gehalt an Ölsäure, eine einfach ungesättigte Fettsäure. Als tierische Lebensmittel standen Käse (Feta, Mozzarella), Geflügel, Eier und Fisch auf dem Speiseplan. Rotes Fleisch – Lamm, Hammel und Schwein – wurde nur selten verzehrt.

Der geringe Verarbeitungsgrad war ein weiteres Merkmal der mediterranen Ernährung. Produkte der Saison wurden bevorzugt. Hinzu kommt der mäßige Süßwarenkonsum, als „Snacks" gab es Oliven, Nüsse, Kerne oder Rosinen.

Die Menschen waren Bauern, Fischer oder Schafhirten, sie leisteten also schwere körperliche Arbeit.

Da der Fettkonsum auf Kreta gleich hoch oder höher lag als in nordeuropäischen Ländern, wurden in den Lebensmitteln schützende Inhaltsstoffe vermutet.

Die mediterrane Kost hatte einen positiven Effekt, typische Zivilisationserkrankungen – Arteriosklerose, Diabetes mellitus und Hypertonie – traten hier eher selten auf. Die Lebenserwartung war trotz unzureichender medizinischer Versorgung höher. In letzter Zeit wird die mediterrane Kost auch bei uns zur Vorbeugung bzw. als Therapie bei Herz- und Gefäßerkrankungen eingesetzt.

Bewertung der mediterranen Ernährung

Die Kost – Ölsäure aus Olivenöl und Omega-3-Fettsäuren aus Fisch – weist einen geringen Gehalt an gesättigten Fettsäuren und einen relativ hohen Gehalt an einfach und mehrfach ungesättigten Fettsäuren auf. Der Cholesteringehalt ist gering. Hierdurch wird der Blutfettspiegel günstig beeinflusst.

Die Kost enthält reichlich Stärke und Ballaststoffe, da 30 bis 60 % der Gesamtenergie durch Getreide gedeckt werden.

Mit Obst und Gemüse werden viele sekundäre Pflanzenstoffe aufgenommen.

Außerdem enthält die Kost reichlich Folsäure, Kalium, Magnesium und Iod.

Bemerkung: Es gibt heute keine einheitliche mediterrane Ernährung, die Ernährung in den verschiedenen Regionen des Mittelmeeres unterscheidet sich erheblich. Außerdem werden die Ernährungsgewohnheiten in dieser Region auch zunehmend an die „western diet" angepasst.

Lebensmittelallergien

1. Beschreiben Sie die Allergen-Antikörper-Reaktion.

2. Durch welche Maßnahmen kann man im Säuglingsalter dazu beitragen, dass der spätere Ausbruch einer Allergie evtl. verhindert wird?

Allergien gegen Nahrungsbestandteile wurden bereits 400 Jahre v. Chr. von Hippokrates beobachtet. Der Verzehr von Fisch, Erdbeeren oder Hühnerei war die Ursache.

Schätzungsweise 5 bis 10 % der Bundesbürger reagieren allergisch auf Lebensmittel bzw. auf die darin enthaltenen Zusatzstoffe, vgl. auch S. 140.

Allergene Lebensmittel bzw. Lebensmittelinhaltsstoffe sind nicht giftig, ihre allergene Wirkung entfalten sie nur bei empfindlichen Personen. Bei allergenen

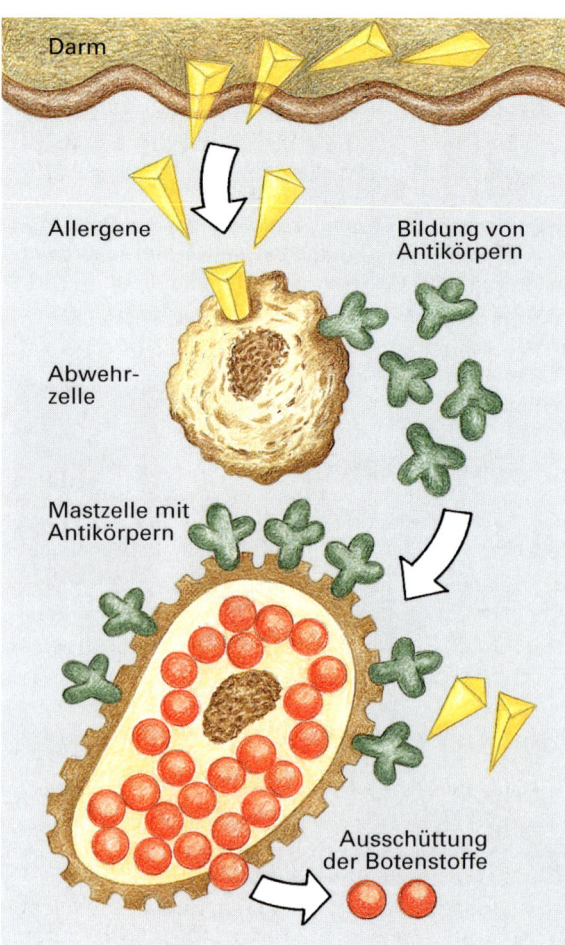

Übersicht – allergische Reaktion

Lebensmittelbestandteilen handelt es sich überwiegend um Eiweißstoffe. Nach dem unvollständigen Abbau der Eiweißstoffe können winzige Mengen der artfremden Eiweißstoffe in den Körper gelangen. Bei allergischen Personen kommt es durch diese unbedeutende Menge zu einer Allergie.

Allergische Reaktion

Eine Allergie ist eine Überreaktion des Immunsystems gegenüber zunächst nicht schädlichen, aber artfremden Stoffen. Artfremde allergieauslösende Eiweißstoffe – Allergene – bewirken beim ersten Kontakt die Bildung von Antikörpern und Gedächtniszellen. In dieser Phase speichert der Körper die Merkmale der Allergene, sodass er bei einem erneuten Kontakt sofort reagieren kann. Die Antikörper setzen sich an der Oberfläche der Mastzellen fest. Mastzellen sind eine Art weiße Blutkörperchen, die mit Botenstoffen vollgestopft sind, deshalb Mastzellen. Einer der bekanntesten Botenstoffe ist das Histamin.

Allergen-Antikörper-Reaktion: Bei einem erneuten Kontakt von Allergen und Antikörper ist dies für die Mastzellen das Signal, die Botenstoffe freizusetzen. Die Botenstoffe lösen dann die allergische Reaktion aus.

Gleiche Lebensmittel bzw. Lebensmittelinhaltsstoffe können bei Allergikern unterschiedliche allergische Reaktionen auslösen. Allergische Symptome sind sehr vielfältig. Sie zeigen sich besonders an der Haut, den Schleimhäuten der Atemwege und des Verdauungstrakts, z.B. Nesselfieber, Hautausschlag, Durchfall, Asthma, Schnupfen oder gar ein Kreislaufzusammenbruch. Je nach der Häufigkeit des Kontakts mit dem Allergen treten die Symptome akut oder chronisch auf.

Man unterscheidet nach dem zeitlichen Verlauf des Auftretens der allergischen Reaktion zwischenen Sofortreaktion und Spätreaktion. Die meisten Lebensmittelallergien sind dem Sofortreaktionstypus zuzuordnen. Bei einer Sofortreaktion können die Allergene eher bestimmt werden.

Lebensmittelallergien treten besonders im Bereich der Haut, des Magen-Darm-Trakts und der Atemwege auf.

Bei Säuglingen sind Kuhmilchallergien und Hühnereiallergien häufig.

Bei Jugendlichen und Erwachsenen treten dagegen vermehrt Allergien auf, die durch Gemüse, Obst, Kräuter, Gewürze, Nüsse und Samen ausgelöst werden. Die Verzehrsgewohnheiten bestimmen die Häufigkeit einer Lebensmittelallergie. Naturbelassene Kost kann leichter als denaturierte Lebensmittel zu Allergien führen.

Lebensmittelallergien sind nicht immer ein lebenslanges Schicksal. Kinder haben in den ersten drei Lebensjahren besonders häufig mit Lebensmittelallergien zu kämpfen. Bei 80% verschwinden die Symptome bis zum dritten Lebensjahr. Später können die Allergien allerdings wieder auftreten.

Wie kann eine Allergie vermieden werden?

▶ Gestillte Säuglinge – sechs Monate – erkranken zumindest in den ersten drei Lebensjahren seltener an Allergien als „Flaschenkinder".

▶ Stark allergene Lebensmittel – mit potenziell allergenen Proteinen – sollten erst nach dem ersten Lebensjahr eingeführt werden.

▶ Lebensmittel, die häufig zu Allergien führen, sollten während der Stillzeit nicht verzehrt werden.

▶ Das Einatmen von Hausstaub und Allergenen von Haustieren sollte möglichst gering gehalten werden und das Rauchen ist zu vermeiden.

Diagnose und Behandlung

Durch Such- oder Additionsdiäten bzw. über Hauttests kann festgestellt werden, welche Lebensmittel bzw. Lebensmittelinhaltsstoffe oder Lebensmittelzusatzstoffe die Allergie ausgelöst haben.

Additionsdiät bedeutet, dass mit einer „allergenfreien Diät" mit geringem Nahrungsangebot begonnen wird. Bei Verdacht auf eine Kuhmilchallergie wird drei Wochen lang eine Diät ohne Kuhmilch gegeben. Ist die Person nun allergiefrei, erfolgt eine schrittweise Addition – Zugabe – verdächtiger Lebensmittel. Da es zu lebensbedrohlichen Reaktionen kommen kann, ist eine ärztliche Überwachung notwendig.

Meiden allergieauslösender Lebensmittel: Für jeden Allergiker muss die Diät individuell zusammengestellt werden. Die einzige sichere Behandlung besteht im Meiden der allergieauslösenden Lebensmittel bzw. der Lebensmittelinhaltsstoffe oder Lebensmittelzusatzstoffe.

Bei Allergien gegen Obst und Gemüse genügt es manchmal, wenn die Lebensmittel erhitzt oder eingefroren werden, dadurch werden die Allergene denaturiert.

Meiden allergieauslösender Lebensmittelbestandteile: Bei Milch, Ei, Getreide, Gewürzen u.a. ist die vollständige Ausschaltung aus der Diät oft schwierig, da die Lebensmittel als Zutat in Spuren in anderen Lebensmitteln enthalten sein können. Hier sind also die Kenntnis über die mögliche Zusammensetzung der Lebensmittel und das Beachten der Zutatenliste notwendig. Aber es ist zu beachten, dass bei Fertigprodukten Zutaten ab einem gewissen Gewichtsanteil nicht mehr im Zutatenverzeichnis aufgeführt werden. Bei bestehender Sensibilisierung können jedoch geringe, beim Verzehr nicht erkennbare Zusätze schwere allergische Reaktionen auslösen. Oft ist es daher für Allergiker notwendig, auf Fertiggerichte und Speisen in Restaurants zu verzichten und die Speisen selbst herzustellen.

Stoffe, die allergische Reaktionen verstärken können, sind ebenfalls zu meiden, z.B. Alkohol und Stress.

Ausreichende Nährstoffversorgung: Den Betroffenen müssen außerdem Alternativen aufgezeigt werden, wie sie ihren Nährstoffbedarf decken können, z.B. die Calciumversorgung bei einer Kuhmilchallergie.

Pesudoallergische Reaktionen, vgl. S. 140.

Zöliakie

Die Zöliakie des Säuglings, des Kindes und die einheimische Sprue des Erwachsenen zeigen die gleichen Ursachen und das gleiche Krankheitsbild.

Die Krankheit wird durch das Klebereiweiß – Gluten von Weizen, Dinkel, Roggen, Gerste und Hafer – verursacht. Die restlichen Getreidearten Mais, Reis, Hirse enthalten kein Gluten.

Durch das Gluten werden die Darmzotten geschädigt, im fortgeschrittenen Stadium gänzlich zerstört.

Krankheitsbild

Schwere Verdauungsstörungen, breiige bis wässrige, übel riechende, oft schaumige, fettige Stühle; aufgetriebener Bauch; Abmagerung durch verminderte Resorption der Nährstoffe, Vitamin- und Mineralstoffmangelerscheinungen. Kinder bleiben in der Entwicklung zurück und zeigen Wesensveränderungen.

Die Anlage zur Zöliakie wird meist vererbt. Besonders gefährdet sind Säuglinge und Kleinkinder. Säuglinge müssen daher in den ersten sechs Lebensmonaten glutenfrei ernährt werden.

Bei einer glutenfreien Nahrung kommt es meist innerhalb von ein bis zwei Wochen zu einem Verschwinden der Krankheitserscheinungen und zu einer Regeneration der Dünndarmzotten.

Diät bei Zöliakie

► Stärke enthält kein Eiweiß, also auch kein Gluten. Weizenmehl usw. muss daher in der Diät z. B. durch Stärke, Maismehl, Reismehl, Hirsemehl usw. ersetzt werden.

► Zu meiden sind alle Getreideprodukte aus Weizen, Dinkel, Roggen, Gerste, Hafer sowie Grieß, Flocken, Graupen, Grütze, Schrot, Kleie, Brot, Backwaren, Paniermehl, Teigwaren, Süßspeisen, Müsli, Vollkornbreie, Suppen, Soßen, Fleischwaren, Speisewürzen, die Mehl bzw. Gluten enthalten.

► Bei Fleischwaren, Fertigprodukten usw. muss auf die Zutatenliste geachtet werden, z. B. Leberkäse kann Mehl enthalten.

► Es sind glutenfreie Lebensmittel im Handel erhältlich, z. B. Mehl, Brot, Backwaren und Teigwaren. Bei der Deutschen Zöliakiegesellschaft kann eine Lebensmittelliste angefordert werden.

► Säuglingsanfangs- und Säuglingsfolgenahrung sind glutenfrei.

► Auf eine ausreichende Ballaststoff-, Vitamin- und Mineralstoffzufuhr ist bei der begrenzten Lebensmittelauswahl zu achten.

Machen Sie Kostvorschläge für Personen, die an Zöliakie erkrankt sind:
a) Kleinkinder,
b) Jugendliche.

Laktoseintoleranz

Die Laktoseintoleranz beruht auf einem Fehlen oder einem Mangel an Laktase. Laktase ist das Enzym, das Laktose – Milchzucker – in Traubenzucker und Galaktose spaltet.

Milchzucker ist in Milch und allen Milchprodukten enthalten, diese sind jedoch für eine ausreichende Calciumversorgung unbedingt notwendig. Knochen und Zähne erhalten durch Calcium ihre Festigkeit.

Die Laktoseintoleranz – Milchzuckerintoleranz – wird angeboren oder wird im Erwachsenenalter erworben. Die angeborene Laktoseintoleranz ist sehr selten. Die Häufigkeit der Laktoseintoleranz ist bei einzelnen Bevölkerungsgruppen sehr unterschiedlich. Die Häufigkeit liegt in Europa bei 10 bis 15 %, bei der schwarzen Bevölkerung in den USA liegt sie dagegen bei 75 bis 95 %. Die Laktoseintoleranz ist in Afrika und Asien weitverbreitet.

Personen mit Laktoseintoleranz vertragen unterschiedliche Milchzuckermengen. Wird mehr Milchzucker aufgenommen, als Enzym vorhanden ist, wird der Milchzucker unvollständig in Traubenzucker und Galaktose gespalten. Der nicht gespaltene Milchzucker gelangt in den Dickdarm und bewirkt dort, dass sich die Wassermenge im Darm erhöht. Durchfall ist die Folge.

Diät bei Laktoseintoleranz

► Laktosehaltige Lebensmittel, wie z. B. Milch und Milchprodukte, Schokolade, Eiscreme, müssen gemieden werden.

► Nicht erhitzter Joghurt, Kefir, Sauermilch werden trotzdem gut vertragen. Die im Joghurt vorhandenen Milchsäurebakterien gelangen durch den Magen in den Dünndarm und setzen hier Enzyme frei, die den Milchzucker abbauen. Auch Käse wird von Personen mit Laktoseintoleranz vertragen, da der Milchzucker während der Käsereifung abgebaut wurde.

► In Fertigprodukten, Brot und Backwaren, Süßigkeiten, Fleischwaren u. a. kann ebenfalls Milch – Milchzucker – vorhanden sein. Hier muss unbedingt auf die Lebensmittelkennzeichnung – Zutatenliste – geachtet werden.

► Bei der Ernährung von Säuglingen mit angeborener Laktoseintoleranz müssen milchzuckerfreie Produkte ausgewählt werden. Diese Personen müssen lebenslänglich auf Lebensmittel, die Milchzucker enthalten, verzichten.

Erstellen Sie einen bedarfsgerechten Kostplan für einen 6-jährigen Jungen, der unter Laktoseintoleranz leidet.

Ernährung bei Krebs

35 % aller Krebsfälle können durch eine geeignete Ernährung verhindert werden.

Einige krebserregende Stoffe in Lebensmitteln

▶ Alkohol gilt als Risikofaktor für die Krebsentstehung in Mundhöhle, Speiseröhre, Kehlkopf und Rachen. Die Menge und der Alkoholgehalt der Getränke sind dabei von Bedeutung.

▶ Überernährung fördert die Krebsentstehung. Dabei scheint ein hoher Fettgehalt eine besondere Bedeutung zu spielen.

▶ Stark geräucherte und geröstete Lebensmittel können ebenfalls mit krebserregenden Stoffen belastet sein.

▶ Mykotoxine, besonders Aflatoxine, die von Schimmelpilzen gebildet werden, sind krebserregend.

Schutzfaktoren gegen Krebsentstehung

▶ Ein hoher Ballaststoffgehalt hat eine positive Wirkung, da der Darmkontakt mit krebserregenden Stoffen vermindert wird.

▶ Sekundäre Pflanzenstoffe in Obst und Gemüse haben eine positive Wirkung. Vitamine, Carotin, Vitamin E und Vitamin C, schützen ebenfalls vor Krebs.

Durch diätetische Maßnahmen kann Krebs nicht geheilt werden. Sämtliche Berichte über Heilerfolge beruhen derzeit auf Spekulationen. Wichtig ist jedoch die Erhaltung bzw. Wiederherstellung eines möglichst guten Ernährungszustandes bei Krebspatienten. Dies ist besonders wichtig, da es bei Krebs z. B. aufgrund von Appetitlosigkeit zu Mangelerscheinungen kommen kann.

▶ Der Energie- und Nährstoffbedarf eines Krebspatienten wird durch seinen Ernährungszustand bestimmt. Auf eine ausreichende Vitamin-, Mineralstoff- und Eiweißzufuhr ist auf jeden Fall zu achten.

▶ Speisen können durch Legieren mit Eigelb im Energie- und Nährstoffgehalt aufgewertet werden. Bei geringem Nahrungsvolumen werden so zusätzlich Energie und Eiweiß aufgenommen.

▶ Für Krebskranke sollte ein attraktiver und abwechslungsreicher Speiseplan zusammengestellt werden. Insbesondere die Wünsche des Patienten sollten dabei Beachtung finden.

▶ Häufig klagen Krebspatienten über Mundtrockenheit, Kau- und Schluckbeschwerden. Trockene Speisen sollten deshalb vermieden werden und auf eine ausreichende Flüssigkeitszufuhr ist zu achten. Zu allen Speisen also reichlich Soße und stets ein Getränk servieren.

▶ Bei Durchfall und Erbrechen ist zur Deckung des notwendigen Mineralstoffbedarfs bzw. zur Behebung der Störungen der Verzehr von Bouillon, Bananen, Karotten, Haferschleim und Verdauungstees sinnvoll.

▶ Bei Verstopfung helfen ballaststoffreiche Lebensmittel bzw. Milchzucker.

---

1. Planen Sie ein Mittagessen mit hohem Energie-, Eiweiß-, Vitamin- und Mineralstoffgehalt und einem geringen Volumen für einen Krebspatienten.

2. Erfragen Sie bei anderen Personen deren Wunschspeisen. Bereiten Sie diese energiereich und mit ausreichend Flüssigkeit zu.

Tipps und Empfehlungen für Krebspatienten

Folgen Sie dem spontanen Appetit.

Nehmen Sie häufig kleine Mahlzeiten zu sich.

Knabbern und trinken Sie zwischen den Hauptmahlzeiten ständig etwas.

Kämpfen Sie bei Ihren Bemühungen um die richtige Ernährung nicht gegen natürliche Reaktionen des Körpers an. Phasen von Abneigungen gegen Fleisch und Süßigkeiten klingen schnell wieder ab. Durchfall und Erbrechen gehen vorbei.

Es hat keinen Sinn, sich während dieser Zeit das Essen hineinzuzwingen, dies würde die Lust nehmen, ein anderes Mal wieder besser zu essen.

Wenn Sie es vertragen, dürfen Sie essen und trinken, was Sie möchten. Sollen es sogar. Auch ein völliger Verzicht auf Alkohol ist unnötig.

Eine abwechslungsreiche, leicht verdauliche, gut gewürzte, vorzugsweise passierte Kost hilft, gegen Abneigungen vorzubeugen. Lassen Sie sich die Speisen wenn möglich von Ihren Angehörigen oder Freunden zubereiten.

Lassen Sie sich nicht durch Angebote vermeintlicher Heildiäten verführen. Abgesehen davon, dass sie auch hohe Kosten verursachen, können sie dem Befinden und damit der Gesundheit abträglich sein. Sie sind ohne nachgewiesene Wirksamkeit.

Informieren Sie sich über die optimale Ernährung bei Tumorleiden.

Lassen Sie sich einen entsprechenden Ernährungsplan ausarbeiten, der Ihre Wunschkost in kleinen Mahlzeiten beinhaltet. (nach Kleeberg)

- Wunschkost und
- die Auswahl energiereicher Speisen und
- eine ausreichende Flüssigkeitszufuhr

sind wesentliche Kriterien, die bei der Ernährung von Krebspatienten beachtet werden sollten.

3.5 Verpflegungs- und Speisenausgabesysteme

Verpflegungssysteme

Verpflegungssysteme unterscheiden sich in Art und Form des Speiseneinsatzes, d.h., Speisen mit unterschiedlichem Fertigungsgrad bzw. Herstellungsverfahren werden eingesetzt. Auch der Ort der Speisenherstellung unterscheidet sich.

Frischkostsystem – Cook and Service – bedeutet Kochen und Servieren. Hierbei werden die Speisen vorbereitet, gegart, angerichtet und verteilt. Diese Speisen haben die höchste Qualität bei maximalen Warmhaltezeiten von 10 bis 20 Minuten. Küche, Speisenausgabe, Speisesaal und Zentralküche sollten dabei auf einer Ebene liegen.

Verfahrensschritte bei Frischkost:
- Vorbereiten und Garen in gut ausgestatteter Küche
- Portionieren und Ausgeben
- Verzehr im Speisesaal

Vorteile:
- frische, gute Speisenqualität
- geringes mikrobiologisches Risiko
- mögliche Anpassung an die Wünsche der Essensteilnehmer
- geringe Transportkosten

Nachteile:
- hoher Personalbedarf
- gut ausgestattete Küche muss vorhanden sein
- feste Essenszeit

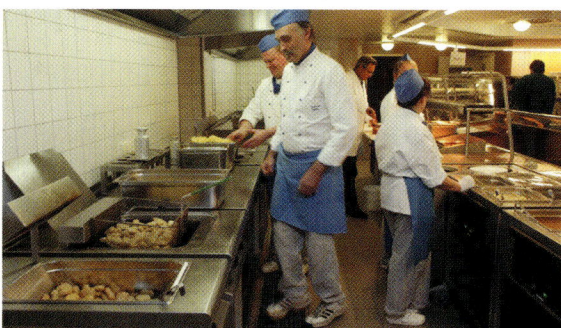

Frischkostsystem

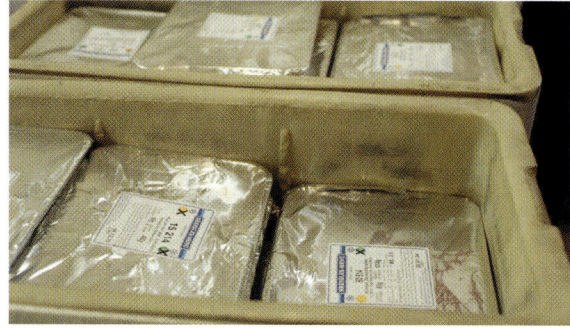

Warmverpflegungssystem

Warmverpflegungssysteme

Die Speisen werden in einer Zentralküche gegart und in Gefäßen zu den Verteilerküchen transportiert. In den Verteilerküchen werden die Speisen portioniert und ausgegeben. Die Warmhaltezeiten betragen hier 1 bis maximal 3 Stunden. Der Arbeitsablauf ist in zwei unabhängige Schritte gegliedert:

1. Produktion: Vorbereiten und Garen für den nächsten oder übernächsten Tag.

2. Fertigstellung: Regenerieren und Verteilen der Speisen, sobald sie benötigt werden.

Vorteile:
- geringer Personaleinsatz in den Verteilerküchen

Nachteile:
- Nährstoffverluste durch längere Warmhaltezeiten
- höhere Transportkosten
- höheres Spülvolumen

Wenn die eigene Herstellung frisch zubereiteter Speisen nicht möglich ist, sollte auf tischfertige Gefrierspeisen zurückgegriffen werden, z.B. Cook and Chill.

Cook and Chill bedeutet Kochen und Kühlen. Das Cook-and-Chill-System ist aus hygienischer Sicht besser zu kontrollieren als andere Systeme.

Verfahrensschritte bei Cook and Chill:
▶ **Vorbereiten und Garen:** Danach müssen die Speisen innerhalb von 30 Minuten portioniert oder in Großgebinde abgefüllt werden.

▶ **Schockkühlen:** Es folgt eine Schnellabkühlung auf eine Kerntemperatur von +3°C innerhalb von 90 Minuten, damit der kritische Temperaturbereich, in dem die Wachstumsrate der Mikroorganismen besonders groß ist, schnell durchschritten wird.

▶ **Lagern:** Die maximale Lagerdauer bei einer Temperatur von 0°C bis +3°C beträgt 72 Stunden (3 Tage). Gelagert wird in separaten Kühlräumen.

▶ **Portionieren:** Die Portionierung erfolgt in einem gekühlten Raum. Die Speisen dürfen auf nicht mehr als +10°C erwärmt werden.

▶ **Verteilung/Transport:** Nach dem Portionieren erfolgt die Speisenverteilung bzw. der Transport zu anderen Einrichtungen. Die Speisen dürfen auch hier nur auf maximal +8 bis +10°C erwärmt werden.

▶ **Regenerieren:** Die Speisen werden möglichst rasch, in maximal 30 Minuten, auf eine Kerntemperatur von +70°C erwärmt.

Cook and Freeze bedeutet Kochen und Gefrieren. Es werden entsprechende Arbeitsschritte wie beim Cook-and-Chill-System angewendet. Die Speisen werden aber nicht gekühlt, sondern bei −30 bis −40°C schockgefroren und dann bei −18 bis −25°C gelagert.

> **Beim Warmverpflegungssystem sind – anders als beim Frischkostsystem – Garen und Verzehr räumlich, zeitlich und thermisch entkoppelt.**

Speisenausgabesysteme

Service am Tisch

Zu einem festgelegten Zeitpunkt wird das Essen am Tisch serviert. Dabei kann ein Tellerservice – die Speisen werden in der Küche angerichtet – oder ein Plattenservice erfolgen, d. h., Platten und Schüsseln werden auf den Tisch gestellt und die Essensteilnehmer können sich selbst bedienen.

Tischgemeinschaften eignen sich für bestimmte Zielgruppen, z. B. Kinder, Senioren oder Tagungsstätten. Hierdurch wird eine familienmäßige Speiseneinnahme erreicht oder gleichzeitig der Teamgeist gestärkt.

Je nach körperlicher und seelischer Verfassung können die Essensteilnehmer am Ausgabesystem beteiligt werden. Diese Formen der Speisenausgabe ermöglichen die Selbstbedienung der Essensteilnehmer und sind so gleichzeitig personalsparend.

Selbstbedienungsbüfett

Die Essensteilnehmer wählen die Speisen selbst. Diese Ausgabeform wird besonders beim Frühstück und Abendessen angewandt, da hier ein relativ kleiner Anteil an warmen Speisen und Getränken angeboten wird.

Cafeteriaausgabe

Der Essensteilnehmer geht mit einem Tablett, das er auf der Tablettrutsche entlangschieben kann, an dem Speisenangebot vorbei und wählt die von ihm gewünschten Speisen und Getränke aus. Die Ausgabe von warmen Speisen erfolgt meist durch Bedienungspersonal. Dieses Ausgabesystem eignet sich für Wahlmenüs mit frei wählbaren Speisekomponenten. Der Essensteilnehmer wird mithilfe der Tablettrutsche geführt.

Aufgelöste Cafeteria – Free-Flow-Cafeteria

Die Ausgabe erfolgt über frei im Raum aufgestellte Ausgabebereiche für warme und kalte Speisen: Suppenstation, warme Gerichte, Salatbüfett, Dessertstation. Der Essensteilnehmer bewegt sich frei durch den Raum und holt sich nacheinander die gewünschten Speisen in der gewünschten Menge. Diese Form der Essensausgabe eignet sich besonders für Verpflegungsbetriebe, in denen hohe Ansprüche gestellt werden.

Tablettsystem

Dieses Ausgabesystem wird z. B. in Krankenhäusern angewandt. In der Zentralküche werden die individuellen Menüs auf Tabletts angerichtet und auf einem offenen oder geschlossenen Tablettwagen zur Station oder in den Speisesaal transportiert. Das Personal in der Zentralküche muss über die individuellen Wünsche der Gäste informiert sein. Die Qualität der Speisen kann hier durch Warte- oder Standzeiten beeinträchtigt werden.

Bandsystem

Dieses Ausgabesystem wird z. B. in großen Werksküchen angewandt. Die einheitlichen Menüs werden auf Tellern angerichtet. Die angerichteten Speisen werden auf ein Fließband gestellt und von den Essensteilnehmern vom Fließband genommen. Die Essensteilnehmer haben keinen Einfluss auf die Menüzusammenstellung. Für die Portionierung am Band rechnet man mit einer Durchschnittsgeschwindigkeit von 0,08 min/Portion.

Bei der Entscheidung, welches Ausgabesystem für den Betrieb gewählt wird, werden folgende Faktoren berücksichtigt:

- Personalbedarf
- entstehende Kosten
- Qualität der Speisen

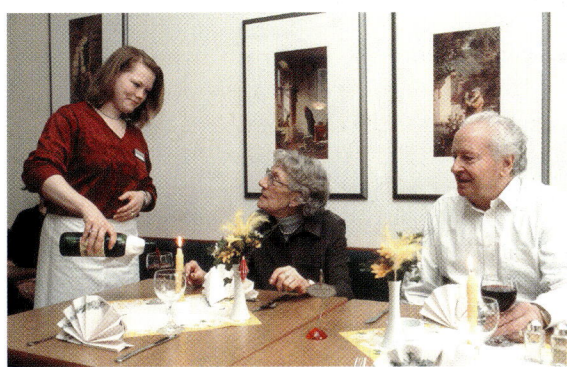

Tischservice im Altenheim

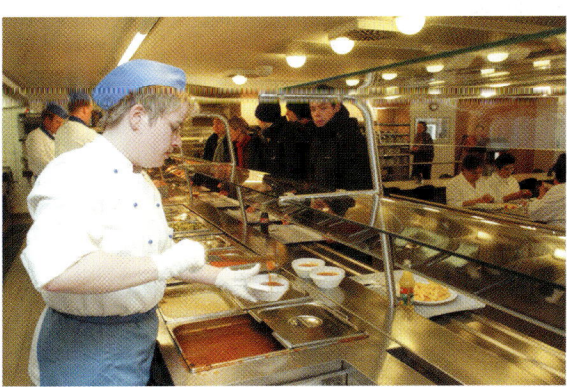

Cafeteriaausgabe in der Betriebskantine

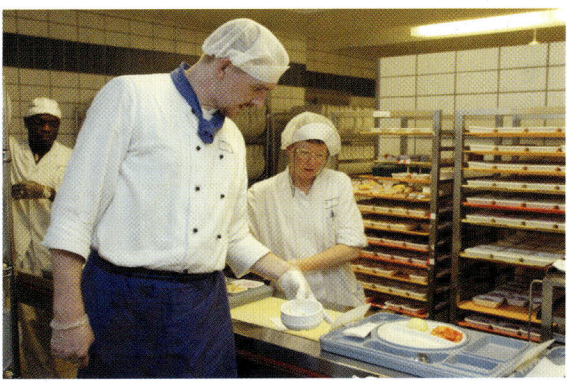

Tablettsystem im Krankenhaus

3.6 Arbeitsabläufe – Teamarbeit

Folgende Menüs stehen auf dem
heutigen Speiseplan (je 20 Portionen):

a) **Putengeschnetzeltes mit Kartoffelbrei
und grünem Salat**
b) **Pizza, tiefgefroren, mit Tomatensalat**
c) **Käsespätzle mit Eisbergsalat**
Die Essensausgabe in der Betriebskantine
erfolgt um 12.00 Uhr.

1. *Erstellen Sie für die verschiedenen Essen
jeweils ein Fließschema für*
a) Wareneinkauf/Warenannahme
(Einkaufsliste),
b) Vorbereitung und Zubereitung,
c) Portionieren, Anrichten und
Speisenausgabe.

2. *Erläutern Sie, welche Geräte und
Maschinen zur Arbeitserleichterung
eingesetzt werden können.*

3. *Die Speisen sollen im Team zubereitet
werden: eine Wirtschafterin und
zwei Hauswirtschafterinnen.
Erstellen Sie einen Arbeitsplan für
die drei Personen.*

4. *Erklären Sie, wie Sie bei der Zubereitung
der Speisen auf Qualitätserhaltung achten.*

5. *Überprüfen Sie gemeinsam die
erstellten Arbeitspläne.*

Informieren Sie sich zunächst über:
▶ die gestellte Arbeitsaufgabe,
hier Zubereitung verschiedener Mittagessen,
▶ die Planungsgrundlagen,
hier je 20 Essen,
Arbeiten im Team mit drei Personen,
Essensausgabe 12.00 Uhr.
Wählen Sie für die oben genannten Speisen Rezepte
aus.
Informieren Sie sich evtl. über die Vor- und Zubereitung.

Arbeitsablaufplan für die Mittagessen			
Zeit	**Wirt.**	**Hausw. 1**	**Hausw. 2**
10 Min.	?	?	?
10 Min.	?	?	?
10 Min.	?	?	?

Erstellung eines Arbeitsablaufplans
Ein Arbeitsablaufplan ist ein gutes Hilfsmittel bei der
Planung und Durchführung der Speisenzubereitung.
Ein Arbeitsablaufplan ermöglicht, dass in der zur Verfügung stehenden Zeit die Speisen zubereitet und
rechtzeitig serviert werden können.

Die Arbeitsablaufplanung ist abhängig von dem Speisenangebot, der Mitarbeiterzahl, dem Geräte- und
Produkteinsatz.

Werden z. B. Convenience-Produkte eingesetzt, verringert sich der Arbeitseinsatz und somit auch die Arbeitszeit.

Grundsätzlich unterscheidet man bei der Arbeitsablaufplanung folgende Tätigkeiten:
▶ **Vorarbeiten:** Bereitstellen der Lebensmittel, Geräte,
Einrichtung des Arbeitsplatzes,
▶ **Hauptarbeiten:** Zubereitung der Speisen,
▶ **Nacharbeiten:** Aufräumungsarbeiten wie Geschirr
spülen, Herd reinigen.
Zur besseren Übersichtlichkeit wird der Arbeitsablauf
dann in kleinere Einheiten, Teilablauf oder/und Ablaufstufen, aufgeteilt.

▶ **Teilablauf:**
  ● Putengeschnetzeltes
  ● Kartoffelbrei
  ● Salat
▶ **Ablaufstufen – Arbeitsschritte:**
  ● Lebensmittel und Geräte bereitstellen
  ● Kartoffeln waschen
  ● Kartoffeln garen – **Wartezeit**
  ● Kartoffeln pellen
  ● Kartoffeln pürieren
  ● Kartoffelbrei fertigstellen

Bei der näheren Betrachtung der Ablaufstufen – Arbeitsschritte – zeigt sich, dass es sich um Tätigkeitszeiten, z. B. Kartoffeln waschen, und Wartezeiten, z. B.
Kartoffeln garen, handelt.

Aufgrund dieser Unterscheidung muss nun der Arbeitsplan so gestaltet werden, dass während der Wartezeit andere Arbeiten erledigt werden und so kein
Leerlauf entsteht.

Die Arbeitsablaufplanung ermöglicht es, dass Arbeitsaufgaben in Teilabläufe – Arbeitsschritte – zerlegt werden und diese vernünftig – rationell – ineinander integriert werden.

Der endgültige Arbeitsablaufplan/Zeitplan wird dann
in umgekehrter Reihenfolge – von der Fertigstellung
ausgehend rückwärts zum Arbeitsbeginn – aufgestellt, damit das Essen rechtzeitig fertiggestellt wird.

Beispiel: Das Essen soll um 12.00 Uhr serviert werden. Wann muss mit der Arbeit begonnen werden?

Durch die Arbeitsablaufplanung werden also die Gesamtarbeitszeit und der Beginn der einzelnen Arbeitsschritte bzw. der Gesamtarbeitszeit ermittelt. Die Arbeitsplanung hilft dabei, die Arbeiten in einer möglichst kurzen Zeit zu erledigen.

Neben der zeitlichen Einteilung des Arbeitsablaufes ist die Arbeitsteilung im Team bei der Arbeitsplanung wesentlich.

Arbeitsteilung: Das Mittagessen soll hier im Team von drei Personen zubereitet werden.
Arbeitsteilung kann dabei helfen,

▶ alle Teilvorgänge in kürzerer Zeit zu erledigen,

▶ alle Beteiligten gleichmäßig zu belasten.

Es muss also überlegt werden:

▶ Wer erledigt die einzelnen Arbeitsschritte?

▶ In welcher Reihenfolge sollen jeweils die einzelnen Arbeitsschritte erledigt werden? Es wird mit der Speise/Tätigkeit begonnen, die die längste Zeitdauer benötigt.

Kontrolle der Arbeitsablaufplanung:
Die Durchführung der Arbeiten nach dem Arbeitsplan kann beobachtet und Zeiten können überprüft werden.

Die ermittelten Zeiten für einzelne Arbeitsschritte können für spätere Arbeitsplanungen genutzt werden.

Nach Abschluss der Arbeit kann der Arbeitsplan gemeinsam diskutiert werden und es können Verbesserungsvorschläge entwickelt werden.

▶ Stimmten geplante und benötigte Arbeitszeit überein?

▶ Gab es störungsbedingte Unterbrechungen? Wie können diese vermieden werden? Beispiele:

  • Wurden zunächst alle benötigten Geräte und Zutaten bereitgestellt?

  • Wurde der Arbeitsplatz richtig eingerichtet und wurden Möglichkeiten der kraftsparenden Körperhaltung genutzt?

  • Können Arbeitsschritte durch eine andere, zweckmäßigere Geräteauswahl, z.B. größeres Messer, Handrührgerät, erleichtert werden?

▶ Wurden gleichartige Tätigkeiten

  • gemeinsam durchgeführt, z.B. gleicher Weg: Holen der Zutaten?

  • zusammengelegt, z.B. Vorbereiten von Gemüse und Kartoffeln? So können Geräte und Arbeitsplatz nochmals genutzt werden, die Reinigungsarbeiten werden vermindert.

▶ Entstanden ungenutzte oder unnötige Wartezeiten?

  • Kann diese Zeit, z.B. Kochen der Kartoffeln, für andere Aufgaben genutzt werden?

  • Oder können Wartezeiten verkürzt werden, z.B. Benutzung des Dampfdrucktopfes?

  • Entstanden Wartezeiten durch eine falsche Planung der Arbeitsschritte?

▶ Wurden Arbeitssicherheit und Arbeitshygiene beachtet?

Ein Arbeitsplan ermöglicht ein gutes Arbeitsergebnis.

Arbeitsablauforganisation – Was ist zu tun?
Festlegung der zu erledigenden Aufgabe und des erforderlichen Arbeitsaufwandes, z.B. Zubereitung eines Mittagessens für 60 Personen durch drei Mitarbeiter.

Wie wird die Arbeit aufgeteilt?
Zuteilung, Verbindung und Abgrenzung der einzelnen Arbeitsbereiche, z.B. notwendige Arbeitsschritte für die einzelnen Speisekomponenten.

Wer soll die Arbeit übernehmen?
Personalplanung: Festlegung der Arbeitsanforderungen an die einzelnen Mitarbeiter und der Arbeitskontrolle.

Wie wird die Arbeit ausgeführt?
Arbeitsanweisung für eine Einzelperson oder für ein Team.

Womit wird die Arbeit ausgeführt?
Benötigte Maschinen und Geräte.

Wann wird die Arbeit ausgeführt?
Festlegung des Zeitpunktes der Essensausgabe. Abstimmung der einzelnen Arbeitsschritte auf diesen Fixpunkt.

Begriffserläuterungen
Arbeitsablaufplanung ermöglicht eine Verringerung der Gesamtarbeitszeit.

Folgende Zeiten werden bei der Arbeitsplanung unterschieden:

Tätigkeitszeit beinhaltet eine planmäßige, unmittelbar der Arbeitsaufgabe dienende Tätigkeit.

Wartezeit ist eine ablaufbedingte Unterbrechung. Es wird gewartet, bis wieder eine Tätigkeit notwendig wird.

Wartezeiten werden nach Möglichkeit für andere Tätigkeiten genutzt.

Verteilzeit entsteht durch störungsbedingte oder persönlich bedingte Unterbrechungen, z.B. Nase putzen, vergessene Zutaten holen, Maschine funktioniert nicht.

Diese Zeiten sind nicht planbar.

Erholungszeit dient der Wiederherstellung der Arbeitskraft, z.B. Erfrischungsgetränk zu sich nehmen.

Rüstzeit beinhaltet alle Zeiten zum Vor- und Nachbereiten eines Arbeitsablaufes.

Gesamtarbeitszeit ist die Summe aller genannten Zeiten: Tätigkeitszeit, Wartezeit, Verteilzeit, Erholungszeit und Rüstzeit.

REFA – Verband für Arbeitsstudien und Betriebsorganisation e.V. Der Verband betreibt grundlegende Forschungsarbeit zur Rationalisierung der Arbeit, auch der Hausarbeit.

3.7 Qualität in der Gemeinschaftsverpflegung

Die Gemeinschaftsverpflegung umfasst die Betriebs-, Anstalts- und Schulverpflegung in Bildungs- und Ausbildungsstätten. In Deutschland gibt es rund 12 000 Betriebskantinen. Häufig werden keine kostendeckenden Preise verlangt.

Man unterscheidet Voll- und Teilverpflegung. Die Teilverpflegten nehmen im Gegensatz zu Vollverpflegten lediglich die Mittagsmahlzeit und/oder ein bis zwei Zwischenmahlzeiten in der Gemeinschaftsverpflegung ein.

In der Gemeinschaftsverpflegung wird ein Umsatz von 33 Milliarden € erwirtschaftet.

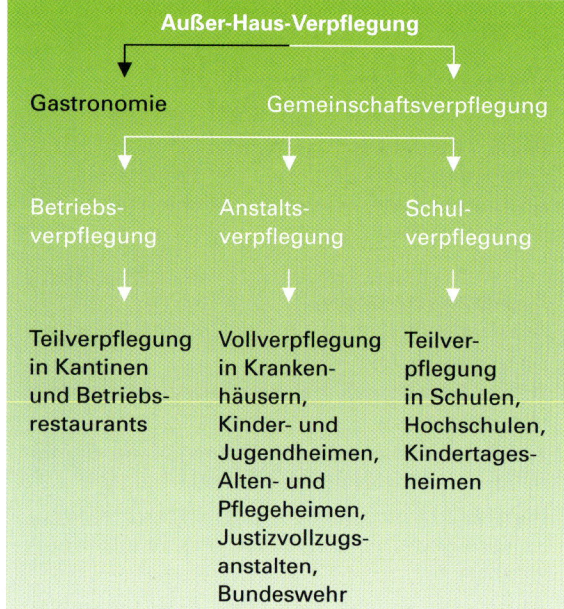

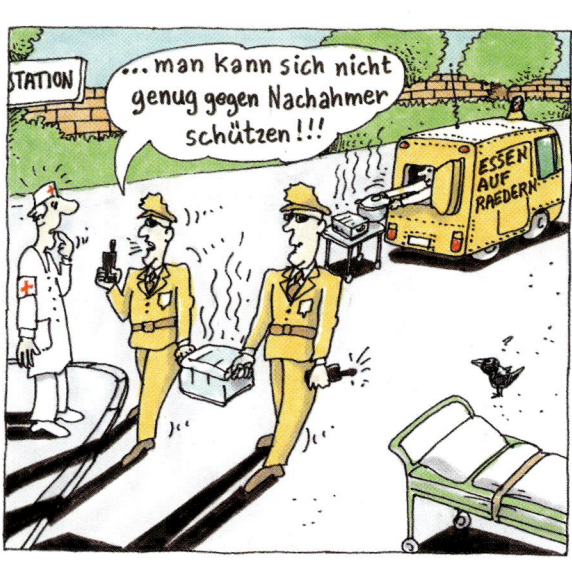

Qualitätsbeurteilung

Definition: Qualität ist die Beschaffenheit eines Produktes, einer Dienstleistung, bezüglich ihrer Eignung festgelegte und vorausgesetzte Erfordernisse zu erfüllen.

In der Gemeinschaftsverpflegung wird zwischen Produktqualität und Servicequalität unterschieden.

Produktqualität von Speisen und Getränken
Folgende Fragen können hier z. B. gestellt werden:
▶ Sind sie bedarfsgerecht?
▶ Sind sie sensorisch ausgewogen?
▶ Sind sie abwechslungsreich?
▶ Sind sie hygienisch einwandfrei?
▶ Wurden Sie nach ökologischen Aspekten erzeugt?

Servicequalität – Betreuung der Essensteilnehmer
Folgende Fragen können hier z. B. gestellt werden:
▶ Ist das Personal freundlich und umsichtig?
▶ Werden individuelle Wünsche, z. B. Portionsgröße, berücksichtigt?
▶ Erfolgt die Ausgabe der Speisen und Getränke zügig?
▶ Ist der Speiseraum ansprechend gestaltet?

Diesen Anforderungen an die Qualität entsprechend können Qualitätsziele für die Gemeinschaftsverpflegung formuliert werden. Diese können zugleich für die Qualitätsbeurteilung von Speisen und Getränken benutzt werden.

Mögliche Ziele für die gesundheitliche Qualität der Speisen und Getränke
▶ Der Nährstoffgehalt der Speisen und Getränke entspricht dem durchschnittlichen Bedarf der Zielgruppe.
▶ Bei der Vorbereitung und beim Garen treten möglichst geringe Nährstoffverluste auf, entsprechende Zubereitungsverfahren und Garverfahren werden ausgesucht, z. B. Dämpfen statt Kochen.
▶ Die Speisen werden fettarm und mit wenig Zucker zubereitet.
▶ Die Garzeiten werden strikt eingehalten.
▶ Die Warmhaltezeiten bei der Essensausgabe werden möglichst gering gehalten – nicht mehr als 30 Minuten.
▶ Die Essensteilnehmer können zwischen verschiedenen Menüs bzw. Menükomponenten wählen.
▶ Zu den Mahlzeiten wird Salat oder Obst angeboten, z. B. ein Salatbüfett.
▶ Die Speisen werden nicht übermäßig gesalzen, es wird abwechslungsreich gewürzt mit Gewürzen und frischen Kräutern.
▶ Zu den Mahlzeiten werden passende Getränke angeboten.
▶ Der Speiseplan ist abwechslungsreich, die Mahlzeiten wiederholen sich erst nach zwei Monaten.

Mögliche Ziele für die sensorische Qualität – Genusswert – der Speisen und Getränke

▶ Speisen werden ansprechend angerichtet und garniert.

▶ Speisen werden mit frischen Kräutern und passenden Gewürzen zubereitet.

▶ Konsistenz und Farben der Speisen sind abwechslungsreich.

▶ Die Speisen sind hinsichtlich Zartheit bzw. Bissfestigkeit der Zielgruppe angepasst.

▶ Vorlieben und Abneigungen der Essensteilnehmer werden nach Möglichkeit berücksichtigt.

Mögliche Ziele für die hygienische Qualität der Speisen und Getränke

▶ Hygieneregeln (HACCP) werden eingehalten und die vorgeschriebene Schulung des Personals erfolgt.

▶ Das Personal kennt hygienische, gesundheitliche Risiken bei der Lebensmittelverarbeitung und weiß, wie man diese mindern bzw. vermeiden kann.

▶ Für die Herstellung der Speisen werden Arbeitsabläufe und kritische Kontrollpunkte und deren Überwachung festgelegt.

▶ Die Speisen, z.B. Desserts und Salate, werden ausreichend gekühlt.

▶ Lange Warmhaltezeiten werden vermieden.

Mögliche Ziele für die ökologische Qualität der Speisen und Getränke

▶ Produkte der Jahreszeit und der Region werden eingesetzt.

▶ Müll wird getrennt entsorgt, auf eine Müllminderung wird geachtet.

▶ Portionsgrößen werden auf die wirklichen Verzehrsmengen abgestimmt, damit die Tellerreste gering bleiben.

Eine regelmäßige Überprüfung der Produkt- und Servicequalität fördert die Zufriedenheit der Essensteilnehmer und so auch sicher der Hauswirtschafterinnen und Hauswirtschafter.

In der Gemeinschaftsverpflegung

▶ sollte der Energie- und Nährstoffbedarf der Zielgruppe berücksichtigt werden;

▶ soll ein Überangebot an Fett, leicht verdaulichen Kohlenhydraten und Salz vermieden werden;

▶ soll auf Nährstofferhaltung und Hygiene geachtet werden, um eine Mangelernährung und Lebensmittelvergiftungen zu vermeiden;

▶ sollen längere Warmhaltezeiten während der Ausgabe und so Vitaminverluste vermieden werden.

Hygienecheck – Gemeinschaftsverpflegung
Personalhygiene

▶ Wie sauber ist die Arbeitskleidung?

▶ Wird sie regelmäßig gewechselt?

▶ Werden die vorgeschriebenen Kopfbedeckungen getragen?

▶ Werden vor jedem Arbeitsgang und nach jedem Toilettenbesuch die Hände gewaschen?

▶ Werden regelmäßig Hygieneschulungen durchgeführt?

Produkthygiene

▶ Werden alle Lebensmittel in den Kühlräumen abgedeckt?

▶ Wird die Raumtemperatur in den TK- und Kühlräumen regelmäßig kontrolliert?

▶ Werden vorbereitete Speisen unmittelbar weiterverarbeitet?

▶ Werden die notwendigen Kerntemperaturen der Lebensmittel bei Garende kontrolliert?

▶ Werden Gewürze vor dem Erhitzen hinzugefügt?

▶ Werden Abfälle während der Produktion sofort entfernt?

▶ Werden Süßspeisen nach der Fertigstellung sofort gekühlt?

▶ Werden Warmhaltezeiten kontrolliert und dokumentiert?

Betriebshygiene
Raumhygiene:

▶ Gibt es einen Reinigungsplan?

Gerätehygiene:

▶ Wie sauber sind die Geräte?

▶ Werden die Geräte regelmäßig gereinigt?

▶ Ist ein Reinigungsplan vorhanden und wird dieser eingehalten?

▶ Werden die Mitarbeiter in die Verwendung von Reinigungsmitteln und die richtige Dosierung eingewiesen?

1. Erstellen Sie einen Anforderungskatalog mit Qualitätskriterien für die Verpflegung in
   a) Kindertagesstätten,
   b) Seniorenheimen.

2. Beschreiben Sie Veränderungen der Speisen durch das Warmhalten.

3. Nennen und erläutern Sie Qualitätsminderungen, die bei der Speisenzubereitung eintreten können:
   a) Salate,
   b) Kartoffeln, Beilagen.

Fast Food – schnelles Essen

Das Sandwich erobert jetzt auch den deutschen Fast-Food-Markt

Hamburg – Das dreieckige Sandwich ist der Aufsteiger der letzten Jahre auf dem deutschen Imbissmarkt: Rund 30 Millionen € werden pro Jahr mit dem belegten Sandwich umgesetzt. Pro Woche werden in Deutschland rund 300 000 der vorgepackten Snacks abgesetzt, mit steigender Tendenz.

Das Wachstumspotenzial ist noch größer, denn im Heimatland des Sandwiches, England, werden trotz kleinerer Einwohnerzahl zehnmal mehr Sandwiches als in Deutschland verkauft. Millionen von Briten ziehen das schnelle Sandwich zwischendurch der geregelten Warm-Mahlzeit in der Kantine vor. Der Betrieb beliefert von Hamburg aus rund 2 500 Verkaufsstellen in Deutschland, darunter Tankstellen, Supermärkte, Flughäfen und Fluglinien.

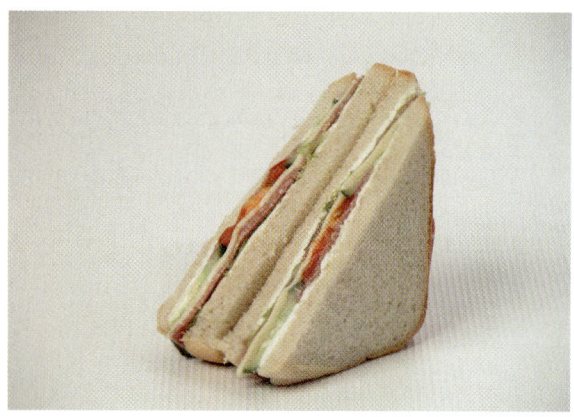

Sandwich

Fast Food ist durch schnellen Service und gleichbleibendes Angebot gekennzeichnet. Die Mahlzeiten müssen in wenigen Minuten fertiggestellt und verzehrt werden können. Den schnellen Imbiss gibt es deshalb in Fußgängerzonen und überall, wo täglich viele Menschen vorbeikommen, im Fast-Food-Restaurant, Stehimbiss, in Metzgereien, Bäckereien, im Fischgeschäft usw.

Als Fast Food werden hauptsächlich Standardgerichte wie Hamburger, belegte Brote, Bratwürste, Grillhähnchen, Pizzen, Crêpes, Fleischtaschen, Salate, Cola- und Limonadengetränke angeboten. Auffallend ist der Trend zu Salaten.

Der Umsatz aller Fast-Food-Betriebe erreicht etwa 40 % des gesamten Umsatzes der Restaurants. Zeitmangel wird als wichtigster Grund für den Verzehr von „Snacks" genannt. Weitere Ursachen sind die Entfernung zwischen Wohnung und Arbeitsplatz und weniger gemeinsame Mahlzeiten mit der Familie.

In Fast-Food-Restaurants sind hauptsächlich Jugendliche anzutreffen. Sie gehen in diese Restaurants, um schnell, preiswert und ungestört mit Freunden zu essen. Allerdings haben sie auch die Erfahrung gemacht, dass Fast Food oft nicht satt macht bzw. dass ein komplettes Menü teuer ist. Ahnen sie, dass Fast Food ungesund und die Verpackung/das Einweggeschirr eine unnötige Belastung für die Umwelt ist?

Fast Food ist ein Essen mit Tempo. Spätestens wenn der letzte Bissen im Mund verschwunden ist, setzt der Gast sich wieder in Bewegung. Das Sättigungsgefühl setzt aber erst nach einer Viertelstunde ein. Es ist nicht nur entscheidend, was man isst, sondern auch, wie man isst.

Fast Food wird von Jugendlichen häufig als Zwischenmahlzeit gegessen. Der Energiegehalt der Speisen entspricht jedoch meist dem einer Hauptmahlzeit. Fett- und Salzgehalt der Produkte sind oft sehr hoch, Vitamin-, Mineralstoff- und Ballaststoffgehalt dagegen niedrig. Eine regelmäßige bzw. ständige Einnahme von Fast Food führt zu Gesundheitsstörungen. Gelegentlich kann die „schnelle Mahlzeit" jedoch ohne Schaden verzehrt werden, sie darf aber nicht zur Gewohnheit werden.

Fast Food sollte nicht nur nach dem Nährwert beurteilt werden, auch ökologische und soziale Aspekte müssen in die Bewertung einbezogen werden.

Richtwerte für 15- bis 18-jährige Jugendliche

Mahlzeiten	Energie kJ	Kohlen- hydrate g	Fett g	Eiweiß g
Zwischen- mahlzeiten	1 000– 850	34–28	7– 9	8– 9
Mittag- essen	3 200– 2 600	103–83	26–21	23–28

Beachten Sie beim Verzehr:

► Alternativen zu den Fast-Food-Restaurants berücksichtigen, z.B. gemeinsames Picknick im Freien, Beisammensein mit selbst hergestellten Salaten.

► Das heute angebotene alternative Fast Food in Erwägung ziehen, z.B. Vollkornbrötchen anstelle von Soft-Brötchen, Salate, gebackene Kartoffeln anstelle von Pommes frites, Mineralwasser, Milch anstelle von Limonaden- und Cola-Getränken.

► Fast Food mit einem geringen Energie-, Fett- und Salzgehalt aussuchen, z.B. Rohkostsalat, vegetarische Alternativen oder Light-Versionen.

► Den geringen Ballaststoff-, Vitamin- und Mineralstoffgehalt von Fast Food z.B. durch den Verzehr von Salat/Gemüse, frischem Obst, Vollkorn- und Milchprodukten ausgleichen.

► Fast Food in Ruhe – nicht im Stehen – essen, nur so wird nicht „über den Hunger" gegessen.

► Fast Food mit aufwendiger Verpackung bzw. auf Einweggeschirr aufgrund der Umweltbelastung ablehnen.

► Fast-Food-Mahlzeiten durch Frühstück und Abendessen in der häuslichen Verpflegung ergänzen: Vollkornbrot, Obst, Gemüse, Milch und Milchprodukte.

► Für die Prägung der Essgewohnheiten von Kindern und Jugendlichen sollen Hauswirtschafter ein Vorbild sein.

Für Großküchen gelten folgende Hygieneregeln:

► In den Küchen ist das Rauchen verboten.

► Das Anbraten großer Fleischstücke für den darauffolgenden Tag ist grundsätzlich abzulehnen.

► Das Warmhalten von Speisen bei Temperaturen unter 65 °C ist zu vermeiden.

► Gegarte Speisen dürfen nicht mit der Hand angefasst werden!
Gleiches gilt für die Bereiche von Tellern, Tassen, Bestecken usw., die mit Lebensmitteln oder Getränken in Berührung kommen.

► Kühl gelagerte Speisen für den Warmverzehr sind vor der Ausgabe in allen Teilen für eine Zeitdauer von zehn Minuten auf mindestens 80 °C zu erhitzen.

► Gefrorene Speisen sollten spätestens vier bis sechs Stunden nach dem Auftauen zubereitet werden.

► Bei der Herstellung zusammengesetzter Speisen, z.B. Kartoffelsalat oder Nudelsalat, ist die gegarte Komponente, z.B. Kartoffeln, vor der Weiterverarbeitung zwischenzukühlen.

► Werden Suppen, Soßen, Eintöpfe u.Ä. ausgegeben, dürfen Reste aus einem Ausgabenbehälter nicht in das neue, noch volle Gefäß gegossen werden!

(Nach AID Großküchenhygiene)

Fast-Food-Produkte im Vergleich

Produkt	Portion g bzw. ml	Energie kJ/kcal je Portion	Kohlen-hydrate g	Ballast-stoffe g	Fette g	Eiweiß g	Kochsalz g	enthaltene Hauptallergene*
Hamburger	110	1 063/255	30	2	9	13	1,3	1, 6, 10, 11
Cheeseburger	120	1 264/300	30	2	13	16	1,7	1, 6, 7, 10, 11
Big Mäc	220	2 071/495	40	3	25	27	2,3	1, 3, 6, 7, 10, 11
Chicken McNuggets, 9 Stück	160	1 596/380	25	2	20	25	1,9	1, 3, 7, 9
Pommes frites mittel mit Ketchup	140	1 516/360	47	4	17	5	2,3	–
Garten Salat mit Balsamico-Dressing, fettreduziert	120	139/35	5	2	1	1	0,9	12
Apfeltasche	80	886/210	26	2	11	2	0,4	1
McSundae mit Karamellsoße	150	1 239/295	53	0	7	5	0,4	1, 7
Vanille Milchshake	500	1 810/430	72	1	11	11	0,7	1, 7
Coca-Cola groß	500	890/210	53	0	0	0	0	–
Apfelschorle groß	500	504/120	30	0	0	0	0	–

* Allergene: 1: glutenhaltiges Getreide; 3: Eier; 6: Soja; 7: Milch; 9: Sellerie; 10: Senf; 11: Sesamsamen; 12: Schwefeldioxid und Sulfite (Aus: Nährwerttabelle McDonald's)

HACCP-Konzept

Das HACCP-Konzept ist ein geeignetes Verfahren zur Qualitätssicherung. Es stellt ein Verfahren für die kritische Bewertung aller Produktionsschritte bezüglich mikrobiologischer, chemischer oder physikalischer Gefahren dar.

Hazard Analysis and Critical Control Points (HACCP) ist so zu übersetzen: Gefahrenanalyse und Überwachung kritischer Kontrollpunkte.

Hazard	=	Gesundheitsgefahr
Analysis	=	Analyse der Gefahr
Critical	=	kritisch für die Sicherheit
Control	=	Steuerung
Points	=	Abschnitt im Verfahren

Dieses Kontrollsystem wurde 1959 von der NASA erstellt, um weltraumgeeignete, hygienische Lebensmittel mit hundertprozentiger Sicherheit erzeugen zu können.

Vom Gesetzgeber sind Lebensmittel verarbeitende Betriebe, also z. B. Großküchen, laut EG-Verordnung Nr. 852/2004 über Lebensmittelhygiene ab dem 1. 1. 2006 dazu verpflichtet,
* ihr Personal zu schulen und zu überwachen,
* die Produktionsabläufe zu kontrollieren.

Der Vorgang ist lückenlos zu dokumentieren.

Das HACCP-Konzept soll nach folgendem Plan umgesetzt werden:

Stufe 1 – Gefahrenanalyse
Zunächst wird ein Flussdiagramm über den Herstellungsprozess vom Ausgangsmaterial bis zum Endprodukt erstellt.

Ist der Arbeitsablauf vollständig bekannt, wird er hinsichtlich möglicher hygienischer, gesundheitlicher Gefährdungen überprüft.

Beispiel: Herstellung von Milchshakes mit Obst in einem Seniorenheim

Schritte des Arbeitsablaufes
* Waschen, Putzen und evtl. Zerkleinern des Obstes
* Mixen von Milch und Obst
* Anrichten und Anbieten der Milchshakes

Wenn der Arbeitsablauf vollständig beschrieben ist, kann abgewogen werden, bei welchen Arbeitsschritten eine hygienische, gesundheitliche Gefährdung entstehen könnte.

Beispiel:
▶ Das Waschen, evtl. Aussortieren z. B. von Obst mit Schimmel, muss sorgfältig erfolgen, sonst kann eine hygienische, gesundheitliche Gefährdung entstehen. Kontrolle ist hier sicher notwendig (CP).

▶ Beim Anrichten und Anbieten der Milchshakes müssen diese gekühlt werden, bei unterlassener Kühlung – besonders über längere Zeit – kann es zu einer ernst zu nehmenden gesundheitlichen Gefährdung kommen (CCP).

Bei der Feststellung möglicher Risiken kann man also folgende Unterscheidung treffen:
▶ **K**ontroll**p**unkt (Abkürzung: **CP**) – hier handelt es sich um einen Gefahrenpunkt, bei sorgfältiger Arbeit ist jedoch keine weitere Kontrolle notwendig.

▶ **K**ritischer **K**ontroll**p**unkt (Abkürzung: **CCP**) – dies sind Stellen im Prozessablauf, von denen bei einem Verlust der Kontrolle eine gesundheitliche Gefährdung ausgehen kann. Kritische Kontrollpunkte müssen erkannt und ständig überwacht werden, außerdem muss die Kontrolle der kritischen Kontrollpunkte dokumentiert werden.

Als kritische Kontrollpunkte sollten nur die wirklich entscheidenden Gefahrenpunkte im Prozessablauf festgelegt werden.

Aber: Kritische Kontrollpunkte werden immer bei der Verarbeitung von rohen tierischen Lebensmitteln auftreten, z. B. Eier, Tatar oder Mett.

Stufe 2 – Auswahl und Festlegung der Lenkungspunkte – kritischen Kontrollpunkte
Es muss festgelegt werden, welche Lebensmittel bzw. Prozessstufen eine besondere Gefährdung – kritische Kontrollpunkte – CCP – darstellen. Bei einem Verlust der Kontrolle kann es hier zu einer gesundheitlichen Gefährdung kommen. Die kritischen Kontrollpunkte müssen deshalb gelenkt, besonders überwacht werden müssen.

Stufe 3 – Festlegung der Grenzwerte an Lenkungspunkten – kritischen Kontrollpunkten

Einige mögliche Verfahren zur Festlegung von Grenzwerten in der Gemeinschaftsverpflegung:
▶ Festlegung bestimmter Temperaturen, z. B. 5 Minuten eine Kerntemperatur über 70 °C oder Kühlung unter 15 °C, das Wachstum von Mikroorganismen wird verringert.

▶ Festlegung bestimmter Zeiten, z. B. Warmhaltezeiten bei der Essensausgabe nicht länger als 1 Stunde, Vitaminverluste werden verringert.

▶ Festlegung eines bestimmten Sauberkeitsstatus, z. B. Händewaschen nach der Toilettenbenutzung, Übertragung von Mikroorganismen wird verringert.

▶ Festlegung bestimmter sensorischer Merkmale, z. B. Geruch des Fischfilets.

Zurück zum Beispiel Milchshakes:
▶ **Auswahl des Verfahrens** zur Minderung des Risikos am kritischen Kontrollpunkt „Ausgabe der Milchshakes": Kühlung unter 15 °C.

Stufe 4 – Überwachung der Grenzwerte an den Lenkungspunkten – kritischen Kontrollpunkten
Gartemperaturen und Kühltemperaturen sind nun z. B. an den kritischen Kontrollpunkten regelmäßig zu überprüfen.

Zurück zum Beispiel Milchshakes:
▶ **Überprüfung des Verfahrens**: Kontrolle der Kühltemperatur.

Stufe 5 – Korrekturmaßnahmen

Das Kontrollsystem sollte regelmäßig überprüft werden:

▶ Sind die Schwachpunkte – kritischen Kontrollpunkte – wirklich erkannt?

▶ Schließen die Überprüfungsverfahren wirklich die hygienischen, gesundheitlichen Risiken aus?

▶ Haben sich die Bedingungen verändert, sind neue kritische Kontrollpunkte entstanden?

Stufe 6 – Veränderung der Überwachung

Werden jetzt zusätzliche Schwachstellen entdeckt, werden Änderungen im System bzw. die Überprüfung neuer kritischer Kontrollpunkte erforderlich, es ist sofort Abhilfe zu schaffen.

Stufe 7 – Dokumentation

Alle Anweisungen für den Produktionsablauf und die Überprüfung kritischer Kontrollpunkte sind zu dokumentieren, z. B.:

▶ Welcher kritische Kontrollpunkt wird überwacht? – Was?

▶ Wie wird überwacht? – Wie?

▶ Wie oft wird überwacht? – Wann?

▶ Wer überwacht (Verantwortlicher)? Durch wen?

Durch die Dokumentation kann die Durchführung der Risikochecks belegt und überprüft werden.

Zurück zum Beispiel Milchshakes:

▶ Die Temperatur soll alle 15 Minuten überprüft werden.

▶ Alle 15 Minuten ist also die gemessene Temperatur zu dokumentieren und von der Person, die die Messung durchgeführt hat, abzuzeichnen.

Da eine erfolgreiche Umsetzung des HACCP-Konzeptes nur mit einer Dokumentation möglich ist, ist diese nun verpflichtend. Hiermit ist die Beweisführung des Betriebes möglich, dass man alles getan hat, damit die Kunden nicht krank werden.

Die Dokumente müssen eine angemessene Zeit – empfehlenswert zwei Jahre – aufbewahrt. werden.

Die Dokumentation ist Pflicht in jedem Betrieb.

> **Die Durchführung des HACCP-Konzeptes ist notwendig, um hygienische, gesundheitliche Risiken in der Gemeinschaftsverpflegung zu senken.**
>
> **Voraussetzung für die erfolgreiche Durchführung des HACCP-Konzeptes sind auch Personal-, Raum- und Gerätehygiene.**
>
> **Eine regelmäßige Schulung des Personals ist unerlässlich.**

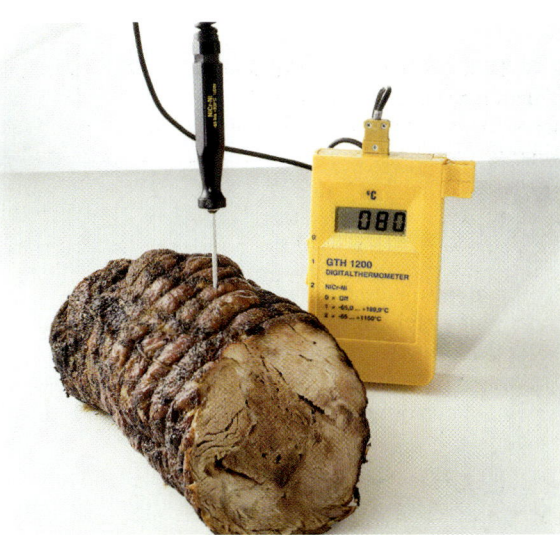

Kontrolle in der Gemeinschaftsverpflegung: Kerntemperaturmessung

HACCP-Konzept

1. Gefahrenanalyse
↓
2. Festlegung der Lenkungspunkte
↓
3. Festlegung der Grenzwerte
↓
4. Überwachung der Lenkungspunkte
↓
5. Korrekturmaßnahmen
↓
6. Veränderung der Überwachung
↓
7. Dokumentation

1. Erstellen Sie folgendes Ablaufschema für die Zubereitung von Brathähnchen.

CCP	Ablauf	Risiken
?	?	?

2. Erläutern Sie mögliche Gefahren bei der Zubereitung von Brathähnchen.

3. Erläutern Sie Verfahren zur Überprüfung der kritischen Kontrollpunkte bei der Zubereitung.

4. Erläutern Sie, wie das Händewaschen nach dem Toilettenbesuch kontrolliert und dokumentiert werden kann.

EG-Verordnung 852/2004 über Lebensmittelhygiene (Auszug)

Art.1 Geltungsbereich

(1) Diese Verordnung enthält allgemeine Lebensmittelhygienevorschriften für Lebensmittelunternehmer unter besonderer Berücksichtigung folgender Grundsätze:

a) Die Hauptverantwortung für die Sicherheit eines Lebensmittels liegt beim Lebensmittelunternehmer.

b) Die Sicherheit der Lebensmittel muss auf allen Stufen der Lebensmittelkette, einschließlich der Primärproduktion, gewährleistet sein.

c) Bei Lebensmitteln, die nicht ohne Bedenken bei Raumtemperatur gelagert werden können, insbesondere bei gefrorenen Lebensmitteln, darf die Kühlkette nicht unterbrochen werden.

d) Die Verantwortlichkeit der Lebensmittelunternehmer sollte durch die allgemeine Anwendung von auf den HACCP-Grundsätzen beruhenden Verfahren in Verbindung mit einer guten Hygienepraxis gestärkt werden.

e) Leitlinien für eine gute Verfahrenspraxis sind ein wertvolles Instrument, das Lebensmittelunternehmern auf allen Stufen der Lebensmittelkette hilft, die Vorschriften der Lebensmittelhygiene einzuhalten und die HACCP-Grundsätze anzuwenden.

f) Auf der Grundlage wissenschaftlicher Risikobewertungen sind mikrobiologische Kriterien und Temperaturkontrollerfordernisse festzulegen.

g) Es muss sichergestellt werden, dass eingeführte Lebensmittel mindestens denselben oder gleichwertigen Hygienenormen entsprechen wie in der Gemeinschaft hergestellte Lebensmittel.

Diese Verordnung gilt für alle Produktions-, Verarbeitungs- und Vertriebsstufen von Lebensmitteln und für Ausfuhren sowie unbeschadet spezifischerer Vorschriften für die Hygiene von Lebensmitteln.

(2) Diese Verordnung gilt nicht für

a) die Primärproduktion für den privaten häuslichen Gebrauch;

b) die häusliche Verarbeitung, Handhabung oder Lagerung von Lebensmitteln zum häuslichen privaten Verbrauch;

c) die direkte Abgabe kleiner Mengen von Primärerzeugnissen durch den Erzeuger an den Endverbraucher oder an lokale Einzelhandelsgeschäfte, die die Erzeugnisse unmittelbar an den Endverbraucher abgeben. ...

Art. 5 Gefahrenanalyse und kritische Kontrollpunkte

(1) Die Lebensmittelunternehmer haben ein oder mehrere ständige Verfahren, die auf den HACCP-Grundsätzen beruhen, einzurichten, durchzuführen und aufrechtzuerhalten.

(2) Die in Absatz 1 genannten HACCP-Grundsätze sind die Folgenden:

a) Ermittlung von Gefahren, die vermieden, ausgeschaltet oder auf ein akzeptables Maß reduziert werden müssen,

b) Bestimmung der kritischen Kontrollpunkte, auf der (den) Prozessstufe(n), auf der (denen) eine Kontrolle notwendig ist, um eine Gefahr zu vermeiden, auszuschalten oder auf ein akzeptables Maß zu reduzieren,

c) Festlegung von Grenzwerten für diese kritischen Kontrollpunkte, anhand deren im Hinblick auf die Vermeidung, Ausschaltung oder Reduzierung ermittelter Gefahren zwischen akzeptablen und nicht akzeptablen Werten unterschieden wird,

d) Festlegung und Durchführung effizienter Verfahren zur Überwachung der kritischen Kontrollpunkte,

e) Festlegung von Korrekturmaßnahmen für den Fall, dass die Überwachung zeigt, dass ein kritischer Kontrollpunkt nicht unter Kontrolle ist,

f) Festlegung von regelmäßig durchgeführten Verifizierungsverfahren, um festzustellen, ob den Vorschriften gemäß den Buchstaben a bis e entsprochen wird,

g) Erstellung von Dokumenten und Aufzeichnungen, die der Art und Größe des Lebensmittelunternehmens angemessen sind, um nachweisen zu können, dass den Vorschriften gemäß den Buchstaben a bis f entsprochen wird.

Wenn Veränderungen am Erzeugnis, am Herstellungsprozess oder in den Produktionsstufen vorgenommen werden, so überprüft der Lebensmittelunternehmer das Verfahren und passt es in der erforderlichen Weise an. ...

Anhang II Allgemeine Hygienevorschriften für alle Lebensmittelunternehmer (ausgenommen Unternehmen, für die Anhang I [Primärproduktion] gilt)

Kap. 1 Allgemeine Vorschriften für Betriebsstätten, in denen mit Lebensmitteln umgegangen wird (ausgenommen die Anlagen gemäß Kap. III [ortsveränderliche und/oder nichtständige Betriebsstätten (wie Verkaufszelte, Marktstände und mobile Verkaufsfahrzeuge), vorrangig als private Wohngebäude genutzte Betriebsstätten, in denen jedoch Lebensmittel regelmäßig für das Inverkehrbringen zubereitet werden, sowie Verkaufsautomaten])

1. Betriebsstätten, in denen mit Lebensmitteln umgegangen wird, müssen sauber und stets instand gehalten sein. ...

9. Soweit erforderlich, müssen angemessene Umkleideräume für das Personal vorhanden sein.

10. Reinigungs- und Desinfektionsmittel dürfen nicht in Bereichen gelagert werden, in denen mit Lebensmittel umgegangen wird. ...

Kap. IV Beförderung

1. Transportbehälter und/oder Container zur Beförderung von Lebensmitteln müssen sauber und instand gehalten werden, damit die Lebensmittel vor Kontamination geschützt sind, und müssen erforderlichenfalls so konzipiert und gebaut sein, dass eine angemessene Reinigung und/oder Desinfektion möglich ist. ...

Kap. VI Lebensmittelabfälle

1. Lebensmittelabfälle, ungenießbare Nebenerzeugnisse und andere Abfälle müssen so rasch wie möglich aus Räumen, in denen mit Lebensmitteln umgegangen wird, entfernt werden, damit eine Anhäufung dieser Abfälle vermieden wird. ...

Kap. VIII Persönliche Hygiene

1. Personen, die in einem Bereich arbeiten, in dem mit Lebensmitteln umgegangen wird, müssen ein hohes Maß an persönlicher Sauberkeit halten; sie müssen geeignete und saubere Arbeitskleidung und erforderlichenfalls Schutzkleidung tragen.

2. Personen, die an einer Krankheit leiden, die durch Lebensmittel übertragen werden kann, oder Träger einer solchen Krankheit sind, sowie Personen mit beispielsweise infizierten Wunden, Hautinfektionen oder -verletzungen oder Diarrhö ist der Umgang mit Lebensmitteln und das Betreten von Bereichen, in denen mit Lebensmitteln umgegangen wird, generell verboten, wenn die Möglichkeit einer direkten oder indirekten Kontamination besteht. Betroffene Personen, die in einem Lebensmittelunternehmen beschäftigt sind und mit Lebensmitteln in Berührung kommen können, haben dem Lebensmittelunternehmer Krankheiten und Symptome sowie, wenn möglich, deren Ursachen unverzüglich zu melden.

Kap. IX Vorschriften für Lebensmittel

1. ...

2. Rohstoffe und alle Zutaten, die in einem Lebensmittelunternehmen vorrätig gehalten werden, sind so zu lagern, dass gesundheits-

gefährdender Verderb verhindert wird und Schutz vor Kontamination gewährleistet ist.

3. Lebensmittel sind auf allen Stufen der Erzeugung, der Verarbeitung und des Vertriebs vor Kontaminationen zu schützen, die sie für den menschlichen Verzehr ungeeignet oder gesundheitsschädlich machen bzw. derart kontaminieren, dass ein Verzehr in diesem Zustand nicht zu erwarten wäre.

4. Es sind geeignete Verfahren zur Bekämpfung von Schädlingen vorzusehen. Auch sind geeignete Verfahren vorzusehen, um zu vermeiden, dass Haustiere Zugang zu den Räumen haben, in denen Lebensmittel zubereitet, behandelt oder gelagert werden ...

5. Rohstoffe, Zutaten, Zwischenerzeugnisse und Enderzeugnisse, die die Vermehrung pathogener Mikroorganismen oder die Bildung von Toxinen fördern können, dürfen nicht bei Temperaturen aufbewahrt werden, die einer Gesundheitsgefährdung Vorschub leisten könnten. Die Kühlkette darf nicht unterbrochen werden. ...

6. Soweit Lebensmittel kühl vorrätig gehalten oder serviert werden sollen, müssen sie nach ihrer Erhitzung oder, falls keine Erhitzung stattfindet, nach fertiger Zubereitung so schnell wie möglich auf eine Temperatur abgekühlt werden, die keinem Gesundheitsrisiko Vorschub leistet.

7. Gefrorene Lebensmittel sind so aufzutauen, dass das Risiko des Wachstums pathogener Mikroorganismen oder der Bildung von Toxinen in den Lebensmitteln auf ein Mindestmaß beschränkt wird. Sie müssen bei einer Temperatur auftauen, die keinem Gesundheitsrisiko Vorschub leistet. Sofern Tauflüssigkeit ein Gesundheitsrisiko darstellt, muss diese abfließen können. Aufgetaute Lebensmittel müssen so bearbeitet werden, dass das Risiko des Wachstums pathogener Mikroorganismen oder der Bildung von Toxinen auf ein Mindestmaß beschränkt wird. ...

Kap. XII Schulung

Lebensmittelunternehmer haben zu gewährleisten, dass

1. Betriebsangestellte, die mit Lebensmitteln umgehen, entsprechend ihrer Tätigkeit überwacht und in Fragen der Lebensmittelhygiene unterwiesen und/oder geschult werden;

2. die Personen, die für die Entwicklung und Anwendung des Verfahrens nach Artikel 5 Absatz 1 der vorliegenden Verordnung oder für die Umsetzung einschlägiger Leitfäden zuständig sind, in allen Fragen der Anwendung der HACCP-Grundsätze angemessen geschult werden ...

3.8 Gesprächsführung 237 ff.

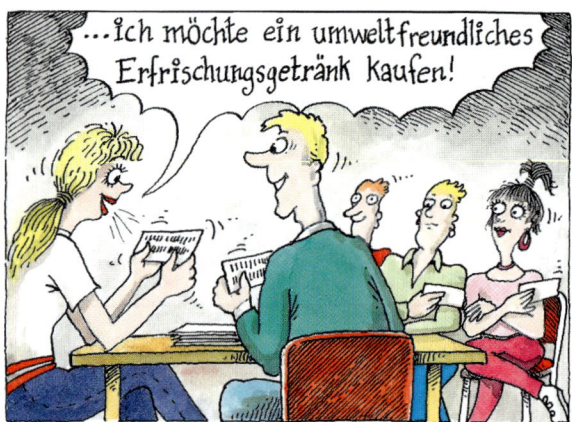

Das Rollenspiel „Beratung bei der Auswahl von Getränken" wird durchgeführt. Die Zuhörer verfolgen die Diskussion.

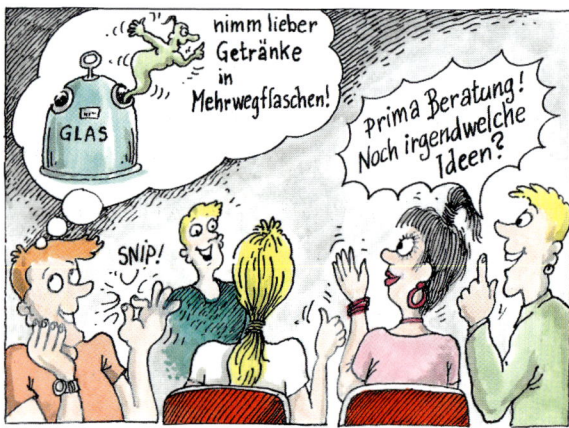

Das Rollenspiel wird noch einmal in der Klasse besprochen. Vielleicht gibt es noch andere Meinungen.

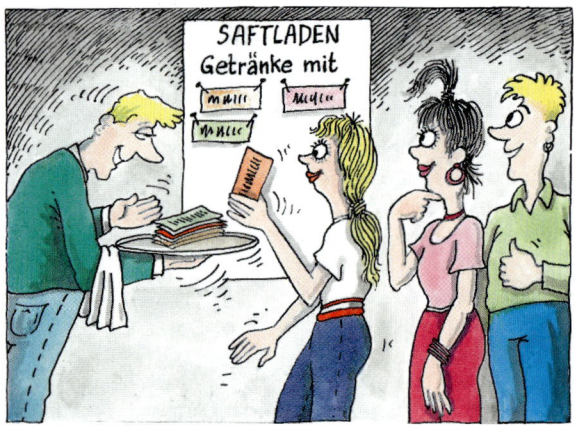

Das Ergebnis des Rollenspiels kann auf Plakaten dargestellt werden.

Die Getränkebar – Rollenspiel

1. Lesen Sie die Rollenkarten.
   Verteilen Sie die Rollenkarten.

2. Sammeln Sie Argumente
   für das Rollenspiel.
   ▶ Welche alkoholfreien
   Erfrischungsgetränke gibt es?
   ▶ Wie ist der Geschmack?
   ▶ Wie ist der Energie- und Nährstoffgehalt?
   ▶ Welches Verpackungsmaterial
   wurde verwendet?
   ▶ Was kostet das Getränk?
   ▶ usw.

3. Führen Sie evtl. Erkundungen
   in Geschäften durch.

4. Führen Sie das Rollenspiel durch.

Rollenkarten

Frau Meier: Gesundheit ist mir
besonders wichtig. Welches Getränk
empfehlen Sie mir?

Herr Müller: Ich bin Sportler.
Haben Sie auch ein geeignetes
Getränk für mich?

Sabine: Ich möchte
ein umweltfreundliches
Erfrischungsgetränk kaufen.

Peter: Ich mache Diät.
Ich möchte abnehmen und soll viel trinken.
Was empfehlen Sie?

Herr Schulze: Ich bin Diabetiker.
Haben Sie ein geeignetes
Getränk für mich?

**Außerdem benötigen wir
zwei Hauswirtschafterinnen,
die die Beratung übernehmen.**

Vegetarische Ernährung – Rollenspiel

Situation

Die Heimbewohner haben gewünscht:

Beim Mittagstisch soll immer zusätzlich ein vegetarisches Gericht angeboten werden.

Frau Obermeier, Hauswirtschaftsleiterin,

beantragt eine Diskussionsrunde.
Sie will über Erfahrungen anderer Heime
berichten.

Herr Löffel, der Hauswirtschafter,

hält die Forderung für nicht vertretbar.
Die Arbeitsbelastung des Personals wird
unnötig erhöht. Das bisherige Angebot
ist abwechslungsreich.

Sabine Feld, eine Heimbewohnerin,

fordert energisch vegetarische Speisen.
Geringe Abwandlungen der
bisherigen Gerichte ermöglichen ein
vegetarisches Angebot.

Jürgen Wald, ein Heimbewohner,

ist der gleichen Meinung wie
Sabine Feld. Er möchte sie in der
Diskussion unterstützen.

Frau Fischer, eine Lieferantin,

sieht den Absatz ihres Fleischangebotes
gefährdet. Sie ist der Meinung,
der Eiweißbedarf kann nicht durch
eine vegetarische Ernährung
gedeckt werden.

Herr Vogel, der Pflegeleiter,

begrüßt ein erweitertes Speiseangebot.
Er meint, durch das zusätzliche
vegetarische Gericht wird die Gesundheit
der Heimbewohner gefördert
und die Umwelt geschont.

Wir bereiten uns auf das Spiel vor

Die Rollen werden zunächst gelesen.

Wir sammeln in Gruppen Argumente für die einzelnen Personen.

Wir einigen uns, wer die einzelnen Personen spielt und wer die Gesprächsleitung übernimmt.

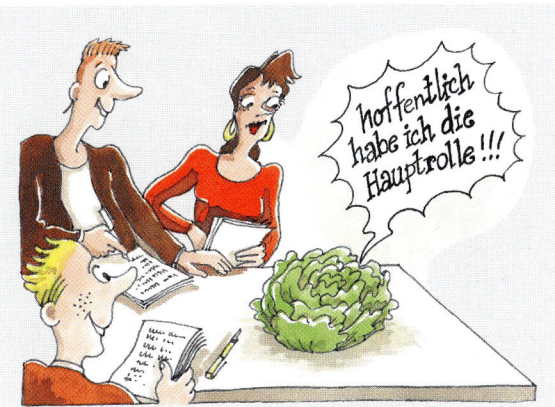

Wir spielen

Bitte beachten Sie folgende Spielregeln:

Lassen Sie die anderen Mitspieler ausreden.

Gehen Sie auf Beiträge anderer Mitspieler ein.

Untermauern Sie Ihre Beiträge mit Argumenten, Begründungen.

Die Zuschauer beobachten und machen sich Notizen.

Wir werten das Spielgeschehen aus

Die Zuschauer berichten über ihre Eindrücke:

- Verhalten der Spieler
- Aussagen der Spieler

Wir spielen noch einmal mit anderen Spielteilnehmern.

Ob es uns gelingt, die Hauswirtschaftsleiterin zu überzeugen?

Formulierungshilfen für eine konstruktive Kritik:

Ich möchte gern, dass …

Ich wünsche mir, dass …

Darf ich etwas vorschlagen …

Ich möchte Ihnen meine Ansicht …

Aus meiner Sicht stellt sich das etwas anders dar …

Vielleicht sollten Sie in Betracht ziehen …

Wenn Sie das sagen, muss ich mich einfach ärgern …

Also Ich-Botschaften geben!

Die Kritik soll meine Empfindungen zum Ausdruck bringen und nicht den anderen anklagen.

Die Kritik soll nicht verallgemeinern, sondern sich auf das Gesagte beziehen.

Diskussion

1. Bilden Sie Kleingruppen von
    vier bis sechs Personen.
    Schreiben Sie die Aussagen von Personen,
    die in Ihrer Einrichtung verpflegt werden,
    bzw. von Hauswirtschafterinnen auf Karten.

2. Legen Sie den Stapel mit Karten
    verdeckt auf den Tisch.
    Ein Gruppenmitglied nimmt eine Karte,
    liest den Text vor und legt die Karte dann
    offen in die Mitte des Tisches.

3. Alle Gruppenmitglieder
    äußern sich im Uhrzeigersinn
    zu dem Text.
    Jede Zustimmung oder Ablehnung muss
    kurz begründet werden.

4. Das nächste Gruppenmitglied –
    im Uhrzeigersinn – nimmt
    eine Karte auf.
    Es folgt wieder ein Rundgespräch.
    Dies geht so weiter, bis alle Karten
    behandelt worden sind.

5. Berichten Sie den Mitschülern
    aus den anderen Gruppen
    über Ihre Ergebnisse.

    Hinweis: Dies sind nur einige Anregungen.
    Sie können auch andere/weitere
    Karten schreiben.

Regeln für gutes Zuhören

Für jedes Gespräch ist ein gutes und gezieltes Zuhören von wesentlicher Bedeutung.

► **Stellen Sie sich auf Ihr Gegenüber ein!** Versetzen Sie sich in die Situation Ihres Gesprächspartners. Versuchen Sie, seine Aussagen nachzuvollziehen.

► **Nehmen Sie sich zurück, reden Sie nicht dazwischen**, lassen Sie den anderen ausreden.

► **Halten Sie Störungen fern!** Andere Unterhaltungen und Unaufmerksamkeit verhindern, dass Sie die Aussagen Ihres Gesprächspartners richtig aufnehmen können.

► **Fragen Sie nach!** Falls Sie nicht sicher sind, ob Sie den anderen richtig verstanden haben, fragen Sie z.B. folgendermaßen: Haben Sie das so gemeint? Die Fragen zeigen Interesse und Gesprächsbereitschaft. Es treten keine Missverständnisse auf.

► **Interpretieren und werten Sie nicht vorschnell!** Hören Sie genau zu, was der andere sagen möchte. Oft kommt die Erklärung für die Aussage erst im nächsten Satz. Seien Sie geduldig.

► **Lassen Sie sich nicht aus der Ruhe bringen!** Bleiben Sie gelassen und lassen Sie sich die Ansichten Ihres Gesprächspartners erklären.

Alles, was ich wirklich gern esse, macht dick.

Es gibt keine gesunden Lebensmittel, Schadstoffe sind überall drin.

Bei uns muss es schnell gehen, wir servieren nur Gemüse aus Konserven.

Pommes frites schmecken mir besser als Pellkartoffeln.

5 Portionen Obst oder Gemüse gehören zur täglichen Ernährung.

Obst, Gemüse und Vollkorn machen nicht satt.

Die Portionen hier sind viel zu groß, da vergeht mir der Appetit.

Essen ohne Fleisch schmeckt nicht.

Bananen aus Afrika sind besser als Äpfel aus Deutschland.

Bei der Klassenarbeit brauche ich Schokolade, die hebt meine Stimmung.

Bei uns gehört zum Sonntagsessen Fleisch.

Obst und Gemüse vom Biobauern können wir uns nicht leisten.

Das Gemüse muss bissfest sein, sonst schmeckt es mir nicht.

Sonderkommission Ernährung

Als Hauswirtschafterinnen oder Hauswirtschafter versorgen Sie nun täglich andere Menschen mit Speisen und Getränken. Sie kennen die Ernährungsbedürfnisse unterschiedlicher Personengruppen und wissen, wie Sie Speisen und Getränke qualitativ hochwertig zubereiten können. Sie sind nun Ernährungsfachleute, Ihnen kann keiner mehr etwas vormachen.

Sie bewerben sich bei der Ernährungskommission in der neuen Fernsehsendung mit G. J. und werden mit Ihrem Fachwissen sofort eingestellt. Nun gibt es für Sie viel Arbeit.

Für das Rollenspiel „Sonderkommission Ernährung" benötigen wir

▶ eine Sonderkommission Ernährung
   (vier Personen),

▶ Personen, deren Ernährungsverhalten von der Sonderkommission untersucht werden soll. Die Personen werden jeweils von drei anderen Mitschülern – Zeugen – unterstützt.

Einige mögliche Arten von Ernährungsverhalten finden Sie auf den Rollenkarten.

Die Sonderkommission Ernährung soll nun das Ernährungsverhalten der jeweiligen Personen herausfinden und Ratschläge für eine gesunde und umweltfreundliche Ernährung erteilen, die man auch genießen kann.

Die Sonderkommission überlegt sich zunächst, mit welchen Fragen sie das jeweilige Ernährungsverhalten des Mitschülers ermitteln kann.

Die zu untersuchenden Personen wählen mit ihren Mitschülern jeweils eine Rolle aus. Dann überlegen sie sich, wie sie ihr Ernährungsverhalten begründen und darstellen wollen.

Das Spiel beginnt:
Die Sonderkommission stellt Fragen, um das jeweilige Ernährungsverhalten des Mitschülers zu ermitteln. Sie weiß nicht, um welche Person – welches Ernährungsverhalten – es sich handelt.

Dann gilt es, Überzeugungsarbeit zu leisten –
▶ „Weißt du, es geht auch anders …".
▶ „Versuche es doch einmal …".
▶ „Ich möchte dir empfehlen …".

Nach dem Gespräch mit einem Mitschüler sollten Sie noch einmal gemeinsam überlegen:
▶ Wie ist das Gespräch verlaufen?
▶ Haben wir uns verständlich ausgedrückt?
▶ Konnten wir überzeugen?
▶ Gibt es weitere Argumente?
Selbstverständlich können Sie auch weitere Rollenkarten schreiben.

Rollenkarten

Gaby Paulsen geht ohne Frühstück
in die Schule. In der Pause gibt es
Schokoriegel und Cola.

Ole Müller mag kein Obst,
Fleisch in jeder Art gehört
aber für ihn immer dazu.

Silke Meier findet sich zu dick,
sie macht wieder einmal Diät.

Frau Hansen liebt die schnelle Suppe
aus der Dose oder Tüte,
kochen kann sie nicht.

Herr Koch ist ein Genießer.
Lachs aus Norwegen,
Spargel im Frühjahr und Herbst sind
seine Lieblingsspeisen.

Claudia Schüler findet die Speisen
alle zu fade, ohne eine Portion Salz
extra geht bei ihr gar nichts.

Markus Petersen hat Übergewicht,
er isst ?? und trinkt ??

Tanja Meister ist schwanger
und isst für zwei.

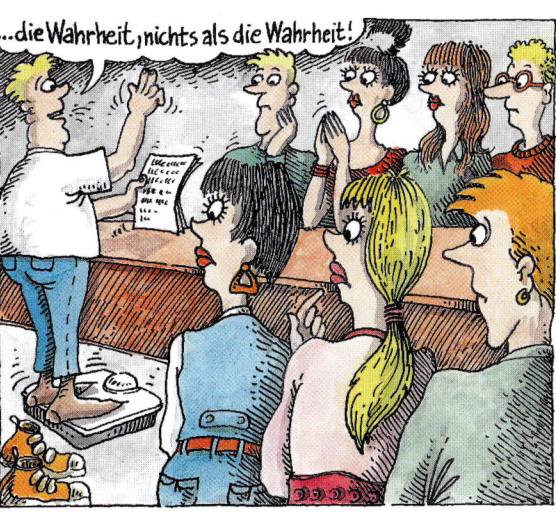

...die Wahrheit, nichts als die Wahrheit!

Personen zu unterschiedlichen Anlässen versorgen

Familienfeier – goldene Hochzeit – im Haus „Sonnenschein"

Herr und Frau Schulze, die im Haus „Sonnenschein" leben, feiern am Sonntag goldene Hochzeit. Die Tochter mit Mann und zwei Kindern werden anwesend sein.

Die Speisenfolge für das festliche Menü ist festzulegen.

Menükarten sind zu erstellen.

Ein Tisch für sechs Personen soll dem Anlass entsprechend eingedeckt werden.

Ole feiert seinen siebten Geburtstag auf dem Bauernhof

Ole hat zu seiner Geburtstagsfeier auf dem Urlaubsbauernhof sieben Freunde eingeladen.

Die Kinder sollen am Nachmittag und am Abend beköstigt werden.

Die entsprechenden Mahlzeiten sollen geplant, zubereitet und präsentiert werden.

Für den Nachmittag ist der Esstisch entsprechend einzudecken und zu dekorieren.

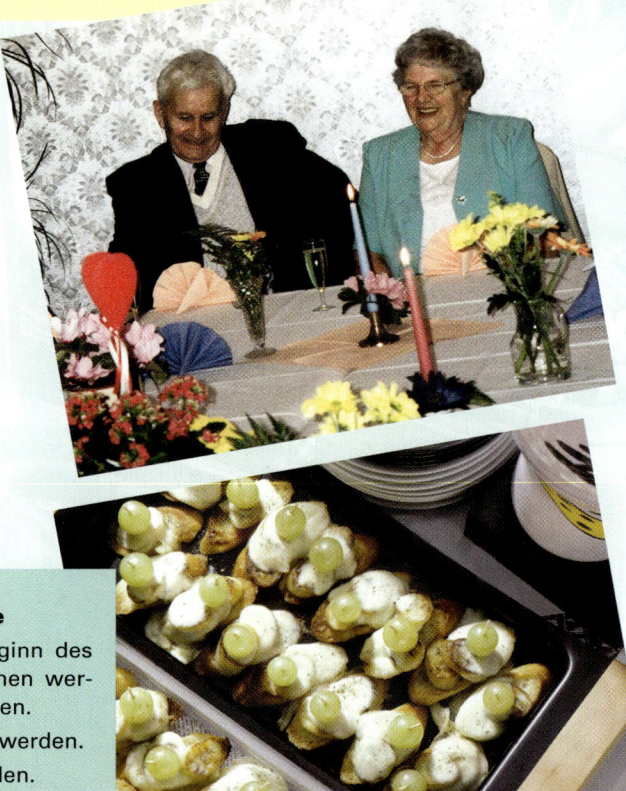

Informationstag in einer Kindertagesstätte

Vor den Sommerferien werden die Kinder, die zu Beginn des neuen Schuljahrs in die Kindertagesstätte aufgenommen werden, mit ihren Eltern zu einem Informationstag eingeladen.

Ein kindgerechtes vollwertiges Frühstück soll zubereitet werden.

Das Frühstück soll zur Selbstbedienung präsentiert werden.

Die Eltern sollen über das Versorgungsangebot in der Kindertagesstätte informiert werden.

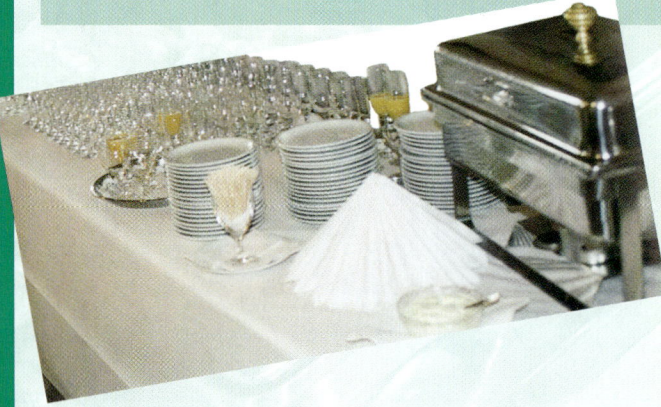

Eröffnungsfeier des Dienstleistungszentrums

Für die Eröffnungsfeier des Dienstleistungszentrums sollen Platten mit Appetitschnittchen und Getränke angeboten werden.

Das weitere Speisenangebot kann selbst zusammengestellt werden.

Das Speisenangebot soll als Büfett präsentiert werden und der Leiterin des Zentrums als Gastgeberin vorgestellt werden.

Die Teilnehmerzahl kann selbst bestimmt werden.

Geburtstagsfeier in der Behinderteneinrichtung „Drachensee"

Anlässlich des 50. Geburtstags von Frau Schulze, einer Bewohnerin der Behinderteneinrichtung „Drachensee", ist für die Wohngruppe von Frau Schulze ein Kuchenbüfett zu planen, zuzubereiten und verzehrfertig zu präsentieren.

In der Wohngruppe leben zehn Personen. Die Verwendung teilfertiger Produkte ist möglich.

Berechnen Sie die Materialkosten für das Kuchenbüfett.

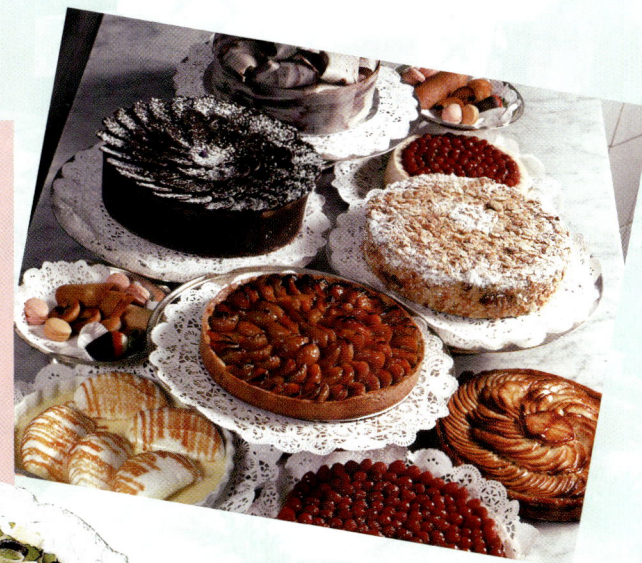

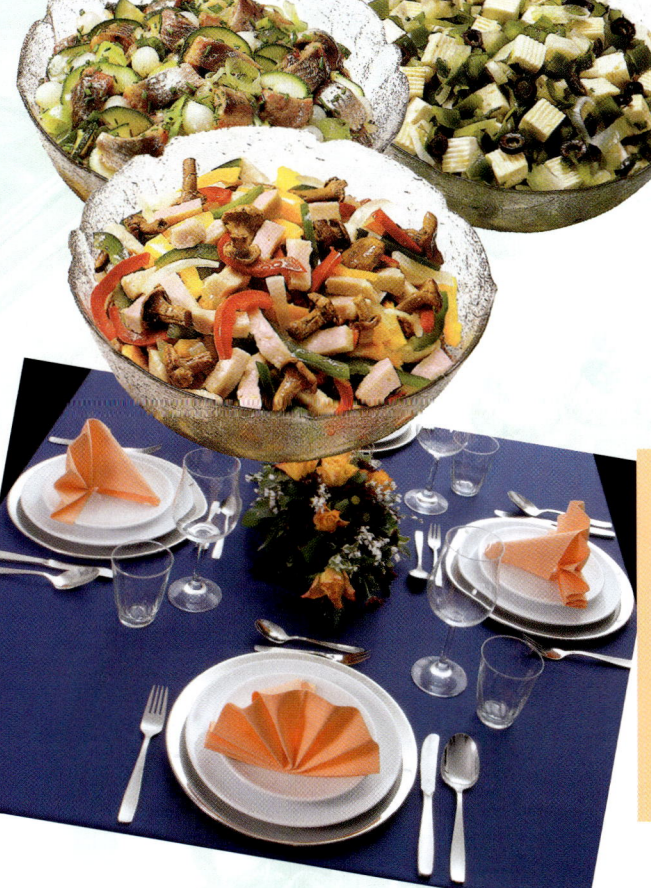

Aktionstag in der Luisenklinik

An einem Aktionstag in der Luisenklinik sollen die Angehörigen der Patienten über eine angemessene Ernährung bei Übergewicht informiert werden.

Ein Salatbüfett für 16 Personen ist zu planen, zu erstellen und zu präsentieren.

Die Angehörigen sollen über das saisonale Salat- und Gemüseangebot informiert werden.

Weihnachtsfeier in der Tagungsstätte „Martinshaus"

In der Tagungsstätte „Martinshaus" soll wie jedes Jahr eine Weihnachtsfeier für die Mitarbeiter vorbereitet und durchgeführt werden.

Aus Anlass der Weihnachtsfeier ist für 12 Personen ein festliches Weihnachtsmenü zu planen.

Die Tische sollen dem Anlass entsprechend eingedeckt werden.

Die angewandten Menüregeln sind zu erläutern.

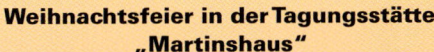

Brunchbüfett in dem Haus des Müttergenesungswerks

Für das Haus „Villa Hoheneck" des Müttergenesungswerks soll ein Brunchbüfett erstellt werden.

Ein Brunchbüfett für 20 Mütter und 10 Kinder ist zu planen.

Eine Information und Beratung hinsichtlich des Speisen- und Getränkeangebots ist durchzuführen.

4.1 Festliche Menüs

Ein Menü ist eine Speisenfolge von mindestens drei aufeinanderfolgenden Gängen, die in einer festgesetzten Reihenfolge verzehrt werden. Erst ab drei Gängen ist eine Mahlzeit ein Menü.

Ein erweitertes Menü besteht aus mehr als drei Gängen. Ein Gang ist dabei allein kein sättigendes Gericht.

Der Hauptgang ist im Menü der beherrschende Gang, die anderen Gänge werden nach ihm ausgerichtet.

Ein Gang kann kalt oder warm serviert werden. Kalte Gänge werden nur am Anfang als Vorspeise oder am Ende als Nachspeise serviert.

Zahl und Art der Gänge eines Menüs – Speisenfolge

▶ **Grundmenü:**   Vorspeise
Hauptgang
Dessert

▶ **Erweitertes Menü mit vier Gängen:**

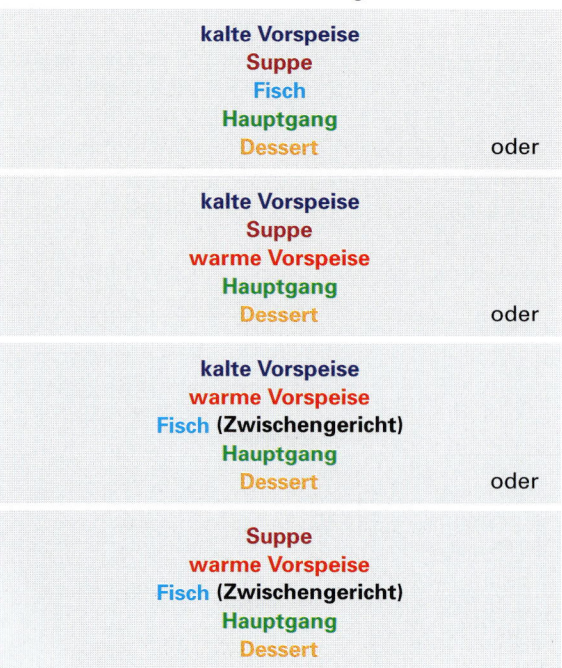

kalte Vorspeise
Suppe
Hauptgang
Dessert   oder

kalte Vorspeise
warme Vorspeise
Hauptgang
Dessert   oder

Suppe
warme Vorspeise
Hauptgang
Dessert

▶ **Erweitertes Menü mit fünf Gängen:**

kalte Vorspeise
Suppe
Fisch
Hauptgang
Dessert   oder

kalte Vorspeise
Suppe
warme Vorspeise
Hauptgang
Dessert   oder

kalte Vorspeise
warme Vorspeise
Fisch (Zwischengericht)
Hauptgang
Dessert   oder

Suppe
warme Vorspeise
Fisch (Zwischengericht)
Hauptgang
Dessert

Erweiterungsmöglichkeiten des Grundmenüs sind also im Wesentlichen:

eine **kalte Vorspeise**, die vor der Suppe gereicht wird, und eine **warme Vorspeise** und/oder ein **Fischgericht**, die nach der Suppe serviert werden.

Ein Festmenü mit sechs und mehr Gängen wird zu besonderen Festlichkeiten gereicht.

Das Wort Dessert steht für Süßspeise oder Käse.

Bei erweiterten Menüs wird zum Abschluss oft ein Mokka serviert.

Grundsätze für die Zusammenstellung eines Menüs

▶ Bevor ein Menü zusammengestellt wird, muss festgelegt werden, wie viel Gänge und welche Gänge das Menü haben soll.

▶ Bei der Zusammenstellung eines Menüs wird immer zuerst der Hauptgang festgelegt.

▶ Die Speisenfolge bestimmt den Umfang der einzelnen Gänge. Die Portionsmenge je Gang wird umso geringer, je mehr Gänge gereicht werden.

▶ Bei der Zusammenstellung der Speisen müssen Jahreszeit, z. B. bei der Salat- und Gemüseauswahl, und der Anlass der Feier berücksichtigt werden.

▶ Die Speisenfolge sollte geschmacklich und farblich aufeinander abgestimmt sein. Auf die vielfältigen Möglichkeiten von Form und Farbe sollte geachtet werden: „Das Auge isst mit."

▶ Lebensmittel und Zubereitungsart, wie Überbacken, Grillen und Frittieren, sollten sich möglichst nicht wiederholen, z. B. Blumenkohlsuppe und Blumenkohl als Beilage oder Zwiebelsuppe, überbacken, und überbackenes Gemüse.

▶ **Ausnahmen:** Kartoffeln können in einem Menü zweimal gereicht werden, die Zubereitungsart sollte dann aber verschieden sein. In der Spargelsaison darf Spargel zweimal gereicht werden, z. B. einmal als Suppe und einmal als Beilage. Ausgesprochene Fischessen oder Wildessen sollten mehrere Gänge Fisch oder Wild enthalten. Geschmacksrichtungen, Arten und Zubereitungsformen sollten allerdings abwechseln.

▶ Die Lebensmittel eines Gangs sollten unterschiedliche Farben haben. Ein Gang mit Blumenkohl, Kartoffelbrei und Kalbsgeschnetzeltem wirkt wenig appetitanregend.

▶ Die Lebensmittel eines Gangs sollen unterschiedliche Struktur haben, z. B. Fisch mit weicher Struktur und Rohkost mit fester Struktur.

▶ Innerhalb des Menüs sollte eine Steigerung vorhanden sein:
  • vom Leichten zum Schweren,
  • vom leicht Gewürzten zum Würzigen,
  • vom Pochierten zum Geschmorten,
  • vom Hellen zum Dunklen,
  • vom Einfachen zum Besonderen.

Kalte Vorspeise

Beginnt ein Menü mit einer kalten Vorspeise, so sollte diese appetitanregend sein und kalt und erfrischend serviert werden: z. B. Cocktails von Krustentieren oder gemischter Vorspeisenteller. Als Beilage werden z. B. Toast und Butter gereicht. Kalte Vorspeisen werden direkt auf dem Teller des Gastes angerichtet. Sie werden immer vor der Suppe gereicht.

Suppe

Ein Menü ohne eine kalte Vorspeise beginnt mit einer Suppe. Zur Suppe gibt es kein Getränk, es kann also zu diesem Zeitpunkt noch kein Trinkspruch – Toast – ausgesprochen werden, da die Gläser leer sind.

Bei einem großen Menü sollte nur eine klare Suppe serviert werden, da eine gebundene Suppe zu stark sättigt. Als Beilage können Brot, Käsestange oder Croûtons auf der Suppe serviert werden. Die Suppe wird in einer Suppentasse – 200 ml – angerichtet.

Warme Vorspeise

Eine warme Vorspeise wird immer nach der Suppe gereicht, niemals vor der kalten Vorspeise oder vor der Suppe.

Aber: Eine warme Vorspeise kann jedoch bei einem Drei-Gänge-Menü am Anfang serviert werden, wenn es keine kalte Vorspeise und keine Suppe gibt.

Warme Vorspeisen sind kleine Tellergerichte, z. B. Krustentiere in heller Soße mit einem Tupfer Püree als Beilage.

Hauptgang

Das Menü wird oft nach dem Hauptgang benannt, z. B. Spargelessen, Martinsgansessen, Jagdessen.

Der Hauptgang besteht meist aus Fleisch, dieses ist oft Namengeber; er wird deshalb auch Fleischgang genannt, z. B. Kalbssteak mit Prinzessbohnen.

Der Hauptgang ist der umfangreichste Gang. Er wird auf Platten und in Schüsseln angerichtet, präsentiert und vorgelegt. Er wird in allen Bestandteilen nachgelegt.

Der Hauptgang wird nur im schnellen „amerikanischen Service" wie die anderen Gänge auf dem Teller angerichtet.

Gemüse oder Blattsalate können in unterschiedlichen Sorten dazu angeboten werden.

Als Sättigungsbeilagen werden Kartoffeln, Reis oder Teigwaren serviert.

Käse

Käse kann in kleinen Portionen als Käseteller oder Käsebrett angerichtet werden. Weintrauben und Oliven sowie Brot können dazu gegeben werden.

Süßspeisen

Bei einem kleinen Menü sind die Portionen der Süßspeisen größer als bei einem großen Menü. Jede Art und Form ist möglich, vom Tellergericht bis zum Eisbecher. Ebenso vielfältig sind die Beilagen: Früchte, Soßen und Gebäck aller Art.

1. Beurteilen Sie die verschiedenen Menüvorschläge, vgl. unten.
2. Nennen Sie mögliche Anlässe für a) ein erweitertes Menü, b) ein festliches Menü.
3. Stellen Sie eine Speisenfolge für ein erweitertes Menü für 20 Personen mit 5 Gängen zusammen.
4. Beschreiben Sie das Anrichten und Servieren der Speisen.
5. Erstellen Sie eine Einkaufsliste und einen Arbeitsplan für die Zubereitung des Menüs.

Menü

Forellenfilet mit Sahnemeerrettich
***
Gemüsekraftbrühe
***
Rehrücken Baden-Baden
Pfifferlinge – Spätzle
***
Himbeerschaum
Mokka

Menü

Teufelsalat
***
Tomatensuppe
***
Frischer Stangenspargel mit Parmaschinken
***
Schwarzwaldbecher

Menü

Hummersuppe
***
Garnelencocktail
***
Gegrilltes Lachskotelett
Kartoffelgratin – Tomatensalat
***
Käseauswahl
***
Haselnuss-Halbgefrorenes

Herrichten von Tischen und Tafeln

Tafelformen

Bei besonderen Anlässen werden rechteckige und quadratische Tische zu unterschiedlichen Tafelformen zusammengeschoben.

Die Tafelform wird nach folgenden Aspekten ausgewählt:

► Anzahl der Gäste,

► Größe und Grundfläche des Raumes.

► Um die Tafel herum muss genügend freier Raum vorhanden sein, damit die Servicearbeiten während des Essens störungsfrei ausgeführt werden können.

Runde Tafel	**Lange Tafel**
6 bis 12 Personen	10 bis 16 Personen

Großer Block	**T-förmige Tafel**
12 bis 20 Personen	16 bis 26 Personen

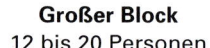

U-förmige Tafel	**E-förmige Tafel**
26 bis 40 Personen	40 bis 60 Personen

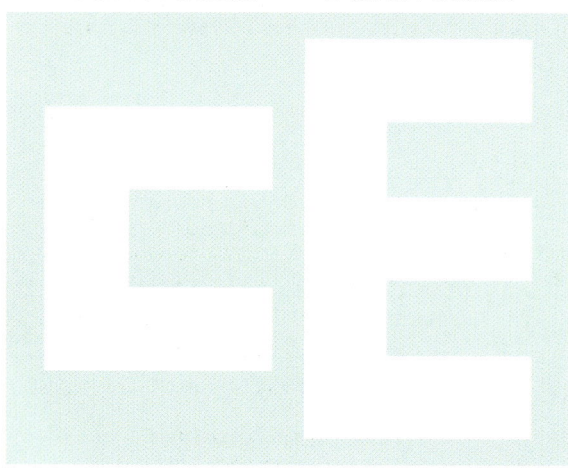

Tischwäsche

Unterlagen sind aus Molton hergestellt und an den Tischecken z. B. durch Bänder oder Klettverschlüsse befestigt.

Diese Unterlagen schützen die Tischplatte vor Hitze und Feuchtigkeit.

Außerdem liegt das Tischtuch rutschfest auf dem Tisch, und das Eindecken bzw. Servieren kann geräuscharm erfolgen.

Tisch- und Tafeltücher bestehen meist aus Halbleinen oder Leinen. Da Tischtücher dazu beitragen sollen, dass die Tischoberfläche sauber und gepflegt aussieht, müssen sie besonders sorgfältig aufgelegt werden, damit sie nicht verknittern.

Auflegen von Tischtüchern

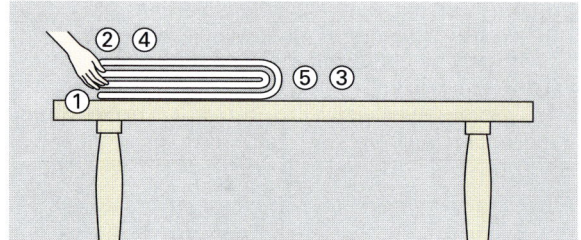

Das Tischtuch wird längs gefaltet auf den Tisch gelegt.

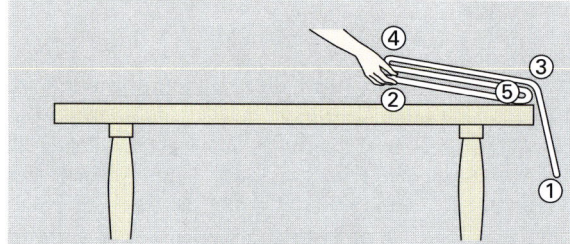

Die Webkanten liegen unten in Richtung der Person. Die Finger halten nun den Mittelbruch und die obere Webkante. Die untere Webkante liegt frei auf dem Tisch. Das Tischtuch wird jetzt angehoben und die frei liegende Webkante wird mit leichtem Schwung über die entgegengesetzte Tischkante gebracht.

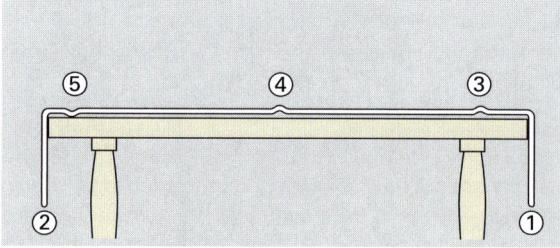

Die obere Webkante wird nun nach vorn über die vordere Tischkante gezogen.

Größere rechteckige Tafeltücher müssen durch zwei Personen aufgelegt werden. Sie werden vorsichtig auseinandergefaltet und auseinandergezogen.

Tischdekorationen

Diese werden dem Anlass entsprechend ausgewählt. Dabei sollten Arbeitsaufwand und Kosten berücksichtigt werden.

▶ **Tischkarten** sind notwendig, wenn die Gastgeber auf eine bestimmte Tischordnung Wert legen. Auf diese Weise kann man Gäste, die sich vermutlich gut miteinander unterhalten, nebeneinandersetzen.

▶ **Menükarten** informieren den Gast bei einem festlichen Menü über eine umfangreichere Speisenfolge, sodass er sich bei den einzelnen Gängen überlegen kann, wo er zugreifen oder sich zurückhalten möchte.

▶ **Kerzenleuchter** verleihen dem Raum eine stimmungsvolle Atmosphäre. Die Kerzen dürfen nicht zu lang sein, die Flamme kann sonst blenden und die Unterhaltung stören.

▶ **Blumen oder Pflanzen**, z.B. als Gesteck, Blumenband oder kleiner Strauß auf dem Tisch, eignen sich gut zur Dekoration.

▶ **Tischdecke, Tischläufer und -bänder** müssen farblich auf das Geschirr abgestimmt sein, z.B. Geschirr mit Muster auf einfarbiger Decke und umgekehrt. Tischläufer und Bänder werden über die gesamte Länge der Tafelmitte gelegt.

▶ **Die Servietten** sollten farblich zum Geschirr passen. Durch Farbe und Form tragen sie wesentlich zur Tischdekoration bei.

1. Machen Sie Vorschläge für eine passende Tischdekoration bei
   a) einer Nikolausfeier,
   b) einer Faschingsfeier,
   c) einem Kindergeburtstag.

2. Entwerfen Sie Tischkarten für
   a) einen 60. Geburtstag,
   b) eine goldene Hochzeit.

3. Gestalten Sie Menükarten für ein festliches Menü.

4. Sammeln und erproben Sie weitere Möglichkeiten für das Falten von Servietten.

5. Erläutern Sie die Bedeutung von Deckservietten.

▶ **Mitteldecken oder Deckservietten** haben meist eine Größe von 80 × 80 cm. Sie überdecken die Tischtücher diagonal, dadurch werden die Tischtücher geschont, bei Verschmutzungen müssen nur die Deckservietten und nicht die Tischtücher ausgewechselt werden. Durch Deckservietten können jedoch auch farbliche Effekte erreicht werden, z.B. wenn auf einer weißen Tischdecke eine grüne Deckserviette liegt.

Falten von Servietten – Spitz

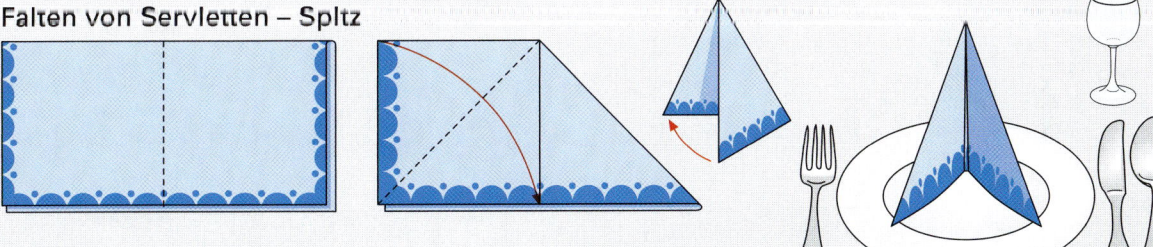

Serviette einmal aufklappen, offene Kante zeigt nach vorn.

Linke und rechte Serviettenecke zur Mitte der offenen Kante falten.

Das entstandene Dreieck in der Mitte zusammenfalten, aufstellen.

Mütze

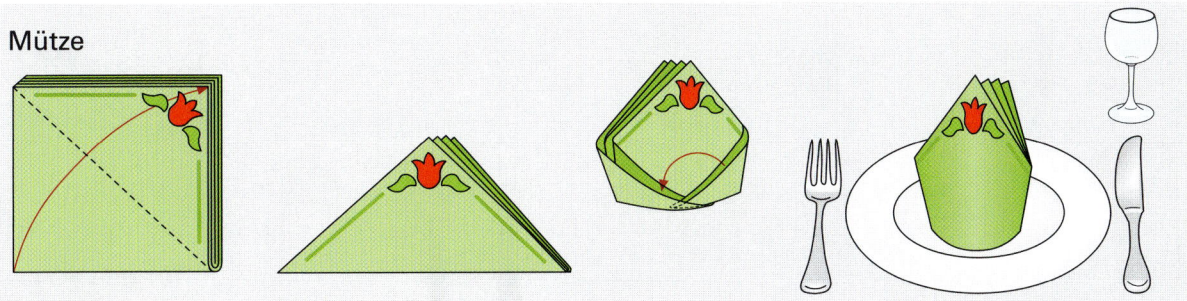

Ausgangsstellung

Untere geschlossene Ecke nach oben falten.

Beide Ecken hinten zusammenstecken.

Besteck

Zu dem Essbesteck gehören Messer, Gabeln und Löffel in unterschiedlichen Größen. Man unterscheidet großes Besteck, Mittelbesteck und kleines Besteck.

Die Größe des Besteckes richtet sich nach den Speisen bzw. nach der Größe des Tellers.

Verwendungszwecke für Bestecke

Großes Besteck
► **Messer und Gabel**
- für Hauptgerichte, die geschnitten werden müssen
► **Löffel und Gabel**
- für Spaghetti
- als Vorlegebesteck für Speisen, die mit zwei Besteckteilen genommen werden
► **Löffel**
- für Suppen aus tiefen Tellern
- als Vorlegebesteck, z.B. für Gemüse, Reis, Kartoffelpüree

Mittelbesteck
► **Messer und Gabel**
- für Vorspeisen und Zwischengerichte
- für ein erweitertes Frühstück mit Rührei usw.
- für Käse als Nachspeise
► **Messer**
- für ein einfaches Frühstück
- für Brot und Butter auf dem Beiteller
► **Löffel und Gabel**
- für Teigwarengerichte: Ravioli, Lasagne usw.
- für Desserts, die auf Tellern angerichtet werden
► **Löffel**
- für Suppe aus Suppentassen
- für Frühstückszerealien, z.B. Cornflakes, Müsli

Kleines Besteck
► **Löffel und Gabel**
- für Vorspeisen und Desserts in Gläsern oder Schalen, z.B. Cocktail, Obstsalat
► **Löffel**
- für cremige Desserts – ohne feste Bestandteile – aus Gläsern oder Schalen
- für Suppen aus sehr kleinen Spezialtassen

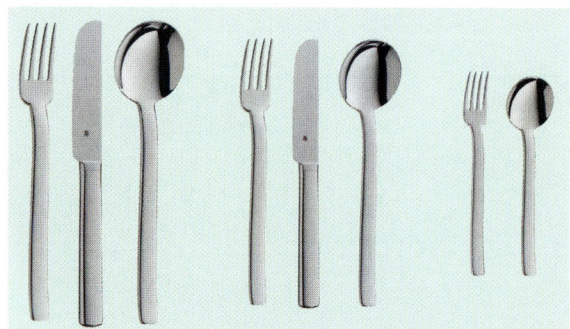

Großes Besteck　　**Mittelbesteck**　　**Kleines Besteck**

Spezialbesteck
► **Fischbesteck – Messer und Gabel** für leicht zerlegbare Fischgerichte
► **Eierlöffel** für das Frühstücksei in der Schale oder im Glas
► **Obstmesser und Obstgabel** für alle Obstarten

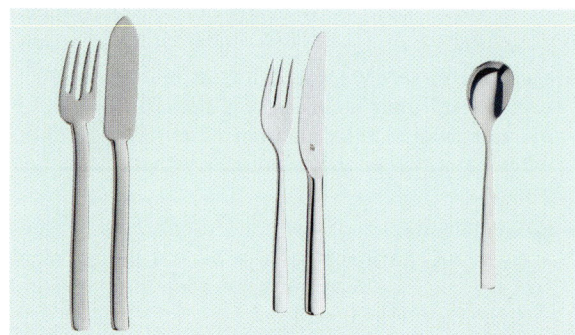

Fischbesteck　　**Obstmesser, -gabel**　　**Eierlöffel**

Vorlege- und Tranchierbesteck
► **Brotmesser** zum Schneiden von Brot
► **Salatbesteck:** gewölbte Gabel und Löffel zum Mischen und Portionieren von Salat
► **Spargelzange** zum Vorlegen von frischem Spargel
► **Suppenkelle** zum Ausgeben von Suppe aus einer Suppenterrine
► **Soßenlöffel** zum Nehmen der Soße
► **Tranchiermesser und -gabel** zum Zerlegen von Braten und Geflügel
► **Tortenheber und Gebäckzange** zum Anreichen von Torten und Gebäck

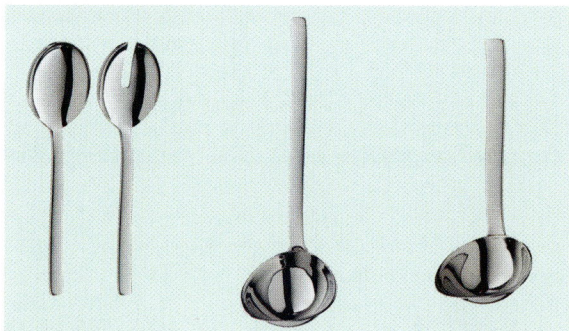

Salatbesteck　　**Suppenkelle**　　**Soßenlöffel**

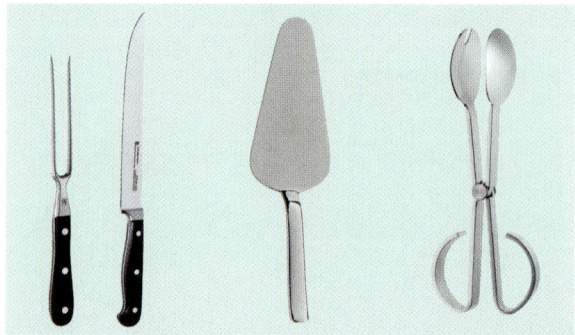

Tranchierbesteck　　**Tortenheber**　　**Gebäckzange**

1. Decken Sie einen Tisch für
   20 Personen für ein festliches Menü
   mit folgender Speisenfolge:
   a) kalte Vorspeise: Cocktail,
   b) Suppe,
   c) Zwischengericht: Fisch,
   d) Hauptgang,
   e) Dessert: Obst mit Weinschaum.

2. Ergänzen Sie die Gläser für die
   folgenden Getränke:
   a) Weißwein,
   b) Rotwein,
   c) Sekt.

3. Decken Sie einen Tisch für 30 Personen
   für ein englisches Frühstück.

Das Auflegen der Gedecke ist abhängig von der Mahlzeit und der Speisenfolge.

Arbeitsablauf beim Eindecken:

► Zuerst wird mit einer Serviette oder einem Platzteller der Gedeckplatz markiert – 60 cm Platz pro Person. Das Eindecken erfolgt im Uhrzeigersinn um den Tisch.

► Danach wird das Besteck eingedeckt:
  • großes Messer rechts und Gabel links für den Hauptgang, Gabel und Messer sind etwa 1 cm von der Tischkante entfernt.
  • Dann entsprechend dem Menüaufbau nacheinander Mittellöffel für die Suppe rechts, Mittelmesser rechts und Mittelgabel links für die kalte Vorspeise, die Gabel wird etwas nach oben geschoben. Für weitere Gänge muss das Besteck in der benötigten Reihenfolge eingefügt werden.
  • Es folgt das Besteck für das Dessert: Mittelgabel mit dem Griff nach links und Mittellöffel mit dem Griff nach rechts oberhalb des Gedeckplatzes.

► Der Brotteller wird als Letztes links vom Gedeck hingestellt. Ein Messer mit der Schneide nach links wird für Butter daraufgelegt.

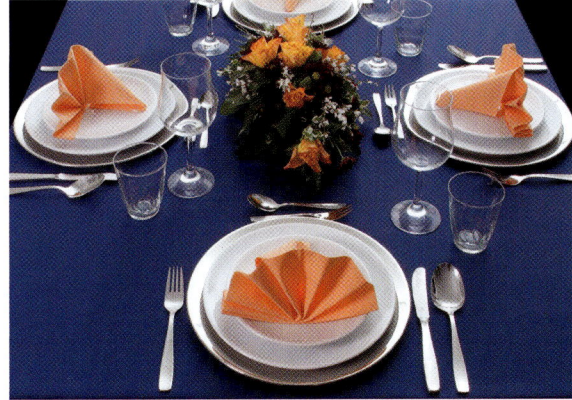

Festlich gedeckter Tisch

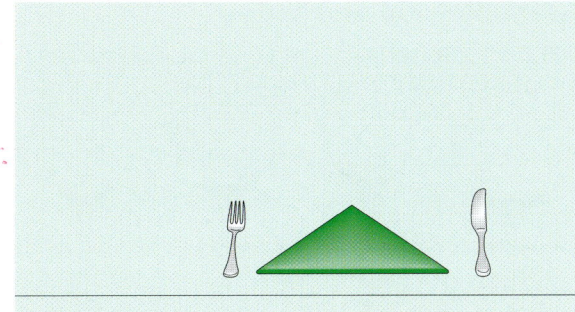

Grundgedeck

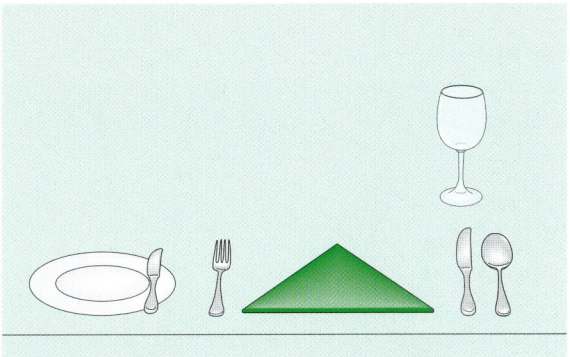

Hauptgang mit Suppe und Getränk und Brotteller

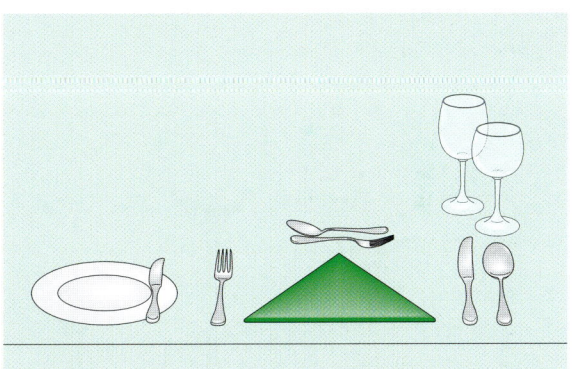

Hauptgang mit Suppe, Brotteller, Dessert und zweitem Glas

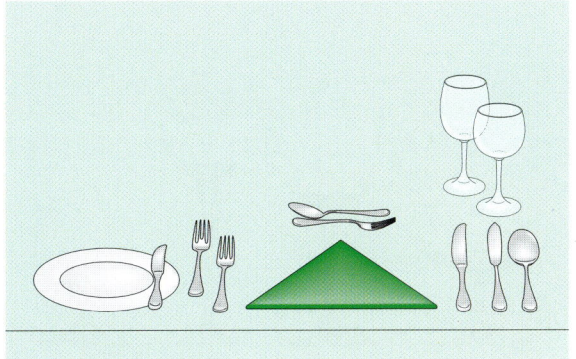

Festliches Menügedeck

Getränkewahl und Gläser

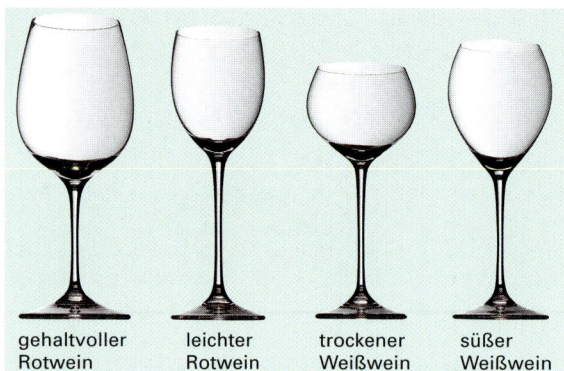

gehaltvoller Rotwein | leichter Rotwein | trockener Weißwein | süßer Weißwein

Weingläser

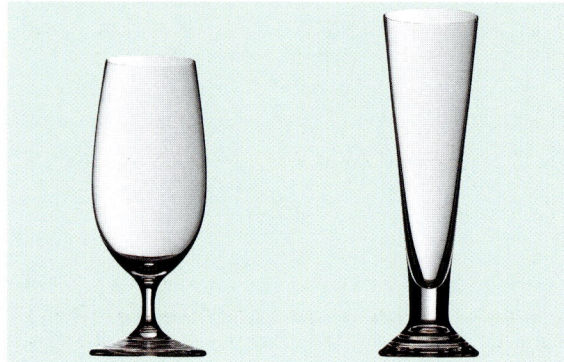

Biergläser

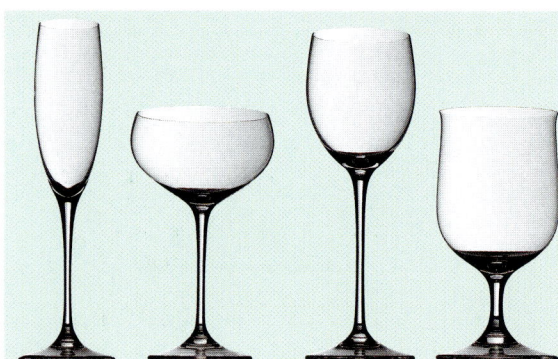

Sektgläser **Wassergläser**

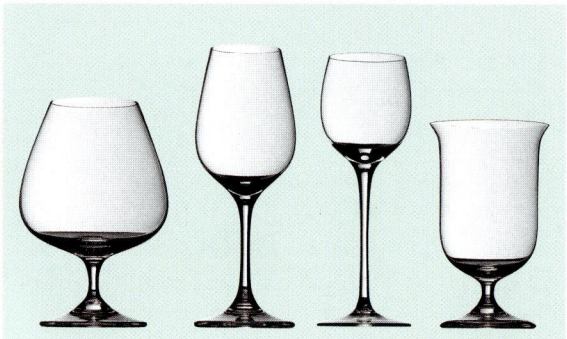

Weinbrand/Cognac Likör Whisky

Weinwahl beim festlichen Menü

▶ Die passende Weinart zum jeweiligen Gericht auswählen.

▶ Rote Weine zu dunklem roten Fleisch, vor allem wenn es gebraten und gut gewürzt ist.

▶ Weiße Weine zu hellem Fleisch und Fisch, vor allem, wenn es leicht und hell zubereitet ist.

▶ Roséwein bzw. Weißwein zu Geflügelgerichten.

▶ Herbe Weißweine zu Fischgerichten.

▶ Roséwein bzw. Weißherbst zu dunklem Fleisch, das hell zubereitet wurde.

Grundsätzlich gilt: Heller Wein wird immer vor dunklem Wein serviert: helle vor dunklen Weinen – weiße vor roten Weinen.

Beispiel: Wenn ein Fischgang mit Weißwein vorgesehen ist, kann zu der Vorspeise nur ein Weißwein serviert werden.

▶ Zu Käse kann es Rotwein geben.

▶ Zu Süßspeisen Wein mit Likörcharakter oder Sekt.

▶ Grundsätzlich wird zur Suppe kein Wein serviert.

Einsetzen der Weingläser

▶ Das Richtglas wird oberhalb des Messers für den Hauptgang gestellt.

▶ Danach wird das Glas zur kalten Vorspeise vor das Richtglas und das Glas zum Dessert hinter das Richtglas gestellt.

▶ Die Gläser können schräg in einer Reihe oder im Block angeordnet werden.

Servieren von Wein

▶ Dem „Besteller" einen Probeschluck einschenken.

▶ Wenn der Wein akzeptiert wurde, den übrigen Personen am Tisch Wein einschenken.

▶ Die Weingläser werden zur Hälfte gefüllt, damit sich das Bukett im Glas entfalten kann.

▶ Als Letztes dem „Besteller" das Glas füllen.

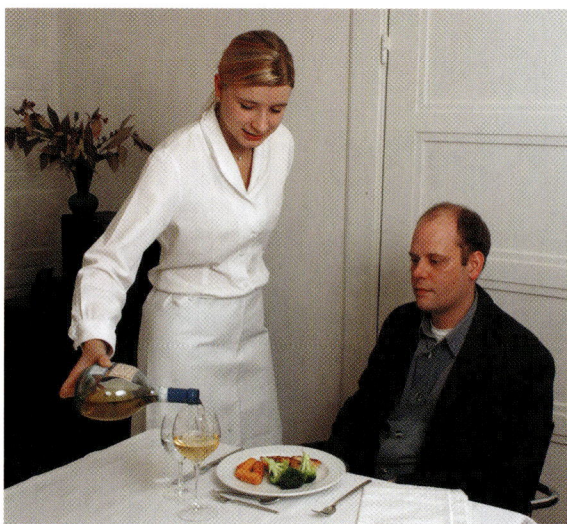

Einschenken von Wein

Wein

Unter Wein versteht man aus Traubenmost oder Trauben durch alkoholische Gärung gewonnene Getränke mit unterschiedlichem Alkoholgehalt. Entsprechend der Farbe des Weins unterscheidet man Weißwein aus hellen Trauben, Rotwein aus blauen Trauben und Roséwein sowie Weißherbst aus roten Trauben.

Zuckerzusätze oder Traubensaftkonzentratzusätze sind nur für einige Qualitätsstufen erlaubt.

Güteklassen bei deutschem Wein:

▶ **Tafelwein**

Der Mindestalkoholgehalt beträgt 8,5 % vol.

Die Trauben stammen aus vier Anbaugebieten: Rhein-Mosel, Bayern, Neckar, Oberrhein.

Eine Anreicherung mit Zucker ist erlaubt.

Das Anbaugebiet bzw. ein Untergebiet, z. B. Rhein oder Mosel oder Saar, muss auf dem Etikett angegeben werden.

▶ **Landwein**

Hierbei handelt es sich um einen Tafelwein gehobener Qualität. Die Trauben stammen aus einem der fünfzehn Anbaugebiete, z. B. bayerischer Bodenseelandwein oder Landwein der Mosel.

▶ **Qualitätswein**

Der Mindestalkoholgehalt beträgt 7 % vol.

Die Trauben stammen aus einem der elf Anbaugebiete, z. B. Rheingau oder Baden.

Eine Anreicherung mit Zucker ist erlaubt.

Das Anbaugebiet und die amtliche Prüfnummer müssen auf dem Etikett angegeben werden.

▶ **Qualitätswein mit Prädikat**

Der Mindestalkoholgehalt wird jedes Jahr durch Landesverordnungen festgelegt.

Die Trauben dürfen nur von einer Lage (bestimmtes Gebiet – Weinberg) stammen.

Zuckerzusatz ist verboten.

Als Prädikate gelten folgende Bezeichnungen:

Kabinett: Normallese

Spätlese: nur vollreife Trauben

Auslese: nur ausgelesene vollreife Trauben

Beerenauslese: edelfaule oder überreife Trauben

Trockenbeerenauslese: edelfaule, eingeschrumpfte Trauben

Eiswein: in gefrorenem Zustand geerntete und gekelterte Trauben

**Weinsiegel als Qualitätszeichen
der Deutschen Landwirtschafts-Gesellschaft (DLG)**

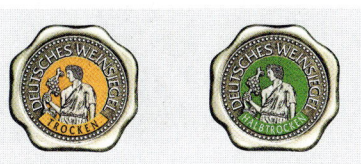 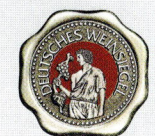

gelb – trocken   grün – halbtrocken   rot – lieblich

Bier

Bier ist ein alkoholisches, kohlensäurehaltiges Getränk, es besteht aus Getreiderohstoffen, Hopfen, Wasser und Hefe.

Brauvorgang

Der Brauvorgang gliedert sich in drei Abschnitte:

1. Mälzen – Malzbereitung

Bei der Malzzubereitung lässt man Gerste unter Wasserzusatz keimen. Hierbei wird die Stärke enzymatisch zu Maltose abgebaut. Danach lässt man das leicht verderbliche Grünmalz zu Darrmalz trocknen (Darren – Trocknen). Je nach der Endtemperatur entsteht:

* helles Malz – bis 80 °C – für helle Biere, z. B. Pils
* dunkles Malz – 105 °C – für dunkle Biere, z. B. Alt

Das geschrotete Darrmalz wird mit Wasser zur Maische gemischt und auf 65 bis 74 °C erhitzt. Danach werden die festen Bestandteile abgetrennt und Hopfen wird als Geschmackskomponente hinzugefügt.

2. Würzekochen

Die entstandene Würze wird nun zwei Stunden gekocht, bis der gewünschte Extraktgehalt, die Stammwürze, entstanden ist.

3. Gärprozess

Die Würze wird mit Hefen versetzt, die einen Teil des Zuckers in Ethanol und Kohlenstoffdioxid spalten. Je nach der verwendeten Hefeart unterscheidet man ober- und untergärige Biere.

	Untergärige Biere	Obergärige Biere
hergestellt aus	Gerstenmalz, Hopfen, Hefen und Wasser	Getreidemalz, Hopfen, Hefen und Wasser
Haupt-gärung	Temperatur: 5–10 °C Dauer: 7 Tage Hefen setzen sich am Boden des Bottichs ab	Temperatur: 12–20 °C Dauer 4–5 Tage Hefen steigen an die Oberfläche des Bieres, sie werden abgeschöpft
Nach-gärung	durchschnittlich 4 Wochen Haltbarkeit länger	kürzer Haltbarkeit kürzer

Biersorten (Beispiele)

Untergärige Vollbiere	Obergärige Vollbiere	Untergärige Starkbiere
Pils	Weizenbier	Bock
Export	Weißbier	Doppelbock
Hell	Kölsch	Lager
Dunkel	Düssel	
Lager	Alt	
Märzen		

Servieren eines festlichen Menüs

▶ Grundsätzlich sollten alle Essensteilnehmer möglichst gleichzeitig bedient werden.

▶ Bei kurzer Abwesenheit eines Essensteilnehmers darf erst serviert werden, wenn dieser zurückgekehrt ist.

▶ Hektik und Lärm sind beim Servieren zu vermeiden.

▶ Grundsätzlich ist beim Servieren die linke Hand die Tragehand und die rechte Hand die Arbeitshand.

▶ Beim Tragen eines Tellers wird dieser zwischen Daumen und Zeigefinger gehalten, die übrigen Finger unterstützen. Der Daumen darf nicht in den Teller hineinragen, er muss angewinkelt auf dem Tellerrand liegen.

Servieren von Speisen

Von rechts:

▶ Am Tisch wird der jeweilige Teller in die rechte Hand übernommen.

▶ Alle Menügänge – **Speisen auf Tellern** – werden von rechts eingesetzt und von rechts auch wieder ausgehoben.

▶ **Leere Teller** für den nächsten Menügang werden auch von rechts eingesetzt.

▶ Ausnahmen gibt es, wenn das Einsetzen von rechts z. B. aus räumlichen Gründen nicht möglich ist.

Von links:

▶ **Präsentieren und Vorlegen** von Speisen erfolgt von links. Bei Selbstbedienung kann der Gast sich so leicht mit der rechten Hand bedienen.

▶ Gedeckteile wie z. B. Salat, Kompott, Resteteller, Brot, die ihren Platz auf der linken Seite des Gastes haben, werden auch von links eingesetzt und abgeräumt.

▶ Nachlegen von Besteck erfolgt von links.

▶ Beim Vorlegen der Speisen wird die Platte auf der linken Hand gehalten und die rechte Hand fasst die Speisen mit dem Vorlegebesteck, um sie auf den Teller zu legen.

Bewegungsrichtung beim Servieren:

▶ Grundsätzlich **vorwärts gehen**.

▶ Beim Einsetzen von Menügängen von rechts erfolgt die Bedienung um frei stehende Tische jeweils im Uhrzeigersinn.

▶ Beim Präsentieren und Vorlegen von links bzw. bei der Selbstbedienung der Essensteilnehmer geht die servierende Person jeweils nach rechts weiter – also gegen den Uhrzeigersinn.

▶ Alle Speisen, die auf Platten oder Schüsseln angerichtet sind, werden von links vorgelegt oder von links zur Selbstbedienung angeboten.

▶ Beim Tellerservice werden höchstens drei Teller auf einmal getragen.

Servieren von Getränken

▶ Alle offenen Getränke werden in sauberen Gläsern auf einem Tablett mit einer Deckserviette getragen. Die Serviette verhindert das Rutschen der Gläser. Das Tablett wird mit der linken Hand getragen.

▶ Alle Getränke werden von rechts präsentiert, eingeschenkt oder eingesetzt und auch wieder von recht ausgehoben.

▶ Wird Bier aus Flaschen eingeschenkt, wird das Glas schräg gehalten.

▶ Wird Kaffee, Mokka oder Tee aus einer Kanne eingeschenkt, wird die Kaffeetasse von rechts genommen. Hinter dem Gast wird eingeschenkt, und danach wird die Tasse wieder eingesetzt.

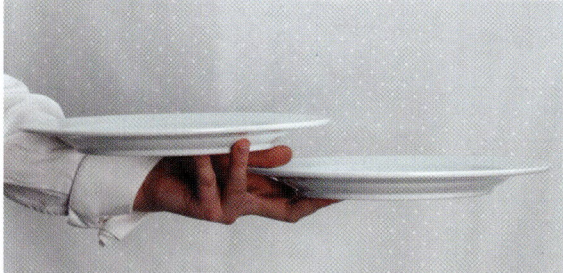

Tragen von zwei Tellern hintereinander

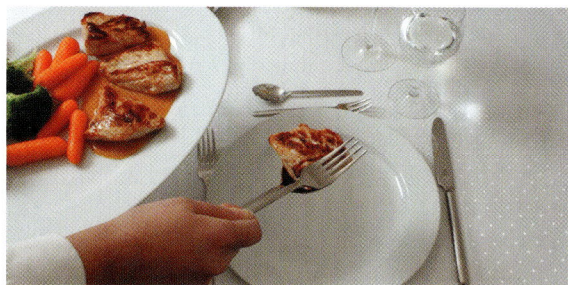

Vorlegen von Speisen

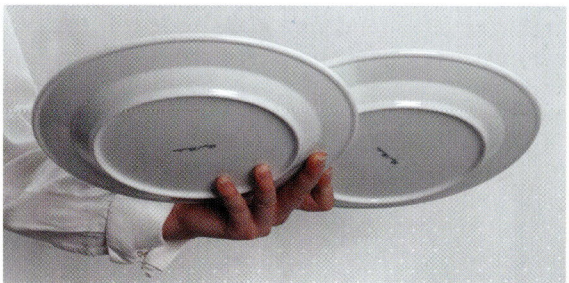

Tragen von zwei Tellern nebeneinander

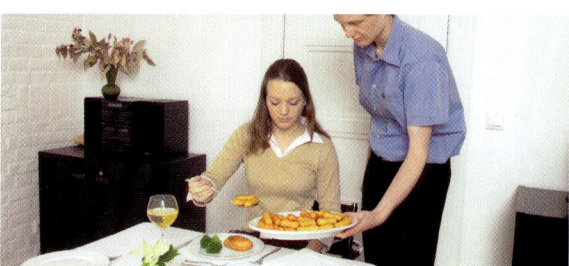

Anreichen von Speisen zur Selbstbedienung – Was kann der Hauswirtschafter hier besser machen?

Abservieren eines festlichen Menüs

▶ Abserviert wird, wenn alle Essensteilnehmer einen Gang beendet haben.

▶ Das Abservieren, Ausheben, geschieht immer von der rechten Seite des Essensteilnehmers. Die Person, die aushebt, bewegt sich dabei im Uhrzeigersinn von rechts nach links.

▶ Nach jedem Menügang ist der Tisch zu säubern und für den nächsten Gang vorzubereiten.

▶ Zuerst werden die Teller mit dem abgelegten Besteck von rechts abgeräumt.

▶ Beim **Ausheben der leeren Teller** wird der erste Teller mit der rechten Hand ausgehoben und dann von der linken Hand mit Daumen, Zeige- und Mittelfinger gehalten. Das Messer wird im rechten Winkel unter die Wölbung der Gabel geschoben. Die Gabel so ausrichten, dass sie am Griffende mit dem Daumen gehalten werden kann. Der erste Teller wird auch als Handteller bezeichnet.

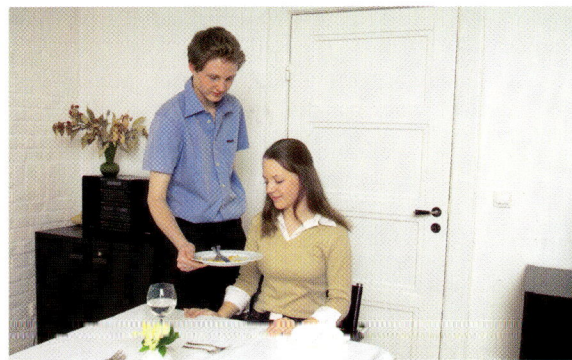

Ausheben eines Tellers

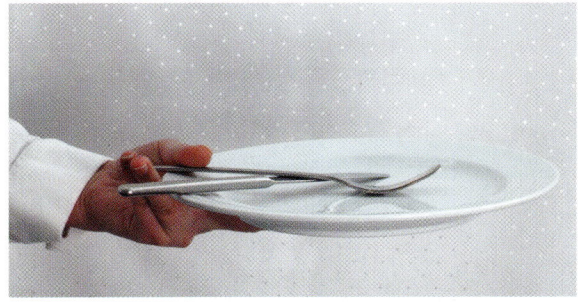

Tragen des ersten Tellers

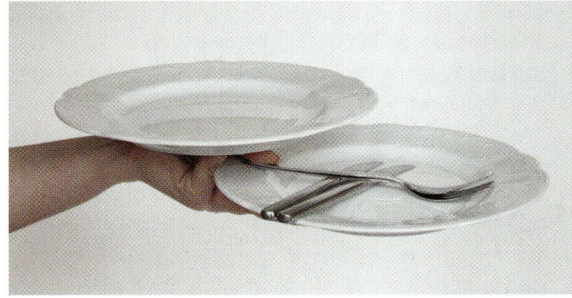

Tragen des zweiten Tellers

Danach wird der zweite Teller ausgehoben und auf den Ballen, den Ringfinger und den kleinen Finger der linken Hand gestellt. Das Besteck wird auf den unteren Teller gelegt – Gabel auf Gabel und das Messer daruntergeschoben. Der zweite Teller wird auch als Oberteller bezeichnet.

Weitere – bis zu zwei – Teller auf den Oberteller setzen.

▶ Danach werden Platten und Schüsseln abgeräumt.

▶ Suppengedecke, Gedecke für Vorspeisen, Dessert usw. können wie beim Einsetzen abgetragen werden. Nach Möglichkeit sollten sie jedoch schon beim Abdecken geordnet werden.

▶ Nach dem letzten Fleischgang werden auch Salz und sonstige Würzmittel abgeräumt, ebenso der Brotteller.

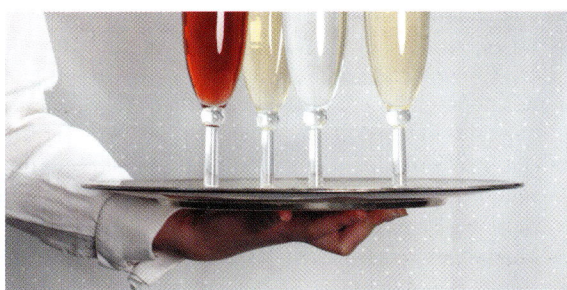

Tragen von Gläsern

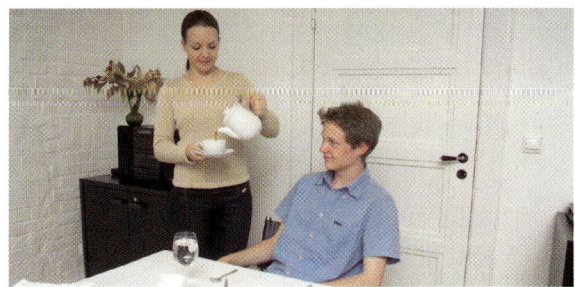

Eingießen von Kaffee am Tisch

1. *Erläutern Sie die Aufgabe der beiden Hände beim Tellerservice.*

2. *Beschreiben Sie das Servieren und Abservieren des folgenden Menüs:*
   - *Spargelcocktail mit Toast und Butter,*
   - *Samtsuppe von frischem Brokkoli,*
   - *Kalbsmedaillons mit Blattspinat und Kartoffelgratin,*
   - *Halbgefrorenes mit frischen Erdbeeren.*

3. *Informieren Sie sich über das Erstellen von Blumendekorationen für ein festliches Menü.*

4. *Erstellen Sie anlassbezogene Dekorationen für ein Ostermenü.*

4.2 Gestalten von Büfetts

Je nach Tageszeit und Anlass können unterschiedliche Büfetts aufgebaut werden.

Man unterscheidet kalte, warme und gemischte Büfetts, z. B.

- Frühstücksbüfetts,
- Brunchbüfetts,
- Lunchbüfetts,
- Salatbüfetts,
- Dessertbüfetts,
- Kuchenbüfetts.

Aufbau eines Büfetts

▶ Bei einem Büfett müssen zunächst die Teilnehmerzahl und die Art des Büfetts festgelegt werden.

▶ Bei mehr als 100 Personen empfiehlt es sich, mehrere Büfettblocks aufzubauen.

▶ Tische werden in Block- oder Hufeisenform aufgestellt, damit die Gäste von allen Seiten an das Büfett herankommen können und eine schnelle Ausgabe der Speisen gewährleistet ist.

▶ Die Tische werden mit Büfetttüchern und Büfettschürzen (Skirtings) eingedeckt.

▶ Blumengestecke und Kerzen können den festlichen Charakter eines Büfetts unterstreichen.

▶ Der Gast sollte von rechts nach links an dem Büfett vorbeigehen. Ganz rechts auf dem Tisch steht der Tellerstapel. Die natürliche Laufrichtung um ein Büfett erfolgt im Uhrzeigersinn.

▶ Ist der Platz auf dem Büfetttisch zu knapp, so können Teller, Gläser, Besteck und Servietten auch auf einem Nebentisch angeordnet werden.

▶ Beim Bereitstellen der Teller sollte darauf geachtet werden, dass die Anzahl der Teller doppelt so groß sein muss wie die zu erwartende Gästezahl.

▶ Speisen stehen links neben den Tellern. Die entsprechenden Vorlegebestecke liegen neben den Schüsseln bzw. auf den Platten. Die Griffe der Vorlegebestecke sind dem Gast zugewandt.

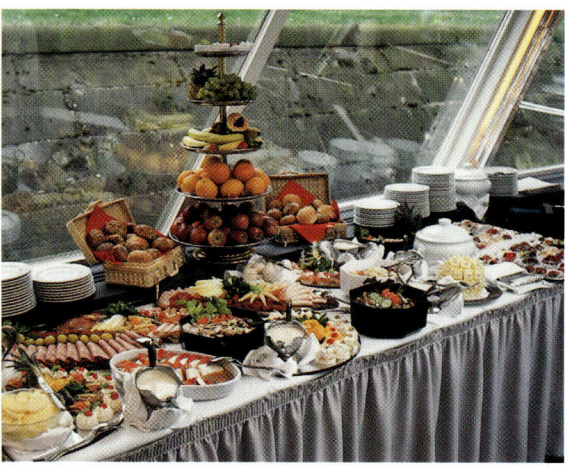

▶ Speisen sollen für die Gäste leicht erreichbar sein, daher die hinten stehenden Speisen evtl. erhöht anordnen.

▶ Verschiedene Brotsorten, das sortierte Besteck und die Servietten liegen links daneben.

▶ Nachspeisen, Käse, Kuchen und Obst stehen ganz links.

▶ Generell entspricht die Anordnung der Speisen auf dem Büfett der Menüfolge.

▶ Getränke und Gläser können auch auf einem Servierwagen oder einem Nebentisch stehen.

▶ Das gebrauchte Geschirr wird auf einem Seitentisch abgestellt.

▶ Eine hübsche Blumendekoration gibt einem Büfett eine besondere Note.

Gedeck für ein kalt-warmes Büfett

Der Umfang des Gedecks wird auf das Speisenangebot abgestimmt. Es sollten mindestens Besteck für Vorspeisen, Hauptgericht und Desserts sowie ein Brotteller mit aufgelegtem Messer für Butter vorhanden sein.

Als Getränke werden bei Büfetts neben Mineralwasser meistens zwei bis drei verschiedene Weine zur Wahl gereicht. Entsprechende Gläser müssen eingedeckt werden.

Bei einem Büfett ist meist eine aufgelockerte Tafelform, z. B. Einzeltische, beliebt.

Vorteile eines Büfetts

▶ Die Speisen und Getränke können in Ruhe vorbereitet werden. Es wird nicht so viel Personal benötigt, das Personal muss sich nicht um das Servieren bemühen.

▶ Eine größere Anzahl an Gerichten kann zur Auswahl bereitgestellt werden. Jeder Gast kann die Speisen nach seinem Geschmack und Appetit wählen.

▶ In kurzer Zeit kann eine relativ große Zahl von Gästen bewirtet werden. Die Zahl der Teilnehmer ist nicht genau festgelegt.

▶ Bei einem Büfett herrscht eine zwanglose Sitzordnung.

Vorsichtsmaßnahmen beim Büfett

▶ Damit es zu keinen Lebensmittelinfektionen kommt, müssen warme Gerichte auf dem Büfett bei mindestens 60 °C gehalten werden.

▶ Bei kalt zu verzehrenden Speisen ist darauf zu achten, dass sie kühl aufbewahrt werden und erst in der letzten Minute auf das Büfett gestellt werden, wo sie evtl. noch mit Eisstückchen gekühlt werden.

▶ Das Büfett sollte nicht länger als zwei bis drei Stunden der Raumtemperatur „ausgesetzt" werden.

▶ Warme und kalte Speisen sollten in kleineren Mengen angeboten und öfter nachgefüllt werden.

▶ Ein Spuckschutz ist empfehlenswert, vgl. S. 227.

Brunchbüfett

Brunch ist eine Mahlzeit, die Frühstück (breakfast) und Mittagessen (lunch) kombinieren soll.

▶ Die Veranstaltung beginnt meist gegen 10.00 Uhr und endet gegen 14.00 Uhr.

▶ Auf einem Brunchbüfett werden neben den üblichen Frühstücksspeisen und Getränken verschiedene kalte und warme Speisen angeboten.

▶ Zu diesen Erweiterungen gehören z. B. Rührei, kalte Fisch- und Fleischvorspeisen, Salate, Suppen, warme Braten mit passenden Beilagen und eine Dessertauswahl.

▶ Das Büfett beginnt auf der rechten Seite mit dem üblichen Frühstücksangebot: Brot und Brötchen, Konfitüre, Butter, Wurst- und Käseplatten. Hier steht auch der erste Tellerstapel.

▶ Es folgen die kalten Vorspeisen: Fisch- und Fleischplatten.

▶ Bei den nun folgenden warmen Gerichten werden vorgewärmte Teller bereitgehalten.

▶ Desserts und ein Käsebrett dürfen nicht fehlen.

▶ Die Dekoration und auch das Speisenangebot können durch einen besonderen Anlass bestimmt werden: z. B. Osterbrunch oder Familienbrunch.

Salatbüfett

Dies ist wohl das am häufigsten angebotene Büfett in der Gemeinschaftsverpflegung.

▶ Unterschiedliche frische Salate mit entsprechenden Dressings werden zur Selbstbedienung angeboten.

▶ Das Angebot der Salate sollte sich nach der Jahreszeit richten.

▶ Salatbesteck und Teller zum Auffüllen der Salate sollten hier ebenfalls bereitgestellt werden.

▶ Dressings und angemachte Salate sollten durch kleine Hinweisschilder benannt werden.

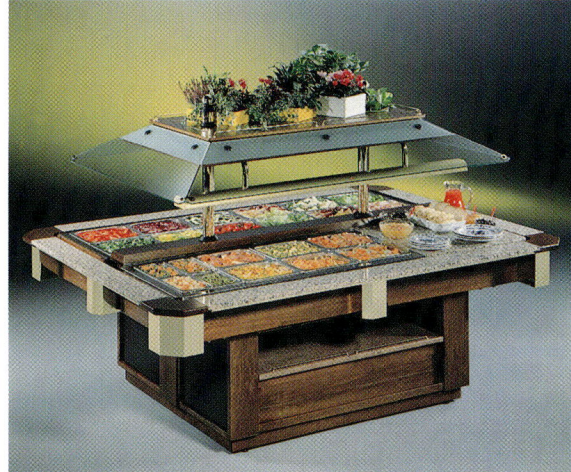

Salatbüfett mit Spuckschutz

Mögliche Speisen für ein Büfett

Kalte Vorspeisen
- Kanapees
- Forellenfilets, geräuchert
- kalte Fischstückchen
- Krabbencocktail
- Geflügelcocktail
- Schinkenröllchen
- Platten mit Lachsscheiben
- gefüllte Eier

Suppen
- Tomatencremesuppe
- Zwiebelsuppe

Warme Vorspeisen
- Pasteten
- kleine Toasts
- gefüllte Teigtaschen

Fleischgerichte
- Kurzgebratenes
- Hähnchenkeulen
- Platten mit kaltem Braten
- Aufschnittplatten
- Schinkenplatten

Salate
- Rohkostsalate
- Blattsalate
- Kartoffelsalat
- Nudelsalat
- Geflügelsalat
- Fleischsalat
- Waldorfsalat
- Dressings/Marinaden

Gemüse
- Sorten der Saison

Süßspeisen
- Obstsalat
- Cremes
- rote Grütze
- Quarkspeisen

Salzige Nachspeisen
- Käsebretter
- Käsecracker

Kaffee, Mokka

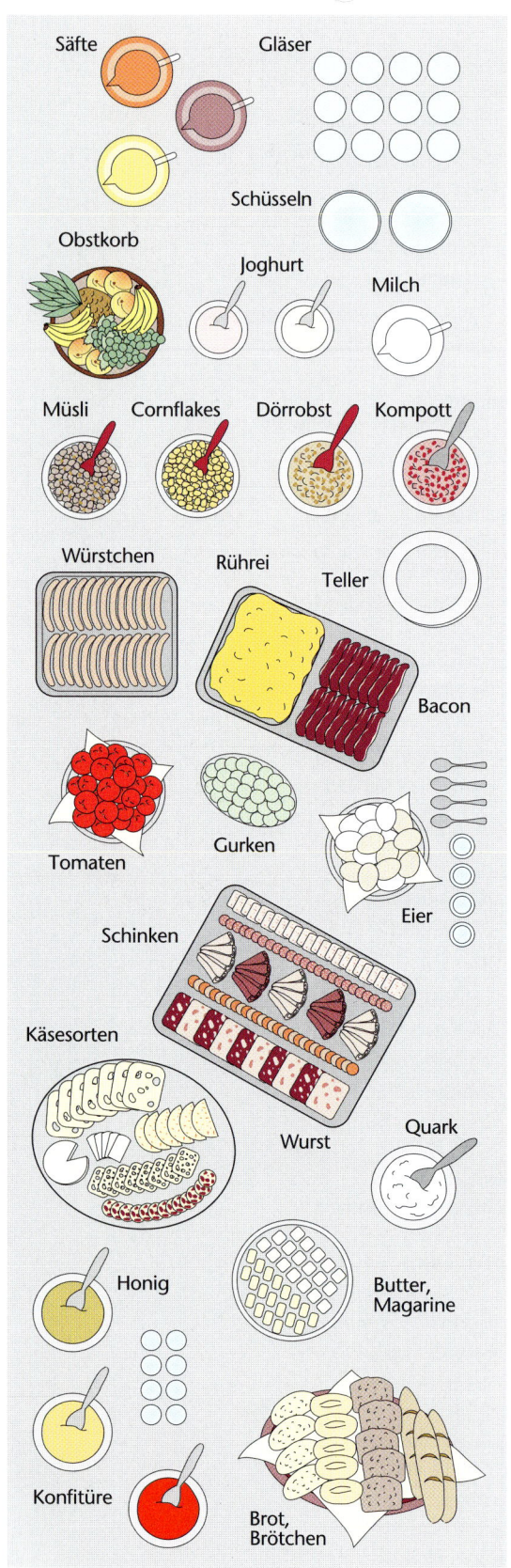

Säfte Gläser

Obstkorb

Schüsseln

Joghurt Milch

Müsli Cornflakes Dörrobst Kompott

Würstchen Rührei Teller

Bacon

Tomaten Gurken

Eier

Schinken

Käsesorten

Wurst Quark

Honig Butter, Magarine

Konfitüre Brot, Brötchen

→ = Laufrichtung der Gäste

Frühstücksbüfett

Das Frühstück wird im Betrieb meist zwischen 6.30 Uhr und 10.00 Uhr angeboten.

Um dem Gast eine große Auswahl und einen raschen Service zu bieten, wird heute immer öfter das Frühstücksbüfett angeboten.

Der Umfang des Frühstücksbüfetts richtet sich nach den Wünschen der Gäste bzw. nach dem Preis des Frühstücks. Der Aufbau kann dementsprechend sehr verschieden sein, das Bild links zeigt ein Beispiel für den Aufbau eines Frühstücksbüfetts.

Vorteile für den Betrieb:
Es wird nicht so viel Servicepersonal benötigt.
Das Servicepersonal

▶ bringt lediglich die heißen Getränke,

▶ übernimmt das Abservieren und Reinigen der Tische und evtl. das erneute Eindecken.

Das Personal muss außerdem das Büfett immer wieder auffüllen und dafür sorgen, dass es einen einwandfreien und appetitlichen Zustand bzw. Anblick bietet, auch noch für den letzten Frühstücksgast.

Nachteile für den Betrieb:
▶ erhöhter Geschirrbedarf, Besteckbedarf und Gläserbedarf,

▶ mehr Vorbereitungsarbeiten.

Speisen- und Getränkeangebot, z. B.
- Fruchtsäfte
- Müsli, Cornflakes
- Frischobst, Kompott, Dörrobst
- Milch
- Joghurt, Quark
- Eierspeisen: Rührei, gekochte Eier
- Würstchen, Bacon
- Schinken, Wurstsorten
- Käsesorten
- Gemüse: Tomaten, Gurken, Paprika
- Marmelade, Honig
- verschiedene Brotsorten, Brötchen
- Butter, Margarine
- Kaffee, Tee, Kräutertees, heiße Schokolade

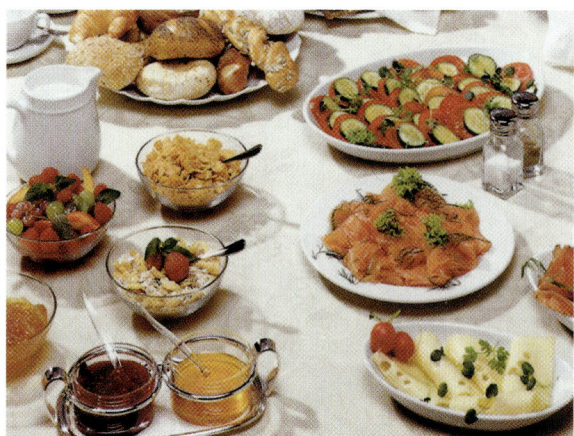

Anrichten von kalten Platten

▶ Die Platten sind aus Chromstahl, Glas oder Porzellan.

▶ Die Speisen bzw. Lebensmittel sollen gut gekühlt sein.

▶ Die Speisen bzw. Lebensmittel werden in einzelnen Gruppen angerichtet und sind optisch voneinander abgehoben.

▶ Platten vor dem Belegen einteilen. Beim Auflegen der Speisen bzw. Lebensmittel exakt und sauber arbeiten.

▶ Beim Anrichten ist auf Farbkontrast zu achten, z. B. sollen helles und dunkles Fleisch, Schinken und Wurst so angeordnet werden, dass nicht die gleichen Farben nebeneinanderliegen.

▶ Die Garnitur soll essbar sein und in Farbe und Geschmack zu den Speisen bzw. Lebensmitteln passen.

▶ Das Belegen der Plattenränder soll grundsätzlich vermieden werden, bei henkellosen Platten wird der Rand zum Tragen benutzt.

▶ Überladene Platten beeinträchtigen das Aussehen, lieber eine größere Platte verwenden.

▶ Weiche Wurstsorten werden mit einem Messer geschnitten, die Scheiben sollen mindestens 5 mm dick sein.

▶ Feste Wurstsorten werden mit der Aufschnittmaschine geschnitten. Die Scheiben haben eine Stärke von 1 bis 2 mm. Die Wursthülle wird vorher abgezogen.

▶ Würste mit kleinem Durchmesser werden schräg aufgeschnitten, damit die Scheiben eine größere Fläche haben.

▶ Bei gekochtem Schinken werden vor dem Aufschneiden die Schwarte und das Fett bis auf einen kleinen Rand abgeschnitten. Bei den angerichteten Schinkenscheiben liegt der Fettrand oben.

▶ Auch beim rohen Schinken werden Schwarte und Fettrand abgeschnitten. Die Scheiben haben eine Stärke von weniger als 1 mm.

▶ Käsescheiben haben eine Stärke von 2 mm.

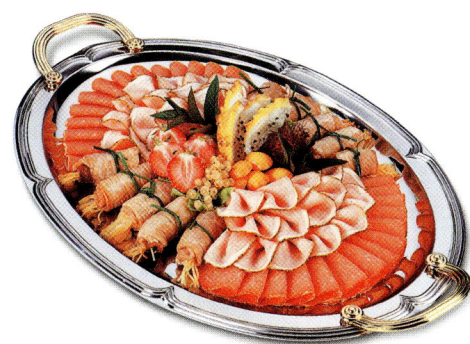

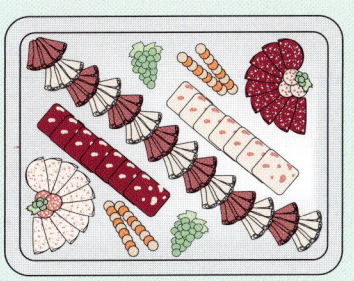

Anrichtevorschlag für eine rechteckige Platte

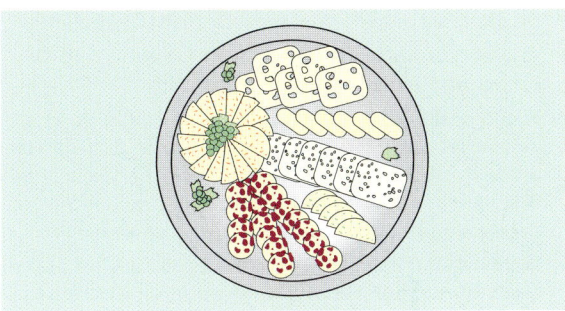

Anrichtevorschlag für eine runde Platte

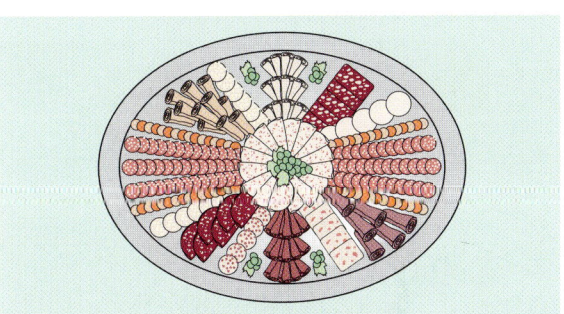

Anrichtevorschlag für eine ovale Platte

1. Stellen Sie ein Salatbüfett für 40 Personen zusammen:
   a) im Februar, b) im Juli.
   Pro Person rechnet man 50 bis 100 g.

2. Kalkulieren Sie jeweils die Kosten für das Salatbüfett.

3. Erstellen Sie einen Arbeitsplan für drei Personen für die Erstellung des Salatbüfetts.

4. Machen Sie Vorschläge für den Aufbau des Salatbüfetts.

5. Machen Sie Vorschläge für die Dekoration des Salatbüfetts.

6. Beraten Sie in einem Rollenspiel einen Gast an dem Salatbüfett.

Kuchenbüfett

Kuchenbüfetts werden, z.B. zu Familienfeiern oder Weihnachtsfeiern, zur Selbstbedienung angeboten.

▶ Bei Kuchenbüfetts werden unterschiedliche Obstkuchen, z.B. Pflaumenkuchen mit Hefeteig und Mürbeteig mit Pfirsichen belegt, Sahnekuchen, z.B. Schwarzwälder Kirschtorte, und trockene Kuchen aus Rührmasse sowie Kleingebäck angeboten.

▶ Die auf Platten angeordneten Torten und Kuchen müssen portioniert bzw. aufgeschnitten werden.

▶ Beim Anschneiden von Torten das Tortenmesser senkrecht in der Tortenmitte ansetzen und vorsichtig die einzelnen Tortenstücke zurechtschneiden.

▶ Auch beim Kuchenbüfett sollten Kühlung und Dauer des Angebotes beachtet werden.

▶ Für die Berechnung der Kosten für die Kuchenstücke ist die Größe entscheidend. Es gibt Tortenteller in der Größe 12, 14, 16, 18 Stück. Auch bei Blechkuchen lassen sich leicht entsprechende Vergrößerungen oder Verkleinerungen vornehmen.

▶ Die Kosten für einzelne Kuchen bzw. Torten können auch durch die Verwendung anderer Zutaten gesenkt werden, z.B. Margarine statt Butter oder Haselnüsse statt Mandeln.

1. Planen Sie ein Kuchenbüfett für 50 Personen.
   a) Treffen Sie eine Auswahl möglicher Torten, Kuchen und Kleingebäcke.
   b) Erstellen Sie einen Arbeitsablaufplan für drei Personen.
   c) Berechnen Sie die Kosten für das Kuchenbüfett.
   d) Machen Sie Vorschläge für den Aufbau des Kuchenbüfetts.
   e) Führen Sie eine Beratung am Kuchenbüfett durch.

2. Ermitteln Sie die Kosten für
   a) einen Blitzkuchen, vgl. S. 76.
   b) 1 Stück Blitzkuchen.

3. Suchen Sie Rezepte für Diabetikergebäck.

4. Vergleichen Sie die Preise für
   a) selbst hergestellte Kuchen, Torten,
   b) Fertigprodukte.

5. Planen Sie ein weihnachtliches Kuchenbüfett für Senioren. Begründen Sie Ihre Auswahl.

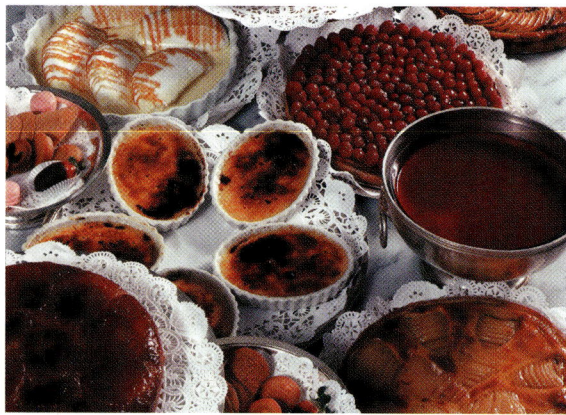

Kuchenbüfett

Gebäck mit Vollkorn

Jeder Kuchen, der mit weißem Mehl zubereitet wird, kann auch mit Vollkornmehl hergestellt werden.

Vollkornmehl benötigt jedoch aufgrund der Schalenanteile mehr Flüssigkeit und etwas mehr Zeit zum Quellen.

Der Geschmack von Vollkorngebäck ist kräftiger.

Vollkornmehl eignet sich besonders für Obstkuchen und Gebäck mit Nüssen.

Vollkornteige müssen gut durchgerührt oder geknetet werden.

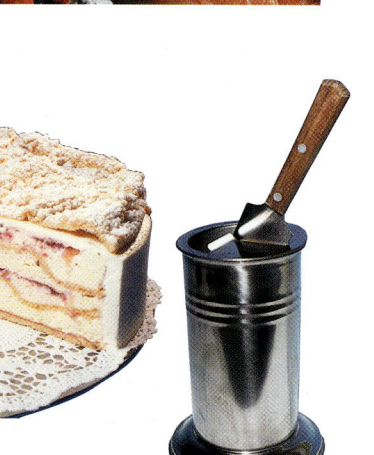

Schneiden von Torten

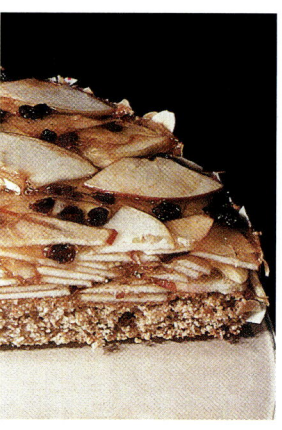
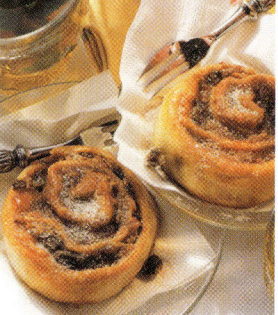

Vollkorngebäck

Kalkulation eines Büfetts

Die Kalkulation eines Büfetts ist schwierig, da der Gast die freie Wahl hat, was und wie viel er essen möchte. Der Gast wählt meist die teuersten und delikatesten Speisen aus. Es ist üblich, mehrmals an das Büfett zu gehen. Bei der Kalkulation muss dies berücksichtigt werden.

Bei einem Büfett muss so pro Person im Allgemeinen die doppelte Fleischmenge wie bei einem servierten Menü berücksichtigt werden, oft sogar noch mehr.

Auch die Kosten für die Garnitur sind bei einem Büfett höher als bei einem normalen Essen.

Will man den Preis für ein Büfett kalkulieren, müssen zunächst alle Lebensmittelmengen erfasst und dann berechnet werden.

Summarische Zuschlagskalkulation

Nach der Ermittlung der Materialkosten für die Lebensmittel erfolgt die anteilmäßige Hinzurechnung der übrigen Betriebskosten wie Löhne, Sozialabgaben, Miete oder Pacht, Abfallbeseitigung, Versicherungen, Steuer. Betriebskosten und Gewinn werden meist durch vorgegebene Prozentwerte hinzuaddiert.

Materialkosten
+ Betriebskosten, z. B. 55 %
= Selbstkosten
+ Gewinn, z. B. 22 %
+ 19 % Mehrwertsteuer
= Verkaufspreis

Beispiel für die Berechnung der Materialkosten:

Materialkosten für 2 Platten gefüllte Schinkenröllchen

Folgende Lebensmittelmengen werden für die zwei Platten Schinkenröllchen benötigt:

50 Scheiben roher Schinken à 30 g

1 l Schlagsahne

200 g Meerrettich

30 g Gelatine

Petersilie und Würzmittel

Außerdem müssen die Preise für 1 kg bzw. 1 l ermittelt werden. Aktuelle Preise beachten!

1 kg Schinken	9,50 €
1 l Schlagsahne	3,00 €
1 kg Meerrettich	5,25 €
1 kg Gelatine	9,75 €

Für Petersilie und Würzmittel soll eine Pauschalsumme von 3,00 € angesetzt werden.

Nun müssen die Kosten für die wirklich benötigten Mengen ermittelt werden.

Vielfache Menge

Beim rohen Schinken muss zunächst die wirklich benötigte Menge berechnet werden.

Schinken   30 g × 50 = 1500 g

Benötigt wird mehr als ein 1 kg, nämlich 1,500 kg roher Schinken.

Der Kilogrammpreis muss also mit 1,5 multipliziert werden.

$$9,50 € × 1,5 = 14,25 €$$

Die Kosten für den benötigten rohen Schinken betragen 14,25 €.

Gleiche Menge

Es wird 1 l Schlagsahne benötigt.

1 l Schlagsahne kostet 3,00 €.

Der Preis für die Schlagsahne kann also übernommen werden.

Teilmenge

Vom **Meerrettich** werden lediglich 0,200 kg (200 g) benötigt, also weniger als 1 kg.

Der Kilogrammpreis muss daher mit 0,2 multipliziert werden.

$$5,25 € × 0,2 = 1,05 €$$

Die Kosten für 200 g Meerrettich betragen 1,05 €.

Von der **Gelatine** werden lediglich 0,030 kg (30 g) benötigt, also ebenfalls weniger als 1 kg.

Der Kilogrammpreis muss also mit 0,03 multipliziert werden.

$$9,75 € × 0,03 = 0,2925 €$$

Diese Zahl muss selbstverständlich gerundet werden. Die Kosten für 30 g Gelatine betragen 0,29 €.

Addieren der Kosten

Nun müssen die Kosten für die Lebensmittelmengen addiert werden.

1,5 kg Schinken	14,25 €
1 l Schlagsahne	3,00 €
200 g Meerrettich	1,05 €
30 g Gelatine	0,29 €
Petersilie, Würzmittel	3,00 €
Summe	21,59 €

Die Materialkosten für die zwei Platten mit gefüllten Schinkenröllchen betragen also 21,59 €.

Entsprechend werden die Kosten für alle weiteren Speisenangebote auf dem Büfett ermittelt und schließlich addiert. So erhält man die Gesamtmaterialkosten für das Büfett.

Einzukaufende Rohware für 100 g essbaren Anteil

Gemüse	Putzverluste (Abfall)	einzukaufende Rohware
Artischocke	52%	208 g
Aubergine	17%	120 g
Bleichsellerie	37%	159 g
Blumenkohl	38%	161 g
Bohnen, grün	6%	106 g
Brokkoli	39%	164 g
Champignons	9%	110 g
Chicorée	11%	112 g
Chinakohl	21%	127 g
Dicke Bohnen	60%	250 g
Eisbergsalat	26%	135 g
Endivie	23%	130 g
Erbsen, grün	60%	250 g
Feldsalat	3%	103 g
Fenchel	7%	108 g
Grünkohl	49%	196 g
Kartoffeln	20%	125 g
Kohlrabi	34%	152 g
Kopfsalat	32%	142 g
Kürbis	30%	143 g
Maiskolben	64%	278 g
Mangold	19%	123 g
Möhre, Karotte	17%	120 g
Paprikaschote	23%	130 g
Petersilie, Blatt	40%	167 g
Pfifferlinge	39%	164 g
Porree, Lauch	42%	172 g
Radieschen	37%	159 g
Rhabarber	22%	128 g
Rosenkohl	22%	128 g
Rote Bete	22%	128 g
Rotkohl	22%	128 g
Salatgurke	26%	135 g
Schnittlauch	kein Abfall	100 g
Schwarzwurzel	24%	132 g
Sellerie, Knolle	27%	137 g
Spargel	26%	135 g
Spinat	15%	118 g
Steinpilze	20%	125 g
Tomate	4%	104 g
Weißkohl	22%	128 g
Wirsingkohl	28%	139 g
Zucchini	13%	115 g
Zwiebel	8%	109 g

Einzukaufende Rohware für 100 g essbaren Anteil

Obst	Putzverluste (Abfall)	einzukaufende Rohware
Ananas	46%	185 g
Apfel	8%	109 g
Apfelsine	28%	139 g
Aprikosen	9%	110 g
Avocado	25%	133 g
Bananen	33%	149 g
Birnen	7%	108 g
Brombeeren	kein Abfall	100 g
Erdbeeren	3%	103 g
Feigen	kein Abfall	100 g
Granatapfel	44%	179 g
Grapefruit	34%	152 g
Heidelbeeren	3%	103 g
Himbeeren	kein Abfall	100 g
Honigmelone	37%	159 g
Johannisbeeren	2%	102 g
Kaki	13%	115 g
Kaktusfeige	45%	182 g
Kirschen	12%	114 g
Kiwi	15%	118 g
Litschi	37%	159 g
Mandarinen	32%	142 g
Mango	33%	149 g
Mirabellen	6%	106 g
Papaya	28%	139 g
Pfirsich	8%	109 g
Pflaumen	15%	118 g
Preiselbeeren	6%	106 g
Quitten	16%	119 g
Renekloden	4%	104 g
Stachelbeeren	2%	102 g
Wassermelone	55%	223 g
Weintrauben	4%	104 g
Zitronen	36%	156 g

Nüsse	Putzverluste (Abfall)	einzukaufende Rohware
Erdnüsse	30%	143 g
Haselnüsse	58%	238 g
Kokosnuss	27%	137 g
Mandeln	49%	196 g
Maronen	20%	125 g
Paranüsse	51%	204 g
Walnüsse	57%	233 g

Berechnung der Putzverluste/ des Abfalls

Bei der Verarbeitung von 3 kg Hering zu Heringsfilets entstehen 0,900 kg Abfall.

Wie viel Prozent der Heringe gehen bei der Zubereitung als Abfall verloren?

$$3{,}0 \text{ kg} \mathrel{\widehat{=}} 100\,\%$$
$$0{,}9 \text{ kg} \mathrel{\widehat{=}} \quad x\,\%$$
$$x = \frac{0{,}9 \text{ kg} \times 100\,\%}{3{,}0 \text{ kg}} = 90 : 3 = 30\,\%$$

Bei der Zubereitung der Heringsfilets entstehen 30 % Abfall.

---

1. Bei der Verarbeitung einer 5 kg schweren Gans entsteht 1 kg Knochenabfälle. Wie viel Prozent Knochenabfälle entstehen bei der Verarbeitung der Gans?

2. Bei einem Kotelettstrang mit einem Gewicht von 2 kg entstehen 380 g Knochenabfälle. Wie viel Prozent Knochenabfälle entstehen?

3. Beim Putzen von 12 kg Rosenkohl entstehen 2,640 kg Abfall. Wie hoch sind die Putzverluste?

Mengenberechnung

Wie viel Rohware muss eingekauft werden?

Bei Ananas betragen die Putzverluste 46 %.

Von 100 g Ananas bleiben also nach dem Putzen noch 54 g übrig.

Wie viel g Ananas benötigen Sie für 25 Personen, wenn jede Person 125 g erhalten soll?

$$54 \text{ g} \mathrel{\widehat{=}} 100 \text{ g}$$
$$125 \text{ g} \mathrel{\widehat{=}} \quad x \text{ g}$$
$$x = \frac{125 \times 100}{54} = 12\,500 : 54 = 230 \text{ g}$$

Pro Person werden 230 g Ananas benötigt.

$$230 \text{ g} \times 25 = 5\,750 \text{ g}$$

Insgesamt werden also 5750 g (5,750 kg) Ananas für die 25 Personen benötigt.

---

4. Bei Möhren betragen die Putzverluste 19 %. Als Gemüsebeilage werden pro Person 200 g Möhren benötigt. 75 Personen sollen verpflegt werden. Wie viel Möhren müssen eingekauft werden?

5. Ermitteln Sie aus der Tabelle die Putzverluste von Kartoffeln. Als Beilage werden pro Person 200 g Kartoffeln benötigt. Berechnen Sie die einzukaufende Menge für 30 Personen.

Mengen- und Preisberechnung

1 kg Spargel kostet 7,00 €.
Die Putzverluste bei Spargel betragen 26 %.

a) Berechnen Sie den Putzverlust.
b) Berechnen Sie den neuen Preis für 1 kg Spargel.

a) 1000 g – 260 g = 740 g
Von 1 kg Spargel erhält man 740 g geputzten Spargel.

b) $$740 \text{ g} \mathrel{\widehat{=}} 7{,}00 \text{ €}$$
$$1000 \text{ g} \mathrel{\widehat{=}} \quad x \text{ €}$$
$$x = \frac{1\,000 \times 7}{740} = 7\,000 : 740 = 9{,}45 \text{ €}$$

1 kg geputzter Spargel kostet 9,45 €.

---

6. 1 kg Lauch kostet 1,99 €. Die Putzverluste betragen 42 %.
   a) Berechnen Sie den Preis für 1 kg geputzten Lauch.
   b) Vergleichen Sie den errechneten Preis mit dem Preis für 1 kg tiefgekühlten, küchenfertigen Lauch.

7. 1 kg frischer Spinat kostet 2,49 €. Die Putzverluste betragen 15 %. Berechnen Sie den Preis für 1 kg geputzten Spinat.

8. 1 kg Spargel kostet 7,00 €. Die Putzverluste betragen 26 %. Berechnen Sie den Preis für eine Portion – 500 g – geputzten Spargel.

9. 1 kg frische, junge Karotten kostet 1,05 €. Ermitteln Sie die Putzverluste von Karotten in der Tabelle S. 232.
   a) Berechnen Sie den Preis für 1 kg geputzte junge Karotten.
   b) Berechnen Sie den Preis für eine Portion Karotten von 200 g.
   c) Wie viel kg junge Karotten werden für 45 Personen benötigt?
   d) Wie viel kosten 45 Portionen junge Karotten?

10. 1 kg Rindergulasch kostet 7,95 €. Der Gewichtsverlust beim Schmoren von Gulasch beträgt 33 %. Berechnen Sie den Preis für 1 kg gegartes Gulasch.

11. Die Saftausbeute bei Apfelsinen beträgt 39 %. Wie viel kg Apfelsinen müssen für 30 Personen ausgepresst werden, damit jeder $\frac{1}{8}$ l Orangensaft erhält?

4.3 Regionale und fremdländische Küche

Bei der Zusammenstellung von Menüs und Büfetts sind – je nach Gästekreis – evtl. regionale und fremdländische Essgewohnheiten zu berücksichtigen.

Regionale Küche

Regionale Essgewohnheiten sind Speisen und Mahlzeiten, die typisch für eine Region sind.

Nationale Essgewohnheiten sind typisch für einzelne Länder bzw. Volksgruppen.

Typische Lebensmittel für eine Region werden zu regionalen Speisen und Getränken verarbeitet.

Baden-Württemberg
Spätzle, Maultaschen, Flädlesuppe, Laugenbrezel, Forellen, Zwiebelkuchen
In Baden gibt es ähnliche Gerichte wie im Elsass, in Schwaben Teigwaren und frische Salate.

Bayern
Weißwurst, Leberkäse, Pichelsteiner, Kalbshaxe, Nürnberger Lebkuchen, bayerische Creme
Bayern ist bekannt für seine Biergärten und Brotzeiten. Es gibt deftige Speisen.

Berlin
Eisbein mit Sauerkraut und Erbsmus, Buletten, Berliner Pfannkuchen, Weiße mit Schuss
Hausmannskost mit Fleisch und Fisch aus Brandenburgs Gewässern und zahlreiche Imbissspeisen.

Brandenburg
Hecht Spreewalder Art, Teltower Rübchen, Specksalat, Kürbis süß-sauer, Hefeplinsen
Die Kost ist ähnlich wie die Berliner Kost.

Bremen
Labskaus, Grünkohl mit Grützwurst, Matjes mit Zwiebel und Schwarzbrot
Hier hat man niedersächsische Verzehrsgewohnheiten mit hanseatischem Einschlag: Schwerverdauliches mit exotischen Gewürzen.

Hamburg
Hamburger Aalsuppe, Hamburger National, Labskaus, Scholle mit Speck
Es gibt viel Fisch und wie in Schleswig-Holstein süßsaure Speisen.

Hessen
Frankfurter Linsensuppe, Rindfleisch mit grüner Soße, Sauerkraut und Schweinehaxe, Frankfurter Würstchen, Frankfurter Kranz, Apfelwein
Kräftige Gerichte mit Sahne, Speck und Zwiebeln, Würste.

Mecklenburg-Vorpommern
Matjes mit Pellkartoffeln, Speckstippe, Sauerfleisch, Räucheraal mit Schwarzbrot, Grießpudding, Köm
Einfache schmackhafte Fleischgerichte mit Kartoffeln und Milch.

Niedersachsen
Grünkohl mit Brägenwurst, Oldenburger Mockturtle, Heidschnuckenbraten, grüne Bohnen, Salzkartoffeln
Je nach Region verschieden, doch es ist eine deftige Kost mit einem Verdauungsschnaps.

Nordrhein-Westfalen
Rheinischer Sauerbraten, westfälisches Stielmus, Grünkohl mit Mettenden
Je nach Region verschieden, im Ruhrgebiet eher kräftig, im Rheinland eher Hausmannskost, in Westfalen Wurst- und Schinkenspezialitäten.

Rheinland-Pfalz
Pfälzer Saumagen, Rheinische Weinsuppe, Zwiebelsuppe, Weincreme
Typisch sind Wurst, Zwiebeln und Wein.

Saarland
Bibbelschesbohnesupp mit Quetschekuche, gebratene rohe Kartoffelwürfel, Laugenbrezeln
Einfache Kost, die jedoch mit den französischen Verzehrsgewohnheiten verwandt ist.

Sachsen
Biersuppe, Leipziger Allerlei, sächsische Quarkkäulchen, Dresdner Stollen
Typisch sind Braten mit reichlich Soße und Klößen, Blechkuchen, Christstollen.

Sachsen-Anhalt
Altmärkische Hochzeitssuppe, gebratene Leber mit Birnen, Halberstädter Würstchen, Salzwedler Baumkuchen
Deftige Fleischgerichte mit Birnen und Harzer-Käse-Speisen.

Schleswig-Holstein
Lübecker National, Kieler Sprotten, Birnen, Bohnen und Speck, Krabbenbrot mit Rührei, rote Grütze, Pharisäer, Lübecker Marzipan
Fisch und Lamm, Geschmackskombinationen von Süßem mit Saurem, Salzigem oder Geräuchertem.

Thüringen
Schnippelsuppe, Rostbratwurst, Thüringer Klöße, Linsen mit Rotwurst
Würzige Kost, z.B. Schmorbraten mit Soße und Klößen.

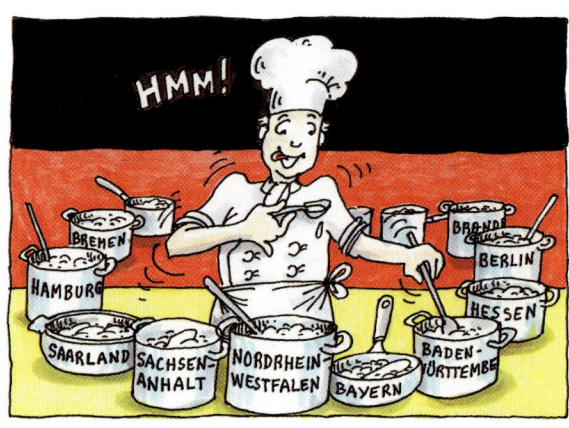

Ess- und Trinkgewohnheiten im Ausland

England
Das Frühstück ist neben dem Abendessen die wichtigste Mahlzeit: Tee mit Milch, Fruchtsäfte, Toast, Eier- und Fleischgerichte.

Das Mittagessen ist eine kleine kalte oder warme Mahlzeit, z.B. Sandwiches.

Afternoon tea ist eine englische Sitte zwischen 15.00 und 17.00 Uhr. Es gibt Tee mit Milch und Muffins.

Das Abendessen – dinner – hat meist mehrere Gänge.

Frankreich
Zum Frühstück gibt es eine große Tasse Kaffee mit Milch und ein Croissant mit Butter und Marmelade.

Das Mittagessen kann wie das Abendbrot eine Hauptmahlzeit sein.

Das Abendessen isst der Franzose eher spät und nimmt sich Zeit dafür. Wein zum Essen ist selbstverständlich.

Italien
Zum Frühstück gibt es Kaffee und Brioche.

Das Mittagessen besteht oft aus mehreren Gängen, meist mit einem Pastagericht und einem Salat. Zum Pastagericht gibt es Parmesan, der Salat wird mit Essig und Olivenöl mariniert.

Das Abendessen ist eine Hauptmahlzeit, meist mit mehreren Gängen: Vorspeisen – antipasti –, Suppe, Pasta oder Reisgericht und ein weiteres Hauptgericht sowie ein Dessert – Süßspeise, Käse oder Obst.

Zum Essen gibt es gekühltes Wasser in einer Karaffe.

USA
Das Frühstück ist noch reichhaltiger als in England. Kaffee, Frucht- und Gemüsesäfte, frische Früchte, Zerealien, Spiegeleier sowie Fleischgerichte. Bevorzugtes Gebäck sind Roggenbrot, Bagels – Brotringe aus Hefeteig – und süßes Gebäck wie Donuts und Muffins.

Zum Mittagessen gibt es kleinere vitaminreiche Gerichte, wie Sandwiches mit Salat.

Das Abendessen ist wie in England die Hauptmahlzeit. Eiswasser steht zu jeder Mahlzeit auf dem Tisch.

Prägung durch die Landesküche
Unbestritten, weltweit gibt es unterschiedliche Küchen. Was in Asien als kulinarische Köstlichkeit gilt, schüttelt jeden Europäer allein beim Gedanken daran. Die deutsche Küche bietet Kaninchen, aber keine Katze, wohl Rind, aber kaum Pferd. Deutsch ist das Brot zum Frühstück, kaum aber eine kräftige Bohnenspeise, die Mexikaner ganz selbstverständlich zum Frühstück essen. Knuspriger Speck mit viel Rührei ist die amerikanische „Einstiegsdroge" für jeden Tag. Lieben Amerikaner viel Eiswasser zu den Mahlzeiten, kommt in deutsche Gläser eher Bier oder Wein, zu selten auch einmal Milch. Was für Finnen selbstverständlich ist, kann sich ein Deutscher kaum vorstellen: abends mit Gästen zusammensitzen und Milch trinken. Extrem für deutsche Gaumen sind die Essfreuden der Eskimos, der Feuerländer, der Chinesen und der Bantus. Aber eben nur für deutsche Gaumen. So unterschiedlich wie die Sprachen der Nationen und Völker, so unterschiedlich sind ihre Speisen und Essgewohnheiten.

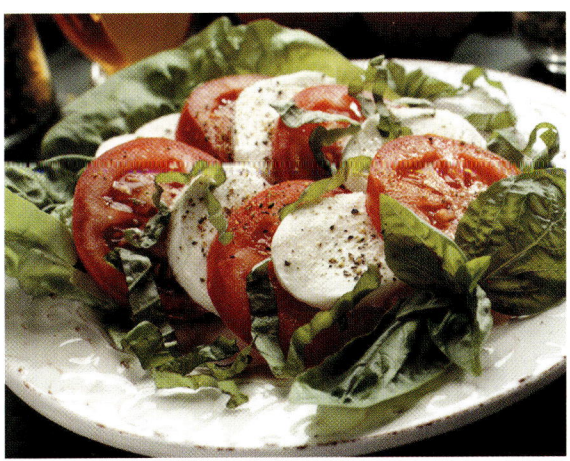

Gericht in Italien

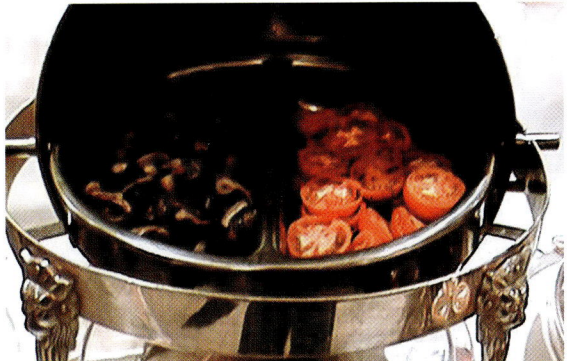

Frühstücksbeilagen in England

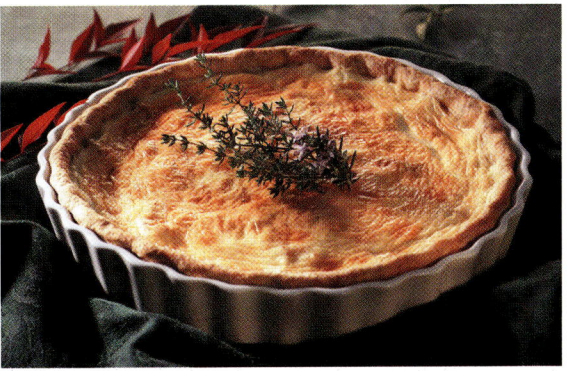

Gericht in Frankreich

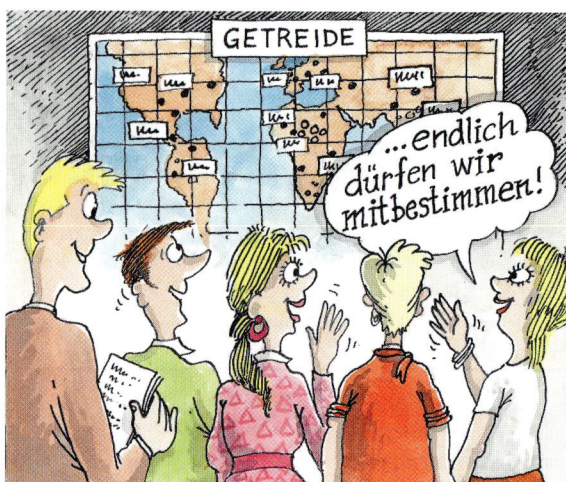

Auswahl des Projektthemas

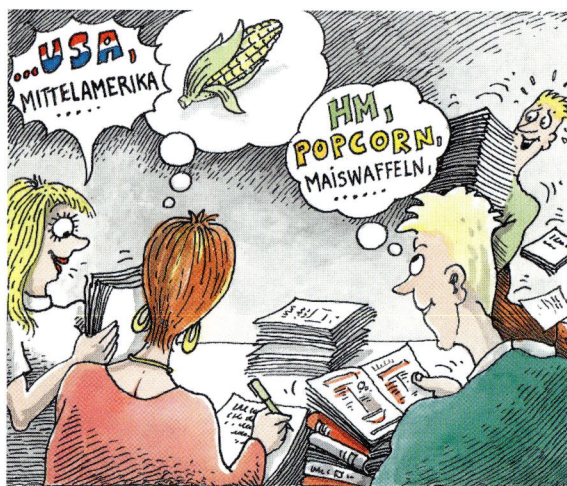

Vorbereitung und Planung der Gruppenarbeit

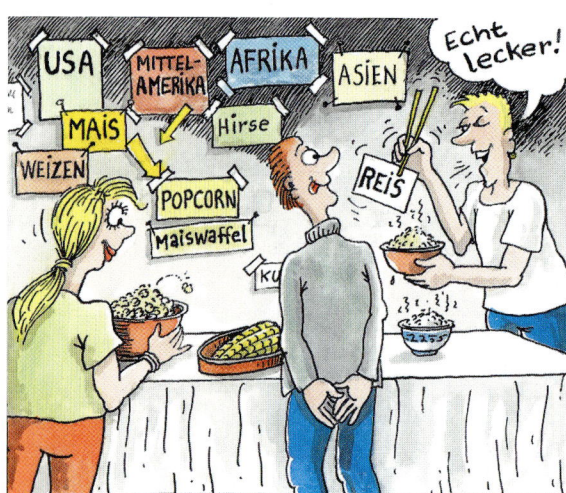

Vorstellung der Ergebnisse

Projekt: Getreide – Grundnahrungsmittel für alle Menschen dieser Welt

Auswahl des Projektthemas
Gemeinsam legen wir ein Thema fest. Was wollen wir untersuchen?

Beispiel: „Sind die verschiedenen Getreidearten Grundnahrungsmittel der Menschen dieser Welt?"

Gliederung des Projektthemas
Wir gliedern das Thema in Unterthemen, so kann es in Gruppen bearbeitet werden.

Beispiel: 1. Gruppe: Hirse, Grundnahrungsmittel in Afrika, 2. Gruppe? usw.

Je vier oder fünf Auszubildende wählen sich nun gemeinsam ein Unterthema, mit dem sie sich beschäftigen möchten. In den Gruppen werden Fragen bzw. Stichworte gesammelt, die zu bearbeiten sind.

Beispiel: Wie wird das Getreide angebaut?

Zu welchen Speisen wird das Getreide verarbeitet?

Wie wollen wir unsere Ergebnisse darstellen?
In der Klasse wird das weitere Vorgehen, z. B. Erstellung von Wandzeitungen, Zubereitung von Gerichten, besprochen und aufeinander abgestimmt.

Planung der weiteren Arbeit
In den Gruppen wird nun diskutiert:

Wo können wir uns die notwendigen Informationen und Rezepte beschaffen?

Wer übernimmt welche Aufgabe?

Durchführung der Arbeit
Das Informationsmaterial wird gemeinsam ausgewertet. Das Wesentliche wird auf Wandzeitungen dargestellt bzw. entsprechende Gerichte werden zubereitet.

Vorstellung der Gruppenergebnisse
Die Gruppen stellen ihre Wandzeitungen bzw. Gerichte der Klasse vor. Die unterschiedlichen Ergebnisse werden gemeinsam ausgewertet und zu einem Gesamtergebnis zusammengefasst. Das Projektergebnis kann auch anderen Personen vorgestellt werden.

Bei der Durchführung des Projektes sind wir ein Team, eine gute Teamarbeit verlangt, dass …

- einer dem anderen hilft und Mut macht, andere Meinungen toleriert, akzeptiert werden
- zugehört und aufeinander eingegangen wird
- persönliche Angriffe und Beleidigung vermieden werden
- kein Gruppenmitglied links liegen gelassen wird
- jeder mitmacht und sein Bestes gibt
- das Thema/die Aufgabe beachtet wird
- zielstrebig gearbeitet und diskutiert wird
- auftretende Probleme offen angesprochen werden
- jeder die aufgestellten Regeln beachtet

4.4 Gesprächsführung 210ff.

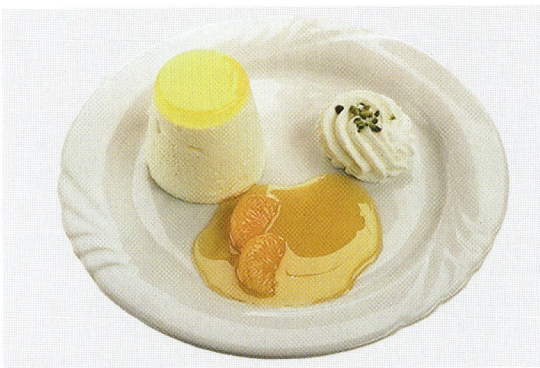

Eine Nachspeise

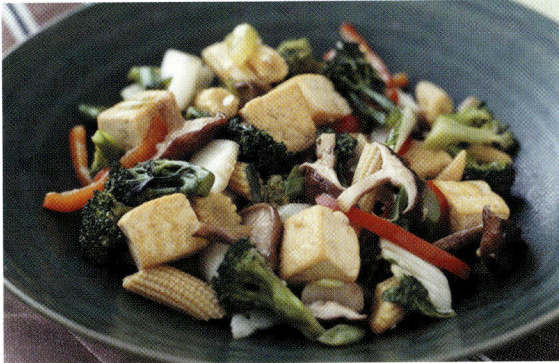

Ein Hauptgericht

---

1. Beschreiben Sie appetitanregend die Farben verschiedener Obst- und Gemüsesorten.

2. Beschreiben Sie den Geschmack verschiedener Käsesorten mit unterschiedlichen Begriffen.

3. Erstellen Sie eine Liste mit zehn Lebensmitteln mit unterschiedlicher Konsistenz – Beißgefühl.
   Finden Sie jeweils Begriffe, die die Konsistenz besonders gut beschreiben.

4. Erstellen Sie eine Liste mit zehn Speisen mit unterschiedlicher Temperatur.
   Finden Sie jeweils Begriffe, die die Temperatur besonders gut beschreiben.

5. Erstellen Sie eine Liste mit zehn Speisen mit unterschiedlichem Nährwert.
   Finden Sie jeweils passende Begriffe dafür.

6. Erstellen Sie eine Liste mit Begriffen, mit denen Sie den Wasser- und Feuchtigkeitsgehalt von Speisen und Getränken beschreiben können.

Wie werden Speisen und Getränke appetitlich beschrieben?

Wie kann man mit Worten Appetit machen?

Das Essen können wir sehen, riechen und schmecken. Das heißt, beim Beschreiben sollte auf Farben, Formen, Geruch und Geschmack der Speisen und Getränke eingegangen werden.

Wie lassen sich die Farben von Speisen beschreiben?
Appetitanregende Farben:

► Kopfsalat: saftig grün
► Brathähnchen: knusprig braun
► Milchkaffee: cremig weiß

Wie lässt sich der Geschmack beschreiben?
Was die Zunge schmeckt, ist längst noch nicht alles, schmecken können wir nur süß, sauer, salzig und bitter. Für das, was wir schmecken und riechen, fehlen uns oft die Worte. Häufig sind wir darauf angewiesen, in Vergleichen zu reden:

► Das schmeckt nussartig
► oder schmeckt würzig
► oder schmeckt blumig
► oder schmeckt aromatisch.

Wie lässt sich die Konsistenz – das Beißgefühl – beschreiben?
Hier gibt es nicht nur die Begriffe fest, flüssig, steif, trocken. Man kann genauer beschreiben, wie sich das Lebensmittel im Mund anfühlt.

Beispiele:
► Der Frischkäse ist körnig.
► Die Nachspeise ist cremig.
► Die Nudeln sind al dente.
► Der Salat ist knackig.
► Die Haferflocken sind kernig.
► Das Stück Fleisch ist kross.

Wie lässt sich die Temperatur beschreiben?
Wie heiß oder kalt ist eine Speise oder ein Getränk?

Einige mögliche Begriffe:
eisig, geeist, gefroren, frostig, kühl, frisch

erhitzt, heiß, warm, lind, lau, kochend, siedend, feurig, glühend, flammend

Beispiele:
► geeiste Melone,   ► Glühwein.

Wie lässt sich der Nährwert beschreiben?
Wie leicht oder schwer ist ein Gericht?

Einige mögliche Beispiele:
leicht, locker, luftig, schaumig, flockig, sämig, labend

kraftvoll, sättigend, mächtig, nachhaltig, kraftspendend, kräftigend, nahrhaft, schwer, füllend, herzhaft

Beispiele:
► ein leichter Schaum,
► eine mächtige Nachspeise.

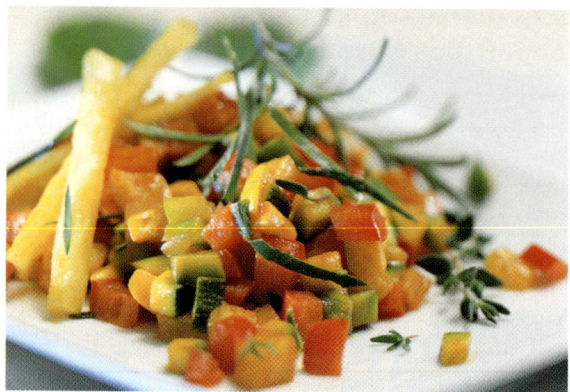

Ratatouille

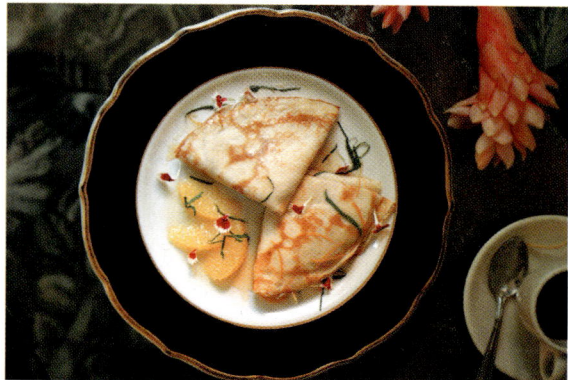

Crêpes

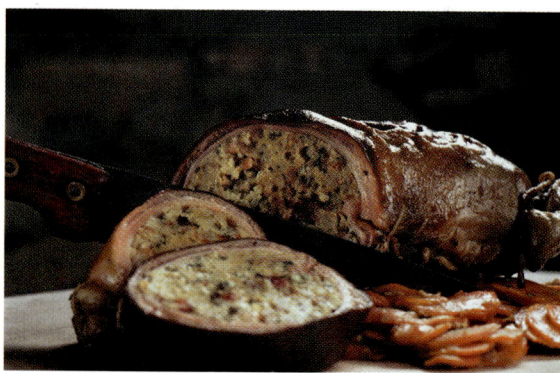

Pfälzer Saumagen (regionales Gericht)

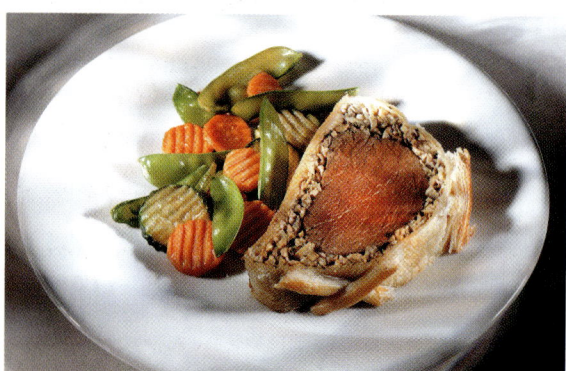

Filet Wellington

Wie wird die Zubereitung von Speisen und Getränken erklärt?

Oft möchten Essensteilnehmer wissen, was sich hinter diesem oder jenem Gericht verbirgt.

Wie kann eine befriedigende Auskunft gegeben werden?

Es wird erzählt, woraus das Gericht besteht; die Zubereitung wird mit einfachen Sätzen in groben Zügen erläutert.

Beispiel Kartoffelgratin:

„Man nimmt rohe geschälte Kartoffeln und hobelt sie in ganz dünne Scheiben. Diese schichtet man in eine gefettete feuerfeste Form. Die Kartoffeln werden dann mit einer verquirlten Flüssigkeit aus Sahne, Eigelb, Salz, Pfeffer und evtl. Kräutern übergossen. Das Ganze wird im Ofen überbacken, bis die Kartoffeln gar und goldbraun sind."

Mit dieser Art der Erklärung geben Sie dem Zuhörer das Gefühl, bei der Zubereitung dabei gewesen zu sein.

Ergänzende Informationen, die Sie geben können:

▶ Welche Beilagen, anderen Menükomponenten passen dazu?

▶ Welche Getränke passen dazu?

Und so sollte man es nicht machen:

„Also, das sind Kartoffeln mit noch einigen Zutaten …, wenn Sie es genau wissen wollen, bringe ich Ihnen das Kochbuch."

Die häufigsten Fehler:

▶ Einfach Unsinn oder etwas Falsches sagen.

▶ Bei viel Wissen alles zu kompliziert erklären.

---

1. Beschreiben Sie in der angegebenen Art folgende Gerichte:
   a) Ratatouille-Gemüse,
   b) Crêpes,
   c) Pfälzer Saumagen
      oder eine anderes regionales Gericht,
   d) Filet Wellington.

2. Erstellen Sie eine Speisekarte mit ausländischen Gerichten.
   Erläutern Sie die Gerichte dann Ihren Mitschülern in einem Rollenspiel.

3. Sie empfehlen die Käsespätzle.
   Der Essensteilnehmer fragt:
   „Müssen die weg?"
   Was antworten Sie?

4. Beschreiben Sie Ihren Mitschülern Gerichte, ohne den Namen zu nennen.
   Diese sollen das Gericht erraten.
   Wer ein Gericht erraten hat, beschreibt das nächste Gericht.

Was mir bei Gesprächen besonders schwerfällt

Die Kartentechnik eignet sich zum Sammeln von Ideen, Kenntnissen und Vorschlägen.

Hier lautet die Aufgabe: Schreiben Sie auf, was Ihnen bei Gesprächen schwerfällt.

▶ Jeder Teilnehmer bekommt ein bis drei Karten.

▶ Die Karten werden nun allein oder in Gruppen beschriftet.

▶ Auf jede Karte wird ein Problem geschrieben.

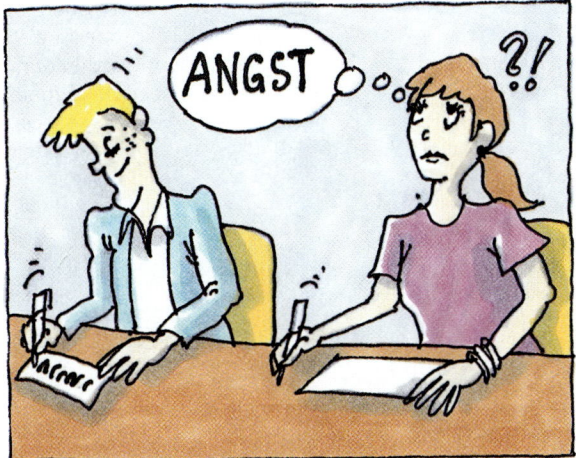

▶ Nun werden die Karten eingesammelt.

▶ Ein Teilnehmer liest die Karten einzeln langsam vor.

▶ Ein anderer Teilnehmer befestigt jeweils die vorgelesene Karte mit Kreppband auf Packpapier oder an der Tafel.

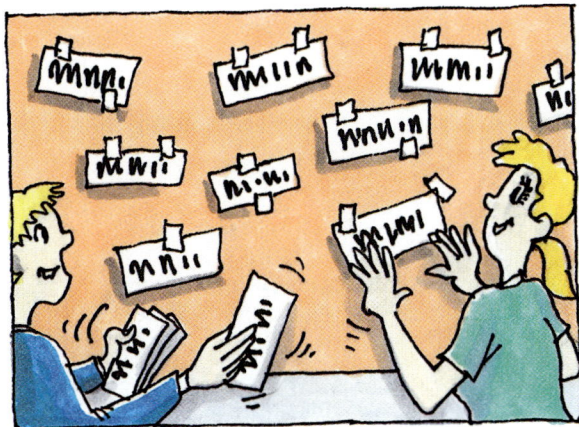

▶ Die Karten werden dabei nach Problemfeldern geordnet.

▶ Die Gruppe wird immer wieder nach der Richtigkeit der Zuordnung gefragt.

▶ Nachdem alle Karten vorgelesen und mit Kreppband befestigt worden sind, werden endgültige Kartengruppen gebildet, d. h., die Karten werden evtl. umgehängt.

▶ Die fertigen Kartengruppen werden mit einem Stift eingekreist und mit Überschriften versehen.

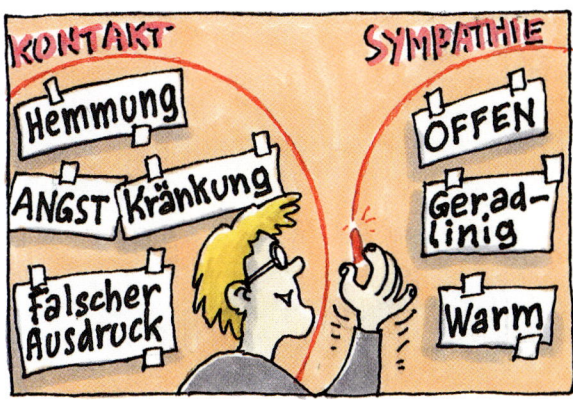

▶ Die Karten können nun noch mit Punkten gewichtet werden: Was fällt mir besonders schwer?

▶ Jeder Teilnehmer erhält einen Klebpunkt. Nun werden die Punkte möglichst gleichzeitig auf den Karten befestigt.

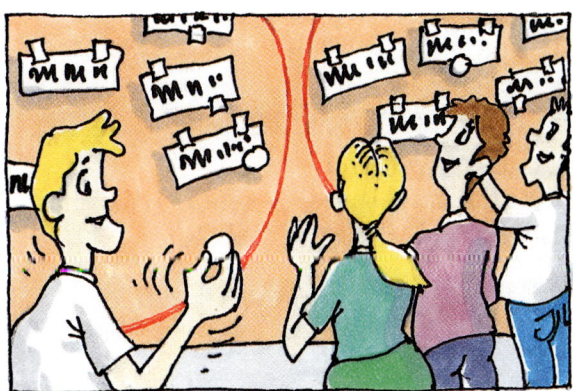

Abschließend sollte gemeinsam überlegt werden, wie die erkannten Probleme beseitigt werden können.

Übung: aktives Zuhören

- Gruppen von je drei Personen
- Gesprächsdauer etwa 5 Minuten
- Wir einigen uns auf ein Thema: z. B. „Pro und Kontra Teamarbeit"

Die erste Person vertritt die Pro-Position. Die Person trägt etwa eine Minute ihre Argumente vor.

Die zweite Person wiederholt dann die Argumente der ersten Person: „Du meinst also, dass …".

Die zweite Person vertritt die Kontra-Position, sie trägt eine Minute lang ihre Gegenposition vor.

Die erste Person wiederholt nun die Argumente der zweiten Person und vertritt dann wieder die Pro-Position.

Die dritte Person beobachtet das Gespräch und gibt anschließend Rückmeldung, ob alle Äußerungen richtig verstanden wurden.

Planspiel – Wir feiern ein Kartoffelfest

Vorbereitungsphase

Wir überlegen:

► Wo wollen wir unser Fest feiern?

► Wann und wen wollen wir bewirten?
Anzahl der Gäste?

► Welche verschiedenen Aufgaben gibt es?
   • Einkaufen, Vorbereiten,
   • Kochen, Anrichten,
   • Servieren, Beraten,
   • Abwaschen usw.

Durchführungsphase

Unsere Planung wird umgesetzt.

Wir beraten die Gäste bei der Auswahl der Speisen, indem wir ihnen jeweils die Zubereitung erklären und ihnen Appetit machen.

Unser Fest beginnt, jeder übernimmt seine gewählte Aufgabe und führt diese durch.

Spielregel: Wer seine eigene Aufgabe erledigt hat, sieht sich um, ob er den anderen helfen kann.

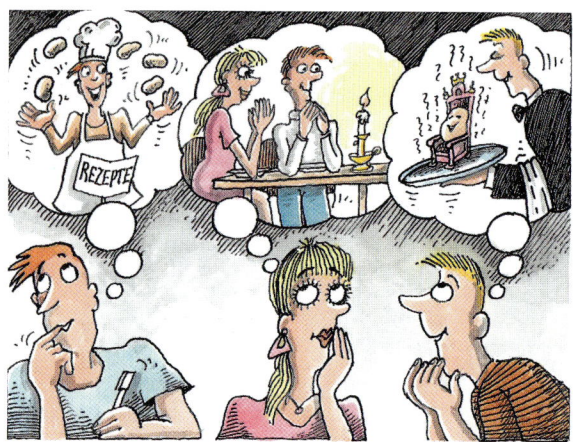

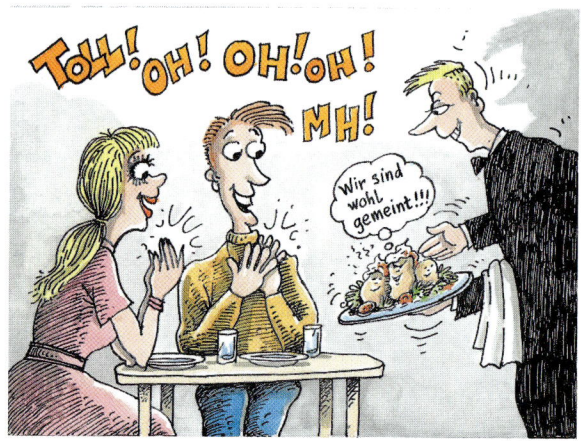

Planungsphase

► Wir sammeln Rezepte für schmackhafte Kartoffelgerichte.

► Wir ermitteln Arbeitstechniken und Zeitaufwand für die Gerichte.

► Wir erstellen eine Einkaufsliste und kalkulieren die Kosten für die einzelnen Gerichte.

► Wir erstellen einen Arbeitsablaufplan für das Team.

► Wir einigen uns auf die endgültige Speise- und Getränkekarte und erstellen diese.

► Wie wollen wir die Tische gestalten?

► Wir überlegen, wie wir unsere Gäste beraten können.

Kontrollphase

Wir berichten von unseren Eindrücken während Planungs- und Durchführungsphase.

Wir überlegen:

► Wie hat das Team zusammengearbeitet?

► Stimmte unsere Kalkulation der Speisen?

► Hat unsere Beratung geklappt?

► Was hat uns und unseren Gästen an unserem Fest, unserer Arbeitsweise besonders gut gefallen?

► Was müssten wir in Zukunft verbessern?

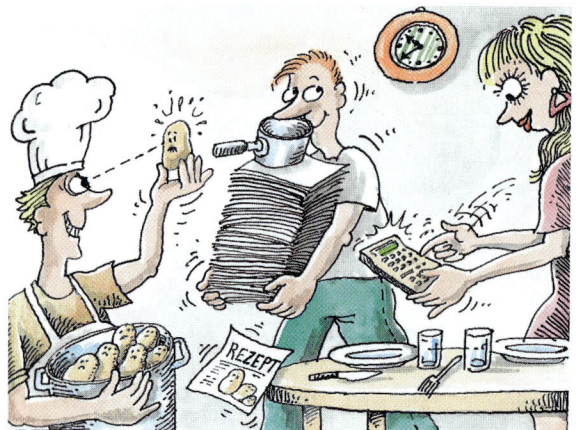

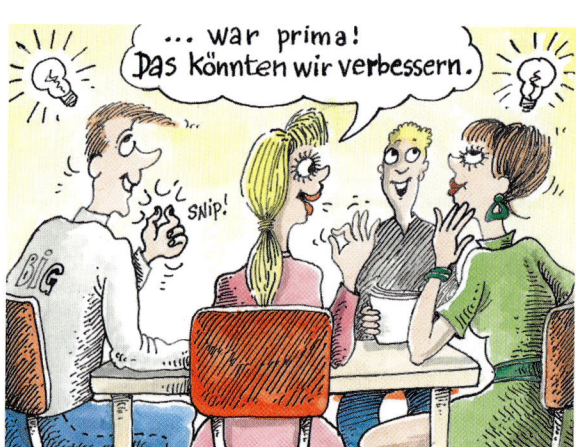

Anhang

Kohlenhydrataustauschtabelle für Diabetiker (Mehnert/Standl)

1 Broteinheit (1 BE etwa 12 g Kohlenhydrate) enthält jeweils folgende Lebensmittelmengen:

Mehle, Nährmittel, Teigwaren

Weizenmehl, Weizengrieß (1 gestr. EL)	15 g
Roggenmehl, Paniermehl (1 gestr. EL)	15 g
Stärkemehle, Puddingpulver	15 g
Graupen	15 g
Haferflocken (2 gestr. EL)	20 g
Cornflakes ungezuckert	15 g
Reis, roh (1 gestr. EL)	15 g
Reis, gekocht	ca. 50 g
Kartoffelknödelmehl, -püreemehl	15 g
Kartoffelknödel	ca. 50 g
Eigerteigwaren, gekocht	40 g
Vollkornteigwaren, gekocht	50 g
Eierteigwaren (Spaghetti, Spätzle), roh	15 g
Vollkornteigwaren, roh	ca. 20 g

Brot

Roggenvollkornbrot	30 g
Mischbrot (ca. 1 dünne Scheibe)	25 g
Weißbrot, Pumpernickel, Steinmetzbrot	25 g
Semmel, Brezel, ca. ½ Stück	20 g
Zwieback, 2 Stück	15 g
Knäckebrot, 2 Scheiben	15 g
Salzstangen, Cracker	15 g

Kartoffeln, Hülsenfrüchte, Gemüse

Kartoffel, geschält	80 g
Kartoffelbrei	100 g
Pommes frites	40 g
Hülsenfrüchte (Erbsen, Bohnen, Linsen)	20 g
Erbsen, grün	90 g
Rote Bete	130 g
Zuckermais	75 g
Paprika, rot	200 g
Möhre, Karotte	240 g
Kürbis	240 g

Milch und Milchprodukte

Milch (alle Fettstufen)	250 g
Buttermilch, Sauermilch, Kefir	250 g
Joghurt (alle Fettstufen)	250 g
Kefir	250 g
Speisequark	250 g

Obst (frisch oder als Diabetikerkompott)

Ananas	80 g
Apfel	100 g
Apfelsinen mit Schale	125 g
Banane mit Schale	75 g
Nektarine	75 g
Birne	90 g
Brombeeren	125 g
Erdbeeren	170 g
Himbeeren	150 g
Feigen, frisch	100 g
Grapefruit mit Schale	170 g
Heidelbeeren (Blaubeeren)	90 g
Holunderbeeren	180 g
Honigmelone mit Schale	200 g
Johannisbeeren, schwarz	100 g
Johannisbeeren, rot	125 g
Kirschen, sauer	100 g
Kirschen, süß	80 g
Kiwi	100 g
Mango	100 g
Mandarinen, Clementine mit Schale	150 g
Papaya	140 g
Pfirsich ohne Stein	100 g
Pfirsich mit Stein	120 g
Pflaumen ohne Stein	80 g
Pflaumen mit Stein	90 g
Preiselbeeren	120 g
Stachelbeeren	140 g
Wassermelonen mit Schale	400 g
Zwetschgen ohne Stein	60 g
Zwetschgen mit Stein	70 g

Obstsäfte und Gemüsesäfte
(unvergoren, ohne Zuckerzusatz)

Apfelsaft	100 ml
Grapefruitsaft	120 ml
Johannisbeersaft, schwarz	90 ml
Johannisbeersaft, rot	100 ml
Karottensaft	200 ml
Orangensaft	110 ml
Rote-Bete-Saft	130 ml
Tomatensaft	300 ml

Zuckeraustauschstoffe

Fruchtzucker (Fructose)	12 g
Sorbit (Sionon)	12 g
Diabetikerkonfitüre	25 g
Diabetikerkonfitüre, energiereduziert	40 g

Nährwerttabelle

Die Nährstoffangaben beziehen sich auf 100 g käufliche Ware, z. B. 100 g Kartoffeln mit Schale ≙ 80 g Kartoffeln ohne Abfall.

* Lebensmittelmenge in Portion, Stück/Scheibe oder EL.
+ = in Spuren enthalten.

Lebensmittel 100 g bzw. ml eingekaufte Ware	Eiweiß g	Fett g	Kohlen-hydrate g	Ballast-stoffe g	Energie kJ	Energie kcal	Calcium mg	Eisen mg	A µg	B₁ mg	B₂ mg	C mg	Wasser ml	Menge* g bzw. ml
Alkoholfreie Getränke														
Apfelsaft	+	+	12	+	205	49	7	0,3	7	0,02	0,02	4	87	200
Apfelfruchtsaftgetränk	+	+	12	+	205	49	3	0,1	3	0,01	0,01	2	87	200
Cola-Getränk	0	0	11	0	185	44	4	0	0	0	0	0	88	200
Cola-Getränk, light	0	0	+	0	10	2	3	0	0	0	0	0	99	200
Früchtetee	0	0	0	0	5	1	10	0,1	0	0,01	0,01	0	99	200
Gemüsesaft	1	+	6	+	120	29	40	0,3	50	0,05	0,05	10	92	200
Grapefruitsaft	1	+	10	+	185	44	8	0,5	2	0,03	0,02	35	88	200
Holunderbeersaft	2	+	8	+	170	40	5	1,0	40	0,03	0,06	26	90	200
Johannisbeernektar, rot	0	+	12	+	205	49	15	0,3	4	0,01	0,01	6	86	200
Johannisbeernektar, schwarz	0	+	13	+	230	55	15	0,3	4	0,01	0,01	30	85	200
Karottensaft	1	+	6	+	120	29	27	0,2	437	0,01	0,01	4	92	200
Kirschsaft	1	+	5	+	100	24	8	0,2	1	0,01	0,01	5	93	200
Limonade	0	0	12	0	205	49	5	0,1	0	0	0	0	88	200
Limonade, light	0	0	1	0	20	4	5	0,1	0	0	0	0	99	200
Mineralwasser	0	0	0	0	0	0	10	0,2	0	0	0	0	99	200
Multivitaminnektar	1	+	11	+	205	49	20	0,3	220	0,50	0,80	40	87	200
Orangensaft	1	+	10	+	185	44	13	0,3	12	0,08	0,02	44	88	200
Orangennektar	+	+	10	+	170	40	7	0,1	6	0,04	0,01	40	88	200
Passionsfruchtsaft	+	+	14	+	250	60	9	0,3	2	0,02	0,10	30	86	200
Tee, schwarz	0	0	0	0	0	0	10	0,1	0	0	0,01	0	99	250
Tomatensaft	1	+	4	+	85	20	15	0,6	90	0,05	0,04	17	94	200
Traubensaft	+	+	18	+	305	73	12	0,4	1	0,04	0,02	1	80	200
Zitronensaft	0	0	8	+	135	32	11	0,1	0	0,04	0,01	53	90	EL10
Getreide und Mehle														
Amarant	15	9	57	4	1575	375	215	9,0	+	0,80	0,20	0	17	EL10
Buchweizen, Korn geschält	9	2	71	4	1425	339	20	3,2	0	0,25	0,15	0	12	EL10
Buchweizen	9	2	71	4	1440	343	20	3,2	0	0,25	0,15	0	12	EL10
Buchweizen, Grütze	8	2	73	3	1455	346	10	2,0	0	0,30	0,08	0	12	EL10
Cornflakes	7	1	80	4	1520	362	13	2,0	0	0,06	0,06	75	12	30
Gerste	10	2	63	10	1320	314	40	2,8	1	0,45	0,18	0	13	60
Grünkern/Dinkel, Vollkorn	11	3	63	9	1375	327	22	4,2	10	0,40	0,15	0	12	60
Grünkern/Dinkel, Mehl	10	2	71	6	1460	348	20	4,2	5	0,50	0,10	0	8	EL10
Hafer	12	7	60	6	1495	356	80	5,8	0	0,52	0,17	0	13	60
Hafer, Schmelzflocken	12	8	58	5	1480	352	65	4,0	0	0,65	0,15	0	15	EL10
Haferflocken, kernige	13	7	63	5	1565	373	50	4,0	0	0,65	0,15	0	13	EL10
Hirse	10	4	69	3	1500	357	25	7,0	0	0,26	0,14	0	11	60
Maismehl	8	3	72	5	1475	351	18	2,4	300	0,44	0,13	0	11	10
Mais, Stärke	+	+	86	1	1450	345	2	0,5	0	0	0,01	0	12	EL10
Müsli mit Nüssen	12	12	55	7	1605	382	90	4,4	2	0,42	0,10	0	12	EL10
Nudeln, ungekocht	12	3	70	3	1515	361	25	2,2	60	0,15	0,07	0	15	60
Nudeln, gekocht	5	1	28	1	600	143	10	0,9	25	0,04	0,04	0	64	150
Vollkornnudeln, gekocht	5	2	24	4	570	136	20	1,0	25	0,10	0,03	0	63	150
Vollkornreis, gekocht	3	1	27	1	550	131	33	0,7	0	0,07	0,02	0	66	150
Reis, poliert, gekocht	2	+	29	+	530	126	9	0,1	0	0,01	0,01	0	73	150
Wildreis	7	2	73	3	1440	343	25	2,0	0	4,00	0,09	0	13	60
Roggen	9	2	61	13	1270	302	65	4,6	60	0,35	0,17	0	13	60
Roggenmehl, Type 1800	10	2	59	13	1250	298	25	2,7	58	0,30	0,14	0	14	EL10
Roggenmehl, Type 1150	8	1	68	8	1330	317	20	2,4	41	0,22	0,10	0	14	EL10
Speisestärke	+	+	86	1	1460	348	0	0	0	0	0	0	12	EL10
Weizen	12	2	61	10	1320	314	44	3,3	3	0,50	0,15	0	13	60
Weizenmehl, Type 1700	11	2	60	10	1285	306	40	3,3	0	0,45	0,15	0	15	EL10
Weizenmehl, Type 550	11	1	68	4	1380	329	15	1,9	0	0,11	0,10	0	15	EL10
Weizenmehl, Type 405	10	1	71	4	1415	337	15	1,1	0	0,06	0,03	0	13	EL10
Weizengrieß	10	1	70	7	1400	333	15	1,0	0	0,12	0,04	0	10	EL10
Weizenkeime	27	9	24	24	1220	290	70	8,1	10	2,00	0,72	0	12	EL10
Brot und Backwaren														
Baguette	8	1	55	3	1110	262	18	1,2	0	0,06	0,05	0	31	80
Brötchen (Semmel), Roggen	8	1	49	5	1050	250	20	2,0	0	0,15	0,08	0	35	40
Brötchen (Semmel), Weizen	8	2	50	3	1065	254	27	1,2	0	0,10	0,03	0	36	40
Butterkeks	8	11	74	3	1825	435	45	1,8	135	0,05	0,08	0	3	6
Croissant	6	26	35	1	1710	407	80	1,0	120	0,06	0,05	0	31	30
Erdnussflips	10	35	46	4	2315	551	20	2,7	80	0,35	0,20	0	4	40
Grahambrot	8	1	44	8	925	220	45	1,6	2	0,21	0,20	0	37	50
Knäckebrot, Roggen	9	1	66	14	1315	313	85	4,7	2	0,20	0,18	0	9	10
Knäckebrot, Weizen	11	1	68	10	1400	333	125	4,0	0	0,20	0,18	0	9	10
Laugenbrezel	8	1	50	2	1025	244	20	0,9	4	0,10	0,10	0	38	55
Mehrkornbrot	8	2	43	9	945	225	25	2,2	0	0,13	0,12	0	36	40
Pumpernickel	8	1	41	10	855	204	55	1,9	0	0,05	0,05	0	40	30
Roggenbrot	7	1	48	6	955	227	30	2,5	0	0,18	0,11	0	38	40
Roggenvollkornbrot	6	1	41	8	855	204	40	3,3	5	0,18	0,15	0	31	50
Roggen-Toastbrot	7	4	48	4	1090	260	35	1,8	25	0,13	0,35	0	36	20
Weizen-Toastbrot	7	4	48	4	1090	260	45	1,4	25	0,10	0,19	0	36	20
Weißbrot, Weizenbrot	8	1	48	4	990	236	60	1,0	0	0,08	0,06	0	38	30
Weizenmischbrot	6	1	50	4	1000	238	20	1,5	0	0,14	0,17	0	38	40
Weizenvollkornbrot	7	1	41	8	855	204	60	2,0	5	0,25	0,15	0	42	50

Lebensmittel 100 g bzw. ml eingekaufte Ware	Ei-weiß g	Fett g	Kohlen-hydrate g	Ballast-stoffe g	Energie kJ	Energie kcal	Mineralstoffe Calcium mg	Mineralstoffe Eisen mg	Vitamine A µg	Vitamine B₁ mg	Vitamine B₂ mg	Vitamine C mg	Wasser ml	Menge* g bzw. ml
Paniermehl, Semmelmehl	7	2	72	4	1505	358	30	2,6	0	0,20	0,30	0	9	EL10
Waffeln	12	30	30	1	1750	417	100	0,9	100	0,03	0,11	0	34	40
Zwieback, eifrei	4	4	73	4	1550	369	20	1,0	6	0,11	0,07	0	9	10
Backpulver	+	0	25	0	425	101	1100	0	0	0	0	0	0	EL10
Hefe	16	1	0	0	310	74	28	4,9	0	1,43	2,31	0	2	40

Kartoffeln

Lebensmittel 100 g bzw. ml eingekaufte Ware	Ei-weiß g	Fett g	Kohlen-hydrate g	Ballast-stoffe g	Energie kJ	Energie kcal	Calcium mg	Eisen mg	A µg	B₁ mg	B₂ mg	C mg	Wasser ml	Menge* g bzw. ml
Kartoffeln, ungeschält	2	+	15	3	290	69	10	0,4	1	0,10	0,05	17	78	250
Bratkartoffeln	3	8	19	2	685	163	12	1,1	1	0,09	0,04	16	66	200
Kartoffelbrei	2	2	12	1	315	75	42	0,6	1	0,07	0,07	9	81	200
Kartoffelchips	6	40	41	4	2360	562	50	2,3	10	0,20	0,10	17	7	30
Kartoffelklöße	4	1	19	1	430	102	15	1,0	10	0,09	0,08	9	73	200
Kartoffelkroketten	2	18	23	1	1125	268	12	1,1	10	0,07	0,10	8	54	150
Kartoffelpuffer	5	21	25	2	1330	317	20	1,4	10	0,10	0,30	13	46	50
Pellkartoffeln	2	+	17	2	290	69	10	0,8	1	0,10	0,04	18	77	200
Pommes frites	4	13	31	4	1100	262	20	1,6	7	0,15	0,20	23	44	150
Salzkartoffeln	2	+	15	2	290	69	20	0,7	1	0,07	0,03	12	79	200

Gemüse

Lebensmittel 100 g bzw. ml eingekaufte Ware	Ei-weiß g	Fett g	Kohlen-hydrate g	Ballast-stoffe g	Energie kJ	Energie kcal	Calcium mg	Eisen mg	A µg	B₁ mg	B₂ mg	C mg	Wasser ml	Menge* g bzw. ml
Auberginen	2	+	3	1	90	21	80	0,4	7	0,04	0,05	5	92	300
Avocados	2	15	4	3	685	163	10	0,6	32	0,08	0,15	13	74	200
Bambussprossen	3	+	5	2	140	33	15	0,7	5	0,13	0,08	7	89	250
Blattsellerie	1	+	4	2	90	21	50	0,5	5	0,03	0,04	7	91	150
Blumenkohl	3	+	3	3	100	24	20	0,6	2	0,11	0,10	73	89	250
Bohnen, dick	6	1	13	2	360	86	25	2,0	50	0,23	0,14	33	76	250
Bohnen, grün	2	+	5	2	120	29	60	0,8	60	0,08	0,12	20	89	200
Brokkoli	3	+	3	3	105	25	105	1,3	145	0,10	0,21	114	89	250
Butterpilze	2	+	+	6	50	12	10	1,1	2	0,10	0,45	4	90	125
Champignons	3	+	1	2	70	17	20	1,1	2	0,10	0,45	4	92	150
Chicorée	1	+	2	1	55	13	25	0,7	575	0,05	0,03	10	94	150
Chinakohl	1	+	1	2	40	10	40	0,6	70	0,03	0,04	36	94	150
Dill	4	1	8	2	230	55	230	5,5	730	0,19	0,43	50	83	EL 5
Eisbergsalat	1	+	2	1	55	13	20	0,4	210	0,11	0,01	3	94	150
Endivien	2	+	+	2	40	10	55	1,4	280	0,05	0,12	9	94	150
Erbsen, grün	7	1	13	4	380	90	25	1,8	50	0,30	0,16	25	73	250
Essiggurke	1	+	3	1	70	17	30	1,6	65	0	0,02	5	93	50
Feldsalat, Rapunzel	2	+	1	2	55	13	35	2,0	650	0,07	0,08	35	92	50
Frühlingszwiebel	2	+	3	2	90	21	40	1,9	105	0,05	0,03	26	91	50
Fenchel	2	+	3	3	90	21	100	2,7	785	0,22	0,11	93	90	100
Grünkohl	4	1	3	4	160	38	210	1,9	860	0,10	0,25	105	86	250
Knoblauch	6	+	24	4	515	123	38	1,4	0	0,20	0,08	14	64	10
Kohlrabi	2	+	4	1	100	24	70	0,9	35	0,05	0,05	64	91	250
Kopfsalat	1	+	1	2	40	10	35	1,1	240	0,06	0,08	13	94	100
Kürbis	1	+	5	1	100	24	22	0,8	125	0,05	0,07	12	91	250
Maiskolben	3	1	19	3	525	125	105	0,5	20	0,15	0,10	4	73	250
Mangold	2	+	1	3	55	13	105	2,7	590	0,10	0,16	39	92	200
Mixed Pickles	1	+	4	2	75	18	20	0,7	0	0	0,02	1	91	50
Möhre, Karotte	1	+	5	3	105	25	40	2,1	1600	0,07	0,05	7	89	250
Paprikaschote	1	+	3	2	120	29	10	0,8	180	0,06	0,05	139	92	250
Peperoni	3	1	1	2	105	25	30	1,2	80	0,07	0,08	120	91	5
Pfifferlinge	2	1	+	6	75	18	4	6,5	217	0,02	0,20	6	90	150
Petersilie, Kresse	4	+	1	4	90	21	245	5,5	730	0,14	0,30	166	89	EL 5
Porree, Lauch	2	+	3	2	90	21	87	1,0	165	0,10	0,06	30	91	250
Radicchio	1	+	2	2	55	13	40	1,5	135	0,04	0,03	28	93	125
Radieschen, Rettich	1	+	2	2	55	13	35	1,5	4	0,03	0,03	29	93	125
Rhabarber	1	+	3	3	70	17	52	0,5	12	0,03	0,03	10	91	125
Rosenkohl	5	+	4	4	155	40	30	1,1	75	0,15	0,14	114	85	250
Rote Bete	2	+	9	3	185	44	30	0,9	2	0,02	0,04	10	86	250
Rotkohl	2	+	4	3	100	24	35	0,5	3	0,07	0,05	50	89	250
Salatgurke	1	+	2	1	55	13	15	0,5	65	0,02	0,03	8	94	150
Sauerampfer	2	+	2	3	90	21	55	8,5	585	0,10	0,20	47	91	125
Sauerkraut	2	+	2	2	70	17	50	0,6	3	0,03	0,05	20	92	125
Schnittlauch	3	+	5	6	135	32	130	1,6	50	0,14	0,15	47	84	EL 5
Schwarzwurzeln	1	+	2	17	55	13	50	3,3	3	0,10	0,50	4	78	250
Sellerieknolle	1	+	5	4	105	25	50	0,4	2	0,05	0,05	6	88	125
Senf	6	6	6	1	440	105	70	2,0	10	0	0,20	3	79	EL15
Spargel	2	+	2	2	70	17	20	1,0	85	0,10	0,10	21	92	250
Spinat	3	+	1	2	70	17	120	4,1	780	0,10	0,20	52	92	250
Steckrübe	1	+	1	2	40	10	50	0,5	50	0,05	0,06	33	94	250
Steinpilze	3	+	1	7	70	17	85	1,0	2	0,03	0,37	3	87	125
Tomate	1	+	3	2	70	17	15	0,5	85	0,06	0,04	24	92	70
Tomatenketchup	2	+	24	1	445	106	25	1,2	100	0,07	0,06	10	71	EL15
Tomatenmark	2	1	9	1	225	54	27	0,5	102	0,09	0,06	9	85	EL15
Weißkohl	1	+	5	3	105	25	45	0,5	12	0,05	0,04	46	89	250
Wirsingkohl	3	+	3	2	100	24	47	0,9	7	0,05	0,06	45	90	250
Zucchini	2	+	2	1	70	17	30	1,5	30	0,05	0,09	16	93	250
Zuckermais	3	1	16	4	376	90	6	0,6	8	0,15	0,12	12	74	250
Zwiebel	1	+	6	3	120	29	31	0,5	1	0,03	0,03	9	88	55
Zwiebeln, getrocknet	10	1	44	22	1415	337	160	3,3	43	0,25	0,18	42	31	5

Hülsenfrüchte

Lebensmittel 100 g bzw. ml eingekaufte Ware	Ei-weiß g	Fett g	Kohlen-hydrate g	Ballast-stoffe g	Energie kJ	Energie kcal	Calcium mg	Eisen mg	A µg	B₁ mg	B₂ mg	C mg	Wasser ml	Menge* g bzw. ml
Bohnen, weiß	21	2	57	17	1405	335	105	6,1	67	0,45	0,15	3	2	60
Bohnensprossen	5	1	2	2	160	38	30	1,0	0	0,37	0,22	20	88	100
Erbsen, gelb, geschält	22	1	59	16	1415	337	51	5,2	13	0,75	0,27	1	1	60
Kichererbsen	20	3	49	21	1290	307	125	6,9	30	0,50	0,20	4	5	60
Kidney-Bohnen	22	1	44	16	1160	276	100	6,4	1	0,65	0,20	4	15	60
Limabohnen	19	1	45	20	1130	269	85	6,3	1	0,50	0,20	0	13	60
Linsen	24	1	56	11	1400	333	75	6,9	20	0,45	0,25	2	7	60

243

Lebensmittel 100 g bzw. ml eingekaufte Ware	Eiweiß g	Fett g	Kohlenhydrate g	Ballaststoffe g	Energie kJ	Energie kcal	Calcium mg	Eisen mg	A µg	B₁ mg	B₂ mg	C mg	Wasser ml	Menge* g bzw. ml
Saubohnen	24	2	49	22	1320	314	100	6,0	65	0,4	0,20	0	1	60
Sojabohnen	34	18	6	22	1380	329	200	6,6	63	1,0	0,50	0	10	60
Sojadrink	3	2	2	0	165	39	3	0,8	1	0,12	0,04	0	91	200
Sojasprossen	5	1	3	1	175	42	42	0,8	4	0,20	0,12	0	88	100
Tofu	7	4	3	+	325	77	510	1,2	2	0,06	0,02	0	84	100

Obst

Lebensmittel	Eiweiß g	Fett g	Kohlenhydrate g	Ballaststoffe g	Energie kJ	Energie kcal	Calcium mg	Eisen mg	A µg	B₁ mg	B₂ mg	C mg	Wasser ml	Menge* g bzw. ml
Ananas	+	+	20	1	340	81	16	0,4	3	0,08	0,03	20	77	125
Apfel, frisch	+	+	12	2	210	50	7	0,5	4	0,04	0,03	12	86	160
Apfel, getrocknet	1	1	65	10	1160	276	30	1,2	3	0,10	0,11	11	21	10
Apfelsine	1	+	9	2	170	40	42	0,4	11	0,09	0,04	50	86	200
Aprikose, frisch	1	+	11	2	205	49	17	0,6	265	0,04	0,05	10	84	50
Aprikose, getrocknet	5	+	70	9	1275	304	82	4,4	5790	0,01	0,11	12	14	10
Backobst	3	1	57	9	1060	252	50	2,5	265	0,10	0,11	10	27	75
Banane	1	+	16	3	290	69	8	0,6	8	0,05	0,06	11	78	150
Birne	1	+	13	3	240	57	9	0,3	3	0,03	0,04	5	81	150
Brombeeren	1	+	9	3	170	40	44	0,9	45	0,03	0,04	17	85	125
Clementine	1	+	8	2	155	37	30	0,2	11	0,09	0,04	54	87	60
Datteln, frisch	1	+	27	3	475	113	21	0,3	25	0,05	0,06	12	67	30
Datteln, getrocknet	2	+	65	9	1140	248	63	1,9	30	0,04	0,07	3	34	8
Erdbeeren	1	+	7	2	140	33	25	1,0	3	0,03	0,06	62	88	125
Feigen, frisch	1	+	13	2	240	57	54	0,6	8	0,06	0,05	3	82	30
Feigen, getrocknet	4	1	55	10	1040	248	190	3,2	8	0,11	0,10	2	32	20
Granatapfel	+	+	9	6	155	40	8	0,5	0	0,05	0,02	7	86	200
Grapefruit	1	+	7	1	135	32	10	0,2	34	0,05	0,03	44	89	375
Hagebutten	4	0	19	6	390	93	255	0,5	800	0,06	0,07	1250	69	125
Heidelbeeren	1	+	13	5	240	57	13	0,9	6	0,02	0,05	22	79	125
Himbeeren	1	+	8	5	155	37	40	1,0	4	0,03	0,07	25	84	125
Holunderbeeren	3	+	7	7	170	40	37	1,6	60	0,07	0,07	18	81	125
Honigmelone	1	+	5	1	100	24	6	0,2	783	0,06	0,02	32	91	150
Johannisbeeren, rot	1	+	9	4	170	40	30	0,9	4	0,04	0,03	36	84	125
Johannisbeeren, schwarz	1	+	12	7	220	52	45	1,3	13	0,05	0,05	190	78	125
Kaki	1	+	17	3	280	67	8	0,3	265	0,02	0,02	16	77	150
Kaktusfeige	1	1	7	5	160	38	25	0,3	9	0,01	0,03	25	84	50
Kirschen, sauer	1	+	12	1	230	55	8	0,5	50	0,05	0,06	12	84	125
Kirschen, süß	1	+	14	1	255	61	17	0,4	6	0,04	0,04	15	82	125
Kiwi	1	+	12	4	220	52	40	0,8	7	0,02	0,05	71	81	50
Litschi	1	1	9	2	315	75	8	0,4	0	0,03	0,05	35	85	125
Mandarine	1	+	8	2	155	40	33	0,3	71	0,06	0,03	32	87	60
Mango	1	+	11	2	205	49	10	0,4	200	0,05	0,4	37	84	150
Mirabellen	1	+	15	2	270	64	12	0,5	38	0,06	0,04	7	80	35
Nektarine	1	+	16	2	290	69	4	0,5	1	0,02	0,05	8	79	125
Obstcocktail	+	+	15	1	255	61	5	0,3	20	0,01	0,01	5	82	125
Oliven	1	14	2	2	600	143	95	1,7	48	0,03	0,08	0	79	5
Papaya	+	+	8	2	135	32	20	0,4	160	0,03	0,04	80	88	150
Passionsfrucht	1	+	13	2	230	55	15	1,1	108	0,02	0,10	20	82	50
Pfirsich	1	+	10	2	185	44	8	0,5	15	0,03	0,05	10	85	125
Pflaume, Zwetsche	1	+	14	2	255	61	15	0,4	65	0,07	0,04	5	81	35
Pflaume, getrocknet	2	+	59	9	1035	246	40	2,3	23	0,15	0,12	4	28	8
Preiselbeeren	+	+	9	3	155	40	14	0,5	4	0,02	0,02	12	86	125
Quitten	+	+	7	6	120	29	10	0,6	6	0,03	0,03	14	85	125
Renekloden	1	+	14	2	255	61	13	1,1	30	0,05	0,04	6	81	35
Korinthen	2	+	63	7	1105	263	95	1,8	30	0,03	0,08	0	25	EL10
Stachelbeeren	1	+	9	3	170	40	25	0,6	18	0,02	0,02	34	85	125
Sultaninen	2	+	65	7	1140	271	50	1,8	30	0,10	0,08	0	26	EL10
Wassermelone	+	+	3	2	50	12	11	0,4	87	0,05	0,05	6	93	150
Weintrauben	1	+	15	2	270	64	18	0,5	5	0,05	0,03	4	80	125
Zitronen	1	+	5	4	100	24	10	0,5	1	0,05	0,02	53	88	80

Nüsse

Lebensmittel	Eiweiß g	Fett g	Kohlenhydrate g	Ballaststoffe g	Energie kJ	Energie kcal	Calcium mg	Eisen mg	A µg	B₁ mg	B₂ mg	C mg	Wasser ml	Menge* g bzw. ml
Cashewnüsse	18	42	30	3	2455	585	30	2,8	10	0,63	0,25	0	5	2
Erdnüsse, frisch	26	48	8	11	2450	583	40	1,8	1	0,90	0,15	0	5	75
Erdnüsse, geröstet	26	49	9	11	2505	596	65	2,3	110	0,25	0,14	0	3	50
Erdnussbutter	28	50	17	1	2715	646	65	2,0	110	0,13	0,13	0	2	EL10
Haselnüsse	14	62	13	7	2875	685	225	3,8	5	0,40	0,20	3	2	2
Kokosnuss	4	37	5	9	1595	380	20	2,3	0	0,06	0,01	0	43	50
Kokosmilch	+	+	1	0	35	8	27	0,1	0	0,01	0,01	0	96	200
Kokosraspel	6	62	6	9	2620	624	22	3,6	0	0,04	0,60	2	21	EL10
Leinsamen	19	31	13	37	1755	418	260	8,2	0	0,17	0,16	0	17	EL10
Mandeln	18	54	16	10	2685	639	250	4,1	23	0,22	0,60	1	2	2
Maronen, Esskastanie	3	1	42	5	805	191	33	1,4	4	0,23	0,22	20	49	5
Mohnsamen	20	42	4	20	2045	487	2	9,5	10	0,85	0,17	0	12	EL10
Paranüsse	14	67	7	7	2970	707	130	3,4	3	1,00	0,04	1	3	4
Pekannüsse	9	72	4	7	3030	721	75	2,4	13	0,86	0,13	2	6	4
Pinienkerne	13	60	21	1	2920	695	12	5,2	8	1,30	0,23	1	3	EL10
Pistazienkerne	21	52	12	7	2590	617	130	7,3	25	0,69	0,20	7	6	1
Sesam-Samen	21	50	1	8	2325	554	785	10,0	6	1,00	0,25	0	17	EL10
Sonnenblumenkerne	27	49	8	7	2505	596	100	6,3	2	1,90	0,14	0	1	EL25
Walnüsse	15	63	14	5	2950	702	85	2,1	10	0,35	0,10	3	1	4

Milch und Milchprodukte

Lebensmittel	Eiweiß g	Fett g	Kohlenhydrate g	Ballaststoffe g	Energie kJ	Energie kcal	Calcium mg	Eisen mg	A µg	B₁ mg	B₂ mg	C mg	Wasser ml	Menge* g bzw. ml
Vollmilch, 3,5% Fett	4	4	5	0	310	74	120	0,1	31	0,04	0,18	2	85	200
Roh-, Vorzugsmilch	4	4	5	0	310	74	120	0,1	31	0,04	0,18	2	85	200
Milch, fettarm 1,5% Fett	4	2	5	0	230	55	118	0,1	13	0,04	0,18	2	87	200
Milch, entrahmt 0,3% Fett	4	0	5	0	155	40	123	0,1	2	0,04	0,17	1	89	200
Buttermilch	4	1	4	0	175	42	110	0,1	9	0,03	0,16	1	89	200
Dickmilch	4	3	4	0	255	61	120	0,1	31	0,03	0,18	1	87	150
Joghurt, Vollmilch	5	4	5	0	325	77	120	0,1	31	0,04	0,18	2	84	150

Lebensmittel 100 g bzw. ml eingekaufte Ware	Ei-weiß	Fett	Kohlen-hydrate	Ballast-stoffe	Energie		Mineralstoffe		Vitamine				Wasser	Menge*
							Calcium	Eisen	A	B₁	B₂	C		
	g	g	g	g	kJ	kcal	mg	mg	µg	mg	mg	mg	ml	g bzw. ml
Vollmilchjoghurt mit Früchten	4	3	15	1	410	98	120	0,1	20	0,04	0,15	4	76	150
Joghurt, fettarm	4	2	5	0	230	55	115	0,1	13	0,04	0,17	2	87	150
Joghurt, entrahmt	5	0	5	0	170	40	123	0,1	2	0,04	0,17	2	88	150
Kaffeeweißer, pflanzlich	3	35	57	0	2260	538	4	1,0	50	0	0,17	0	3	EL10
Kakaotrunk	4	1	10	0	275	65	120	0,3	30	0,04	0,17	1	83	200
Kefir	4	4	5	0	310	74	120	0,1	31	0,04	0,17	3	85	150
Kondensmilch, 10 % Fett	9	10	13	0	765	182	320	0,1	72	0,09	0,50	1	66	EL15
Molke	1	+	5	0	100	24	68	0,1	3	0,04	0,15	2	93	200
Sahne, saure	3	18	4	0	820	195	110	0,1	74	0,04	0,16	1	73	EL15
Schlagsahne	2	30	4	0	1270	302	80	0,1	275	0,03	0,15	1	62	EL15
Sahne (Rahm)	3	10	4	0	530	126	100	0,1	74	0,03	0,16	1	81	EL15
Schmand	3	24	3	0	1040	248	93	0,1	200	0,04	0,14	1	68	EL15
Crème fraîche	2	40	3	0	1645	392	73	0,1	275	0,03	0,11	1	53	EL15

Käse und Quark

Appenzeller, 50 % Fett i. Tr.	25	32	1	0	1615	385	800	0,3	350	0,04	0,44	0	40	30
Brie, 50 % Fett i. Tr.	21	26	1	0	1390	331	400	0,3	280	0,04	0,52	0	50	30
Butterkäse, 60 % Fett i. Tr.	17	35	1	0	1670	398	600	0,4	380	0,05	0,30	0	45	30
Chester, 50 % Fett i. Tr.	25	32	1	0	1690	402	750	0,6	360	0,04	0,45	0	40	30
Camembert, 45 % Fett i. Tr.	21	22	2	0	1250	298	570	0,2	240	0,04	0,50	0	53	30
Camembert, 30 % Fett i. Tr.	23	13	1	0	915	218	600	0,2	140	0,04	0,56	0	61	30
Doppelrahmfrischkäse, 60 % Fett i. Tr.	15	35	2	0	1655	394	80	0,1	310	0,02	0,20	0	45	30
Rahmfrischkäse, 50 % Fett i. Tr.	14	24	1	0	1190	283	110	0,4	200	0,04	0,26	0	59	30
Edamer Käse, 45 % Fett i. Tr.	24	26	3	0	1475	351	680	0,6	280	0,05	0,30	0	45	30
Edamer Käse, 30 % Fett i. Tr.	25	15	2	0	1045	249	800	0,6	180	0,06	0,35	0	54	30
Emmentaler Käse, 45 % Fett i. Tr.	28	31	2	0	1665	396	1020	0,3	330	0,05	0,34	0	39	30
Feta, Schafskäse, 45 % Fett i. Tr.	17	19	1	0	1045	249	450	0,7	210	0,04	0,30	0	61	40
Gorgonzola	19	31	1	0	1500	357	610	0,3	250	0,05	0,43	0	47	30
Goudakäse, 45 % Fett i. Tr.	24	27	2	0	1495	356	800	0,3	300	0,04	0,30	0	45	30
Harzer-/Korbkäse	27	+	4	0	525	125	125	0,3	10	0,03	0,35	0	67	30
Hüttenkäse	12	4	4	0	440	105	100	0,1	30	0,03	0,28	0	78	50
Mozzarella	20	16	1	0	980	233	450	0,3	200	0,04	0,35	0	61	30
Raclettekäse	23	28	1	0	1500	357	750	0,3	310	0,04	0,30	0	46	30
Schmelzkäse, 45 % Fett	14	24	6	0	1275	304	545	0,9	250	0,03	0,38	0	54	30
Schmelzkäse, 20 % Fett	25	9	7	0	895	213	600	0,9	110	0,03	0,38	0	57	30
Schmelzkäse, Scheibletten	22	11	5	0	890	212	700	0,9	120	0,03	0,38	0	60	30
Tilsiter, 45 % Fett i. Tr.	26	28	1	0	1550	369	800	0,2	280	0,04	0,35	0	43	30
Sahnequark, 40 % Fett	12	11	3	0	720	171	120	0,4	100	0,03	0,24	1	62	50
Speisequark, 20 % Fett	13	5	3	0	485	115	120	0,4	44	0,04	0,27	1	77	50
Speisequark, mager	14	+	4	0	305	73	120	0,4	20	0,04	0,30	1	80	50
Kräuterquark, 45 % Fett i. Tr.	10	10	5	1	640	154	90	0,3	200	0,03	0,25	2	73	50

Hühnereier

Hühnerei, Stück	7	6	1	0	370	88	30	1,2	115	0,04	0,17	0	45	60
Eidotter, mittelgroß, Stück	3	6	1	0	300	71	28	1,2	115	0,03	0,10	0	9	20
Eiklar, mittelgroß, Stück	4	+	+	0	70	17	2	0,1	0	0,01	0,07	0	25	30
Rührei	12	14	1	0	765	182	70	1,8	190	0,10	0,28	0	71	50
Spiegelei	13	18	1	0	940	224	50	1,7	190	0,07	0,28	0	66	50

Fisch

Aal	9	18	+	0	855	204	17	0,6	980	0,18	0,32	2	71	150
Barsch	18	1	+	0	345	82	20	1,0	7	0,08	0,12	1	79	200
Felchen	9	3	+	0	270	64	60	0,5	21	0,08	0,08	1	86	150
Forelle	10	1	+	0	210	50	18	0,7	12	0,08	0,08	1	87	150
Hecht	10	1	+	0	210	50	20	1,1	15	0,09	0,06	1	87	200
Heilbutt	16	2	+	0	350	83	15	0,6	32	0,08	0,07	1	80	200
Hering, Filet	18	15	+	0	890	212	35	1,1	40	0,05	0,25	1	65	200
Kabeljau-, Dorschfilet	17	+	+	0	290	69	11	0,5	10	0,05	0,05	2	81	150
Karpfen	10	3	+	0	285	68	50	1,1	44	0,07	0,05	1	85	200
Lachs	13	9	+	0	570	136	13	1,0	15	0,17	0,17	1	76	150
Makrele	12	8	+	0	515	123	12	1,0	100	0,13	0,36	1	78	200
Rot-, Goldbarschfilet	18	4	+	0	460	110	22	0,7	12	0,11	0,08	1	76	150
Schellfisch	10	+	+	0	170	40	18	0,6	17	0,05	0,17	1	88	200
Scholle	10	+	+	0	170	40	60	0,9	3	0,21	0,22	2	88	200
Seehecht	10	1	+	0	210	50	40	0,8	3	0,10	0,20	1	87	200
Seelachsfilet	18	1	+	0	345	82	15	1,0	11	0,10	0,35	0	79	150
Thunfisch	22	16	+	0	1000	238	20	1,0	450	0,16	0,16	1	60	200
Zander	19	1	+	0	360	86	27	1,4	2	0,16	0,25	1	78	200

Fischdauerwaren

Aal, geräuchert	14	22	+	0	1095	261	20	0,7	940	0,20	0,36	1	62	50
Bismarckhering	16	15	+	0	855	204	38	1,5	36	0,05	0,21	0	67	100
Brathering	17	15	+	0	875	208	26	1,1	20	0,01	0,13	0	66	100
Fischfrikadelle	12	14	16	2	1070	255	8	0,5	8	0,11	0,15	0	54	50
Fischstäbchen	16	7	20	1	885	211	7	0,4	8	0,13	0,13	0	54	30
Forellenfilet, geräuchert	32	5	+	0	740	176	26	1,2	80	0,07	0,19	10	61	50
Garnelen, ausgelöst	19	1	0	0	360	86	90	1,8	2	0,05	0,03	2	78	50
Heringsfilet in Tomatensoße	15	15	3	0	875	208	50	1,9	10	0,06	0,18	5	66	100
Heringssalat	5	24	+	1	1070	255	30	1,0	10	0,04	0,06	0	65	50
Hummer, ausgelöst	16	2	0	0	350	83	60	1,0	1	0,13	0,09	1	80	50
Krabben	19	2	2	0	435	106	100	1,7	0	0,05	0,04	1	75	50
Lachs, geräuchert	25	5	+	0	620	148	20	0,6	15	0,16	0,17	1	68	40
Matjeshering	16	23	+	0	1170	255	43	1,3	15	0,05	0,21	0	59	80
Rollmops	16	15	+	+	855	204	60	2,6	9	0,05	0,14	1	67	50
Scampi	17	1	1	0	345	82	68	1,3	25	0,10	0,08	2	79	50

Lebensmittel 100 g bzw. ml eingekaufte Ware	Ei-weiß g	Fett g	Kohlen-hydrate g	Ballast-stoffe g	Energie kJ	Energie kcal	Mineralstoffe Calcium mg	Mineralstoffe Eisen mg	Vitamine A µg	Vitamine B₁ mg	Vitamine B₂ mg	Vitamine C mg	Wasser ml	Menge* g bzw. ml
Schillerlocke	21	24	+	0	1295	308	20	1,1	20	0,05	0,10	0	53	65
Seelachs (Lachsersatz)	20	8	+	0	630	150	30	0,6	10	0,05	0,18	1	70	50
Shrimps, ausgelöst	17	1	0	0	330	79	125	2,5	2	0,01	0,02	1	80	50
Thunfisch in Öl	24	21	+	0	1225	292	10	1,2	370	0,05	0,06	1	53	50
Tintenfisch	12	1	+	0	245	58	27	1,0	450	0,10	0,10	1	85	125
Geflügel														
Brathähnchen	15	4	+	0	415	99	10	0,7	35	0,08	0,14	2	79	250
Hähnchenkeule	15	2	+	0	335	80	15	1,8	30	0,10	0,24	0	81	200
Hähnchenbrust	16	1	+	0	310	74	14	1,1	30	0,07	0,09	1	81	125
Ente	15	14	+	0	800	190	11	2,4	50	0,14	0,30	0	69	125
Gans	10	20	+	0	950	226	12	1,9	65	0,12	0,26	0	68	125
Suppenhuhn	20	13	0	0	845	201	11	1,5	50	0,08	0,14	0	65	125
Putenfleisch	23	3	+	0	510	121	10	0,8	10	0,01	0,18	0	72	100
Kalbfleisch														
Filet	21	1	+	0	395	94	12	2,1	0	0,15	0,30	0	75	125
Herz	16	5	+	0	465	111	16	3,7	6	0,60	1,10	5	77	125
Keule	21	2	+	0	435	104	13	2,3	0	0,15	0,27	0	75	125
Kotelett	21	3	+	0	475	113	13	2,1	1	0,14	0,26	0	74	125
Leber	19	4	+	0	480	114	9	7,9	21,9 mg	0,28	2,61	35	75	100
Rindfleisch														
Filet	21	1	+	0	395	94	3	2,3	20	0,23	0,26	0	75	125
Hackfleisch	20	9	+	0	690	164	10	2,5	12	0,16	0,16	0	69	90
Herz	16	5	+	0	465	111	9	5,1	6	0,53	0,88	0	77	125
Hochrippe	20	9	+	0	690	164	4	2,1	15	0,08	0,15	0	69	150
Keule	21	2	+	0	435	104	3	2,6	10	0,09	0,17	0	75	125
Leber	19	4	+	0	480	114	7	6,5	15,3 mg	0,30	2,90	31	75	100
Ochsenschwanz	20	12	+	0	810	193	4	2,5	12	0,20	0,16	0	66	125
Roastbeef, Lende	22	4	+	0	530	126	3	2,5	15	0,09	0,16	0	72	125
Rumpsteak	21	2	+	0	415	99	15	3,1	5	0,07	0,30	0	75	125
Tatar	22	3	+	0	490	117	10	3,0	5	0,18	0,20	0	73	90
Zunge	17	6	+	0	525	125	10	3,0	0	0,14	0,29	0	75	125
Schweinefleisch														
Eisbein	18	20	+	0	1085	258	11	1,5	8	0,32	0,19	0	60	125
Filet	20	9	+	0	690	164	2	3,0	6	1,10	0,31	0	69	125
Hackfleisch	20	11	+	0	770	183	9	3,0	5	0,80	0,20	0	67	90
Hinterschinken	18	19	+	0	1010	240	9	1,7	0	0,80	0,19	0	61	125
Kasseler	21	17	+	0	1020	243	15	1,9	5	0,56	0,14	0	60	125
Keule	18	19	+	0	1045	249	9	1,7	0	0,80	0,19	0	61	125
Kotelett	20	9	+	0	690	164	11	1,8	9	0,80	0,19	0	69	125
Leber	20	6	+	0	575	137	10	15,8	39,1 mg	0,31	3,17	23	72	100
Lende	22	2	+	0	450	107	5	1,5	6	0,95	0,28	0	74	125
Schnitzel, mager	21	2	+	0	435	104	9	1,7	6	0,80	0,19	0	75	125
Schulter	20	9	+	0	680	162	9	1,8	9	0,89	0,22	0	69	125
Sonstige Fleischarten														
Hase	17	2	+	0	365	87	14	2,8	0	0,09	0,06	0	79	125
Hirsch	16	3	+	0	390	93	7	2,3	0	0,10	0,25	0	9	125
Kaninchenfleisch	21	8	+	0	670	160	15	3,5	0	0,10	0,07	0	69	125
Lammgulasch	16	28	+	0	1365	325	7	1,2	0	0,10	0,18	0	54	125
Lammkeule	18	19	+	0	1000	238	10	2,7	0	0,16	0,22	0	61	125
Lammkotelett	15	35	+	0	1620	386	7	1,2	0	0,09	0,16	0	48	125
Reh	21	1	+	0	395	94	25	3,0	0	0,10	0,25	0	76	125
Wurst, Fleischwaren														
Bierschinken	15	19	+	0	995	237	15	1,5	0	0,31	0,18	20	64	25
Big Mac	14	14	18	1	1090	260	95	1,4	28	0,40	0,13	1	52	80
Blutwurst	14	44	+	0	1955	465	7	6,4	6	0,07	0,13	0	40	25
Bockwurst	12	25	+	0	1180	281	11	0,6	2	0,23	0,06	20	61	100
Bratwurst, Kalb	10	25	+	0	1145	273	5	1,0	3	0,28	0,22	20	63	150
Bratwurst, Schwein	10	29	+	0	1300	310	5	1,0	3	0,28	0,22	20	59	150
Brühe, gekörnt	24	9	+	0	760	181	150	2,0	0	0,20	0,24	0	67	EL10
Cervelatwurst	17	41	+	0	1890	450	25	1,7	4	0,10	0,20	20	40	20
Corned Beef, deutsch	22	6	+	0	610	145	30	2,5	10	0,03	0,10	20	70	25
Currywurst	19	24	+	0	1260	300	22	1,7	1	0,15	0,14	20	55	100
Fleischwurst	11	30	+	0	1355	323	14	1,7	3	0,50	0,16	20	57	100
Frankfurter Würstchen	13	21	+	0	1045	249	8	1,8	3	0,18	0,19	20	64	80
Frikadelle	18	10	6	1	800	190	27	1,8	21	0,32	0,20	0	74	50
Geflügelwurst	16	5	+	0	465	111	25	1,9	24	0,18	0,23	20	77	25
Gelatine, Blatt	84	+	+	0	1430	340	10	0	0	0	0	0	14	2
Gelbwurst	12	33	+	0	1490	355	10	2,2	5	0,40	0,15	0	53	25
Jagdwurst	12	33	+	0	1490	355	14	2,9	0	0,11	0,12	20	53	25
Kasseler Aufschnitt	23	18	+	0	1095	261	35	1,7	4	0,91	0,24	0	57	25
Knackwurst	12	28	+	0	1295	308	28	2,0	15	0,20	0,20	20	58	100
Lachsschinken	30	20	+	0	1345	320	20	3,8	6	0,35	0,19	0	48	20
Leberkäse, Fleischkäse	13	23	+	+	1120	267	4	2,0	4	0,10	0,12	0	62	25
Leberwurst, grob	12	40	1	+	1780	424	40	5,3	8300	0,21	0,92	20	45	30
Leberwurst, mager	17	21	+	0	1110	264	9	5,5	1700	0,15	1,10	20	60	30
Lyoner, Breslauer	12	30	+	0	1275	304	14	1,0	3	0,44	0,10	20	56	25
Mettwurst	12	51	+	0	2195	523	13	1,6	3	0,20	0,15	20	35	20
Mortadella	12	32	+	0	1450	345	40	3,1	0	0,10	0,15	20	54	20
Münchner Weißwurst	11	27	+	0	1240	295	25	2,1	2	0,43	0,13	20	50	80
Pfälzer Saumagen	10	16	6	1	895	213	20	1,9	4	0,29	0,15	5	66	80
Rostbratwurst	30	13	+	0	1015	242	26	2,6	4	0,11	0,21	20	55	100

Lebensmittel 100 g bzw. ml eingekaufte Ware	Ei-weiß g	Fett g	Kohlen-hydrate g	Ballast-stoffe g	Energie kJ	Energie kcal	Calcium mg	Eisen mg	A µg	B₁ mg	B₂ mg	C mg	Wasser ml	Menge* g bzw. ml
Salami	17	47	+	0	2120	505	35	2,7	6	0,18	0,20	20	34	10
Schinken, gekocht	19	20	+	0	1105	263	12	2,4	27	0,58	0,20	0	59	50
Schinken, geräuchert, roh	16	29	+	0	1405	335	10	2,0	0	0,50	0,21	0	53	50
Speck, durchwachsen	9	65	+	0	2690	640	5	0,6	0	0,48	0,18	0	24	35
Speck, fett	2	80	+	0	3155	751	10	0,8	0	0,40	0,14	0	16	35
Sülzwurst	23	23	+	0	1290	307	12	2,0	438	0,10	0,18	10	52	25
Teewurst	16	33	+	0	1560	371	17	1,6	6	0,63	0,17	20	49	20
Wiener Würstchen	15	21	+	0	1075	256	15	1,4	3	0,34	1,20	20	62	80
Speisefette, Öle														EL
Butter	1	83	0	0	3100	754	13	0,2	590	0,01	0,02	0	14	10
Butterschmalz	0	100	0	0	3685	897	6	0	850	0	0	0	0	10
Erdnussöl	0	100	0	0	3700	900	0	0,1	0	0	0	0	0	10
Halbfettbutter	3	40	0	0	1610	383	20	0,1	380	0,01	0,02	0	55	10
Kräuterbutter	1	73	1	+	2880	686	15	0,1	580	0,01	0,02	0	23	10
Margarine	1	80	0	0	2970	722	10	0,1	500	0	0	0	17	10
Gänseschmalz	0	100	0	0	3700	900	1	0	0	0	0	0	0	10
Halbfettmargarine	6	40	0	0	1495	364	12	0	500	0	0	0	52	10
Kokosfett	1	100	0	0	3700	900	2	0,1	1	0	0	0	0	10
Maiskeimöl	0	100	0	0	3700	900	0	1,3	23	0	0	0	0	10
Olivenöl	0	100	0	0	3700	900	0	0,4	120	0	0	0	0	10
Rapsöl	0	100	0	0	3700	900	0	0	0	0	0	0	0	10
Rindertalg	1	97	0	0	3680	895	3	0,3	280	0	0	0	1	10
Saflor-, Distelöl	0	100	0	0	3700	900	0	0	5	0	0	0	0	10
Schweineschmalz	+	100	0	0	3700	900	1	0	0	0	0	0	0	10
Sojaöl	0	100	0	0	3700	900	0	0	583	0	0	0	0	10
Sonnenblumenöl	0	100	0	0	3700	900	0	0	4	0	0	0	0	10
Mayonnaise, 80 % Fett	2	80	3	0	3080	733	18	1,0	60	0,04	0,04	0	13	12
Salatmayonnaise	1	52	5	0	2130	507	14	0,4	50	0,01	0,02	0	40	12
Remoulade	1	50	9	0	2120	505	25	0,9	50	0,04	0,05	10	38	12
Salatsoße, französisch	2	32	12	0	2120	505	30	0,5	25	0	0,01	0	54	10
Salatsoße, Joghurt	2	16	11	0	845	201	122	0,5	40	0,05	0,17	8	69	10
Thousand Island	2	26	14	0	1285	306	45	0,4	1	0,04	0,10	13	56	10
Weizenkeimöl	0	100	0	0	3700	900	0	0	0	0	0	0	0	10
Sonstige Lebensmittel														
Bienenhonig	+	+	81	0	1375	327	5	1,3	1	0,01	0,01	5	17	EL10
Eiscreme	4	12	21	0	895	213	160	0,1	40	0,04	0,04	1	61	30
Fruchteis	2	2	29	1	605	144	45	0,4	10	0,02	0,02	14	64	30
Fruchtbonbons	0	0	100	0	1700	405	0	0	0	0	0	0	0	5
Fruchtgummi	10	0	80	0	1530	364	2	0,1	0	0	0	0	8	5
Gelee	0	0	65	0	1105	263	10	1,0	0	0,01	0,01	5	33	EL10
Kakaogetränkpulver, löslich	5	2	81	6	1540	367	33	2,4	0	3,00	4,50	0	4	EL5
Kakaopulver	20	25	38	12	1960	467	115	11,5	8	0,10	0,10	0	3	EL5
Kakaopulver, fettarm	24	12	17	6	1165	277	190	12,0	1	0,40	0,40	0	39	EL5
Kandiszucker	0	0	99	0	1685	401	1	0,2	0	0	0	0	0	5
Kaugummi	0	0	79	0	1345	320	10	0,5	0	0	0	0	2	5
Kinderschokolade	11	31	52	0	2280	543	300	2,1	72	0,13	0,50	1	4	5
Konfitüre	+	0	66	1	1120	267	20	0,5	10	0,01	0,01	5	32	EL10
Lakritzen	+	+	60	0	1020	243	0	0	0	0	0	0	20	5
Marzipan	8	25	57	3	2080	495	45	0,9	0	0,10	0,45	2	12	50
Milchkaramellen	3	5	84	0	1675	399	15	2,0	15	0,04	0,03	0	6	5
Vollmilchschokolade	9	32	54	0	2320	552	215	2,3	50	0,11	0,37	0	3	5
–, mit Nuss	10	36	48	4	2390	569	240	3,0	45	0,15	0,37	0	4	5
Müsliriegel	8	19	48	5	1695	404	85	2,7	25	0,27	0,14	3	18	30
Mohrenkopf	+	11	74	0	1685	401	45	0,2	2	0,02	0,04	0	13	20
Nugat	5	24	66	1	2145	511	75	3,0	0	0,12	0,06	0	3	50
Nuss-Nugat-Creme	5	35	50	1	2300	548	130	3,0	30	0,12	0,20	1	8	EL10
Pralinen	5	16	70	1	1910	455	15	1,0	0	0,02	0,03	0	7	10
Puddingpulver	1	1	92	0	1620	386	15	1,4	0	0	0	0	4	30
Vanillezucker	+	0	97	0	1650	393	0	0,2	0	0	0	0	12	10
Tortengusspulver	+	+	86	0	1460	348	2	0,5	0	0,01	0,01	0	2	20
Weiße Schokolade	8	31	58	0	2330	555	270	0,2	4	0,08	0,49	0	2	5
Zartbitterschokolade	9	34	39	0	2140	510	45	3,6	0	0,04	0,10	0	16	5
–, mit Nuss	10	40	36	8	2340	557	80	3,6	0	0,11	0,12	0	12	5
Zucker	0	0	100	0	1700	405	1	0,3	0	0	0	0	0	5
Alkoholische Getränke														
Apfelwein	+	0	3	0	190	45	8	0,5	0	0	0	0	90	125
Liköre (30 % vol)	+	+	30	0	700	167	2	0	0	0	0	0	60	20
Malzbier	1	0	11	0	200	48	2	0,2	0	0	0,03	0	80	330
Rotwein	+	0	3	0	280	67	7	0,9	0	0	0,01	2	90	125
Sekt	+	0	4	0	350	83	3	0,5	0	0	0,01	0	93	100
Vollbier	1	0	3	0	200	48	3	0	0	0	0,03	0	90	330
Weinbrand	0	0	2	0	1020	243	2	0	0	0	0	0	66	20
Weißwein	+	0	3	0	290	69	10	0,6	0	0	0,01	0	90	125
Wermut, süß	+	0	1	0	415	99	9	0,1	0	0	0,01	0	88	50

Sachwortverzeichnis

Lösungen

S. 98, Getreidearten
① Weizen, ② Roggen, ③ Hafer, ④ Hirse, ⑤ Mais, ⑥ Reis, ⑦ Gerste

S. 112, Kräuter
① Kerbel, ② Rosmarin, ③ Thymian, ④ Estragon, ⑤ Majoran, ⑥ Petersilie, ⑦ Dill, ⑧ Liebstöckel, ⑨ Basilikum, ⑩ Salbei, ⑪ Schnittlauch, ⑫ Bohnenkraut

S. 114, Gewürze
① Paprika, ② Wacholderbeeren, ③ Zimt, ④ Nelken, ⑤ Ingwer, ⑥ Lorbeer, ⑦ Safran, ⑧ Curry, ⑨ Muskat, ⑩ Kümmel, ⑪ Pfeffer, ⑫ Cayennepfeffer

S. 130, Hühnerei
ⓐ Luftkammer, ⓑ Eischale, ⓒ Schalenhaut, ⓓ Hagelschnüre, ⓔ Dottermembran, ⓕ Dotter, ⓖ Eiklar

Literaturverzeichnis

Baltes, W., Lebensmittelchemie, Berlin, Heidelberg 2007

Belitz/Grosch, Lehrbuch der Lebensmittelchemie, Berlin, Heidelberg 2001

Biesalski u. a., Ernährungsmedizin, Stuttgart 2004

Bundesministerium für Ernährung, Landwirtschaft und Verbraucherschutz (Hrsg.), Statistisches Jahrbuch 2006, Münster-Hiltrup 2006

Classen/Elias/Hammes, Toxikologisch-hygienische Beurteilung von Lebensmittelinhalts- und -zusatzstoffen sowie bedenklicher Verunreinigungen, Berlin und Hamburg 2001

Cremer u. a. (Hrsg.), Ernährungslehre und Diätetik, Stuttgart 1978 bis 1988

Dettmer, H. (Hrsg.), Gastgewerbliche Berufe in Theorie und Praxis, Hamburg 2004

Deutsche Gesellschaft für Ernährung (Hrsg.) u. a.
- Referenzwerte für die Nährstoffzufuhr 2000
- Ernährungsbericht 1984, 1988, 1992, 1996, 2000, 2004
- Infoset, Alternativen der Ernährung

Elmadfa/Leitzmann, Ernährung des Menschen, Stuttgart 2004

Füllgraff, G., Lebensmitteltoxikologie, Stuttgart 1989

Grüner/Metz, Der junge Koch, Die junge Köchin, Gießen 2007

Heiss, R. (Hrsg.), Lebensmitteltechnologie, Berlin, Heidelberg 2004

Heiss/Eichner, Haltbarmachen von Lebensmitteln, Berlin, Heidelberg 2002

Herrmann, F. J./Hecker, W. (Hrsg.), Grundstufe Gastronomie, Hamburg 2006

Holtmeier, H.-J., Diät bei Übergewicht und gesunde Ernährung, Stuttgart 2000

Huth/Kluthe, Lehrbuch der Ernährungstherapie, Stuttgart 1995

Jungermann/Möhler, Biochemie, Berlin, Heidelberg 1980

Kasper, H., Ernährungsmedizin und Diätetik, München 2004

Ketz, H. A. (Hrsg.), Grundriss der Ernährungslehre, Darmstadt 1990

Klinke/Silbernagl (Hrsg.), Lehrbuch der Physiologie, Stuttgart 2005

Koerber/Männle/Leitzmann, Vollwert-Ernährung, Heidelberg 2004

Kraut, H. (Hrsg.), Der Nahrungsbedarf des Menschen, Darmstadt 1982

Lang, F., Pathophysiologie – Pathobiochemie, Stuttgart 1992

Lebensmittelrecht, Textsammlung, Stand 2007

Lehninger/Nelson/Cox: Prinzipien der Biochemie, Heidelberg, Berlin, Oxford 2001

Leitzmann, C., u. a., Ernährung in Prävention und Therapie, Stuttgart 2004

Lexikonredaktion (Hrsg.), Der Brockhaus Ernährung, Mannheim, Leipzig 2004

Löffler/Petrides, Physiologische Chemie, Berlin, Heidelberg 1990

Maid-Kohnert, U., Red., Lexikon der Ernährung, Heidelberg, Berlin 2001 bis 2002

Michler, W., Weißbuch Afrika, Bonn 1999

Mühleisen, I., Gute Argumente: Ernährung, Beck'sche Reihe, München 1988

Ocker, H.-D., Rückstände und Kontaminanten in Getreide und Getreideprodukten, Hamburg 1992

Pichhardt, K., Qualitätsmanagement Lebensmittel, Berlin, Heidelberg 1997

Pudel, V., Die Pfundskur, Stuttgart 2003

Pollmer/Warmuth, Lexikon der populären Ernährungsirrtümer, München 2007

Standl, Mehnert, Das große Trias-Handbuch für Diabetiker, Stuttgart 2006

Schauder/Ollenschläger, Ernährungsmedizin – Prävention und Therapie, München, Jena 2006

Siegentaler, W., Differentialdiagnose innerer Krankheiten, Stuttgart, New York 2000

Sinell, H.-J., Einführung in die Lebensmittelhygiene, Berlin und Hamburg 2004

Souci/Fachmann/Kraut, Die Zusammensetzung der Lebensmittel 2007

Stryer, L., Biochemie, Heidelberg 2007

Ternes, W., Naturwissenschaftliche Grundlagen der Lebensmittelzubereitung, Hamburg 2007

Zacharias/Dürr, Lebensmittelverarbeitung im Haushalt 1992

Zurek/Rahmanzadeh, Perspektiven der Welternährung 1984

Weiterführende und ergänzende Informationen im Internet unter

http://www.hktseminar.de